全国高等医药院校经典教材

医学细胞生物学

（第 3 版）

主编　易静　杨洁

上海科学技术出版社

图书在版编目（ＣＩＰ）数据

医学细胞生物学 / 易静，杨洁主编. -- 3版. -- 上
海：上海科学技术出版社，2023.7(2025.2重印)
ISBN 978-7-5478-6213-1

Ⅰ．①医… Ⅱ．①易… ②杨… Ⅲ．①医学－细胞生
物学－医学院校－教材 Ⅳ．①R329.2

中国国家版本馆CIP数据核字(2023)第102454号

医学细胞生物学（第3版）
主编　易静　杨洁

上海世纪出版(集团)有限公司
上 海 科 学 技 术 出 版 社　出版、发行
(上海市闵行区号景路 159 弄 A 座 9F - 10F)
邮政编码 201101　www.sstp.cn
江阴金马印刷有限公司印刷
开本 787×1092　1/16　印张 29.75
字数 650 千字
2009 年 7 月第 1 版
2023 年 7 月第 3 版　2025 年 2 月第 2 次印刷
ISBN 978 - 7 - 5478 - 6213 - 1/R · 2783
定价：88.00 元

内容提要

本书为全国高等医学院校教材。全书分为四篇，共十五章，内容涉及细胞生物学基本概念，细胞的化学基础和研究技术，各个亚细胞区室、细胞器、大分子复合体、细胞骨架、细胞黏附、细胞连接、细胞外基质等的化学组成、结构和组织特异性功能，细胞内部及其与环境间的物质和信息交流及基因表达调控，细胞基本生命活动的形态学和生化特征、分子机制和生物学意义。

与前一版相比，第3版增加了大量近年来医学细胞生物学的新发现与新知识，并强调从组织和生理活动角度认识细胞的必要性。另外，第3版对内容编排进行了梳理，各章增设了与人类疾病关联的独立小节，以加强与临床的关联。

本书主要作为医学院校学生的学科教材使用；也可作为医生、医学院校教师，以及基础医学、生物医药等相关学科与行业的研究生和研究人员更新学科知识的参考书。

编者名单

主 编

易 静 杨 洁

编写者（以章节先后为序）

汤雪明　上海交通大学医学院
易　静　上海交通大学医学院
蔡　蓉　上海交通大学医学院
杨　洁　上海交通大学医学院
孙岳平　上海交通大学医学院
刘俊岭　上海交通大学医学院
程金科　上海交通大学医学院
童雪梅　上海交通大学医学院
张　萍　上海交通大学医学院
黄心智　上海交通大学医学院
王　英　上海交通大学医学院

绘 图

本书图片由北京曦谷睿成艺术发展有限公司统一制作，易静、蔡蓉、张萍、童雪梅、贾浩、杨洁参与绘制。

资料提供

本书电子显微镜照片由上海交通大学医学院电镜平台提供，拍摄者分别为朱平和杨洁（电镜室）。

前　言

医学细胞生物学主要以人体细胞为研究和描述对象,阐述细胞结构与功能及其在机体生理和病理活动中的作用,是医学院校的基础学科,其内容也是日新月异的生物医药领域的基础知识。医学细胞生物学帮助人类在认识人体和治疗疾病的宏大事业中获得进步。

医学细胞生物学课程通常出现在低年级医学生的必修课清单里,这给授课教师带来严峻挑战:不仅要在有限的时间里用细胞生物学知识本身向学生证明"理解细胞将极大地帮助理解人体疾病",更要将上百年来积累的经典概念和刚刚诞生的新知识一并展示给走出高中不久的大学生,保证知识的传授既有系统性又能与时俱进,并且深度适中。《医学细胞生物学》第3版教材的编写面临同样的挑战。本书第2版成书距今已10年。在过去的10年中,细胞生物学研究取得了一系列颠覆传统认知的新成果,细胞生物学在医学领域的探索和应用也达到空前的深入与广泛程度。这对目前阶段学科知识的描述提出了很高的要求。

我们在本书编写过程中,直面医学细胞生物学知识体系已经和正在经历的巨大衍变,正视医学生的修课需求和以本书为参考书的读者复习或查询的需求,力求在内容选编和描述逻辑上体现医学细胞生物学的研究进展和概念演化,达到广度与深度的相对平衡,并尽可能繁简得当,既呈现学科知识的完整框架,又在若干知识细节上有所深入。同时,我们也力求在内容和形式上兼顾教材的系统全面和课堂讲授的精要简明。

与前一版相比,第3版的主要改变是:① 在概论部分的第一、二章中突出生物大分子、细胞结构和功能的组织特异性,强调医学生从组织和生理活动角度认识细胞的必要性;尤其是在第一章简述了新型冠状病毒致病的细胞生物学机制,以反映我们对于刚刚经历的深刻改变世界的新型冠状病毒肺炎大流行的关切;② 鉴于细胞骨架内容扩展,条目繁多,将其从细胞质一章中摘出,单列一章;③ 在细胞运输蛋白、黏附蛋白、连接蛋白、基质蛋白和骨架蛋白的介绍中,采用分类、分层设置标题的形式,既便于阅读,更力求展示这些蛋白质的家族成员特性(即组织特异性),使读者看到这些蛋白质家族在结构和功能方面的总体性及不同亚型在不同组织的特殊性,理解细胞生物学在用于医学研究时的关注角度;④ 大量增加来自近年权威综述的新知识,特别是在第二篇"细胞的基本结构及其功能",丰富、完善甚至改变了涉及细胞器、质膜对小分子的运输的若干经典概念；⑤ 除个别章节，大部分章都增设了其与人类疾病关联的独立小节，以激发医学生的兴趣，并便于研究人员参考；⑥ 主要插图首次由专业公司完成绘制，并首次出现本校摄制的电镜照片。

传统上作为国内细胞生物学教学主要参考书的两本美国教材，即 Alberts 等编写的 *Molecular Biology of the Cell* 和 Lordish 等编写的 *Molecular Cell Biology*，均迟于常规周期出版各自的最新版本，其中前者在本书即将完稿之际才推出了新版（即 *Molecular Biology of the Cell*, 7th ed）。为此，本书在纳入新知识时难以从中获得更多参考，而是更多参考了各研究领域的权威综述和论文。我们基于多年从事医学细胞生物学研究和教学的心得，反复讨论，依据新知识的已有影响力进行取舍，最终选定内容，纳入一些研究人员耳熟能详、有必要告诉学生却尚未见于同类教材的知识点，如外泌体的概念、生物大分子凝聚物的概念、核仁构建的液-液相分离假说、机械门控离子通道等。此可谓本书的一大特色。

在《医学细胞生物学》第 1～3 版的沿革中，编写者多有更替。第 1、第 2 版主编汤雪明教授德高望重，是我们的前辈，这次在第 3 版编写时，他将主编工作交给杨洁，实现了新老传承。鉴于第 3 版各章内容更新幅度较大，加上多位原编写者退休、离职或者失去联系，本次编写者全部由上海交通大学医学院教师担任，他们绝大多数为工作在教学和科研一线的在职人员。虽然前版的若干参编者没有出现在本版的编者名单中，但他们在前版编写中融入的自己对教学重点和难点的思考及其在科研上的积累，为本书打下了坚实的基础，也为本书的质量提升做出了不可磨灭的贡献。我们在此对他们的付出致以诚挚的敬意和谢意。他们是：辛华（山东大学齐鲁医学院教授）、张春斌（佳木斯大学基础医学院教授）、丁小燕［中国科学院生物化学和细胞生物学研究所（现为中国科学院分子细胞科学卓越创新中心）研究员］、朱学良［中国科学院生物化学和细胞生物学研究所（现为中国科学院分子细胞科学卓越创新中心）研究员］，以及上海交通大学医学院的赵涵芳教授、朱平副研究员、胡庆沈副研究员、高飞副教授、王毓美副教授、杨洁（电镜室）讲师、周同副主任技师。前版的手工绘图者朱莺技师也应该得到我们的致谢。我们还要特别感谢上海交通大学医学院的同事张明亮研究员，他是干细胞研究方面的专家，拨冗审读了本书第十四章"细胞分化"，并提出了至关重要的修改意见。我们同样感谢贡献电镜照片的同事朱平和杨洁（电镜室）。

尽管我们思虑颇多，编书过程总是伴随心有余而力不足的无奈，本书也难以避免令人遗憾的缺陷甚至差错。诚愿受教于同行和读者的批评指正。

易静 杨洁

2023 年 5 月于上海

目　录

第二篇　细胞的基本结构及其功能

第四篇　细胞分裂、分化与死亡

第一篇

医学细胞生物学概论

第一章
细胞、细胞生物学与医学

细胞是组成人体的基本结构与功能单位,一个成人大约由 100 万亿(10^{14})个细胞组成,人体的各种生理和病理过程都与细胞的生命活动有关。细胞生物学是研究细胞基本生命活动规律的科学,必然与医学科学有着密切的联系。19 世纪细胞的发现和细胞病理学的形成使人们对人体和疾病的认识进入细胞水平,从而为现代医学的发展奠定了基础。20 世纪细胞生物学和分子生物学的发展进一步使医学研究深入到分子水平,使人类对人体和疾病的认识也上升到更加本质的层次。一方面,细胞生物学的发展为人类疾病的研究提供了重要的理论基础和技术条件;另一方面,对人体和疾病的研究也大大丰富了细胞生物学的内容。近几十年来,医学细胞生物学已渗入基础医学和临床医学的各个方面,成为医学科学的重要基础学科。

第一节　细胞和细胞研究

地球上千姿百态的生物都是由细胞构成的。细胞(cell)是由膜包围的能独立进行繁殖的原生质团,是一切生物体结构和功能的基本单位,也是生命活动的基本单位,可分为原核细胞(prokaryotic cell,或 prokaryocyte)和真核细胞(eukaryotic cell,或 eukaryocyte)两大类。最简单的生物体是单细胞的,即单个细胞本身就是一个生物体,如细菌、酵母、阿米巴原虫等。细胞也可形成多细胞生物体,在多细胞生物体中,不同细胞特化而具有不同的功能。高等动物、植物是多细胞生物体,由各种细胞组成不同的组织和器官。

随着显微镜技术和多种实验技术的进步,人类对于细胞的认识经历了几个不同的阶段。

一、从发现细胞到创立细胞学说经过了一百多年

细胞很小,绝大多数细胞的直径小于 30 μm,肉眼无法看到,因为人眼的分辨能力只有 0.1~0.2 mm。细胞的发现归功于放大工具光学显微镜的出现,光学显微镜的分辨能力大大突破了人眼的分辨极限,其分辨极限为 0.2 μm,使人们可以通过显微镜观察到细胞的存在。

1665 年，英国物理学家 R. Hooke 发表了《显微图谱》(*Micrographia*)，描述了他利用自己制作的光学显微镜观察到的各种结构。他在观察木栓切片时发现了木栓的蜂窝状小孔结构，他把这种小孔称为 cell(小室)或 pore(小孔)。他所用的"cell"一词由拉丁语"*cellulae*"演变而来，是"小室"的意思。Hooke 看到的"cell"实际上是由植物细胞壁所围成的空腔，因此他当时并没有发现真正的细胞，只是提出了"cell"这个名词。但 Hooke 的发现是具有开创意义的，其后，人们就用"cell"这个词来描述细胞的概念。真正发现细胞的是与 R. Hooke 同时代的荷兰科学家 A. Leeuwenhoek，他在 1674 年用自制的光学显微镜观察到池塘水滴中的原生动物细胞，并在以后的观察中发现了哺乳动物和人类的精子、鲑鱼红细胞的细胞核、牙垢中的细菌等。

在发现细胞一百多年后，随着光学显微镜制作技术的不断改进和切片机的发明，观察细胞的技术有了很大的提高，不少科学家对植物和动物细胞进行了更为深入的观察和研究。在此基础上，三位德国科学家的杰出研究工作，为细胞学说(cell theory)的创立和完善做出了重要贡献：植物学家 M. Schleiden 根据他的大量观察结果，在 1838 年提出了"所有植物体都是由细胞及其产物组成"的观点；动物学家 T. Schwann 在 1839 年提出了"所有动物体也是由细胞组成"的观点，并正式提出了细胞学说，肯定了一切生物体都是由细胞组成的；病理学家 R. Virchow 在 1855 年提出"一切细胞只能来自原来细胞"的观点，他还认为机体的一切病理现象都与细胞的损伤有关。细胞学说的主要观点有：① 所有生物体都是由细胞组成的，细胞是组成多细胞生物体的基本单位，而原生生物本身即是一个细胞；② 细胞是生物体结构与功能的基本单位；③ 细胞来源于已经存在的细胞，即由细胞分裂而来。

二、细胞学描述细胞形态、结构、活动和化学成分

从 19 世纪中叶起，随着细胞研究的全面展开，逐渐形成了一门新的学科——细胞学(cytology)。在细胞学的初期，人们主要应用切片和染色技术在光学显微镜下观察细胞的形态结构和分裂活动，这一时期一般称为经典细胞学时期。在这一时期，细胞学研究的主要成果是提出了原生质学说、发现了受精和细胞分裂现象、观察到细胞中的一些细胞器。根据原生质学说，细胞是由细胞膜包围的一团原生质(protoplasm)，细胞核内的原生质称为核质(karyoplasm)，细胞核外的原生质称为细胞质(cytoplasm)。在细胞分裂研究中，先后发现了无丝分裂、有丝分裂和减数分裂现象，并根据染色体在有丝分裂中的情况把有丝分裂过程分为前期、中期、后期和末期。19 世纪末叶，通过对细胞质的仔细观察，人们先后发现了中心体、线粒体和高尔基体等细胞器，从而使对细胞结构的认识达到了新的水平。

从 20 世纪初期到 20 世纪中叶，细胞学的研究逐渐从形态学观察深入到对细胞化学成分和生理功能及细胞与胚胎发育和遗传关系的研究，研究手段也从单纯使用显微镜观察发展到运用多种实验方法，因此这一时期被称为实验细胞学时期。这一时期细胞学研究的主要成果是建立了不少新的实验技术和方法，并与相邻学科密切结合、相互渗透，形成了一些新的分支学科。一些科学家在染色体研究中把染色体的行为与 Mendel 的遗传因子联系起来，认为遗传因子位于染色体上。1909 年 W. Johannsen 把遗传因子命名为基因(gene)；1910 年 T. Morgan 建立了基因学说，明确基因是遗传性状的基本单位，线性地排列在染色

体上,从而使细胞学与遗传学相结合,逐渐形成了细胞遗传学。这一时期建立了细胞培养技术和细胞成分的离心分离技术,使人们可以在体外研究活细胞的生理功能、细胞各种组分的化学组成及其在细胞中的功能,从而把细胞学与生理学联系起来,形成了细胞生理学。这一时期还建立了细胞内大分子的特殊染色方法。1924 年 R. Feulgen 设计了一种细胞内脱氧核糖核酸(deoxyribonucleic acid, DNA)特异染色方法,显示了 DNA 位于细胞核的染色体中。这种方法即 Feulgen 反应,至今仍用于检测细胞内 DNA。1940 年 J. Brachet 建立了一种检测细胞内核糖核酸(ribonucleic acid, RNA)的特殊染色方法,称为 Unna 染色技术,发现 RNA 可位于细胞核、核仁和细胞质中。与此同时,R. Casperson 设计了紫外光显微分光光度法,并利用这种技术测定细胞中的 DNA 等大分子的含量。这些研究促成了细胞化学和分析细胞学的形成。实验细胞学的进展极大地丰富了细胞学的内容,也为细胞生物学的形成奠定了基础。

三、细胞生物学从细胞整体、显微、亚显微和分子水平诠释细胞生命活动本质

光学显微镜突破了人眼的分辨能力,使人看到了细胞,但同时又使人受到光学显微镜分辨率的限制,对细胞结构的认识无法进一步深入。20 世纪 30 年代出现了电子显微镜,其分辨率大大突破了光学显微镜的极限,使人们有可能观察到更为精细的细胞结构,从而使细胞学进入了新的发展时期。1945 年 A. Claude 发表了第一张用电子显微镜观察的细胞照片,标志着对细胞结构认识的新时代的到来。20 世纪 50 年代至 70 年代,随着超薄切片技术的出现和电子显微镜分辨率的提高,用电子显微镜观察细胞是这一时期细胞研究的最大特点。通过电子显微镜观测,人们对光学显微镜下已经发现的结构如染色体、核仁、线粒体、高尔基体等有了全新的认识,而且发现了不少新的细胞结构,如内质网、核糖体、溶酶体、细胞骨架等,从而使对细胞结构的研究从光学显微镜的显微水平发展到电子显微镜的亚显微水平。在这一时期,细胞研究的第二个特点是电子显微镜技术与生物化学技术相配合,使细胞的结构研究与功能研究密切结合起来。G. Palade 等将电子显微镜观察与生化超速离心技术相结合,不仅发现了动物细胞中的核糖体,证明离心分离获得的微粒体是内质网碎片,而且深入研究了分泌蛋白在内质网合成和经由高尔基体加工的分泌过程。C. de Duve 在细胞器的离心分离研究中预见一种含水解酶的细胞器的存在,并用电子显微镜证实这种细胞器为溶酶体,进而对溶酶体的结构与功能进行了深入研究。为此, A. Claude、C. de Duve 和 G. Palade 获得了 1974 年诺贝尔生理学或医学奖。这一时期细胞研究还有一个特点是重视对细胞内生物大分子结构和功能的研究,其中对 DNA 研究的成果尤为突出。M. Wilkins 等用 X 射线衍射技术进行 DNA 结构分析。在此基础上, J. Watson 和 F. Crick 于 1953 年提出了 DNA 分子的双螺旋结构模型,此后又提出了细胞内遗传信息传递的"中心法则",即遗传信息的流向是从 DNA 到 RNA 再到蛋白质,把细胞内大分子的结构与细胞内遗传物质的复制和表达密切联系起来。由此可见,这一时期的细胞学研究已发展到从显微、亚显微和分子(molecular)三个不同水平去研究细胞的结构与功能,探讨细胞生命活动的规律,达到了前所未有的高度,积累了丰富的资料,人们对细胞的认识也发生了极大的变化,细胞学也因此发展成为细胞生物学。细胞生物学(cell biology)是以细胞为研究对象,从显微、亚显微和分子

各级水平研究细胞的结构与功能及其生命活动规律的学科。细胞的生命活动包括能量的摄取和利用、物质的代谢和运输、生物信息的感知和反应、遗传信息的复制与表达，以及细胞的增殖、分化、衰老、死亡等，对这些细胞生命活动规律的深入研究，是阐明生物体乃至人体生命活动规律的重要基础。

20世纪80年代以来，随着分子生物学技术的不断发展及其在细胞研究中的广泛应用，细胞生物学研究也进一步深入，重点转向对细胞内物质运输、信号转导等细胞功能及细胞运动、增殖、分化、死亡等基本生命活动的分子机制研究，并取得了重大进展。细胞生物学和分子生物学相互渗透和融合，发展成为分子细胞生物学(molecular cell biology)。

第二节　细胞的起源、演化和相互关系

尽管种类繁多的细胞有各种不同的形态和功能，但所有的细胞都有共同的特征，如细胞都有质膜将细胞内环境与外环境隔开，所有细胞有同样的或几乎相同的遗传密码及遗传信息复制和基因表达规律。这反映了细胞有着共同的起源及进化规律。目前主流生物学家认为，地球上所有的细胞可能起源于35亿年前出现的原始细胞，细胞的进化过程包括从分子到原始细胞、从原核细胞到真核细胞，以及从单细胞生物到多细胞生物的三个发展阶段。

一、膜包围的原生质团成为原始细胞

生命是原始地球发展到一定时期的产物，生命现象的出现与有机分子和生物大分子的形成有着密切的关系。在原始地球的大气中存在一些简单的元素和化合物，如氮、氢、二氧化碳、硫化氢、甲烷、氨等；在一些自然因素，如宇宙射线、日光、闪电等作用下，这些元素和化合物可形成氨基酸、核苷酸、多糖、脂类等有机化合物。20世纪50年代，S. Miller用实验证实水蒸气、甲烷、氢气、氨气的混合物在电离火花作用下可生成氨基酸等有机分子。这些有机化合物形成后，汇集在地球上原始的海洋中，经过长时间的相互作用，在适宜的条件下聚合成蛋白质、核酸、磷脂等生物大分子，形成一种含有有机分子和生物大分子的原始溶液，为生命的出现创造了条件。

最初的生命是存在于原始海洋中的一种有膜包围的具有自我复制功能的物体。膜的存在使得具有自我复制功能的结构被从环境中隔离出来。这种隔离一方面可防止由外界因素造成的损伤，另一方面能防止该结构在原始溶液中被稀释。不少学者认为，最早的具有自我复制功能的结构可能是核糖核酸分子(RNA)，一些原始RNA被一层保护膜包裹后形成了第一个有生命的物体，称为原生质团。RNA具有自我复制功能是因为RNA分子结构中多核苷酸的碱基序列蕴藏着遗传信息的结构基础。RNA分子由4种核苷酸组成，构成4种核苷酸的碱基分别为腺嘌呤(A)、鸟嘌呤(G)、胞嘧啶(C)和尿嘧啶(U)。自我复制的关键是遗传信息能正确无误地传递下去，在此过程中碱基的互补配对原则起着决定性的作用。根据碱基互补配对原则，A与U、C与G可以专一地互补配对，这样就能合成与原来RNA链互补的新的RNA分子，而新的RNA分子又可作为模板，合成与它互补的RNA链，这个RNA

链与原先的 RNA 链的碱基顺序完全相同,这样就完成了自我复制。在 RNA 复制的过程中,会产生各种各样的拷贝。通过选择,只有那些能精确复制而又稳定的 RNA 分子才能保存下来,并最终占优势。20 世纪 80 年代,S. Altman 等人的实验证实 RNA 具有催化功能,包括催化核苷的聚合反应;因此 RNA 既能作为模板,又能催化自我复制。由此可以设想,在最初的原生质团或原始细胞中,一些 RNA 分子开始发挥不同的功能,有的可催化其本身的复制,有的可催化其他 RNA 构型的复制,更有些分化为与氨基酸相对应的特殊 RNA 构型;这样遗传信息就由多核苷酸链流向多肽链,形成了最原始的 RNA 指导蛋白质合成的框架。

包围原生质团的膜是由磷脂组成的磷脂双分子层结构,这种结构的特点是对水溶性溶质的不通透性,构成分隔膜内外两个水溶性环境的屏障。原生质团与外界必须有物质进出。如果在原生质团的膜上存在散在的单个裂孔而使膜结构暂时不稳定,就可使原生质团与外界进行物质交换。因此,第一个出现的膜可能就是这种局部有裂孔的膜,它把有自我复制功能的物质与外环境隔开,但此时的内环境和外环境还不会有明显的区别。将最初内外环境间无法控制的物质交换系统变成具有维持内外环境不同状态能力的系统,是原生质团转变成最原始细胞的重要发展。在原始细胞膜中出现的第一个系统让细胞组分前体物质输入,让不需要的物质输出。随着原始细胞的进化,自我复制物质除了进行自我复制外,还获得了直接或间接地决定其膜和环境的特性,使原始细胞具有一个代谢系统,能将输入的前体物质转变成细胞需要的分子,用于装配成细胞的结构成分,并在磷脂双分子层中加入了蛋白质使其成为有更多功能的细胞膜;还具有一个能量代谢系统,可利用外界能量供应,并将其以某种方式贮存起来用以驱动各种耗能反应。

原始细胞分裂很慢,遗传信息量也不多,细胞内只有种类与数量有限的蛋白质。原始细胞进一步进化的里程碑是 DNA 的出现。由于 DNA 双螺旋结构的特点,其结构更为稳定,这样一来,DNA 取代了 RNA 成为细胞中具有自我复制功能的结构,而 RNA 则成为 DNA 与蛋白质之间的纽带。原始细胞的功能也不断完善,在漫长的进化过程中逐渐发展成原核细胞。

二、原核细胞演化后出现真核细胞

在细胞的演化过程中,经历了原始细胞、原核细胞和真核细胞三个不同阶段。35 亿年前原始细胞和原核细胞先后出现,15 亿年前原核细胞又演化形成真核细胞,但原核细胞没有消失。在当今世界上,我们所见到的细胞仍然分为原核细胞与真核细胞两大类。以原核细胞形式存在的生物体称为原核生物,包括支原体、立克次体、细菌和蓝细菌,都是单细胞生物;以真核细胞形式存在的生物称为真核生物,有的是单细胞生物(如酵母、原虫和真菌),更多的是多细胞生物(如植物和动物)。

原核细胞(prokaryocyte)中最主要的类群是细菌,因此这里以细菌为例介绍原核细胞的结构特征。细菌大小为 $1\sim2\ \mu m$,外面有质膜包围,质膜外还有一层细胞壁保护,有些细菌表面还有鞭毛等附属物。细菌质膜除了承担细菌与环境之间的物质运输和讯号应答外,还参与细胞的能量代谢和蛋白质合成。细菌的质膜常常会内陷形成间体(又称中膜体),膜上有参与电子传递和氧化磷酸化的酶系,与细胞呼吸有关,有类似真核细胞线粒体的作用。细菌的细胞质内没有细胞器,但有核糖体存在,大部分核糖体游离在细胞质中,也有一些核糖体附着在质膜内表面。细菌的遗传物质是环形 DNA 分子,不与组蛋白结合,外面没有膜包围,裸露在细胞质中,DNA 所在区域称为拟核(nucleoid)。有些细菌除了基因组的 DNA 外还有一些小的环形 DNA,称为质粒(plasmid),后者在细胞中能进行自我复制。细菌的遗传信息复制时,DNA 结合在质膜上,在细胞分裂(无丝分裂)时将遗传物质分配到两个子细胞中。由于 DNA 裸露在细胞质中,核糖体也在细胞质中,因此在遗传信息表达时转录和翻译(蛋白质合成)没有空间隔离,几乎是同步进行的,即一边转录一边翻译,无需对转录出来的信使 RNA(messenger RNA, mRNA)进行加工。

真核细胞(eukaryocyte)的主要特点是细胞区室化(compartmentalization),细胞内形成细胞核和细胞器各种功能区室(compartment)(图 1-1)。真核细胞的 DNA 集中于细胞核内,细胞核与细胞质之间以双层核膜相隔。真核细胞中 DNA 呈线状,并与组蛋白结合包装成高度压缩的染色质结构。真核细胞中的 DNA 含量大大超过其蛋白质编码所需要的量。真核细胞中 DNA 转录成 mRNA 的过程在细胞核内进行,经过剪辑加工,然后运输到细胞质中翻译成蛋白质。真核细胞的细胞质内有丰富的细胞器与发达的内膜系统和细胞骨架系统。每一种细胞器都有其特有的酶系统和分子组成,行使不同的代谢和生理功能。

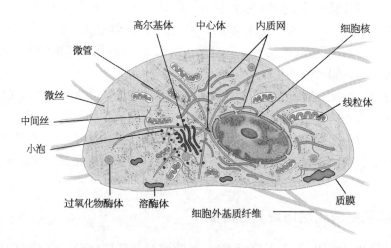

图 1-1 真核细胞结构模式

对真核细胞内部的各种细胞器如何发生作一些推断,可能有助于理解这些细胞器的功能和相互间的关系。真核细胞相比原核细胞,在直径上大 10 倍,在体积上则大 1 000 倍。因此,就面积与体积的比率而言,真核细胞表面膜的面积不大。真核细胞祖先可能像细菌一样只有质膜(细胞膜)而没有内膜,为了要承担各种复杂功能,它们的质膜向内部下陷并与质膜断离,形成了内膜系统,即发生了膜的功能特化。例如,核膜把 DNA 分子包围起来,演化成细胞核;核膜的分支延伸形成了内质网,因此内质网膜与核膜相连,内质网腔与核周间隙相通;线粒体则是一个细菌被吞噬包裹后与宿主共生而形成的,这可以解释线粒体具有双层膜、孤立的内腔和独立的基因组。

三、真核细胞集合体演变为由不同特化细胞组成的多细胞生物

单细胞生物是由一个细胞组成的生命体,包括具有原核细胞特征的原核生物(如细菌、支原体、蓝细菌)和具有真核细胞特征的真核生物(如原虫、酵母),它们至今还生活在地球上。单细胞生物能利用环境中少数几种简单的原料合成其必需的蛋白质。它们分裂繁殖迅速,有些几乎每小时分裂一次。但毕竟单细胞生物在进化上是最原始的,随着真核生物的进化就出现了细胞的集合体,然后再演变成为具有不同特化细胞的多细胞生物。世界上种类繁多的植物和动物都是多细胞生物(metazoan)。多细胞生物有两个基本特点:一是细胞产生了特化与分工;二是特化了的细胞之间相互协调合作,构成一个统一的多细胞生物体。

在许多多细胞生物体内,有一部分细胞高度特化,成为下一代机体的起源,这就是生殖细胞(germ cell),它有别于机体内的其他细胞,即体细胞(somatic cell)。

在高度进化的多细胞生物体内,细胞之间的协调、整合与分工至关重要。

在人体中,至少有200多种不同分化类型的细胞,依靠细胞之间的通信联络及细胞连接和细胞外基质的黏合调节,形成各种具有不同功能的组织与器官,使人体这样的多细胞生物体能在复杂的环境中得以生存。不断发育完善的神经内分泌系统与免疫系统是多细胞机体高度复杂性的两个顶峰。神经内分泌系统由巨大的神经细胞网络及内分泌激素网络构成。通过对信息的接收、加工、储存和利用,建立精确而又复杂的联络信号传递机制,包括各种细胞因子及其他化学信使,使机体各部分协调合作,并能对外界刺激及时作出适当的反应。免疫系统则是脊椎动物为对抗病原微生物、恶性肿瘤及外来大分子侵入而发展起来的防御系统,也是维持机体内环境稳定、及时清除衰老细胞与分子的基础。

四、多细胞生物与原核生物之间存在密切联系

真核细胞与原核细胞共存于当今地球上,动物和植物等多细胞生物的生存和活动与细菌等原核生物有着密切的关系。

以细菌和人体细胞的关系为例,我们可以看到这种关系的重要性和复杂性。

人体肠道寄宿着数以亿兆的细菌,它们参与食物成分的消化吸收,并产生对人体细胞的营养物代谢具有调控作用的短链脂肪酸和其他小分子物质。肠道菌群依赖人摄入的食物生存和繁殖,人体摄入的食物和药物又可以改变肠道正常菌群的多样性,从而给人体细胞代谢和活动带来影响。肠道菌群在种类和数量上的紊乱被认为与代谢综合征、腹泻、肠道炎症甚至认知障碍有关。除了肠道,人体体表皮肤、口腔、上呼吸道和阴道也生活着各种菌群,与人体细胞相互作用并发挥一定的作用。

在人体外环境中存在着一些致病菌,可侵入人体并引起各个部位甚至全身的感染,例如链球菌引起咽喉炎、结核分枝杆菌引起肺结核等。有些细菌曾经引发严重危害人类生命的烈性传染病,如鼠疫和霍乱。

无论细菌对人体存在有益还是有害的作用,都是细菌及其代谢产物或毒素与人体各脏器细胞及免疫细胞相互作用的结果,也是原核生物与真核生物互相影响的体现。

第三节 人体细胞的基本特征和组织特异性

一、细胞是人体结构、功能和生命活动的基本单位

细胞是人体生命活动的基本单位,这体现在细胞个体如同人类和其他有机体个体一样,能够进行物质的代谢和运输、能量的产生和利用、生物信息的感知和应答、遗传信息的复制与表达,从而能够生长、繁殖、衰老和死亡;也能通过与其他个体的通信来整合信息和协调行为,以应对内外环境的挑战而维持生存。不完整的细胞,或者从细胞中分离出来的各种结构都不具有生命,不能独立生存。最小的生命体病毒,也必须在宿主细胞内才能表现其基本的生命特征。

细胞与人体的关系可以从三方面来体现。第一,人的生命源于一个独特的细胞——受精卵。人体的发育是从精子和卵子两个细胞的结合开始的。第二,细胞的生命活动贯穿胚胎发育的全过程,即从受精卵发育成为成年个体是从单细胞向多细胞发展的过程,其间通过细胞的增殖、分化、黏附、迁移、自噬和死亡等生命活动,最终使一个细胞发展成为有两百余种不同细胞类型、总数达约 30×10^{14} 个细胞的人体。而且,细胞的生命活动也是出生后成体发育、组织更新和功能维持的基础。第三,人体是由各种细胞和细胞外基质构成的。众多细胞和由细胞产生的基质构成多种类型的组织,如上皮组织、固有结缔组织、血液、软骨、骨、肌肉、神经等;几种组织相互结合组成器官和系统。人体由神经、内分泌、免疫、循环、运动、消化、呼吸、泌尿、生殖等系统组成,它们行使人体的各种生理功能。因此,人体正常结构与功能和生命体征(体温、血压、呼吸、脉搏等)的维持,人体生长发育、衰老死亡的过程都与细胞的生命活动有关,都包含着复杂的细胞生物学机制。

二、所有细胞都有共同的基本功能

1. 进行有序的代谢活动　细胞需要不断与外界环境进行物质交换,细胞的化学组成需要不断更新,这些都要通过细胞的新陈代谢来实现,因此代谢是细胞基本的功能活动。细胞的代谢包括几个方面:① 营养物质进入细胞和废物排出细胞;② 细胞内小分子物质在酶的催化下合成大分子物质(合成代谢),如合成蛋白质和核酸以供细胞生命活动所需;③ 细胞内大分子物质在酶的作用下分解成小分子物质(分解代谢),其中包括营养物质分解产生小分子物质为细胞合成代谢和能量代谢提供原料,以及废旧大分子物质的降解再利用等。细胞的代谢是高度有序和自动控制的体系,是任何实验体系无法与之比拟的,这是长期进化的产物。

2. 产生和利用能量　细胞的各种功能活动,包括代谢、运输、增殖、运动等,都需要消耗能量。与植物、藻类和光合细菌能将太阳光能量转化为化学能并加以利用不同,动物细胞通过分解代谢把糖、脂肪、蛋白质等营养物质分解产生丙酮酸、脂肪酸和氨基酸,这些物质进入线粒体,通过氧化磷酸化把释放的能量以高能磷酸键的形式贮存于腺苷三磷酸(adenosine

triphosphate，ATP)中。ATP 是细胞的直接供能者，为细胞的各种功能活动提供能量。

3. 感知并应答外界信号　　细胞不仅与外环境进行物质交换，而且还能进行信息交流，即细胞能对外界刺激产生反应。多细胞生物中各个细胞之间通过信号识别和传递，达到细胞行为和功能上的协调一致，使整个生物体的生命活动正常进行。细胞通过其特有的受体可以识别外环境中的各种刺激物(称为配体)，如激素、生长因子、细胞因子、相邻细胞表面分子等。受体与配体结合后可通过信号转导网络将刺激信号传入细胞内，激活各种靶蛋白和基因调节蛋白，调控细胞的代谢、运动、增殖、分化、死亡等生命活动。

4. 复制遗传物质和表达遗传信息　　所有生物体的细胞都贮存着生物体全套的遗传信息，即全套的基因。生物体的遗传信息主要以基因的形式排列在 DNA 分子上，一个基因就是一段特定的核苷酸排列顺序。一个生物体的 DNA 所包含的全套信息称为该生物体的基因组。细胞通过 DNA 复制，在细胞分裂时将遗传信息由亲代传给子代；细胞通过转录和翻译，实现遗传信息从 DNA 到 RNA 再到蛋白质的传递，以表现相应的遗传性状并发挥其生物学功能。

5. 进行各个层面的运动　　细胞不是静止不动的物体，所有细胞都有不同层面的运动功能，包括细胞整体的运动及细胞内结构和物质的运动。细胞整体的运动主要表现为细胞形态的变化(如肌细胞的收缩与舒张、细胞表面突起、细胞分裂等)和细胞位置的移动(如吞噬细胞的迁移、纤毛的摆动等)。细胞内结构和物质的运动主要表现为物质运输(如大分子物质和小分子物质在亚细胞区室之间的移动等)和细胞器的移动(如染色体分离等)。细胞骨架及其相关蛋白在细胞运动中起着重要作用。

三、不同细胞在化学组成和结构上具有共同的基本特征

1. 化学组成　　在化学组成上，细胞都是由水、无机盐、有机小分子及多糖、脂类、蛋白质和核酸组成。水占细胞容积的 70% 左右，各种离子和有机小分子(如单糖、脂肪酸、氨基酸和核苷酸及维生素等)溶于水中，是细胞中各种化学反应特别是代谢和信号转导的底物。有机小分子单糖、脂肪酸、氨基酸和核苷酸是动物细胞中生物大分子糖原、脂肪、蛋白质和核酸的合成原料，葡萄糖和脂肪酸也是能量的来源。特殊的核苷酸衍生物腺苷三磷酸(ATP)是一种通用的能量物质。

蛋白质是组成细胞结构和执行细胞功能最重要的大分子，由 20 种氨基酸线性连接而成的肽链进一步折叠成三维结构甚至组装成含多个亚基的复合体，行使多样的职能，例如催化各种反应的酶、支撑细胞形状和介导细胞运动的细胞骨架、从事跨膜运输的运输蛋白等。

核酸中的 DNA 是动物细胞的遗传物质，它们和蛋白质一起组成染色体，储存了遗传信息。RNA 承担着多种功能，包括把遗传信息转移到蛋白质、提供蛋白质合成的平台、产生众多调控基因表达的分子，等等。

细胞的化学组成、离子和有机小分子的功能、蛋白质和核酸的关系及细胞读取和传递遗传信息的方式，在各种细胞都是相似的。

2. 结构　　除了少数特化的细胞，人体细胞都是由质膜、细胞质和细胞核三个部分构成的。

（1）质膜：所有细胞的外表面都有一层生物膜包围，称为质膜（plasma membrane，PM）。质膜是细胞的界膜，把细胞的内环境与外环境隔开。质膜由膜脂、膜蛋白和膜糖类分子以非共价结合的方式组成。其中膜脂以脂双层形式构成质膜的基本骨架。脂双层具有流动性，使其能与其他膜结构融合。脂双层也作为一种溶剂，使蛋白质分子位于脂双层中并能在其中移动，各种膜蛋白分子以不同方式镶嵌或连接在脂双层上。糖类分子在质膜中以糖脂和糖蛋白形式存在，糖链都位于质膜的外表面。

质膜既是分隔细胞内外环境的屏障，又是联系细胞内外环境的界面和通道，在细胞与环境及细胞与细胞之间的物质运输、能量交换和信息传递过程中起着重要的作用。质膜的脂双层对脂溶性小分子可以自由通透，但对离子、水溶性小分子和所有大分子是不通透的。离子和水溶性小分子进出细胞需依靠质膜上的运输蛋白（转运体蛋白和通道蛋白）来运送，大分子进出细胞则通过胞吞（endocytosis）和胞吐（exocytosis）来完成。质膜中的蛋白质除了运输蛋白外，还有些蛋白质与糖类作为酶、黏附分子、连接蛋白和受体等，在细胞识别和黏附、细胞信号转导、组织构建等细胞功能中发挥作用。

（2）细胞质：在光学显微镜下观察真核细胞，只能看到细胞核和细胞质（cytoplasm）两部分。如果不用特殊染色，细胞质内看不到任何结构。在电子显微镜（电镜）下，细胞质含有内质网、高尔基体、溶酶体、过氧化物酶体和线粒体等膜性细胞器，也含有核糖体和较大的蛋白质复合体，以及微丝、微管和中间丝等细胞骨架结构，另外还有一些糖原和蛋白质结晶等细胞质内含物（cytoplasmic inclusion）。除这些有形成分以外的可溶性成分称为细胞质基质（cytoplasmic matrix）或胞质溶胶（cytosol），即电子显微镜下透明均质的部分。

细胞器（organelle）是真核细胞内的超微结构，其大小在透射电镜下可见，有膜包围的和非膜包围的两种。生物进化中出现细胞器，使真核细胞内化学物质和反应存在和发生于特定的区室，相比原核细胞，这显然提高了生物化学反应的特异性和效率，是区室化的优势。每种细胞器具有独特的形态、结构和化学组成，这决定了它们执行独特的功能。

内质网是一种相互连通的、由平行排列的扁平膜囊和小管状的膜结构连成的细胞器；在膜表面有核糖体附着的称糙面内质网，没有核糖体附着的称光面内质网。核糖体是一种颗粒状结构，一部分游离于细胞质基质中，一部分附着在内质网上，是蛋白质合成的机器。糙面内质网的主要功能是合成和加工蛋白质，而光面内质网则与类固醇激素合成等功能有关。高尔基体由扁平膜囊堆组成，其功能是对来自内质网的蛋白质进行加工和修饰，并把加工产物送往细胞的其他部位。内体是一系列运送和分选胞吞物质的囊泡。溶酶体也是囊泡结构，内含各种酸性水解酶，其功能是消化胞吞物质及细胞器和蛋白聚集物。过氧化物酶体也是囊泡结构，含有多种细胞内氧化反应所需的酶类。线粒体是由两层膜包围的囊泡状结构，其功能是通过氧化磷酸化产生 ATP，供应细胞活动所需的能量。细胞质内除了上述细胞器外还有许多小泡，它们是细胞内物质运输的载体，称运输小泡。

每种细胞器具有特征性的蛋白组，独特的功能蛋白包括膜蛋白和腔内的可溶性蛋白，特别是其中的酶，保障了细胞器执行各自独特的功能。例如，溶酶体和晚期内体含有酸性水解酶，线粒体含有催化三羧酸循环的酶系和电子传递链复合体，内质网含有肽链糖基化的酶系和折叠所需的伴侣蛋白，等等。在细胞器研究的历史上，曾经将酶作为不同细胞器的标志物。

近年来,随着研究手段的进步,人们对各种看似独立的细胞器之间的联系有了新的认识,其中最具颠覆性的是,发现细胞器之间可以通过特定的膜接触位点(membrane contact site,MCS)发生直接接触。内质网可能与所有细胞器直接接触,这些接触可能介导不同种细胞器之间物质和信息的交流,从而产生互相影响乃至调控的作用。最近研究又表明,线粒体与溶酶体之间也存在膜接触位点,具有传递钙铁离子、活性氧、脂质和蛋白质的作用,并且可互相调控彼此的功能及生成-清除活动。这些发现有助于我们认识到:真核细胞细胞器的区室化与关联性之间存在一个平衡。

细胞骨架(cytoskeleton)是真核细胞中的蛋白质纤维网络体系。细胞骨架由微管、微丝和中间丝组成。微管是一种中空管状结构,直径约 20 nm,由微管蛋白装配而成。细胞内的微管呈网状或束状分布。微管又是纺锤体、中心体、基粒、鞭毛和纤毛的主要组成成分。微丝是一种细丝状结构,直径 5~8 nm,由肌动蛋白组成。细胞内的微丝常以束状或网格状分布。中间丝是一种绳索状纤维结构,直径约 10 nm。中间丝的蛋白成分比微管和微丝复杂,有角蛋白、波形蛋白等多种类型,分别分布在不同的细胞类型中,以束状或网状存在。三种细胞骨架在细胞内形成一种动态的、有序的三维骨架结构,充满整个细胞质空间,为细胞器和各种结构提供有序的定位场所,在细胞形态维持、细胞连接和细胞运动方面起关键作用。

细胞质基质(cytoplasmic matrix)占据着细胞有形成分之间的全部空间,约占细胞总体积的一半。细胞质基质的主要成分是可溶性的生物大分子,其中最多的是蛋白质和各种酶。细胞质基质中还含有各种代谢产物,如氨基酸、单糖、脂肪酸、核苷酸及其衍生物。另外还有大量水、无机离子和溶解的气体,其中单价离子大部分游离于细胞质基质内,双价离子则可结合在各种大分子上。

细胞质基质含有80%左右的水分,因此具有液体性质;同时它又含有高浓度的蛋白质和其他生物大分子,大部分水分以水化物形式结合在生物大分子表面的极性部位,只有少量水分子呈游离状态起溶剂作用,因此细胞质基质又属于高分子溶液,具有胶体性质,有黏稠性和弹性。细胞质基质的理化特性对细胞结构的完整性和功能活动是非常重要的。细胞与细胞外环境、细胞质与细胞核及细胞器与细胞器之间的物质交换,能量和信息传递都要通过细胞质基质来进行,许多重要的中间代谢也发生在细胞质基质中。因此,细胞质基质在细胞中起着重要的作用。

(3)细胞核:细胞核(nucleus)可以被看作是真核细胞最大的细胞器,其形态特征随细胞周期而变化。在细胞分裂间期,细胞核是由核被膜包围的一个完整区室,由核被膜、染色质、核仁、核质等组成;在细胞分裂期,核被膜崩解,核仁消失,染色质凝缩成染色体,姐妹染色单体分离,此时间期细胞核的形态特征消失;细胞分裂后产生两个子细胞,间期细胞核的形态特征重新形成。真核细胞将几乎所有的遗传信息都贮存在细胞核中,在核内进行遗传物质的复制和损伤修复,并进行基因的转录和转录产物的加工,从而控制细胞的遗传和各种生命活动。

近年研究发现,细胞内有些蛋白质和生物大分子能够动态和可逆地装配在一起,它们并没有被膜包围,同时会因应答细胞的需求改变而解聚,称为生物分子凝聚体(biomolecular condensate),其中直径较大在电镜下可见的也被称为无膜细胞器。它们的功能往往是特化的生产大分子的"生化工厂"或储存大分子的"临时仓库",如核仁、应激颗粒等。这些大分子凝聚的机制是分子之间相对较弱但多价的相互作用,即大量多种非共价化学键介导的相互作用。这样的凝聚体存在于液相的细胞质基质或核质中,其可移动的特征类似水的特性,但又不溶解于液相环境中,这种现象称为液-液相分离(liquid-liquid phase separation)。

3. 细胞器的生物发生和自我稳态 细胞器的数量增加或以一定比例更新,是通过细胞器的生物发生(biogenesis)实现的。现在认为,一些膜性细胞器的生物发生有两种方式:一种是现存细胞器长大并裂生(fission),形成新的细胞器,类似于细胞分裂形成子代细胞;另一种是从头生成,而从头生成的膜结构来源于内质网。线粒体和内质网是以裂生方式生成新的细胞器的,基于内质网从头生成的细胞器有过氧化物酶体、脂滴、自噬体、运输小泡。溶酶体的生成方式则更复杂,是源于内质网的生物合成途径(内质网-高尔基体)与胞吞途径的整合。

细胞会将细胞器数量和质量调制于适合内部和外部条件的动态平衡的稳定状态,即一种自我稳态(homeostasis),简称自稳。线粒体通过生成和清除及裂生和融合(fusion)来动态控制总体数目、体量和质量;老化和受损线粒体以自噬的形式被溶酶体降解清除。线粒体内蛋白质的错误折叠可以启动一种未折叠蛋白质反应(unfolded protein response,UPR)的信号应答,影响整个细胞的代谢和行为。糙面内质网是合成加工几大类蛋白质的起点细胞器,具备对错误合成和加工的蛋白质进行修正和补救的机制。这种在细胞器数量和质量上的自稳状态一旦被破坏,不但会损害细胞器的功能,还会给细胞命运带来危机。例如,各种原因引起内质网内蛋白质折叠加工异常,可使内质网进入一种应激状态,即内质网应激(ER stress),从而启动未折叠蛋白质反应。当内质网应激超出细胞代偿能力并持续发生,可能导致所在细胞的死亡。

四、不同组织的细胞在基因表达产物、细胞器结构和功能上具有独特性

由于各种组织细胞的功能不同,基因表达存在差异,细胞器的形态、所占体积及具体功能也有所差别。

1. 基因表达格局和蛋白质家族成员 各种组织细胞具有特征性的基因表达格局,这是因为在胚胎发育及成体组织更新和损伤修复过程中出现的细胞分化,即一种细胞(干细胞)分化为多种细胞,是由基因的选择性表达造成的。各种组织细胞的基因表达格局差异除了体现在基因编码的蛋白质上,也体现在具有调控作用的各种非编码 RNA 分子上。据此,近年有学术观点认为,相比于用形态学表征细胞的类型特征,用基因的转录组表征细胞类型可能更准确细致。

同一种蛋白质在不同组织细胞也有差异。许多执行细胞基本功能的蛋白质,如运输蛋白、连接蛋白、受体蛋白等,在各种组织细胞都是生存或功能所必需的,它们由不同基因编码,在氨基酸序列上有些微差异,在结构和功能上相同或相近,由此形成一个庞大的蛋白质家族。编码各个家族成员的不同基因具有进化上共同的祖先,蛋白质分子形成组织特异性的差别有利于这些蛋白质在特定组织的特殊表现。例如,质膜上将葡萄糖摄入细胞的转运

体叫作葡萄糖转运体,属于一个家族,共有 14 个成员;不同成员分布于不同组织,对细胞外液中葡萄糖浓度变化引发的构象改变具有不同的反应性,或者对单糖种类的选择性有所不同,使得葡萄糖运输的动力学和对信号的响应在各种组织表现不同,从而各自满足不同组织脏器对葡萄糖供应的需求,并协同实现餐后血糖的升高和回落。

2. 细胞器形态、结构和功能　认识细胞器结构和功能的组织特异性是全面准确地认识细胞器的一个要点。

(1) 溶酶体:溶酶体是细胞降解外来物质和自身成分的细胞器,外来物质由胞吞途径摄入后被提供给溶酶体,自身物质由自噬途径被提供给溶酶体。自噬是各种组织细胞普遍存在的,所以,含有细胞器残骸的自噬溶酶体可见于各种组织细胞。但是就处理外来物质的胞吞途径而言,在人体专职的吞噬细胞,溶酶体是消灭病原微生物、处理外来抗原的场所,所以这些细胞中的溶酶体很多都是含有大型颗粒和不均质物质的,称作异噬溶酶体;而在非吞噬细胞,也就是在人体的绝大多数细胞,溶酶体降解和处理的细胞外物质就主要是运输营养物质的蛋白质、信号分子、细胞外基质等,这些被叫作"胞吞溶酶体"的溶酶体在电镜下难以依据内含物和电子密度辨认,从而使非吞噬细胞的溶酶体形态结构在总体上与吞噬细胞的有很大不同。在少数种类的组织细胞,溶酶体的功能和执行功能的方式则更不同于此。例如,在破骨细胞,溶酶体的主要作用是将酸性水解酶释放到细胞外,参与骨组织的改建;细胞毒性 T 细胞的溶酶体专门用于对外分泌;血小板的溶酶体既用于分泌,又有常规功能。这些细胞的溶酶体可能呈现更不同的形态。

(2) 线粒体:大多数细胞的线粒体在电镜下的形态是内膜向基质凸起排列成平行的板层状,但是在肾上腺皮质细胞和睾丸间质细胞,线粒体内膜并不形成这种结构,而是呈现管状和泡状的结构,这与这些细胞合成类固醇激素的功能有关。类固醇激素合成酶系的部分组分分布于这些细胞的线粒体内膜上,因此这些组织的线粒体担负了通过氧化磷酸化生成能量物质 ATP 以外的功能。

(3) 脂滴:脂滴可以被看作是特殊的膜包围的细胞器,膜由脂质单层构成,膜上有膜蛋白,内部主要成分是三酰甘油(甘油三酯)、脂肪酸和胆固醇等。在活细胞中,脂滴呈液态的球状。几乎所有的细胞都含有脂滴,但一般数量很少,在电镜下偶见。脂肪细胞充满了大脂滴,因此脂肪组织是机体的脂肪贮存库。分泌类固醇激素的细胞如睾丸间质细胞和肾上腺皮质细胞中也有丰富的脂滴,它们储存了合成类固醇激素的原料。有些组织出现细胞内脂滴的异常增加,如肝细胞和心肌细胞中出现大量脂滴堆积,形成脂肪性变,属于病理状态。

(4) 细胞核:细胞核的形状往往与细胞的形状有关。大多数细胞核呈圆形和椭圆形,而少数多形性的、分叶的细胞核主要见于那些质膜伸出大量突起和伪足的白细胞。电镜下的细胞核呈现高电子密度的异染色质位于核膜下和核仁表面而低电子密度的常染色质分散在核内各处的形态。不同组织细胞的常染色质与异染色质比例不同,例如浆细胞核内有大量的异染色质,而神经元核内则呈现大量的常染色质,这与两类组织细胞基因表达的数量和活跃程度差异有关。

3. 细胞骨架　细胞骨架的组织特异性可以从它们的单体蛋白和附属蛋白的种类及装配形式和稳定性几方面看到。

三种细胞骨架的蛋白质组分中,微管和微丝的单体蛋白是保守的,即各种组织细胞的微管蛋白单体都是 α 微管蛋白(α‐tubulin)和 β 微管蛋白(β‐tubulin)异二聚体,微丝的蛋白单体都是肌动蛋白(actin),但是这 3 种蛋白具有一定的组织特异性。α 微管蛋白和 β 微管蛋白分别有至少 6 种亚型,由不同基因编码,分布于不同组织或细胞的不同位置。肌动蛋白有 3 种亚型,α 肌动蛋白只在肌细胞表达,β 和 γ 肌动蛋白共同在非肌细胞表达,其中 β 肌动蛋白主要富集于质膜下皮质区和运动细胞的前缘,γ 肌动蛋白则负责组成应力纤维。中间丝的单体蛋白则具有高度的组织特异性,除了构成核纤层的中间丝蛋白,每种细胞胞质中的中间丝蛋白都是不同的,以至于凭借中间丝蛋白的种类可以判断细胞的种类。

细胞骨架在不同组织细胞中有不同的高级装配形式,这在微丝尤为突出。微丝在小肠上皮细胞顶部的微绒毛内部形成稳定的微丝束,起到支撑作用,而在中性粒细胞这样快速移行并调转移行方向的细胞,微丝在片状伪足中装配成树状网络,并且易于快速装配和拆解,以便改变爬行方向。各种不同的装配方式都依赖特异的骨架相关蛋白。

4. 细胞质内含物　不同细胞在细胞质内含物的种类和数量上有差别,有些组织细胞可有一些特有的细胞质内含物。

糖原是碳水化合物在细胞内的贮存形式,呈颗粒状位于细胞质基质中,常与光面内质网为邻。有些糖原颗粒分散存在,直径 20～30 nm,外形不规则;还有些糖原颗粒聚集成团,呈花簇状,大小不一,最大可达 0.1 μm。糖原普遍存在于各种细胞中,但在肝细胞和肌细胞中最丰富,其次在软骨细胞、中性粒细胞、血小板和阴道上皮细胞中也有较多存在。细胞内糖原颗粒的数量随生理和病理状态的不同而改变,如肝细胞中的糖原颗粒在饮食后增加,在饥饿时减少。在高温和低温条件下,肝细胞和心肌细胞的糖原含量减少。

蛋白质内含物常呈结晶状存在于细胞中,是蛋白质分子的有规则排列,外面没有界膜包围。浆细胞糙面内质网中的 Russell 小体和嗜酸性粒细胞特殊颗粒中的结晶体等都属于这种蛋白质内含物。

5. 细胞分裂、分化与死亡　这些细胞生命活动不仅是胚胎和生后的发育过程的基础,更在机体的整个生命期中频繁、循环性地发生,这就是人体组织自我更新的细胞生物学机制。在成体的不同组织,细胞发生这些生命活动的频率有着极大的差异,这是因为不同组织具有不同的自我更新速度,而这种差异是由所处环境和自身功能的差异所导致。在同一种组织中,大多数已分化细胞的命运是走向死亡,只有组织中的干细胞会发生增殖和分化。

小肠上皮是消化道吸收功能的主要执行者,是更新速度最高的人体组织。在小肠肠腔面突起的绒毛结构根部称为"隐窝"的位置,存在肠上皮干细胞,它们定期进入细胞增殖周期,开始不对称分裂,一方面维持干细胞数量,另一方面产生分化的细胞。正是在干细胞分裂—分化—成熟细胞衰老死亡的循环中,肠上皮组织得到了定期的更新。其他活跃更新的组织包括毛囊、表皮、血液等,它们的更新都依赖各自组织干细胞的增殖和分化。有些组织因缺乏干细胞而无法更新,如视网膜的感光细胞和中耳的听毛细胞,所以这些细胞若因为损伤或个体衰老而死亡的话,就得不到更新替代。少数组织细胞的更新可以不依赖干细胞。

第四节　细胞生物学在医学中的作用

　　细胞生物学是生命科学的重要基础，与医学有着非常密切的关系。医学是一门古老的学科，古代医学的发展有赖于经验的积累，因此发展很慢。直到 19 世纪中叶，细胞的发现和细胞学、细胞病理学的形成使医学的研究深入到细胞水平，并使医学的理论和方法建立在科学的基础之上，从而为现代医学的形成和发展奠定了基础。20 世纪中叶，细胞生物学和分子生物学的发展使医学研究深入到分子水平，对疾病的认识也不断深化，现代医学也因此发展到一个更高的水平。在现代医学中，细胞生物学的理论、技术和方法与基础医学和临床医学的各门学科有密切的关系，在研究人体结构功能和生命活动规律、探讨疾病发生与发展机制中发挥着重要作用。而且细胞生物学也是临床学科的重要基础，细胞生物学的知识和技术在疾病诊断和治疗中得到越来越多的应用。

　　在分析基因与疾病关系时主要有两种策略。一种是采用模式生物技术，即在果蝇、小鼠甚至大型哺乳动物中敲除或定点突变该基因，使之丧失功能，然后观察是否出现病理表型。另一种就是在先天性疾病患者中查找致病基因。来源于基因干预的模式动物的疾病表型，基因与疾病的因果关系较为清晰，而真正在人类单基因遗传疾病中查明作为病因的突变基因，情况相对复杂，因此，在查询和分析这方面信息的时候，有必要对此差别予以注意。

一、细胞结构功能的异常与疾病的发生、发展密切相关

　　细胞的正常结构与功能是人体正常生命活动的基础，细胞结构与功能的异常必然与人体各种疾病的发生与发展有着密切的关系。基于上述对细胞器分子和功能的特殊性、细胞器之间关联性及细胞器的自我稳态的认识，我们可以从下述的前三方面考虑细胞器与疾病的关系。同时，细胞质基质中的代谢反应和信号转导反应发生异常，也是重要的致病原因。此外，细胞连接、黏附和细胞外基质的异常，也是常见的疾病原因。病毒作为依赖宿主细胞才能得以复制的病原体，在感染过程中利用人类细胞的正常蛋白质和细胞器存活、扩增和播散，造成组织细胞的直接损伤和引发免疫反应而带来间接损伤。

　　1. 与细胞器功能蛋白异常相关的疾病　在认识细胞器与疾病的关系时，我们首先应该从各个细胞器特有的分子和功能去理解，细胞器功能蛋白的缺陷是重要的致病原因。这类疾病的典型之一是溶酶体贮积病（lysosomal storage disease，LSD）。LSD 是一类溶酶体酶缺陷导致底物在细胞中堆积而引起的疾病，根据底物不同，至少有 40 多种分类，累及全身组织和脏器，突出表现为内脏、眼部、神经、骨骼异常。LSD 主要源于编码溶酶体酸性水解酶和膜蛋白的基因突变，也可源于编码溶酶体生成、运输和功能调控相关蛋白的基因突变。

　　这类疾病的特征是细胞器功能的缺陷，多为单基因遗传病。

　　2. 与细胞器相互作用异常相关的疾病　各个细胞器分隔独立，但又彼此关联，其中一些细胞器构成了一条"途径"的上下游，例如内质网-高尔基体-溶酶体这条"分泌途径"的旁路；还有一些并不关乎上下游，却存在直接接触。这些相互联系的异常可以致病。黏脂贮积症

Ⅱ型[mucolipidosis type Ⅱ；又称Ⅰ细胞病(inclusion cell disease)]是一种著名的 LSD，患者细胞缺乏各种溶酶体酶，但是血清中却可以检测到这些酶。研究证实，患者高尔基体中为溶酶体酶加上分选信号甘露糖-6-磷酸的酶(N-乙酰葡萄糖氨基-1-磷酸转移酶)存在基因缺陷，导致各种溶酶体酶被错误分选包装后运输到质膜而不是内体，结果溶酶体酶被分泌到细胞外，而在溶酶体内部却缺如。这就是细胞器之间联系异常导致的疾病。家族性帕金森病患者存在多巴胺能神经元编码 PARKIN 和 PINK1 的基因突变，导致损伤的线粒体无法通过自噬途径被溶酶体降解清除，而损伤的线粒体在细胞内堆积引发的活性氧升高是多巴胺能神经元死亡的重要原因。最近的研究更是揭示了各种原因引起的急性线粒体氧化应激可以直接通过将多巴胺氧化而抑制溶酶体酶的活性，从而造成细胞内致病蛋白质的累积。

这类疾病的特征是一种或多种细胞器功能的缺陷。疾病的原因既可以是遗传性的单基因缺陷，也可以是由细胞内外因素造成的应激状态。

3. 与细胞器稳态失常相关的疾病 线粒体是易于受损的细胞器。受损的线粒体需要被部分切割进而清除或整体清除，这是通过线粒体裂生和自噬完成的。介导这些活动的关键蛋白质如 PGC-1α、MITOFUSIN-2、OPA1、DRP1、PARKIN、PINK1 等的异常造成细胞凋亡，是一系列慢性神经退行性疾病如帕金森病、阿尔茨海默病的重要原因，也与多种神经系统遗传性疾病如少年性帕金森病、遗传性运动感觉神经病[hereditary motor-sensory neuropathy；又称沙尔科-马里-图思病(Charcot-Marie-Tooth disease)]2 型相关。组织缺血再灌注损伤是急性线粒体损伤的常见原因，大量的受损线粒体短期内无法被及时清除，随即引发的细胞死亡是心肌梗死、脑梗死、肾衰竭的直接原因。

肿瘤细胞存在各种细胞器稳态的改变，尤其是线粒体。肿瘤细胞能量代谢特点是有氧糖酵解，线粒体的丙酮酸脱氢酶活性低下，氧化代谢受抑制，发动蛋白相关蛋白 1(dynamin-related protein 1，DRP1)活性高，分裂活跃；这些改变与肿瘤细胞过度增殖和抵抗凋亡的特征有很大关系。

内质网应激相关疾病包括代谢综合征、脑病、肝病和肿瘤等。胰岛 β 细胞含有丰富的糙面内质网，胰岛素在内质网中合成和加工。不管是胰岛素基因突变这样的内因，还是胰腺组织缺血缺氧这类外因，都会造成内质网应激，内质网长期处于应激就会使 β 细胞死亡。β 细胞总数减少是 1 型糖尿病的原因，而 2 型糖尿病的胰岛素抵抗所造成的持续胰岛素高分泌也可以诱发 β 细胞内质网应激，进而最终导致 β 细胞数目衰减和功能退化。

这类疾病的原因既可以是遗传性的单基因或多基因缺陷，也可以是细胞内外因素造成的应激状态。显然，这类疾病的特征除了细胞器功能的缺陷，还有细胞死亡带来的特定组织细胞数目衰减、相关联的细胞增殖和分化的异常，以及组织炎症甚至癌变。

4. 与细胞代谢异常相关的疾病 细胞代谢模式和产物的水平会影响细胞自身的功能及增殖、分化等生命活动，有些组织细胞则进一步通过对进入血液的代谢物的贡献而影响全身细胞。

一些先天性代谢性疾病就是一个代谢酶的基因缺陷导致代谢产物不足或过多所致。例如，酪氨酸酶缺陷在黑色素细胞中造成黑色素合成原料的缺如，导致白化病；支链 α 酮酸脱氢酶复合物的缺陷造成支链氨基酸和相应代谢产物在尿液中堆积，导致枫糖尿症。

与食物中摄入的营养物叶酸相关的一碳单位代谢涉及多种氨基酸、嘧啶、电子载体、甲基供体的水平，对于胚胎发育和造血、免疫系统等需要细胞快速增殖的组织是不可或缺的，对非快速增殖细胞的氨基酸代谢稳态和甲基化能力也有重要影响，因此一碳单位代谢异常与包括肿瘤在内的多种疾病有关。

肌肉、脂肪、肝、肠、肾等组织和脏器在糖脂代谢中扮演关键角色。它们的细胞及分泌相应调控激素的组织细胞控制着血液中葡萄糖、甘油三酯和胆固醇的水平，从而对全身组织细胞的代谢稳态和生命活动造成影响，其异常所导致的糖尿病和动脉粥样硬化是严重危害心脑等人体主要脏器的慢性疾病。这些异常一般是遗传因素（单基因缺陷或多基因影响）与环境因素共同作用的结果。

肿瘤细胞的代谢特点，包括氧利用和能量产生的方式及代谢物谱的异常改变，是肿瘤研究的活跃领域，也是治疗的潜在靶点。

5. 与细胞信号转导异常相关的疾病　细胞的生物学行为受到细胞信号转导系统的精密调控，这种调控是基因产物通过不同信号通路的作用而实现的。肿瘤相关基因可通过影响这些通路的信号转导来改变细胞的生物学行为，肿瘤细胞与自身细胞外成分和周边其他细胞的异常通信也通过这些通路的信号转导来影响细胞的生物学行为。因此，肿瘤是典型的细胞信号转导异常的疾病。常见的肿瘤相关突变基因累及酶偶联受体通路的组分生长因子及其受体、Ras 蛋白、Akt 蛋白及该通路的负性调控者 PTEN、Rb、P53 等，对肿瘤细胞增殖失控和分化受阻有直接的作用。肿瘤细胞在氧感受信号通路上的基因突变造成低氧诱导因子（hypoxia-inducible factor，HIF）过度激活，促进了肿瘤细胞的代谢和血管生成，帮助其适应缺血缺氧的微环境。

6. 新发病毒性传染病的细胞生物学机制　发端于 2019 年底、自 2020 年始在全球快速传播的新发流行病新型冠状病毒感染（corona virus disease 2019，COVID-19）以极高的传染性和一定的致病性给全人类健康和生命带来严重的危害，也给世界各国造成沉重的经济负担。这一流行病吸引了全球科学家、疾控人员和医护人员的研究聚焦，虽然所获得的对于病毒及其致病机制的认知尚远远不够，但仍促进了对人类对该病防控和诊治手段的研发。

引起 COVID-19 的病原体是新型冠状病毒（severe acute respiratory syndrome coronavirus 2，SARS-CoV-2），曾被称为 2019 新型冠状病毒（2019-nCoV），是一种有包膜的 RNA 病毒，膜上有伸出的刺突（spikes），使病毒外观呈王冠状。该病毒感染宿主细胞并在其中成熟和扩增，然后被释放出细胞，再去感染新的细胞。SARS-CoV-2 依赖其刺突蛋白（S 蛋白）与宿主细胞质膜上的受体结合而进入宿主细胞。

（1）S 蛋白和受体 ACE2：SARS-CoV-2 的 S 蛋白是一种糖蛋白，有 S1 和 S2 两个非共价结合的亚基，S1 负责靶向宿主细胞表面受体并与之结合，S2 负责病毒包膜与宿主细胞质膜的融合。S1 与受体相互结合的模型已被冷冻电镜技术和 X 线冷冻成像技术解析。S 蛋白的受体结合结构域（receptor binding domain，RBD）含 5 个 β 片层、两侧 2 个短的 α 螺旋和 1 个伸展的名为"受体结合模体"的襻环，在病毒包膜与细胞膜融合前后和受体激活前后存在多个中间态构象。当 RBD 翻转到一种构象使其受体结合模体完全显露时，S 蛋白的其他结构域也会发生相应的构象变化以配合 RBD 的转变。

作为 S 蛋白受体的宿主细胞膜蛋白名为血管紧张素转化酶 2（angiotensin-converting enzyme 2，ACE2），它广泛分布于人体的各种细胞。因此 SARS-CoV-2 可以侵入多种细胞，使感染损伤累及全身组织。S 蛋白的受体结合模体与 ACE2 的相互作用发生在 RBD 的 17 个氨基酸残基的疏水侧链和 ACE2 的 20 个氨基酸残基之间。

SARS-CoV-2 的 S 蛋白不断发生变异，导致毒力、传染性和免疫原性不断改变的新的亚型出现。RBD 也是感染或疫苗接种产生的中和抗体结合的主要靶点，S 蛋白 RBD 的突变是新亚型出现免疫逃逸的一大原因。

（2）SARS-CoV-2 进入细胞的两条途径：为了有利于病毒进入宿主细胞，S 蛋白需要折叠成一种低能量的稳定构象，这需要 S 蛋白保持联结的 S1 和 S2 被蛋白酶切割成两个片段。切割的蛋白酶是宿主细胞的穿膜丝氨酸蛋白酶 2（transmembrane protease serine 2，TMPRSS2）和组织蛋白酶 L（cathepsin L），前者位于质膜表面，后者位于细胞内的胞吞溶酶体中。病毒进入宿主细胞的途径由 S 蛋白-ACE2 复合体被其中何种蛋白酶切割所决定。

1）S 蛋白-ACE2 复合体在宿主细胞质膜表面与 TMPRSS2 相遇，S 蛋白被 TMRPSS2 切割，S2 亚基促进病毒包膜与质膜融合，病毒脱去包膜并释放其 RNA 到细胞质。

2）局部 TMRPSS2 表达水平低或 S 蛋白-ACE2 复合体未与 TMPRSS2 相遇，病毒通过网格蛋白包被的胞吞小泡被吞入细胞，循受体介导胞吞途径先后进入早期内体和晚期内体，最后进入胞吞溶酶体。溶酶体或晚期内体腔内的组织蛋白酶 L 在这些细胞器内部的酸性环境中具有高活性，S 蛋白被组织蛋白酶 L 切割。在溶酶体或晚期内体内部，病毒包膜与溶酶体膜融合，病毒释放其 RNA 到细胞质。

抑制 TMRPSS2 蛋白酶活性的甲磺酸卡莫司它及阻断溶酶体酸化的羟氯喹和氯喹可以分别作用于两条途径而产生一定的治疗效果。

（3）SARS-CoV-2 核酸复制和蛋白质合成加工：病毒基因组的一条单链 RNA 在宿主细胞质内大量复制，并利用宿主细胞的核糖体和内质网，以一条单链 RNA 为模板翻译合成蛋白质前体；蛋白质前体再被加工切割成多种病毒蛋白质，包括病毒结构蛋白和非结构蛋白。非结构蛋白包括 RNA 复制、蛋白质加工、病毒包装成熟所需要的酶，这些酶就成为人类抑制病毒扩增的药物研发靶点，其中的 RNA 聚合酶 RdRp 和蛋白酶 3CL（Mpro）分别成为小分子化合物瑞德西韦和奈玛特韦的靶点。瑞德西韦和以奈玛特韦为有效成分的 Paxlovid 可以抑制病毒扩增，已经作为药物被用于新型冠状病毒感染者的治疗。

（4）SARS-CoV-2 的包装和释放：宿主细胞核附近出现所谓"复制细胞器"，即可能来自内质网的双层膜包裹病毒 RNA 形成的囊泡。这些结构到达内质网-高尔基体中间区室（ER-Golgi intermediate compartment，ERGIC），囊泡内的病毒 RNA 和 4 种结构蛋白被 ERGIC 膜囊摄入，然后循宿主细胞内蛋白质分泌的胞吐途径，由内质网芽生形成囊泡（单层膜），囊泡与高尔基体融合，再从高尔基体芽生形成囊泡，送到质膜。在这一过程中病毒发生成熟装配，重新形成包膜包裹基因组 RNA、包膜上形成王冠样刺突的完整病毒颗粒。从高尔基体芽生出来的装有成熟病毒颗粒的囊泡再与质膜融合，病毒颗粒得到释放。

由此可见，新型冠状病毒对宿主的感染过程充满了病毒对细胞基本活动的利用，理解和剖析其中的机制和关键分子有助于药物研发和传染病防治。

二、细胞生物学知识和技术越来越多地用于疾病的诊断和治疗

19 世纪中叶细胞病理学的形成使医生对疾病的认识提高到细胞水平，从此细胞病理学的知识和技术成为现代医院进行疾病诊断的基础。随着细胞生物学的发展，医学研究越来越着眼于从分子和细胞层面对疾病的理解，形成了生物医学的模式。与此同时，新的细胞生物学技术被应用到疾病诊断中，如免疫组化、流式细胞分析和分选、电子显微镜、类器官和其他分子细胞生物学技术，在疾病的诊断、分型、预后预测、用药指导中发挥着重要作用。

细胞生物学的知识和技术不仅为疾病诊断提供了新的手段，而且为疾病的治疗开辟了新的途径。分子细胞生物学的研究进展，有力地推动了细胞治疗、组织工程、基因治疗、肿瘤靶向治疗和免疫治疗等一系列新的疾病治疗方法的发展。例如，基于对肿瘤细胞信号转导异常的研究，为利用抗体或小分子化合物靶向肿瘤特异性蛋白的治疗提供了靶点，正在对一些类型的肿瘤的治疗带来革命性的变化，使肿瘤有可能变成一种能长期存活的慢性病。以干细胞为例，也可以说明细胞生物学研究与疾病治疗的关系。细胞治疗（cell therapy）是将具有正常功能的细胞移植或输入患者体内以替代受损细胞，达到治愈疾病的目的的治疗方法。利用干细胞及其分化细胞进行细胞治疗是干细胞临床应用最重要的方面。目前，造血干细胞移植已成功地应用于临床上白血病、再生障碍性贫血、重症免疫缺陷病等造血系统重症的治疗，也在纠正溶酶体贮积症这样的遗传性罕见病中得到应用。其他成体干细胞用于治疗心血管疾病、糖尿病、以帕金森病为代表的神经系统退行性疾病、恶性肿瘤、肝脏疾病等重大疾病的细胞治疗实验研究也取得了很多令人振奋的结果，已经显示了临床应用的前景。干细胞在组织工程领域也发挥了重要作用。组织工程（tissue engineering）是通过体外构建组织器官，用于替代人体受损或失去的组织器官的治疗方法。传统的组织工程是将组织特异的种子细胞种植在生物支架材料上，在体外培养构建组织器官。将干细胞及其分化细胞用作种子细胞是组织工程研究的重大突破，干细胞的多向分化潜能为组织工程提供了很好的种子细胞来源；特别是利用患者自身干细胞构建组织器官用于移植，可以克服移植组织的免疫排斥问题，有着很好的应用前景。

本章小结

细胞是由膜包围的能独立进行繁殖的原生质团，是一切生物体结构和功能的基本单位，也是生命活动的基本单位。细胞是组成人体的基本结构与功能单位，一个成人大约由 30×10^{14} 个细胞组成，人体的各种生理和病理过程都与细胞的生命活动有关。

细胞生物学是以细胞为研究对象，从显微、亚显微和分子各级水平研究细胞的结构与功能及其生命活动规律的学科。细胞生物学的建立和发展则与显微学技术和实验技术的进步密切相关。随着技术的进步，细胞生物学的发展也经历了经典细胞学、实验细胞学、细胞生物学和分子细胞生物学几个不同的阶段。

在细胞的进化过程中,经历了原始细胞、原核细胞和真核细胞三个不同阶段。35亿年前先后出现了原始细胞和原核细胞,15亿年前原核细胞又进化形成真核细胞,但原核细胞并没有消失。当今世界上,我们所见到的细胞仍然分为原核细胞与真核细胞两大类。以原核细胞形式存在的生物体称为原核生物,包括支原体、立克次体、细菌和蓝细菌,都是单细胞生物;以真核细胞形式存在的生物称为真核生物,有的是单细胞生物(如酵母、原虫和真菌),更多的是多细胞生物(如植物和动物)。人体内外存在着原核生物(细菌)对人体组织细胞的正面或负面的影响。

人体各种细胞在结构和功能上具有基本的共同之处,又有鲜明的组织特异性。

细胞生物学是生命科学的重要基础,与医学有着非常密切的关系。在现代医学中,细胞生物学的理论、技术和方法与基础医学和临床医学的各门学科有密切的关系,在研究人体结构功能和生命活动规律、探讨疾病发生与发展机制中发挥着重要作用。而且细胞生物学也是临床学科的重要基础,细胞生物学的知识和技术在疾病诊断和治疗中得到越来越多的应用,并为理解新型冠状病毒感染这样的新发传染病的分子机制和开发相应的防治手段提供帮助。

(汤雪明　易　静)

参考文献

[1] Alberts B, Heald R, Johonson A, et al. Molecular biology of the cell[M]. 7th ed. New York: W. W. Norton & Company, 2022.

[2] Alberts B, Johonson A, Lewis J, et al. Molecular biology of the cell[M]. 6th ed. New York: Garland Science, 2014.

[3] Cohen S, Valm AM, Lippincott-Schwartz J. Interacting organelles[J]. Curr Opin Cell Biol, 2018, 53: 84 - 91.

[4] Jackson CB, Farzan M, Chen B, et al. Mechanisms of SARS - CoV - 2 entry into cells[J]. Nat Rev Mol Cell Biol, 2022, 23(1): 3 - 20.

[5] Joshi AS, Zhang H, Prinz WA. Organelle biogenesis in the endoplasmic reticulum[J]. Nat Cell Biol, 2017, 19(8): 876 - 882.

[6] Lodish H, Berk A, Kaiser CA, et al. Molecular cell biology[M]. 8th ed. New York: W H Freeman, 2016.

[7] 陈国强,宋尔卫. 疾病学基础[M]. 北京:人民卫生出版社,2021.

[8] 丁明孝,王喜忠,张传茂,等. 细胞生物学[M]. 5版.北京:高等教育出版社,2020.

[9] 易静,汤雪明. 医学细胞生物学[M].2版. 上海:上海科学技术出版社,2013.

第二章
细胞的化学组成和生物大分子

作为生物体各种组织的基本结构与功能单位,细胞的化学组成有其共同的基本特征。细胞都是由水、无机盐、有机小分子及多糖、脂类、蛋白质和核酸等生物大分子组成。这些化学分子既构成了细胞的基本结构,也通过相互作用和彼此间的化学反应,完成细胞的生命活动。

水占细胞容积的很大部分,各种离子和有机小分子等溶于水中,是细胞中各种生物化学反应的底物和辅助因子。有机小分子单糖、脂肪酸、氨基酸和核苷酸是动物细胞中生物大分子糖原、脂类、蛋白质和核酸的合成原料,葡萄糖、脂肪酸、氨基酸等也是细胞重要的能源物质。特殊的核苷酸衍生物腺苷三磷酸(adenosine triphosphate,ATP)是细胞内通用的能量货币。

蛋白质是组成细胞结构和执行细胞功能的最重要的生物大分子,其种类繁多,行使多样的职能,如催化各种反应的酶、支撑细胞形状和介导细胞运动的细胞骨架蛋白、从事穿膜运输的运输蛋白等。核酸中的 DNA 是人体细胞的遗传物质,与蛋白质一起组成染色体,储存了遗传信息。RNA 则承担着多种功能,包括把遗传信息传递给蛋白质、提供蛋白质合成的平台等。近年来,细胞中大量存在的非编码 RNA(non-coding RNA)的种类、结构和功能也逐渐被解析。

在理解细胞的化学基础时,必须认识到:机体各种组织的细胞虽然具有相同的基因组,却有着各自特征性的基因表达格局(profile)。各种细胞的基因表达格局差异除了体现在基因编码的蛋白质上,也体现在具有调控作用的各种非编码 RNA 分子上,并进而体现在蛋白质和代谢物的总体差异上。据此,近年有学术观点认为,相比于用形态学表征细胞的类型,用基因的转录组表征细胞身份可能更准确细致。在单细胞水平进行的转录组测序技术已被广泛应用于生物医学的研究领域。

许多执行细胞基本功能的蛋白质,如运输蛋白、连接蛋白、受体蛋白、转运体蛋白等,在各种组织细胞中都是生存或功能所必需的。它们分别形成庞大的蛋白质家族(protein family),其中成员由不同基因编码,在氨基酸序列上有些微差异,在空间结构和功能上相同或相近,由此实现同一蛋白质家族的不同成员在不同组织中的普适性和独特性。蛋白质分子具有组织特异性差别,以利于这些蛋白质在特定组织的特定表现。

第一节　细胞的化学组成

细胞内的化学分子大约由 50 多种元素组成,其中主要是 C、H、O 和 N,其次是 Na、Mg、P、S、Cl、K、Ca、Fe 等,这 12 种元素约占细胞总质量的 99.9%。其中 C、H 、O 和 N 四种元素的含量占活细胞的 99% 以上,S 元素和 P 元素也比较丰富。各种元素在生物体内都以化合物形式存在,包括无机化合物和有机化合物两大类。

在一个细胞中,约有 1 000 余种不同的化合物分子,它们可被粗略地分为小分子物质和大分子物质两大类。小分子物质包括水、无机盐及有机小分子单糖、脂肪酸、氨基酸和核苷酸等;大分子物质包括多糖、脂质、蛋白质和核酸等,均由有机小分子作为构件分子(building block)共价结合而成。

理解水的特性对于认识细胞内外小分子和大分子物质进出细胞的运输及在细胞内的反应特性很重要。理解小分子与大分子物质的关系对理解生物大分子的理化特性、结构和功能也非常重要。蛋白质和核酸的一级结构和理化特性是本章第二、三节学习两种生物大分子的空间结构及功能的基础。本节提出了真核细胞化学成分的区室化概念。各种亚细胞区室的特定生化成分及其功能将在后续章节中得到体现。

一、水提供了细胞内化学反应的基本环境

水(H_2O)是生命的本源,是人体细胞内含量最为丰富的化学成分,占细胞总质量的 70%~80%。细胞内的大部分化学反应是在水环境中进行的,水对细胞内的化学活动有着深刻的影响。如果没有水,生物大分子如蛋白质、核酸等就不能形成高度有序的结构,也不会形成细胞的超聚物,如生物膜及各种纤维结构等。因此,水是生命的介质。

每个水分子中两个氢(H)原子经共价键与氧(O)原子连接,这两个键的极性很强。两个氢原子有正电荷的优势,而氧原子有负电荷的优势(图 2 - 1),因此水分子的正、负电荷不重合,是极性分子。含有极性键的物质能与水形成氢键,则易溶于水(图 2 - 1b 和 c)。生物体内很多分子在一定条件下解离而带有电荷,因而它们均可与水分子发生水合作用。水合作

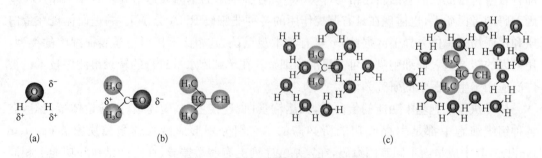

图 2 - 1　水分子与亲水和疏水分子

(a) 水分子;(b) 丙酮分子(左)含极性键,α - 2 - 甲基丙烷分子(右)不含极性键;
(c) 丙酮溶于水(左),2 - 甲基丙烷不溶于水(右)

用的强弱对生物分子的各种理化性质、反应速度和功能影响很大;而水环境因素,如 pH、离子强度等,又可对分子功能基团的解离发生影响。细胞中的糖、DNA、RNA 与大部分蛋白质带有正电荷或负电荷,能与水结合而溶于水,为亲水性(hydrophilic)分子。而疏水性(hydrophobic)分子不带电荷,与水不易形成氢键,则不溶于水(图 2 - 1b 和 c)。所有的细胞膜主要由脂质和蛋白质组成,在脂质分子中有一个亲水的头部和一个疏水的尾部,当它们在水溶液中,亲水的头部面向水分子,疏水的尾部避开水分子,且与其他疏水分子聚集,形成脂双层。

无机盐在细胞中均以离子状态存在。阳离子有 Na^+、K^+、Ca^{2+}、Fe^{2+}、Mg^{2+} 等,阴离子有 Cl^-、SO_4^{2-}、PO_4^{3-}、HCO_3^- 等。虽然它们仅占细胞总质量的 1% 左右,但是这些无机离子在参与细胞酶促反应、维持细胞内外液的渗透压和 pH,以及组成具有特定功能的结合蛋白质等方面发挥着重要作用。

二、主要的有机小分子是生物大分子的构件分子,并可具有独立的功能

细胞中的有机小分子约占细胞内有机物总量的 10%。主要的有机小分子包括四类:单糖、脂肪酸、氨基酸和核苷酸。它们是细胞中多糖、脂类、蛋白质和核酸等生物大分子的构件分子,主要作为单体组成多聚体,分布于相应的亚细胞区室。同时,这些有机小分子又可以作为独立的功能分子,以游离形式分布于细胞中,扮演各种独特的角色,如作为能量来源的 ATP 或信号分子的环腺苷酸。

1. 单糖　单糖(monosaccharide)是组成多糖的基本单位。大多数单糖只由 C、H、O 三种元素组成,分子通式为 $(CH_2O)_n$。有些单糖如葡萄糖、半乳糖、甘露糖,它们的化学式均为 $C_6H_{12}O_6$,但是结构不同(图 2 - 2),这些单糖称为异构体。另外一些单糖可以有两种存在形式,即 D 型和 L 型,它们互为镜像,称为光学异构体。细胞中的单糖以六碳糖葡萄糖(glucose)和五碳糖核糖(ribose)的功能最为重要。葡萄糖是机体生命活动最重要的供能物质,葡萄糖经过一系列代谢反应,分解成 CO_2 和 H_2O,并释放出能量。核糖是核苷酸的组分,组成核糖核苷酸和脱氧核糖核苷酸。

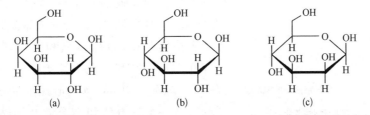

图 2 - 2　分子式同为 $C_6H_{12}O_6$ 的单糖异构体结构式
(a) 半乳糖;(b) 葡萄糖;(c) 甘露糖

2. 脂肪酸　脂肪酸(或称脂酸,fatty acid)是直链脂肪烃有机酸,一般含有 1 个羧基,通式是 $C_n(H_{2n+1})COOH$。从脂肪酸分子结构可见它包括两个部分:一部分为长的烃链,是疏水性的,化学性质不活泼;另一部分有一个羧基(—COOH),为高亲水性,化学性质很活泼。脂肪酸通过性质活泼的羧基,与其他分子形成共价连接。体内大部分脂肪酸存在于三酰甘

油、磷脂、糖脂等脂质中,但也有少数脂肪酸以游离形式存在于组织与细胞中。

脂肪酸按其烃链中是否含有双键可分为饱和脂肪酸和不饱和脂肪酸(图2-3)。饱和脂肪酸如十六碳的软脂酸和十八碳的硬脂酸,它们的烃链中没有双键。不饱和脂肪酸如亚油酸、亚麻酸和花生四烯酸,它们的烃链中含有一个或多个双键。亚油酸、亚麻酸对于人体是必不可少的,但人体不能合成,必须由膳食提供,因此被称为必需脂肪酸(essential fatty acid,EFA)。在人体不饱和脂肪酸中,二十碳五烯酸(eicosapentaenoic acid,EPA)和二十二碳六烯酸(docosahexaenoic acid,DHA)能从亚油酸转变生成,EPA与DHA在视网膜和大脑皮质中代谢活跃。由花生四烯酸转变生成的前列腺素、白三烯、凝血噁烷等,都是含20个碳原子的不饱和脂肪酸的衍生物,都属于信号分子,在生物体内的组织局部发挥作用,参与机体炎症反应、免疫防御和促凝血等多种生理调控过程。

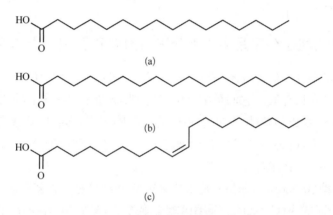

图2-3 一些常见脂肪酸的结构式

(a) 软脂酸;(b) 硬脂酸;(c) 油酸

3. **氨基酸** 氨基酸(amino acid)是组成蛋白质的基本单位。自然界中存在300多种氨基酸,在各种生物体中发现的氨基酸有180余种,但参与组成蛋白质的氨基酸只有20种。这20种氨基酸都有一个α羧基(—COOH)、一个α氨基(—NH₂)和一个结构不同的侧链(—R),它们与α碳原子相连。氨基酸的结构通式见图2-4。除甘氨酸外,其余的氨基酸像单糖一样有光学异构体存在,即有D型和L型,但在蛋白质中只存在L型氨基酸。在中性溶液中,氨基酸的氨基以—NH₃⁺、羧基以—COO⁻形式存在,这样氨基酸分子就含一个正电荷和一个负电荷,故称为兼性离子(图2-4)。

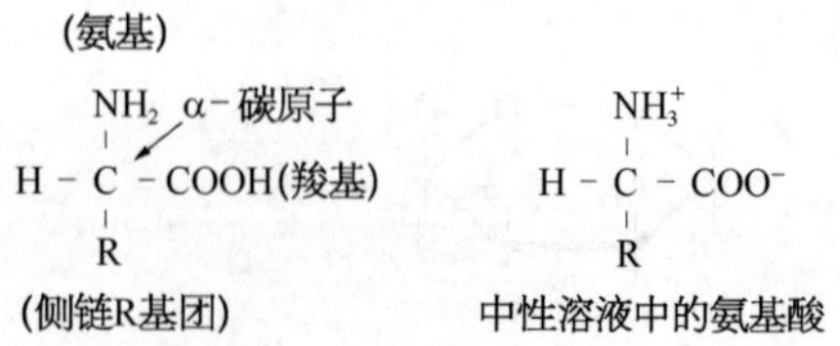

(氨基)

NH₂ α-碳原子 　　　　　　 NH₃⁺

H - C - COOH(羧基) 　　　 H - C - COO⁻

(侧链R基团) 　　　 　　 R 　　　　　 R

中性溶液中的氨基酸

图2-4 氨基酸结构通式

按氨基酸侧链R基团的带电性不同[即电荷分布的不均匀性(极性)],可将20种氨基酸分为5类:非极性脂肪族氨基酸、极性中性氨基酸、芳香族氨基酸、酸性氨基酸、碱性氨基酸(表2-1)。其中酸性氨基酸含2个羧基和1个氨基,碱性氨基酸含2个或2个以上碱性基团(氨基、胍基或咪唑基)和1个羧基,都属于含有可解离基团的极性氨基酸。非极性脂肪族氨基酸在水溶液中的溶解度小于极性中性氨基酸;芳香族氨基酸中苯基的疏水性较强,酚基和吲哚基在一定条件下可以解离。组成大分子蛋白质的氨基酸侧链 R 基团的大小、形状、带电和极性与否,对蛋白质分子严密的空间结构形成和生理功能有重要影响。

表 2-1 组成蛋白质的氨基酸

氨基酸分类	氨基酸名称	英文全名	三字符号	单字符号
非极性脂肪族氨基酸	甘氨酸	glycine	Gly	G
	丙氨酸	alanine	Ala	A
	缬氨酸	valine	Val	V
	亮氨酸	leucine	Leu	L
	异亮氨酸	isoleucine	Ile	I
	脯氨酸	proline	Pro	P
	甲硫氨酸	methionine	Met	M
极性中性氨基酸	丝氨酸	serine	Ser	S
	半胱氨酸	cysteine	Cys	C
	天冬酰胺	asparagine	Asn	N
	谷氨酰胺	glutamine	Gln	Q
	苏氨酸	threonine	Thr	T
芳香族氨基酸	苯丙氨酸	phenylalanine	Phe	F
	酪氨酸	tyrosine	Tyr	Y
	色氨酸	tryptophan	Trp	W
酸性氨基酸	天冬氨酸	aspartic acid	Asp	D
	谷氨酸	glutamic acid	Glu	E
碱性氨基酸	精氨酸	arginine	Arg	R
	赖氨酸	lysine	Lys	K
	组氨酸	histidine	His	H

在医学营养学上,还把 20 种氨基酸分为营养必需氨基酸(essential amino acid,EAA)和营养非必需氨基酸(nonessential amino acid,NEAA)两类。人体的营养必需氨基酸有 8 种,机体自身不能合成,必需依赖食物提供。此外,组氨酸因体内合成不足,在婴幼儿时期也需依赖食物补充一部分。营养非必需氨基酸可由糖或其他氨基酸在体内转变生成,故不必依赖食物提供,但它们仍然是体内蛋白质合成中不可缺少的原料。氨基酸在体内除用以合成各种蛋白质外,还可转变生成许多具有重要生理功能的物质,如一些神经递质、激素、肌酸或胆碱等。

除了 20 种基本的氨基酸外,近年发现硒代半胱氨酸(selenocysteine,Sec)在某些情况下也可用于合成蛋白质。硒代半胱氨酸从结构上来看,硒原子替代了半胱氨酸分子中的硫原子。硒代半胱氨酸存在于少数天然蛋白质中,包括过氧化物酶和电子传递链中的还原酶等。硒代半胱氨酸参与蛋白质合成时,并不是由目前已知的密码子编码,其具体机制尚不完全清楚。

蛋白质分子中尚含有一些经修饰的氨基酸,并无遗传密码编码,它们往往是在蛋白质生物合成后,由其中相应氨基酸经加工修饰生成。例如,胱氨酸是由 2 个半胱氨酸脱氢氧化生成,含有二硫键,存在部分蛋白质分子中;而羟赖氨酸和羟脯氨酸来自蛋白质中赖氨酸和脯氨酸的羟化,主要存在胶原蛋白分子中,它与胶原蛋白分子结构的稳定与功能均有关;一些凝血因子的分子中含有 γ-羧基谷氨酸,与其凝血活性密切有关;而一些酶蛋白分子中的丝氨酸、苏氨酸或酪氨酸羟基,还可被磷酸化,更与酶活性的调节功能密切相关。

4. 核苷酸 核苷酸(nucleotide)是组成核酸(nucleic acid)的基本单位。核苷酸由碱基、戊糖和磷酸三部分组成。碱基有 2 类:嘌呤(purine)和嘧啶(pyrimidine)。嘌呤有 2 种:腺嘌呤(adenine,A)和鸟嘌呤(guanine,G)。嘧啶有 3 种:胞嘧啶(cytosine,C)、尿嘧啶(uracil,U)和胸腺嘧啶(thymine,T)。尿嘧啶主要存在 RNA 中,而胸腺嘧啶主要存在 DNA 中。在 DNA 和 RNA 中,尤其是 tRNA 中,还有一些含量甚少的碱基,称为稀有碱基,包括双氢尿嘧啶(dihydrouracil,DHU)、假尿嘧啶(pseudourine,Ψ)和甲基化的嘌呤(m^7G、m^7A)等。tRNA 中稀有碱基含量高达 10%。戊糖有 2 种:D-核糖和 D-2-脱氧核糖。

核糖的 1′位碳原子与嘧啶的 1 位氮原子或嘌呤的 9 位氮原子以 N—C 糖苷键相连,形成核苷(nucleoside)。核苷中的 5′位碳原子的羟基与磷酸以磷脂键相连,形成核苷酸(图 2-5)。核苷酸中由 D-核糖组成的核糖核苷酸是 RNA 的基本单位,由 D-2-脱氧核糖组成的脱氧核糖核苷酸是 DNA 的基本单位。连接 1 个磷酸分子为核苷—磷酸,连接 2 个磷酸分子为核苷二磷酸,连接 3 个磷酸分子为核苷三磷酸(表 2-2)。此外,磷酸可同时与核苷上 2 个羟基形成酯键,形成环核苷酸。常见的有 3′,5′-环腺苷酸(adenosine 3′,5′- cyclic monophosphate,cAMP)和 3′,5′-环鸟苷酸(guanosine 3′,5′- cyclic monophosphate,cGMP),是细胞内重要的信号分子。

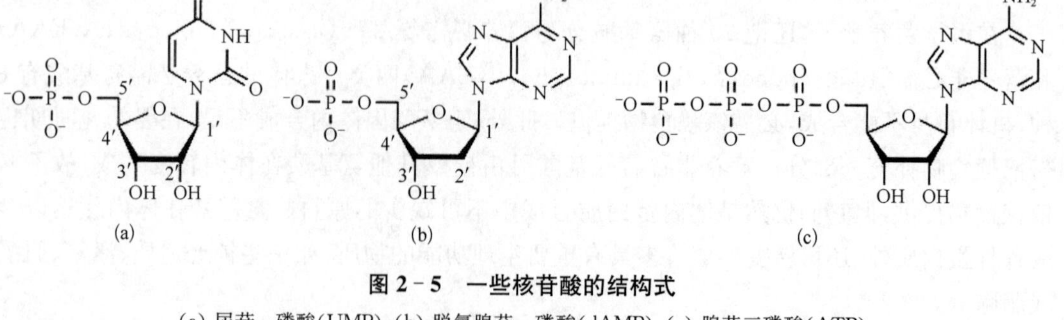

图 2-5 一些核苷酸的结构式

(a) 尿苷—磷酸(UMP);(b) 脱氧腺苷—磷酸(dAMP);(c) 腺苷三磷酸(ATP)

表 2-2 常见核苷酸名称

核糖核苷酸	脱氧核糖核苷酸
腺苷一磷酸, adenosine monophosphate, AMP	脱氧腺苷一磷酸, deoxyadenosine monophsphate, dAMP
鸟苷一磷酸, guanosine monophosphate, GMP	脱氧鸟苷一磷酸, deoxyguanosine monophsphate, dGMP
胞苷一磷酸, cytidine monophosphate, CMP	脱氧胞苷一磷酸, deoxycytidine monophosphate, dCMP
尿苷一磷酸, uridine monophosphate, UMP	脱氧尿苷一磷酸, deoxyuridine monophosphate, dUMP
腺苷二磷酸, adenosine diphosphate, ADP	脱氧腺苷二磷酸, deoxyadenosine diphosphate, dADP
腺苷三磷酸, adenosine triphosphate, ATP	脱氧腺苷三磷酸, deoxyadenosine triphosphate, dATP

三、生物大分子是细胞结构、功能和生命活动的物质基础

细胞中大部分物质是由生物大分子(macromolecule)组成。生物大分子占大多数细胞干重的 80%～90%,主要包括核酸、蛋白质、糖类、脂质及它们的复合体,其分子质量巨大、结构复杂、功能多样。这些生物大分子是由相应的有机小分子作为单体构建起来的,也可以被重新降解为小分子(表 2-3)。生物大分子结构复杂,在细胞内各自执行独特的生理功能,从而导致生物体形态与行为的多样化,它们是细胞生命活动的重要物质基础。生物体内常见的生物大分子包括多糖、脂质、蛋白质及核酸等。

表 2-3 有机小分子与生物大分子的关系

有机小分子(构建分子)	生物大分子
单 糖 ⟷	多 糖
脂肪酸 ⟷	脂 质
氨基酸 ⟷	蛋白质
核苷酸 ⟷	核 酸

(一) 四种生物大分子

1. 多糖 多糖(polysaccharide)是单糖的聚合物,化学本质都是多羟醛或多羟酮及其衍生物。

人体内主要的多糖是糖原(glycogen),是单糖通过 α-1,4 糖苷键和 α-1,6 糖苷键(图 2-6)聚合而成。人体通过进食获取葡萄糖进行氧化供能,多余的单糖就以糖原的形式储存起来,以便在饥饿的时候分解成葡萄糖并为所在细胞利用,或经血液循环维持全身细胞的葡萄糖供应。储存糖原的细胞主要是肝细胞、肌细胞和肾小管上皮细胞,因此糖原的种类包括肝糖原、肌糖原和肾糖原等。

除了作为能量贮存的糖原,还有两类多糖——寡糖(oligosaccharide)和糖胺聚糖(glycosaminoglycan, GAG)。它们因与一些非糖物质结合成复合物而成为体内具有重要生

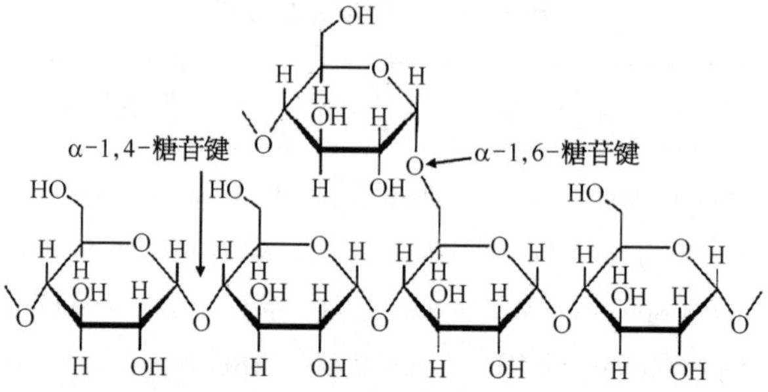

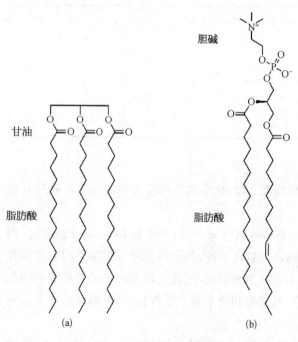

图 2-6　多糖中的 α-1, 4 糖苷键和 α-1,6-糖苷键

理功能的物质,是人体细胞与组织的结构和功能不可或缺的。例如,糖蛋白和糖脂是所有细胞生物膜的主要成分;分泌型糖蛋白形成了血液中的各种活性分子,如免疫球蛋白和多种激素;蛋白聚糖和糖蛋白构成结缔组织、软骨和骨的基质。此外,核糖或脱氧核糖是 RNA、DNA 和多种辅酶的组成成分。

2. 脂质　脂质(lipid)是脂肪(fat)和类脂的总称,是脂肪酸和醇类结合后生成的酯类及其衍生物,其结构和种类多样,化学性质绝大多数呈低溶于水而易溶于有机溶剂。所有细胞的质膜和内膜都有类脂构成的脂双层。在细胞质中,脂质因其疏水性质而以脂滴(lipid droplet)的形式存在。脂滴在脂质代谢活跃的细胞和储存脂肪的细胞中含量丰富。

脂肪是三酰甘油(triglyceride)(或称甘油三酯、三脂肪酸甘油酯),由 1 分子甘油与 3 分子脂肪酸通过酯键结合生成,生理功能是像糖原一样储存能量,在不进食的时候释放出脂肪酸,为所在细胞或经血液循环为全身细胞提供能量。脂肪细胞是专门储存三酰甘油的细胞。

类脂包括固醇及其酯、磷脂及糖脂等,是细胞膜结构的重要组分。甘油与 2 分子脂肪酸、1 分子磷酸及含氮化合物结合成甘油磷脂,是构成生物膜脂双层的基本骨架。脂肪酸与鞘氨醇通过酰胺键结合生成的脂称为鞘脂,含磷酸者为鞘磷脂,含糖者称为鞘糖脂,是生物膜的重要组分,参与细胞识别及信息传递。

常见脂质的结构如图 2-7 所示。

3. 蛋白质　蛋白质(protein)是构成细胞的主要成分,占细胞干重的 70% 以上,是生物体中含量最丰富的生物大分子。蛋白质分布广泛,所有的器官组织都含有蛋白质,它在生物体内具有广泛和重要的生理功能。生物体越复杂,其蛋白质种类和功能也

图 2-7　一些脂质分子的结构

(a) 三酰甘油;(b) 磷脂酰胆碱

越繁多。同时,蛋白质的分布也具有组织特异性,这种组织特异性分布是受到调控的,是蛋白质在特定组织发挥特定功能的遗传学基础。

氨基酸是蛋白质的基本组成单位。一个氨基酸的 α 氨基与另一个氨基酸的羧基可以脱水缩合生成肽链(peptide chain),此新生成的酰胺键即被称为肽键(peptide bond)(图 2-8)。肽键属共价键,它是多肽和蛋白质分子中的基本化学键,性质比较稳定。它虽是单键,但具有部分双键的性质,难以自由旋转而有一定的刚性,因此形成肽单元(peptide unit),即包括连接肽键两端的 C—O、N—H 和 2 个 Cα 共 6 个原子的空间位置处在一个相对接近的平面上,而相邻 2 个氨基酸的侧链 R 又形成反式构型,从而形成肽键与肽链复杂的空间结构。

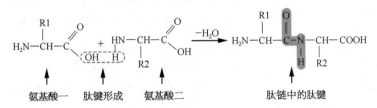

氨基酸一　肽键形成　氨基酸二　　　　　肽链中的肽键

图 2-8　组成肽链的肽键

肽(peptide)是氨基酸通过肽键相连的化合物,蛋白质不完全水解的产物也是肽。肽按其组成的氨基酸数目为 2 个、3 个和 4 个等而分别称为二肽、三肽和四肽等。一般含 10 个以下氨基酸组成的称寡肽(oligopeptide)。例如,谷胱甘肽就是一种寡肽,全名是 γ-谷氨酰半胱氨酰甘氨酸,由 3 个氨基酸缩合而成,其中谷氨酸是以其 γ 羧基与半胱氨酸的 α 氨基脱水缩合生成肽键,在红细胞中含量丰富,具有保护细胞膜结构及使细胞内酶蛋白处于还原、活性状态的功能。由 10 个以上氨基酸组成的称多肽(polypeptide)。寡肽和多肽都简称为肽。肽链中的氨基酸已不是游离的氨基酸分子,其氨基和羧基在生成肽键的过程中都被结合掉了,因此多肽和蛋白质分子中的氨基酸均称为氨基酸残基(amino acid residue)。

多肽有开链肽和环状肽。在人体内主要是开链肽。开链肽具有一个游离的氨基末端和一个游离的羧基末端,分别保留有游离的 α 氨基和 α 羧基,故又称为多肽链的 N 端(氨基端)和 C 端(羧基端)。书写时一般将 N 端写在分子的左边,并用(H)表示,并以此开始对多肽分子中的氨基酸残基依次编号;而将肽链的 C 端写在分子的右边,并用(OH)来表示。

目前已有约 20 万种多肽和蛋白质肽链的氨基酸残基组成和排列顺序被测定出来。多肽和蛋白质的区别,一是在于多肽中氨基酸残基数较蛋白质少,一般少于 50 个,而蛋白质大多由 100 个以上氨基酸残基组成,但它们之间在数量上也没有严格的分界线;二是除分子量外,多肽一般没有严密并相对稳定的空间结构,即其空间结构比较易变,具有可塑性,而蛋白质分子则具有相对严密、比较稳定的空间结构。

蛋白质分子结构十分复杂。1952 年丹麦科学家 Linderstrom-Lang 提出,可将蛋白质的分子结构人为地分为一、二、三、四级四个不同的层次,以便进行深入研究,其中二、三、四级均属于蛋白质的三维空间结构或构象(conformation)。二级结构是蛋白质主链局部的空间结构,不涉及氨基酸侧链构象,主要形式为 α 螺旋、β 折叠、β 转角和无规卷曲。三级结构是指多肽链主链和侧链的全部原子的空间排布位置。四级结构是指蛋白质亚基间的聚合

（详见下节）。

4. 核酸 核酸(nucleic acid)是重要的生物大分子,是由多个核苷酸聚合而成的。天然存在的核酸可分为脱氧核糖核酸(deoxyribonucleic acid, DNA)和核糖核酸(ribonucleic acid, RNA)两类。DNA 贮存细胞所有的遗传信息,是物种保持进化和世代繁衍的物质基础。RNA 中参与蛋白质合成的有三类:转运 RNA(transfer RNA, tRNA)、核糖体 RNA (ribosomal RNA, rRNA)和信使 RNA(messenger RNA, mRNA)。

核酸以核苷酸聚合而成的多核苷酸链的形式存在。组成 DNA 的脱氧核糖核苷酸主要是 dAMP、dGMP、dCMP 和 dTMP,组成 RNA 的核糖核苷酸主要是 AMP、GMP、CMP 和 UMP。核酸中的核苷酸以 $3',5'$-磷酸二酯键构成无分支的线性分子(图 2-9)。核酸链具有方向性,有两个末端分别是 $5'$端与 $3'$端。$5'$端含磷酸基团,$3'$端含羟基。核酸链内前一个核苷酸的 $3'$羟基和下一个核苷酸的 $5'$磷酸形成 $3',5'$-磷酸二酯键,因此核酸中的核苷酸被称为核苷酸残基。由于大部分核酸分子巨大,书写时用结构式表达甚为不便,又因为无论是 DNA 还是 RNA,它们中的戊糖-磷酸骨架是相同的,因此有几种简化书写方式,如 $5'$AGGCU$3'$。如果没有明确指出的话,则左侧是 $5'$端,右侧是 $3'$端。通常将小于 50 个核苷酸残基组成的核酸称为寡核苷酸(oligonucleotide),大于 50 个核苷酸残基组成的称为多核苷酸(polynucleotide)。

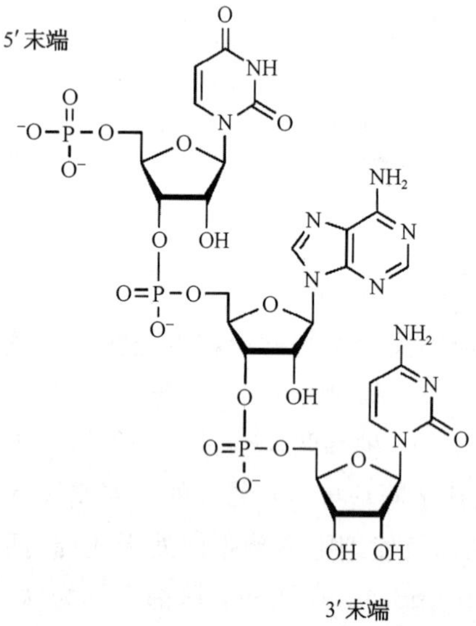

图 2-9 核酸链的 $3',5'$-磷酸二酯键

DNA 和 RNA 对遗传信息的携带和传递是依靠核苷酸中的碱基序列变化而实现的。DNA 的分子质量非常大,通常一个染色体就是一个 DNA 分子。不同种类的生物其 DNA 的大小、组成和一级结构差异甚大。细胞内 RNA 的数量比 DNA 约多 10 倍,RNA 的种类甚多,分子大小不一,结构也各不一样。

（二）生物大分子的区室化分布

真核细胞在进化上的一个显著特点就是形成了发达的细胞内膜系统,将细胞内环境分割成许多功能不同的区室。遗传物质 DNA 集中在细胞核中,而大部分 RNA 则集中在细胞质中。细胞质中的膜结合细胞器包括内质网、高尔基体、溶酶体、线粒体和叶绿体等。每一种细胞器都有其特有的酶系统和其他大分子物质,行使不同的代谢和生理功能。酶蛋白的区室化分布(compartmenta lization)使不同代谢过程既相互联系又互不干扰,充分发挥各自在生命活动中的特殊作用。例如,蛋白质的糖基化修饰主要在内质网和高尔基体进行,催化寡糖链转移到肽链的酶基本上都分布在内质网和高尔基体而不是细胞质基质中,其中催化寡糖链与肽链上天冬氨酸残基的—NH_2基团相连的酶都分布于内质网,而催化寡糖链与肽链上丝氨酸、苏氨酸或羟赖氨酸残基上的—OH 基团的酶则大部分位于高尔基体中。过氧化物酶体含有多种细胞内氧化反应所需的酶类。线粒体的内膜上排列着各种氧化磷酸化相关的酶和蛋白质复合体,基质内有各种催化三羧酸循环(tricarboxylic acid cycle,TCA cycle)所需要的酶类;线粒体内活跃的三羧酸循环和氧化磷酸化反应,消耗氧气的同时产生 ATP,供应细胞活动所需的能量。溶酶体是细胞的消化装置,含有各种酸性水解酶,消化细胞器和胞吞的各种物质。除此之外,膜结构体系还为细胞内的蛋白质运输提供了特殊的运输通道,保证了各种功能蛋白质及时准确地到位而又互不干扰。例如,溶酶体的酶合成之后立即被装进囊泡保护起来,由特殊的途径运送到溶酶体。

　　除了以内膜形成区室之外,细胞提高反应效能的另一个表现是将参与反应的诸多成分聚拢在一起,形成一个反应的复合体,如负责蛋白质合成的核糖体及完成蛋白质降解的蛋白酶体等。这也是一种广义的区室化。例如,降解蛋白质的酶叫作蛋白酶,在细胞质基质中,蛋白酶可以作为可溶性分子游离分布,也可以集中分布于蛋白酶体的核心腔体内。经过多聚泛素标记的蛋白质必须由蛋白酶体这样一种具有复杂结构的装置来降解,而不是通过可溶性蛋白酶来降解,体现了这种降解形式是高度选择性的和严格受控的。因此,蛋白酶体可以看作是蛋白酶的区室化结构。

四、代谢过程的产物和速率对细胞有很大影响

　　代谢是细胞的基本特征。代谢反应的方向、代谢产物和代谢反应进行的速率,对正常生理状态细胞的稳态和功能行使,具有十分重要的影响。在细胞外环境改变的情况下,细胞具有应答细胞外信号的能力,可发生细胞代谢的重塑和重编程,以适应特定营养和应激状态下对细胞功能的特定要求并维持细胞的稳态,保证细胞的生存、促进细胞的增殖、保持细胞的干性等。例如,对于生长旺盛的肿瘤细胞和活化后快速增殖的免疫细胞,除了需要摄入营养素并经分解代谢产能以维持细胞生存外,更需要合成大量的生物量,包括核酸、蛋白质、脂类等,来满足细胞快速增殖的需要。因此,这些快速生长的细胞往往需要从外界环境中摄取大量的葡萄糖,而这些大量摄入的葡萄糖被细胞膜上的葡萄糖转运体摄取后,并没有进入线粒体进行氧化磷酸化生成 ATP,而是通过糖酵解和磷酸戊糖途径生成重要的中间产物如 5-磷酸核糖、3-磷酸丝氨酸等,作为嘌呤核苷酸和嘧啶核苷酸合成的原料,满足 DNA 复制和细胞分裂的需求。

　　细胞内膜结构体系的存在会导致细胞器和细胞质基质及细胞器内部之间出现小分子代谢物的浓度差,这种浓度梯度的存在,对于代谢反应的正常进行和反应速率具有十分重要的意义。举例来说,线粒体是一种具有双层膜结构的细胞器,极性物质如无机离子、葡萄糖、氨基酸、核苷酸等小分子有机化合物及很多代谢中间产物(如丙酮酸、柠檬酸等)进入线粒体需要膜转运体蛋白的帮助。线粒体内膜上的溶质转运体(solute carrier,SLC)目前发现有 53 种,命名为 SLC25 家族,这些 SLC25 家族蛋白质均具有保守的 6 次跨膜 α 螺旋结构。根据运输底物的不同,可以分为不同的亚家族,包括无机离子、氨基酸、核苷酸、羧酸、辅因子转运体等。例如,柠檬酸是三羧酸循环的重要中间产物,脱氢产生的递氢体 NADH＋H$^+$ 和 FADH$_2$ 进入电子呼吸链后,偶联磷酸化反应后生成细胞的能量货币 ATP。而 SLC25A1 是线粒体内膜上负责转运柠檬酸盐的转运体,负责将线粒体内的柠檬酸转运至胞质,裂解生成

乙酰辅酶 A 和草酰乙酸；胞质内的乙酰辅酶 A 是脂肪酸和胆固醇等脂类合成的原料，能促进细胞的生长。因此，可以理解为细胞能通过对这些内膜转运体的调控实现对相关代谢活动的调控。

第二节 蛋 白 质

正常情况下，蛋白质并不是以完全伸展的多肽链而是以紧密折叠的结构存在的。一个特定蛋白质分子行使功能的能力通常由它的三维结构决定。蛋白质的三维结构就是蛋白质的构象（conformation）。

蛋白质是大分子化合物，一般由上百个氨基酸，即成千上万个原子组成，因此其分子结构十分复杂，可分为四个不同的层次。二、三、四级均属于蛋白质的三维空间结构或构象。不同的空间构象决定了蛋白质具有何种特殊功能。具有四级结构的蛋白质，尚有重要的别构效应，其活性得到不断调正，从而使机体适应千变万化的内外环境。

一、新生肽链经历修饰加工，折叠成具有立体构象的结构，并可进一步组装

蛋白质在核糖体上合成。绝大多数新生肽链都要经历修饰和加工，折叠成具有立体构象的结构，并可与其他亚基组装成具有完整功能的成熟蛋白质。

1. 蛋白质折叠 有功能的蛋白质可以是纤维状的或是球状的，也可以形成片层、环状、杆状等各种形状。线性的肽链形成各种形状和立体构象的过程就是蛋白质折叠（protein folding）。肽链的氨基酸残基序列决定了它将最终折叠成何种形状，折叠的结果是形成自由能最低的稳定构象。

肽链中的氨基酸残基是由肽键这样牢固的共价键所连接，氨基酸残基侧链基团的极性和带电性质会使得位于一条肽链不同部位的氨基酸残基之间形成非共价键，即盐键（离子键）、氢键、疏水键和范德华力。虽然非共价键的结合力远弱于共价键，但是凭借极大的数目，非共价键可以帮助肽链折叠成稳定的构象。例如，每隔 4 个肽键形成 1 个氢键，就将一条伸展的肽链扭曲成强硬的柱状的 α 螺旋。又如，由于疏水键的作用，疏水氨基酸残基互相靠拢并被埋在球形蛋白质分子的内部，而极性氨基酸残基分布于球形分子外周以便与水分子形成氢键，从而使蛋白质可以在细胞的水环境中存在。

除了氨基酸序列为决定性因素外，蛋白质构象的正确形成还需要一类被称为分子伴侣（chaperone）的蛋白质参与。分子伴侣是细胞内一类保守的蛋白质，可识别肽链的非天然构象，促进蛋白质的正确折叠，并且在蛋白质正确折叠结束后自行分离，不构成这些蛋白质执行功能时的组分。蛋白质折叠可以自发产生，但在细胞内，各种分子伴侣会结合到开始发生折叠的蛋白分子上。分子伴侣通过提供一个保护环境，加速蛋白质折叠成天然构象或进一步装配。许多分子伴侣具有 ATP 酶活性，与未折叠的肽链结合后，能提供水解 ATP 产生的自由能，使多肽折叠成合适的构象。

蛋白质在合成时，尚未折叠的肽段有许多疏水基团暴露在外，具有分子内或分子间聚集

的倾向,使蛋白质不能形成正确的空间构象。分子伴侣能够可逆地与未折叠肽段的疏水部分结合和解离,如此重复进行的结合-解离过程可以防止肽链的错误聚集,使肽链正确折叠。分子伴侣也可与错误聚集的肽段结合,使之解聚后,再诱导其正确折叠。目前已鉴定出许多参与蛋白质折叠的折叠酶和分子伴侣。有些分子伴侣本身就具有折叠酶和去折叠酶活性。例如,热激蛋白100(heat shock protein 100,Hsp100)家族成员是一类具有解折叠酶(unfoldase)活性的蛋白质,这个家族成员结构上的经典特征是能够在空间上形成寡聚环结构(oligomeric ring structure),通过肽链穿行的机械力,将底物蛋白质拽入其寡聚环形成的中央孔道内进行去折叠。去折叠的肽链可以重新进行折叠(refold),或者被标记后循蛋白酶体或溶酶体途径降解。此外,蛋白质分子中特定位置的二硫键是产生正确空间构象的必要条件。有些分子伴侣具有催化二硫键形成的酶活性,在蛋白质分子折叠过程中对二硫键的正确形成发挥重要作用。

蛋白质的形状和构象形成后并非不可改变,相反,在细胞内外蛋白质构象的轻微改变是对功能的一种调控。

2. **蛋白质装配**　大的蛋白质分子往往含有多条肽链,是多个亚基(subunit)的聚合物。多个亚基通过各自的表面结合位点互相结合,形成有特定功能的完整蛋白质的过程就是蛋白质的装配,也常叫作组装。

接受装配的蛋白质亚基自身可以是球形的分子,具有复杂的三维构象,也可以是长的、相对线性的分子。例如三种细胞骨架都是纤维状蛋白质,都是由相同或相似的亚基聚合装配而成的多聚体,但是微管和微丝的亚基(单体)是球形分子,本身内部含有α螺旋和β片层结构,而中间丝的亚基则是以α螺旋为主的细长分子。

介导蛋白质装配的化学键主要也是非共价键。在分泌蛋白和膜蛋白,可以有二硫键介导的不同肽链之间的结合。任何蛋白质亚基表面的任何区域都可以因为存在形成这些键的倾向,而形成与其他蛋白质亚基相互作用的界面,这种界面叫作“结合位点”。一旦这些结合位点适合其他蛋白质亚基与之相互作用,两个亚基分子就可以互相结合。亚基之间可以有多种结合方位安排。例如两个结构上相同或相似的球形分子,如果自身有2个结合位点,就可以头尾相接并重复添加,序贯连接成纤维状的大蛋白,就像微管原纤维那样;也可以对称分布,组成像血红蛋白那样的大型球形蛋白,其中含4条肽链,每个都有结合1个氧分子的能力,所以整个分子携带4个氧分子。

很多蛋白质可以发生自动装配,细胞内有多种因素和一些称为装配因子的蛋白质也可以辅助装配。例如,成熟的胰岛素分子含有两条肽链,之间由二硫键连接;但胰岛素原(胰岛素分子的前体形式)是一条肽链,只有在胰岛素原中间一段序列被切除以后,两条链的正确装配才能实现,而且,如果环境变成还原性增强,或让胰岛素变性,两条链会失去重新装配的能力。

3. **蛋白质的共价修饰**　大多数新合成的蛋白质必须经历共价修饰。在肽链特定的氨基酸残基上以共价键联结一个无机基团(如磷酸基团、乙酰基团)或联结有机分子(如糖聚合物、脂肪酸链甚至小肽),从而改变蛋白质的构象,进而改变其功能,这就是蛋白质共价修饰(covalent modification),或被称为翻译后修饰(post-translational modification),也常简称为蛋白质修饰。蛋白质共价修饰可以发生在蛋白质折叠前或折叠中,也可以发生在折叠和装配完成后。前者往往是肽链折叠成正确构象所必需,后者则多成为蛋白质功能调控的一种机制。

在内质网和高尔基体发生的糖基化和硫酸化是对分泌蛋白、溶酶体酶蛋白和膜蛋白进行共价修饰的一部分,主要作用是增强亲水性和作为功能组分。其他各种修饰可以发生于细胞质基质和各个细胞器中的各种蛋白质。这些共价修饰由特异的酶催化,类型众多,迄今所知可达二百多种,主要有磷酸化、乙酰化、泛素化、类泛素化(SUMO 化)、甲基化、羟基化、羧基化、脂酰化和异戊二烯化等。

从调控蛋白质功能的角度说,蛋白质共价修饰可以改变蛋白质的定位、水平、相互作用和活性。修饰是可逆的,加上和去除修饰基团往往可以作为对蛋白质活性的双向调控。例如,磷酸化和去磷酸化可以作为分子开关来调控细胞信号转导;多聚泛素化修饰则可以将靶蛋白质导入蛋白酶体降解途径,从而降低该蛋白质水平。一个蛋白质可以发生多种共价修饰,并且有时这些共价修饰相互调控。举例来说,P53 是细胞内最为重要的抑癌因子之一,其表达水平和活性受到磷酸化、乙酰化、泛素化等多种修饰的调控,从而导致了细胞中 P53 功能状态和调控的复杂性(图 2-10)。

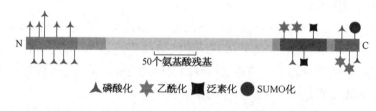

图 2-10　蛋白质共价修饰(以 P53 蛋白的多种修饰为例)

二、蛋白质的形状和结构由肽链的氨基酸序列决定,有些蛋白质具有四级结构

1. 蛋白质的一级结构　蛋白质的一级结构(primary structure)是肽链的氨基酸序列,专指在蛋白质分子中从 N 端至 C 端的氨基酸排列顺序。若蛋白质分子中含有二硫键,一级结构也包括生成二硫键的半胱氨酸残基位置。不同的蛋白质,首先具有不同的一级结构,因此一级结构是区别不同蛋白质的最基本、最重要的标志之一,是空间构象的基础。

蛋白质一级结构的重要性,首先是由于其序列中不同氨基酸侧链 R 基团的大小、性质不同,这决定着肽链折叠盘曲形成不同的空间结构和功能。同时由于蛋白质的一级结构是由遗传物质 DNA 分子上相应核苷酸序列即遗传密码决定的,蛋白质与 DNA 分子均为线状,因此具有"共线性"关系;不同生物具有不同的遗传特征,首先是由于其不同的 DNA 编码合成出不同的蛋白质,具有不同的一级结构所决定的,因此对蛋白质一级结构的认识对于阐明其众多生理功能之分子本质甚为重要。近年开发的人工智能软件 AlphaFold 就是根据氨基酸序列预测蛋白质的三维构象,可以在较短时间内完成对未知蛋白质的结构模拟。

随着蛋白质结构生物学的迅猛发展,人们认识到,蛋白质一级结构并不是决定蛋白质空间构象的唯一因素。蛋白质分子的天然折叠结构取决于 3 个因素:① 蛋白质的氨基酸序列

（最重要的因素）；② 蛋白质与溶剂分子（一般是水）的相互作用；③ 溶剂的 pH 和离子组成。

　　2. 蛋白质的二级结构　　蛋白质的多肽链并非随意伸展，而是严密有序折叠盘曲的，因为在热力学上，完全伸展的多肽链并不稳定。蛋白质的二级结构（secondary structure）是指蛋白质分子中某一段肽段的局部空间结构，也就是该肽段主链骨架原子的相对空间位置，不涉及氨基酸残基侧链的构象。蛋白质分子的空间结构有一些共同的规律可遵循，其中二级结构主要是周期性出现的有规则的 α 螺旋、β 折叠、β 转角和无规卷曲等几种二级结构单元，且这些有序的二级结构单元主要是靠氢键等非共价键来维持其空间结构的相对稳定（图 2-11）。

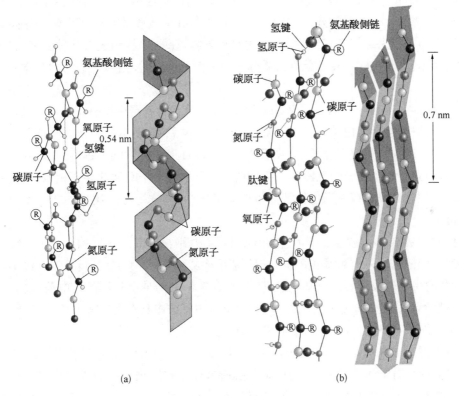

图 2-11　蛋白质二级结构
(a) α 螺旋；(b) β 折叠

　　(1) α 螺旋（α-helix）：是蛋白质分子中最稳定的二级结构。其基本特征是：① 肽链骨架由肽键上的 C、N 原子与氨基酸残基中的 α 碳原子（Cα）组成，交替形成了肽链主链，它是从 N 端到 C 端为顺时针方向螺旋向上的右手螺旋结构。② 螺旋每圈由 3.6 个氨基酸残基组成，每圈上下螺距为 0.54 nm（5.4 Å）。相邻螺旋之间，由第 1 个氨基酸肽键上 C—O 与第 4 个氨基酸肽键上 N—H 形成氢键，且氢键方向与 α 螺旋长轴基本平行，每相邻螺旋间有 3 个氢键维持其空间结构的相对稳定。③ α 螺旋类似实心棒状，氨基酸残基侧链 R 在螺旋外侧。

　　各种蛋白质分子中 α 螺旋中的氨基酸占总氨基酸组成的比例各不相同，如角蛋白结构几乎全是由 α 螺旋组成，而小分子蛋白质（尤其是多肽）中几乎无 α 螺旋的存在。α 螺旋对维持蛋白质分子空间结构的相对稳定发挥着十分重要的作用。

（2）β折叠（β-sheet）：又称β片层，是肽链中比较伸展的空间结构，其中肽单元以 Cα 为旋转点，依次折叠成锯齿状结构，氨基酸残基侧链交替地位于锯齿状结构的上下方。β折叠可由 2～5 个肽段折叠之间经 C—O 与 N—H 间形成的氢键来维系，但氢键方向与肽链长轴方向垂直，且反平行排列方式在热力学上最为稳定。大多数球状蛋白质分子中，α螺旋与β折叠结构同时存在，且是各种蛋白质分子中的主要二级结构，但各占氨基酸组成的比例不同。

（3）β转角（β-turn）：指肽链出现 180°左右转向回折时的"U"形有规律的二级结构单元，空间结构靠第 1 个氨基酸残基上的 C—O 隔 2 个氨基酸残基与第 4 个氨基酸残基上的 N—H 形成的氢键来维持其稳定，第 2 个残基常为脯氨酸。β转角还有几种亚型，在球状蛋白质中含量丰富，且大多存在球状蛋白质分子的表面，因此为蛋白质生物活性的重要空间结构部位。

（4）无规卷曲（random coil）：又称无规律卷曲，是指各种蛋白质分子中没有确定规律性的肽链空间结构，它是蛋白质分子中一系列无序构象的总称，也是各种蛋白质分子中的特征性二级结构。因为在蛋白质分子中，并不是所有肽段都形成有序的α螺旋、β折叠、β转角等二级结构，而是有相当部分的肽段其二级结构在各蛋白质分子间彼此并不相似，无共同规律可遵循。无规卷曲普遍存在于各种天然蛋白质分子中，同样是蛋白质分子结构和功能的重要组成部分。

蛋白质二级结构，乃至更高层次空间结构的形成，取决于其一级结构。由于一级结构中氨基酸残基侧链 R 大小与性质的不同，使肽键可形成不同的α螺旋、β折叠等二级结构。例如，一段肽段由相邻较多酸性氨基酸组成，由于侧链 R 解离带了相同的负电荷，因此就同性相斥而不易形成稳定的α螺旋；又如一段肽段中集中了较多具有大侧链 R 的氨基酸，因空间位阻也不易形成有序的α螺旋，而多形成无规卷曲。

3. 蛋白质的三级结构　蛋白质的三级结构（tertiary structure）是指整条多肽链中所有氨基酸残基的相对空间位置，也就是整条肽链所有原子在三维空间的排布位置。有些在一级结构上相距甚远的氨基酸残基，经肽链折叠在空间结构上可以非常接近。自然界中大多数蛋白质都是由一条肽链组成的，因此，相对稳定的三级结构就是其特征性的空间结构，这是蛋白质分子最显著的特征之一。肽链折叠卷曲形成的球状、椭圆形等三级结构蛋白质分子，往往形成一个亲水的分子表面和一个疏水的分子内核，靠分子内部疏水键和氢键等来维持其空间结构的相对稳定。有些蛋白质分子的亲水表面上也常有一些疏水微区，或在分子表面形成一些形态各异的"沟""槽"或"洞穴"等结构，一些蛋白质的辅基或金属离子往往就结合在其中。带有极性基团（羟基、羧基、酰胺基、氨基、胍基等）的亲水性氨基酸残基大多分布在蛋白质表面，形成亲水面；而疏水性氨基酸残基大多包埋在蛋白质内部，形成疏水核。这对稳定蛋白质的空间构象具有十分重要的作用，因为这些疏水区域常常是蛋白质分子的功能部位或者活性中心。维持蛋白质三级结构的非共价键主要是疏水键。

4. 超二级结构、模体和结构域　不少蛋白质分子中的一些二级结构单元往往有规则地聚集在一起，形成全由α螺旋、全由β折叠或α螺旋与β折叠均有的超二级结构基本形式；具体说,形成相对稳定的 αα、ββ、βαβ 等超二级结构(super secondary structure)(图 2 - 12a)。超二级结构介于二级结构与三级结构之间,在很多蛋白质分子中均存在。

模体(motif)是指具有特殊功能的超二级结构,是由两个或三个具有二级结构的肽段在空间上相互接近,形成的一个特殊立体构象(图 2 - 12b)。一个模体总有其特征性的氨基酸序列,并发挥特殊的功能。例如,在许多钙结合蛋白分子中,通常有一个结合钙离子的模体,它由 α 螺旋-环- α 螺旋三个肽段组成,在环中有几个恒定的亲水侧链,侧链末端的 O 原子通过共价键而结合 Ca^{2+}。锌指结构(zinc finger)也是一个常见的模体。此模体由一个 α 螺旋和两个反平行的 β 折叠三个肽段组成。它形似手指,具有结合 Zn^{2+} 的功能。此模体的 N 端有一对半胱氨酸残基,C 端有一对组氨酸残基,此四个残基在空间上形成一个洞穴,恰好容纳一个 Zn^{2+}。Zn^{2+} 可稳定模体中的 α 螺旋结构,使此 α 螺旋能镶嵌于 DNA 的大沟中,因此含锌指结构的蛋白质都能够与 DNA 或者 RNA 结合。另外,亮氨酸拉链结构也是常见的能与 DNA 或者 RNA 相互作用的模体结构,可见的模体特征性空间构象是其特殊生理功能的结构基础。

分子量较大的蛋白质常可折叠成多个结构较为紧密的区域,并各行其功能,称为结构域(domain)(图 2 - 12c)。大多数结构域含有序列上连续的 $100\sim200$ 个氨基酸残基,若用限制性蛋白酶水解,含多个结构域的蛋白质常分解成为数个结构域,但每个结构域的构象基本不改变。因此,结构域也可看作是球状蛋白质的独立折叠单位,有较为独立的三维结构。结构域之间的肽链松散弯曲,形成分子内裂隙结构。裂隙内有许多非极性氨基酸残基,因而是疏水的,不允许水分子进入,但能容纳蛋白质的辅基或酶的底物分子。结构域之间的连接具有一定的柔韧性,使得每个结构域都能进行较大幅度的相对运动,使分子内裂隙开放或关闭,以便蛋白质分子与其他分子相互作用。因此,这些部位往往是活性中心和变构中心之所在。底物可在此与酶结合并产生应力,变构调节物亦可结合在此处,产生变构效应。

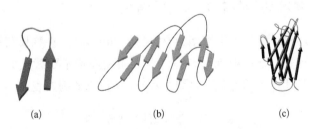

(a)　　　　　　(b)　　　　　　(c)

图 2 - 12　超二级结构(a)、模体(b)和结构域(c)

5. 蛋白质的四级结构　生物体内的许多蛋白质需要 2 条或者 2 条以上的肽链集合后才能够实施正确的生物学功能。每一条肽链都有完整的三级结构,称为亚基(subunit)。亚基与亚基之间呈特定的三维空间排布,并以非共价键相连接,这种蛋白质分子中各个亚基的空间排布及亚基接触部位的布局和相互作用,称为蛋白质的四级结构(protein quaternary structure)。

在四级结构中,亚基间的相互作用力主要是氢键和离子键。由 2 个亚基组成的蛋白质四级结构中,若亚基分子结构相同,称为同二聚体(homodimer);若亚基分子结构不同,则称异二聚体。含有四级结构的蛋白质,单独的亚基一般没有生物学功能,只有具有完整四级结构的寡聚体才有生物学功能。

血红蛋白是由 2 个 α 亚基和 2 个 β 亚基组成的四聚体,α 亚基和 β 亚基分别含有 141 个和 146 个氨基酸。两种亚基的三级结构颇为相似,且每个亚基都可以结合一个血红素辅基。4 个亚基通过 8 个离子键形成稳定的四聚体,具有运输 O_2 和 CO_2 的功能(图 2 - 13)。每个亚基结构中间有一个疏水局部,可结合 1 个血红素并携带 1 个分子氧,因此一个血红蛋白分子可以结合 4 个分子氧。成人红细胞血红蛋白主要由两条 α 肽链和两条 β 肽链($\alpha_2\beta_2$)组成。胎儿期主要为 $\alpha_2\gamma_2$,胚胎期为 $\alpha_2\epsilon_2$。血红蛋白各亚基的三级结构与肌红蛋白极为相似。血红蛋白通过亚基之间 8 个离子键,使四个亚基紧密结合而形成亲水的球状蛋白。虽然每一个亚基单独存在时,也可以结合氧且与氧亲和力增强,但是在体内组织中难以释放氧气,失去了血红蛋白原有的运输氧气的生物学功能。

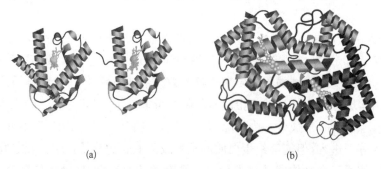

(a)   (b)

图 2 - 13　蛋白质的三级和四级结构:以血红蛋白为例

(a) α 亚基和 β 亚基;(b) 四聚体

三、蛋白质的各种功能依赖其特有的结构

生物体内蛋白质分布广泛、种类繁多、结构复杂、功能多样,在物质代谢、机体防御、物质运输、信号转导、分子识别、维系细胞形态等各个方面发挥着不可替代的作用。各种蛋白质功能的正常发挥,依赖其具有的特定一级结构和空间结构,举例如表 2 - 4 所示。

表 2 - 4　蛋白质的结构与功能

分 类	功 能	结 构 特 点	举 例
酶	催化生物体内超过 4 000 种生物化学反应,具有特异性和极高的催化效率	具有活性中心,含有直接与底物结合的位点,通常另外具有别构性调控位点	代谢相关酶类;消化酶类;水解酶类;DNA 聚合酶;RNA 聚合酶(转录酶);激酶和磷酸酶
细胞骨架蛋白	形成细胞骨架	具有多个亚基,通过亚基之间的相互作用,使单体聚合成线性的多聚体	细胞质内组成微管的微管蛋白及组成微丝的肌动蛋白

续 表

分 类	功 能	结 构 特 点	举 例
转运体蛋白	介导小分子或离子的穿膜运输	多次穿膜,具有胞外结构域、穿膜结构域和胞内结构域,与所运物质结合位点的构象改变导致结合能力的改变,从而完成从膜一侧到另一侧的搬运	细胞膜上和线粒体膜上的葡萄糖转运体
马达蛋白	沿着蛋白质纤维或者核酸分子进行滑动,能够运输细胞器、生物大分子等	通常为 ATP 水解酶,通过水解 ATP 或者其他三磷酸核苷酸,完成货物的运输	肌肉细胞中参与肌肉收缩的肌球蛋白;沿着微管运动运输细胞器的动力蛋白
信号蛋白	在细胞内部传递信号	通过特殊结构域分别与信号通路中上游或下游的组分相互作用,实现信号通路的活化	G 蛋白异三聚体
膜受体蛋白	能够感知并转导细胞外信号,激活特定的下游通路,进而引发特定的细胞应答反应	是单次或多次穿膜蛋白,具有胞外结构域、穿膜结构域和胞内结构域,分别与胞外信号分子和胞内信号蛋白相互作用	视网膜上感光的视紫红质;细胞膜上胰岛素受体、生长因子受体
基因调控蛋白	调控基因转录	具有与 DNA 上特异序列结合的结构域,包括锌指、亮氨酸拉链等	细菌中与乳糖操纵子元件结合的乳糖阻遏物;真核细胞中的转录因子

四、蛋白质家族成员具有序列、结构和功能上的相似性

X 线晶体衍射分析显示,肌红蛋白的三维结构与血红蛋白 α、β 亚基的空间结构高度相似。对肌红蛋白和血红蛋白 α、β 亚基进行的测序分析也发现,其蛋白质一级结构也具有高度的同源性。这种氨基酸残基序列、空间结构和功能上的相似性,并不是珠蛋白所特有(图 2-14)。

分子演化学说的观点认为,可以根据蛋白质氨基酸残基序列的相似性和差异性,对蛋白质进行生物学分类。具有相同祖先的一类蛋白质称为同源物(homolog)。我们将具有同

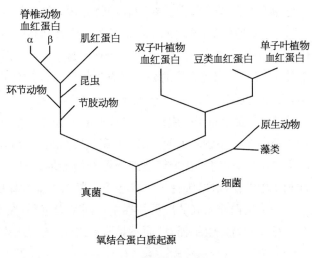

图 2-14 珠蛋白家族的进化

一蛋白质祖先,序列和结构具有相似性的一类蛋白质,称为蛋白质家族(protein family)。根据序列比对,可以对蛋白质家族成员进行同源追溯。同一蛋白质家族成员,即使在蛋白质一级结构上存在一定程度的差异,其三维结构也能呈现出高度的相似性,从而决定了这些蛋白

质家族成员在功能上的同质性。如果一个蛋白质家族成员数目庞大并可分成若干亚类,就被称为超家族(super family),其亚类被叫作亚家族(sub-family)。

蛋白质家族的概念首先反映了相关蛋白质功能及其介导的细胞活动在生物演化上的保守性,即属于同一个蛋白质家族的成员在不同种属生物体行使同样的或相近的功能,而这一或这些功能对细胞基本活动和机体存活极端重要,在生物演化进程中普遍存在。例如,人类的蛋白质 gasdermin(GSDM)家族有 6 个成员,GSDMA、GSDMB、GSDMC、GSDMD、GSDME 和 PJVK,由 6 个基因编码,序列相似性 0~49%。其中的 GSDME 和 PJVK 是进化上最古老的成员,它们在低等脊椎动物和无脊椎动物中也有同源物;GSDMA 在鸟类和爬行动物类中有同源物;而 GSDMB、GSDMC 和 GSDMD 则只存在于哺乳动物,但是 GSDMB 在小鼠和大鼠没有同源物。人们了解到 GSDM 家族的存在后却长期不知其功能,直至 15 年后才认识到这类分子与细胞焦亡有关。细胞焦亡是一种特殊的与炎症相关的细胞死亡形式,其特征是细胞在信号激活下组装起能在细胞质膜和内膜上形成孔洞的 GSDM,导致细胞质中炎症因子和炎症小体漏出,引起周围组织炎症,最后可因细胞质膜破裂和内膜损坏而死亡。各种 GSDM 成员在序列上的相似性主要体现在分子的氨基端,这种序列导致的结构具有在膜上打孔的功能。因此,在表达 GSDM 蛋白的各种动物中都存在与炎症相关的细胞死亡,GSDM 突变可以引发自身免疫病变。

蛋白质家族的概念还体现在同一家族的蛋白质在机体内不同组织执行相同或相似的功能。仍以 GSDM 为例,6 个成员的分布是有组织特异性的,虽然在一些组织有重叠。GSDMA 主要分布于皮肤、食管、膀胱上皮;GSDMB 主要分布于呼吸道、消化道和生殖道上皮,也在大部分免疫细胞上表达;GSDMD 在各段消化道上皮和消化腺上皮普遍表达,还在所有类型的免疫细胞表达。又如,葡萄糖转运体(glucose transporter, GLUT)家族是负责运输葡萄糖的跨膜蛋白。在哺乳动物体内,除了小肠黏膜细胞和肾小管上皮细胞通过消耗 ATP 主动重吸收葡萄糖外,葡萄糖主要是通过 GLUT 介导的易化扩散的方式进入细胞内。GLUT 家族成员有 14 个,分为三个亚家族(Ⅰ、Ⅱ、Ⅲ类),均含有 12 个疏水的特征性穿膜 α 螺旋。GLUT 家族成员的分布也有组织特异性的特点。GLUT1 最早在人红细胞被发现表达,后被发现其广泛分布于人体各个组织;GLUT2 主要分布于小肠、肝脏、肾脏和胰腺;GLUT3 主要分布于脑组织;GLUT4 主要分布在脂肪和肌肉组织,对胰岛素敏感;GLUT5 则主要分布于小肠。因此,GLUT 家族成员组织分布的差异性,以及与底物葡萄糖结合时亲和力的不同,决定了各个组织细胞葡萄糖摄取和转运的复杂性。正是这种分布的组织特异性和作用的协同性,维持了全身各组织脏器中葡萄糖的稳态。

一个蛋白质家族的成员往往由不同基因编码,在不同组织表达;因此,编码基因突变时,会在相应的特定组织器官(而不是所有组织)表现出疾病表型。

第三节 核 酸

DNA 一级结构(primary structure)是指 DNA 中脱氧核糖核苷酸自 5′端至 3′端的排列

顺序,RNA 一级结构是 RNA 中核糖核苷酸自 5′端至 3′端的排列顺序。由于脱氧核糖核苷酸之间或核糖核苷酸之间的差异只是碱基不同,因此核酸的一级结构也称为碱基序列。

DNA 是遗传物质的载体和传递者,其二级结构是反向互补平行的双螺旋结构。形成双螺旋结构后,DNA 在真核细胞内还将进一步折叠,第一层次为核小体,最后组装成为染色体。基因是遗传物质的基本单位,是指能编码有功能的蛋白质多肽链或合成 RNA 所必需的一段核酸序列,是核酸分子的基本功能单位。一个细胞或病毒的所有基因及间隔序列组成基因组(genome)。病毒、原核细胞及真核细胞的基因组各有特点。

RNA 包括 mRNA、tRNA、rRNA 和其他非编码 RNA 分子。tRNA 在蛋白质合成过程中作为活化氨基酸的运载体。真核细胞成熟 mRNA 由其前体核内不均一 RNA(heterogeneous nuclear RNA,hnRNA)剪接并经加帽、加尾等修饰后进入细胞质中,作为蛋白质合成的模板。rRNA 与核糖体蛋白质组成核糖体,为蛋白质合成提供场所。其他非编码 RNA 包括细胞核内小 RNA、核酶、微小 RNA、小干扰 RNA 等,是基因表达调控中必不可少的分子。

一、DNA 是一个反向互补平行的双螺旋分子,而 RNA 分子有多种构象

(一) DNA 分子的空间结构与功能

1. DNA 分子的双螺旋结构　　DNA 二级结构即反向互补平行的双螺旋结构(double helix structure)(图 2-15)。20 世纪 50 年代初,Chargaff 等人分析多种生物 DNA 的碱基组成,发现如下规则:① 不同生物,其 DNA 碱基组成往往不同;② 同一生物不同组织,其 DNA 碱基组成相同;③ 某一特定生物,其 DNA 碱基组成不随年龄、营养状况和环境因素而变化;④ 任何生物,其 DNA 碱基组成都为 A 与 T 配对、G 与 C 配对,即 A+G=T+C。后来 Franklin 等人用 X 射线衍射技术分析 DNA 结晶,显示 DNA 是双链的螺旋形分子。1953 年 Watson 和 Crick 综合了这些研究成果,提出 DNA 的双螺旋结构模型。DNA 双螺旋模型的提出不仅揭示了遗传信息稳定传递中 DNA 半保留复制的机制,更是分子生物学发展的里程碑。

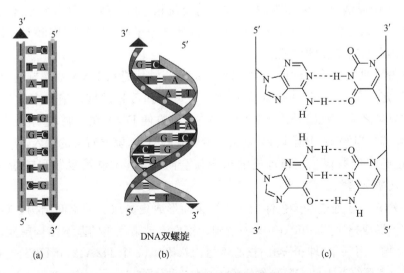

DNA双螺旋

(a)　　　　　(b)　　　　　(c)

图 2-15　DNA 双螺旋结构

(a) 双链 DNA;(b) DNA 双螺旋;(c) DNA 双螺旋内部由氢键连接的碱基对

DNA 双螺旋结构特点如下：① 两条 DNA 互补链反向平行，即一条链为 $5'\rightarrow3'$ 方向，另一条为 $3'\rightarrow5'$ 方向，以一共同轴为中心相互缠绕成右手螺旋，直径为 2.37 nm。② 由脱氧核糖和磷酸间隔相连而成的亲水骨架在螺旋分子的外侧，而疏水的碱基对则在螺旋分子内部，碱基平面与螺旋轴垂直，螺旋旋转一周为 10.5 个碱基对，螺距为 3.54 nm，这样相邻碱基平面间隔为 0.34 nm，并有一个 36° 的夹角。③ DNA 双螺旋的表面存在一个大沟和一个小沟，蛋白质分子通过这两个沟与碱基相识别。④ 两条 DNA 链依靠彼此碱基之间形成的氢键而结合在一起。根据碱基结构特征，只能形成嘌呤与嘧啶配对，即 A 与 T 相配对，形成 2 个氢键；G 与 C 相配对，形成 3 个氢键。因此 G 与 C 之间的连接较为稳定。⑤ DNA 双螺旋结构比较稳定。这种稳定性的维持主要靠碱基对之间的氢键及碱基的堆积力。碱基能堆积，主要是因为相邻碱基相距很近，只有 0.34 nm，存在范德华力（van der Waals force），以及碱基的疏水性使之在水溶液中倾向聚集而形成疏水键。碱基对间的氢键和碱基间的堆积，这两种相互作用彼此协同，堆积的碱基更易形成氢键，相应地形成氢键配对并因此而定向排列的碱基更易堆积。另外在 DNA 分子的外侧存在大量带负电荷的磷酸基团，它们之间存在很强的静电斥力，这种斥力会使两条互补链分开，在生理条件下，DNA 双螺旋表面存在大量碱性蛋白质和正离子（如 Na^+），能有效中和磷酸基团的负电荷而大大降低静电斥力。

DNA 的结构可受环境条件的改变而变化。经典的 Watson‐Crick 结构是最常见的一种 B 型 DNA，该结构是在相对湿度 92% 时结晶所得，生理条件下，DNA 双螺旋大多以 B 型形式存在。右手双螺旋 DNA 除 B 型外还有 A 型、C 型、D 型和 E 型。此外还发现左手双螺旋 Z 型 DNA。Z 型 DNA 是 1979 年 Rich 等在研究人工合成的 CGCGCG 晶体结构时发现的。Z 型 DNA 的特点是两条反向平行的多核苷酸互补链组成的呈锯齿形的螺旋，其表面只有一条深沟，每旋转一周是 12 个碱基对。研究表明，在生物体内的 DNA 分子中确实存在 Z 型 DNA 区域，其功能可能与基因表达的调控有关。DNA 二级结构还存在三股螺旋 DNA，三股螺旋 DNA 中通常是一条同型寡核苷酸与寡嘧啶核苷酸‐寡嘌呤核苷酸双螺旋的大沟结合，三股螺旋中的第三股可以来自分子间，也可以来自分子内。三股螺旋 DNA 往往存在于基因调控区，因此具有重要的生理意义。

2. DNA 分子更高层次的空间结构　DNA 的三级结构是指 DNA 双螺旋通过缠绕和折叠所形成的特定构象。DNA 超螺旋可分为正超螺旋和负超螺旋。绝大多数生物体内的DNA 在没有复制之前，均以负超螺旋的形式存在，以方便 DNA 在复制、重组或者转录的起始阶段进行解链。当 DNA 开始复制、重组或者转录的时候，随着解链的深入，原来的负超螺旋会逐渐被正超螺旋取代。正超螺旋的出现将会阻碍 DNA 继续复制和转录，因此会被DNA 拓扑异构酶所清除。

线性的 DNA 分子通过与染色体蛋白质结合而形成更高层次的空间结构。首先与碱性的组蛋白结合，形成核小体（nucleosome）结构。核小体是染色质的基本结构单元，在电镜下呈现串珠样结构。每一个"珠子"均由核心组蛋白八聚体（2 个 H2A、2 个 H2B、2 个 H3 和 2 个 H4 组蛋白）和环绕其上的 DNA（约 146bp）组成，相邻的"珠子"间由连接 DNA 和 H1 组蛋白相连。核小体的串珠样纤维进一步包装成反复折叠、缠绕的染色质，位于细胞核内。在分裂期,DNA 分子与大量非组蛋白的染色体蛋白质一起包装成更为庞大的棒状结构——分裂期染色体,以适应细胞分裂的需求。

3. DNA 的功能　在细胞分裂过程中,遗传信息从母代细胞传递给子代细胞。对于真核生物来说,DNA 是遗传信息的携带者和传递者。DNA 是细胞内 DNA 复制和 RNA 合成的模板。DNA 的核苷酸序列以遗传密码决定了蛋白质的氨基酸序列。

DNA 的遗传信息是以基因的形式存在的。基因(gene)是指能编码有功能的蛋白质肽链或合成 RNA 所必需的一段核苷酸序列,是核酸分子的功能单位。一个基因通常包括编码蛋白质多肽链或 RNA 的编码序列和各种非编码序列,后者包括保证转录和加工所必需的调控序列。

(二) RNA 分子的种类、结构与功能

绝大部分 RNA 分子都是线状单链,但是它的某些区域可自身回折进行碱基互补配对,形成局部双螺旋,因此 RNA 也具有二级结构。RNA 的二级结构主要取决于链内碱基的互补性,即 A 与 U 配对、G 与 C 配对;除此以外,还存在非标准配对,如 G 与 U 配对。RNA 分子中的双螺旋与 A 型 DNA 双螺旋相似,而非互补区则膨胀形成凸出或者环,这种短的双螺旋区域和环称为发夹结构(hairpin)。发夹结构是 RNA 中最普遍的二级结构形式。二级结构进一步折叠形成三级结构,RNA 只有在具有三级结构时才能成为有活性的分子。RNA 也能与蛋白质形成核蛋白复合物。例如,rRNA 分子通过与蛋白质的相互结合,分别形成核糖体的大小亚基结构(图 2-16)。

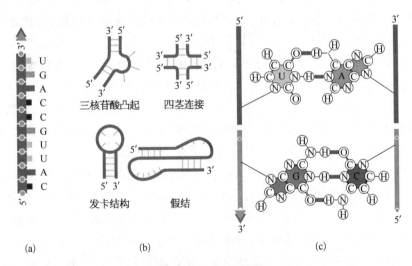

(a)　　　　　(b)　　　　　(c)

图 2-16　RNA 结构

(a) 单链 RNA;(b) RNA 局部双链形成的发卡和茎环结构;(c) RNA 局部双链中由氢键连接的碱基对

常见 RNA 分子的种类与结构

(1) tRNA:约占总 RNA 的 15%,主要的生理功能是在蛋白质生物合成中转运氨基酸和识别密码子。tRNA 是单链分子,含 74～95 个核苷酸;含有 10%～20% 的稀有碱基,如二氢尿嘧啶(DHU)、核糖胸腺嘧啶(rT)和假尿嘧啶(Ψ)以及不少被甲基化的碱基,均为转录后修饰而成。tRNA 3′端为 CCA—OH,5′端多为磷酸化的鸟嘌呤核苷酸,分子中大约 30％的碱基是不变的或半不变的,也就是说它们的碱基类型是保守的。tRNA 二级结构为三叶草型。配对碱基形成局部双螺旋而构成臂,不配对的单链部分则形成环。三叶草型结构由 4 臂 4环组成。氨基酸臂由 7 对碱基组成,双螺旋区的 3′端为一个 4 个碱基的单链区—NCCA—OH 3′,腺苷酸残基的羟基可与氨基酸 α 羧基结合而携带氨基酸。二氢尿嘧啶环因含有 2 个稀有碱基二氢尿嘧啶(DHU)而得名,在不同 tRNA 中的大小并不恒定,在 8～14 个碱基之间变动,二氢尿嘧啶臂一般由 3～4 对碱基组成。反密码环由 7 个碱基组成,大小相对恒定,其中 3 个核苷酸组成反密码子(anticodon),在蛋白质生物合成时,可与 mRNA 上相应的密码子配对。反密码臂由 5 对碱基组成。额外环在不同 tRNA 分子中变化较大,可在 4～21个碱基之间变动,又称为可变环,其大小往往是 tRNA 分类的重要指标。TψC 环含有 7 个碱基,大小相对恒定,几乎所有的 tRNA 在此环中都含 TψC 序列;TψC 臂由 5 对碱基组成。tRNA 的三级结构为倒 L 形,其特点是氨基酸臂与 TψC 臂构成 L 的一横,—CCA—OH 3′端就在这一横的端点上,是结合氨基酸的部位;而二氢尿嘧啶臂与反密码臂及反密码环共同构成 L 的一竖,反密码环在一竖的端点上,能与 mRNA 上对应的密码子识别;二氢尿嘧啶环与 TψC 环在 L 的拐角上。形成三级结构的很多氢键与 tRNA 中不变的核苷酸密切有关,这就使得各种 tRNA 三级结构都呈倒 L 形。在 tRNA 中,碱基堆积力是稳定tRNA 构型的主要因素。

(2) mRNA:真核生物 mRNA 为单顺反子结构,即一个 mRNA 分子只包含一条肽链的信息。在真核生物成熟的 mRNA 中,5′端有 m^7GpppN 的帽子结构(5′cap structure)。帽子结构能与帽结合蛋白结合形成复合体。mRNA 的 3′端有多聚腺苷酸尾巴[又称 poly(A)尾巴;polyadenylate tail, poly(A)- tail],其长度为 80～250 个腺苷酸,与 poly(A)结合蛋白结合存在。目前认为,poly(A)尾巴结构和 5′端帽子结构共同负责 mRNA 从细胞核向细胞质的转运、维持 mRNA 的稳定性及翻译起始的调控。少数成熟 mRNA 没有 poly(A)尾巴,如组蛋白 mRNA,它们的半衰期通常较短。对于 mRNA 分子,研究者主要关心其一级结构,因为这是编码多肽或者蛋白质氨基酸残基序列所必需,而对其二级结构了解甚少。近来也发现其两端存在的一些茎环样结构对蛋白质翻译有一定影响。

(3) rRNA:占细胞总 RNA 的 80％以上,rRNA 分子为单链,局部双螺旋区域具有复杂的空间结构。原核生物主要的 rRNA 有 3 种,即 5S、16S 和 23S rRNA;真核生物则有 4 种,即 5S、5.8S、18S 和 28S rRNA。rRNA 分子作为骨架,与多种核糖体蛋白(ribosomal protein)装配成核糖体。所有生物体的核糖体都由大小不同的两个亚基组成。原核生物核糖体为 70S,由 50S 和 30S 两个大小亚基组成。30S 小亚基含 16S rRNA 和 21 种蛋白质,50S 大亚基含 23S 和 5S 两种 rRNA 及 34 种蛋白质。真核生物核糖体为 80S,是由 60S 和40S 两个大小亚基组成。40S 小亚基含 18S rRNA 及 33 种蛋白质,60S 大亚基则由 28S、5.8S 和 5S 3 种 rRNA 及 49 种蛋白质组成。rRNA 分子上发现有大量链内互补的序列,这些序列通过互补配对,使 rRNA 高度折叠。以 16S rRNA 为例,其内部存在大量的短螺旋结构,螺旋之间夹杂着很多的环和凸起。比较不同物种来源的 16S rRNA 的一级结构与二级结构,发现它们在一级结构上的相似程度并不高,但二级结构却十分相似。因此,16S rRNA

的分子进化表现在二级结构上,而不是核苷酸的排列顺序在发挥作用。

(4) 非编码 RNA(non-coding RNA, ncRNA):20 世纪 80 年代以来,细胞内存在的大量无蛋白质编码产物的 RNA 分子陆续被发现,被称为非编码 RNA 分子。目前认为 ncRNA 占人类基因组所有编码基因的 90% 以上,很多 ncRNA 分子已被证实在众多生理和病理过程中发挥重要作用。根据 ncRNA 的大小,可分为小非编码 RNA(small non-coding RNA)和长链非编码 RNA(long non-coding RNA, lncRNA)。

1) 小非编码 RNA:一般是指一类长度为几十到几百个核苷酸(nucleotide, nt)的单链非编码 RNA 分子,但小干扰 RNA 除外,其是双链分子。① 小分子核内 RNA(small nuclear RNA, snRNA):是细胞核内小核糖核蛋白颗粒(small nuclear ribonucleoprotein particle, snRNP)的组成成分,参与多种核内事件,最重要的是进行 mRNA 前体的剪接。② 小分子核仁内 RNA(small nucleolar RNA, snoRNA):在核仁内帮助对 rRNA 前体进行剪切和化学修饰。③ 小分子胞质 RNA(small cytosol RNA, scRNA):种类很多,其中 7S LRNA 与蛋白质一起组成信号识别颗粒(signal recognition particle, SRP),SRP 参与分泌性蛋白质的合成。④ 微小 RNA(microRNA, miRNA):通过选择性阻断特异的 mRNA 翻译成蛋白质的过程而调控基因表达。目前已知存在 400 多种 miRNA,可以调控 1/3 的编码基因。它们通过碱基配对与特异 mRNA 结合,影响 mRNA 的稳定性和翻译。miRNA 作用的特点是:一个 miRNA 可以调控一整套具有相同非翻译区(untranslated region, UTR)序列的不同 mRNA,还可以组合调控。⑤ 小干扰 RNA(small interfering RNA, siRNA):可通过指向性地降解特异的 mRNA 和形成紧缩的染色质结构而关闭基因表达。当细胞内出现双链 RNA(例如来自病毒的),细胞会激发 RNA 干扰过程,利用介导 miRNA 引起的剪切一样的机制和酶类对双链进行剪切,产生的双链片段即为 siRNA,其一条链与互补的目标 mRNA 相结合,进一步引发剪切。RNA 干扰是细胞的防卫机制,用来清除外源 RNA。它也可以引起 DNA 的甲基化和异染色质化,关闭特定的基因。⑥ piwi 相互作用 RNA(piwi-interacting RNA, piRNA):与 piwi 蛋白结合,保护生殖细胞系基因组。

常见小非编码 RNA 分子的二级结构见图 2-17。

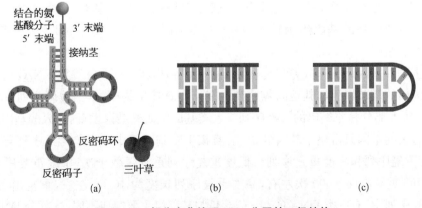

图 2-17 部分小非编码 RNA 分子的二级结构
(a) tRNA;(b) siRNA;(c) miRNA 前体

2) 长链非编码 RNA：是长度大于 200 nt 的非编码 RNA 的总称。与其他 ncRNA 相比，lncRNA 的种类最多，功能更为复杂。lncRNA 一般根据其长度、生物起源、功能、定位或者与某一基因的关联进行分类和命名。lncRNA 的长度虽然一般都在 200 nt 以上，但不同种类的 lncRNA 长度差异非常大，较大的 lncRNA 长度可达数千碱基对，甚至几十千碱基对。lncRNA 在细胞中的定位并不局限于细胞核内，有些 lncRNA 定位于细胞核，主要参与蛋白质编码基因的转录调控和 mRNA 的转录后加工和运输调控；而另外一些 lncRNA 则定位于细胞质中，主要参与翻译过程的调控及影响蛋白质的靶向运输。lncRNA 在细胞中的稳定性差异较大，其半衰期常较 mRNA 稍短。广泛表达的 lncRNA 较少，大多数 lncRNA 呈现出明显的时间和空间表达的特异性。lncRNA 的分子较长，链内可形成很多特殊的结构，或存在特殊的一致性序列，因而可以与不同的分子相互作用和相互结合，如结合靶 mRNA、结合小分子 RNA、结合 RNA 结合蛋白、结合 DNA 等而发挥调控作用（参见第十二章）。

二、原核细胞和真核细胞的核酸分子有很大不同

1. **核酸分子的结构** 原核细胞的 DNA 分子是双链环状的，而真核细胞的 DNA 则是线性分子。原核生物的染色质没有核小体结构，被包装成多个来回的环，没有核膜包被，但集中于某一个区域，与质膜相接触。真核生物有多个线性染色体，不同的染色体大小不一，但都呈高度紧缩的状态，其基本结构单元都是核小体。

2. **基因** 原核细胞的基因基本没有内含子，为非断裂基因。真核生物除了组蛋白编码基因外，绝大部分编码蛋白质的基因都有内含子，为断裂基因。真核生物断裂基因的特点指的是编码序列和非编码序列相间隔排列，编码序列称为外显子，非编码序列称为内含子。内含子和外显子同时出现在真核生物最初合成的 mRNA 前体［核内不均一 RNA（heterogeneous nuclear RNA, hnRNA）］中，在合成后被剪切加工去除内含子成为成熟的 mRNA。外显子的数量是描述真核生物基因结构的重要特征之一。

原核生物的基因一般以多顺反子的形式存在，由一个共同的控制区来操控多个基因的转录，即操纵子（operon）模式。而真核生物的基因一般以单顺反子的形式存在，即一条核苷酸链只为一条多肽链编码。

3. **基因组** 原核生物的基因组较小，一般在 $10^6 \sim 10^7$ 个碱基对，包含 1 000～6 000 个编码基因。真核生物的基因组则较大，例如人类基因组的大小在 3×10^9 个碱基对，编码 20 000 个左右基因。

原核生物的基因组大部分为结构基因，编码生存所必需的蛋白质和 RNA，只有很小一部分为不编码的调节序列和其他间隔序列。在高等真核生物中，基因编码序列占整个基因组不到 10%，大部分是非编码的间隔序列。人类基因组研究结果发现，在人的基因组中与蛋白质合成有关的基因只占整个基因组 2%。真核生物基因组中存在单拷贝序列与低度重复序列、中度重复序列和高度重复序列。低度重复序列重复仅数十次；中度重复序列长度为 150～300 bp，重复出现 1 000 次左右，高度重复序列长度为 10 bp 左右，重复出现百万次。在高度重复序列中，有一类 DNA 的 G-C 含量与基因组主要组成不同，这部分 DNA 被称为卫星 DNA。有研究证实，这些非编码序列的存在，很大可能上与基因的表达调控相关，并非

全部都是以往观点所认为的"冗陈"(redundant)序列。

4. 真核生物细胞的核基因和线粒体基因　真核细胞的线粒体大小与细菌的大小相似。与细菌类似,线粒体拥有自身的基因组序列[线粒体 DNA(mitochondrial DNA,mtDNA)],以环状 DNA 分子的形式存在。mtDNA 分子以多拷贝形式存在于线粒体基质(matrix)内。线粒体自身具备相对独立的遗传体系,也具有相对独立的复制、转录和翻译系统,能够进行自主复制,并且转录出自身的 rRNA、tRNA 和 mRNA 分子,翻译出线粒体内基因编码的蛋白质,与细胞核基因编码的蛋白质一起,组装成线粒体内的呼吸链亚基,行使线粒体生物氧化和氧化磷酸化的功能,合成 ATP 供细胞生命活动所需。举例来说,人体细胞的线粒体基因组长度为 16 569 个碱基对,编码 13 种蛋白质、2 种 rRNA 和 22 种 tRNA 分子。

5. 原核和真核生物的 RNA 及其加工差异　原核生物中 mRNA 转录后一般不需要加工,可直接进行蛋白质翻译。mRNA 转录和翻译不仅发生在同一细胞空间,而且这两个过程几乎是同时进行的。真核细胞成熟 mRNA 经剪接(splicing)并修饰后才能进入细胞质中参与蛋白质的合成,所以真核细胞 mRNA 的合成和表达发生在不同的空间和时间。

原核生物的 mRNA 结构简单,没有修饰碱基,5′端没有帽子结构,3′端没有多聚腺苷酸尾巴[poly(A)尾巴],其半衰期比真核生物的要短得多;现在一般认为,转录后 1 min,mRNA 降解就开始了。而真核生物 mRNA 需由其前体核内不均一 RNA 经过转录后加工(processing),剪接去除内含子结构,并在 5′端加上帽子结构,3′端加上几十到几百个大小不等的 poly(A)尾巴后,才能成为成熟的 mRNA 分子为肽链编码。

三、基因组、转录组和蛋白质组研究信息揭示细胞的基因及其表达概况

1. 基因组　基因组(genome)指的是一个生物体所拥有的全部遗传物质,其本质是 DNA/RNA。真核生物的基因组包含细胞核染色体(常染色体和性染色体)及线粒体 DNA 所携带的全部遗传物质。基因组学(genomics)是阐明整个基因组结构、结构与功能关系的科学。

2. 转录组　转录组(transcriptome)是指生物体所能转录出来的全部转录本,包括 mRNA、rRNA、tRNA 和其他非编码 RNA。因此,转录组学(transcriptomics)是在整体水平上研究细胞编码基因(编码 RNA 和蛋白质)转录情况及转录调控规律的科学。与基因组相比,转录组最大的特点是受到生物体内外多种因素的影响,因而是高度动态可变的。这也决定了转录组能够解析不同物种、不同个体、不同细胞、不同发育阶段、不同生理和病理状态下基因表达的差异概况。

3. 蛋白质组　蛋白质是细胞生命活动的直接执行者,以对全基因组表达的所有蛋白质[即蛋白质组(proteome)]进行高通量鉴定、定量和功能研究为核心内容的蛋白质组学(proteomics)应运而生。人类蛋白质组计划于 2002 年启动,对人类基因组编码基因进行功能"解码"。目前,基于质谱的蛋白质组学策略可对不同状态下细胞/组织的每一种蛋白质或整个蛋白质组进行精确的、可重复的定量分析和鉴定。完整的蛋白质组图谱的构建和解读,将大大提高人们对细胞中存在的蛋白质分子结构和功能的了解,推动生物学和医学的极大进步。

本章小结

细胞内的化合物，根据分子量可分为小分子物质和大分子物质两大类。小分子物质包括水、无机盐及有机小分子。水是极性分子，提供了细胞内化学反应的基本环境。有机小分子包括单糖、脂肪酸、氨基酸和核苷酸，是细胞中生物大分子多糖、脂质、蛋白质和核酸的构件分子，并可具有独立的功能。生物大分子是细胞结构、功能和生命活动的物质基础，在细胞内有特定的亚细胞区室化分布。蛋白质和核酸是细胞内两类重要的生物大分子。蛋白质的结构可分为一、二、三、四级四个层次。一级结构指的是氨基酸残基的排列顺序；二、三、四级结构属于空间结构，即蛋白质的立体构象。新合成的肽链经过折叠或进一步装配，凭借非共价键的形成，使特定蛋白质形成正确的立体构象或拥有多个亚基来发挥特定功能。各种共价修饰是蛋白质折叠、装配、运输和功能所必需的。蛋白质家族是指具有同一蛋白质祖先，序列和结构具有相似性的一类蛋白质。蛋白质家族的概念首先反映了相关蛋白质功能及其介导的细胞活动在生物演化上的保守性；同时还体现在同一家族的蛋白质在机体内不同组织执行相同或相似的功能。核酸包括 DNA 和 RNA 两大类，核苷酸是其构件分子。DNA 是遗传物质的载体和传递者，是一个反向互补平行的双螺旋分子，而 RNA 分子有多种构象。RNA 包括 mRNA、tRNA、rRNA 和其他非编码 RNA 分子，在基因表达和调控中具有重要作用。

（蔡 蓉 易 静）

参考文献

[1] Alberts B, Johonson A, Lewis J, et al. Molecular biology of the cell [M]. 6th ed. New York：Garland Science, 2014.

[2] Broz P, Pelegrin P, Shao F. The gasdermins, a protein family executing cell death and inflammation [J]. Nat Rev Immunol, 2020, 20(3)：143 - 157.

[3] Gould GW, Holman GD. The glucose transporter family：structure, function and tissue-specific expression[J]. Biochem J, 1993, 295 (Pt 2)：329 - 341.

[4] Helen S. Chaperone machines for protein folding, unfolding and disaggregation[J]. Nat Rev Mol Cell Biol, 2013, 14(10)：630 - 642.

[5] Lodish H, Berk A, Kaiser CA, et al. Molecular cell biology [M]. 8th ed. New York：W H Freeman, 2016.

[6] Ruprecht JJ, Kunji ERS. The SLC25 mitochondrial carrier family：structure and mechanism[J]. Trends Biochem Sci, 2020, 45(3)：244 - 258.

[7] Thomas RC, Joan AS. The noncoding RNA revolution-trashing old rules to forge new ones[J]. Cell, 2014, 157(1)：77 - 94.

[8] Zhu J, Thompson CB. Metabolic regulation of cell growth and proliferation[J]. Nat Rev Mol Cell Biol, 2019, 20(7)：436 - 450.

第三章
细胞的研究方法

细胞生物学的发展是与实验技术的进步密切相关的,细胞生物学的每一个重大进展都是引入新的研究技术的结果。光学显微镜的发明开创了细胞学,电子显微镜的出现则使人们对细胞结构的认识深入到超微结构水平。细胞化学和分析细胞学技术可对细胞的各种成分在原位进行定位和定量分析,有利于细胞结构与功能的研究。超高分辨率显微镜引导人们看到了更细致的大分子定位,并能够动态显示细胞结构和大分子的位置变化。冷冻电子显微镜在原子水平上确定离体大分子的结构。细胞培养技术可将细胞置于体外环境中生长,帮助在体外研究细胞的结构、功能和生命活动规律。细胞工程技术可人为地将细胞进行改造,包括细胞水平的基因干预,获得具有特定生物学特性的细胞,类器官和模式生物的使用则使分子和细胞在机体整体水平上的角色得到认识。细胞生物学技术种类很多,本章对其中主要的和经典的技术作相对详细的介绍,同时对提及的相关技术或新兴技术及目前生命科学研究中综合应用的各类组学研究技术作简要介绍,而在细胞生物学研究中也广泛应用的分子生物学技术因更多地涉及分子生物学原理,在本章未作介绍。

第一节　观察细胞、细胞器和大分子——显微镜技术

人类最初只是用肉眼直接观察周围世界,可是人眼观察事物的能力是有限的。一般情况下在 25 cm 的明视距离内,人眼只能分辨相距 0.1~0.2 mm 的两个物体,如果小于这一距离,人眼就不能分辨为两个物体。17 世纪英国人 Hooke 和荷兰人 Leeuwenhoek 分别利用原始的光学显微镜发现了机体的细胞及许多微生物,观察到了它们的微细结构,使生物学进入了光学显微镜时代,开创了组织细胞学的微观世界研究。但是不管多么完善的光学显微镜,它的分辨率极限为 0.2 μm,也就是说它不能分辨出距离小于 0.2 μm 的两个点,这是因为可见光波长的限制。20 世纪 30 年代,德国的 Ruska 发明了电子显微镜,突破了光学显微镜的局限,其分辨率可达 2 nm 左右,使人们对于细胞结构的认识逐步深入到超微观世界。20 世纪 80 年代 IBM 苏黎世实验室的 Binning 等人发明了扫描隧道显微镜,分辨率达

0.2 nm左右,可直接观察 DNA、RNA 等生物大分子及生物膜等结构。20 世纪末,若干种超高分辨率的光学显微镜问世,Gustafsson、Hell、Betzig、庄小威和 Hess 等科学家以不同的方法克服了光学极限,显微镜的分辨率达到纳米级别,光学显微镜进入"显纳镜"(即"纳米级分辨率的显微镜"之意)的阶段。

分辨率是指区分开两个质点间的最小距离。对于任何显微镜来说,分辨率都是最重要的性能参数。

光学显微镜的分辨率与光波波长,物镜数值孔径有关,可用 Abbe 公式表示:

$$d = \frac{0.61\lambda}{n \times \sin\theta}$$

式中,d 为分辨率,λ 为光波波长,n 为物镜与物体间介质折射率,θ 为光束进入物镜的半角;$\sin\theta$ 小于 1,$n \times \sin\theta$ 简称 N.A,即表示数值孔径,物镜上一般都标有 N.A 值。因此,在光学显微镜中,λ 越短,分辨率越高;n 和 θ 越大,分辨率也越高;N. A 值越大,分辨率越高。空气的 n 值为1,油的 n 值为 1.5。当把可见光波长 0.5 μm、油作为介质、$\sin\theta$ 以极值 1 代入公式:$d = 0.61 \times 0.5$ μm/1.5 = 0.2 μm,即为光学显微镜的极限分辨率,大约等于所用光源的半波长。但随着理论和技术的突破,超高分辨率的光学显微镜使分辨率最高可达到 20 nm。电子显微镜采用波长短的电子射线作为照明源,电子射线的波长约为可见光波长的十万分之一,约等于 0.005 3 nm;但由于电子透镜相差的存在,限制了电子显微镜的分辨率,目前其极限分辨率为 0.2 nm 左右,比光学显微镜极限分辨率提高了约 1 000 倍,比人眼分辨率提高了约 100 万倍。

显微镜技术是细胞学和细胞生物学得以建立和发展的重要工具,在光学显微镜下看到的细胞结构称为细胞显微结构(microscopic structure),如生物膜、细胞骨架和一些细胞器等。电子显微镜下可以观察到光学显微镜下看不到的结构,称为细胞亚显微结构(submicroscopic structure),从亚显微水平到分子水平的结构统称为细胞超微结构(ultrastructure)。总体而言,显微镜技术显示了细胞大小、形状、结构、运动的图像,也提供了细胞内成分特别是生物大分子的位置和结构信息。

一、光学显微镜技术始终是细胞研究的主要手段

光学显微镜(light microscope)是最初导致细胞被发现的仪器,也始终是研究细胞结构的最重要工具。近年来,随着多种现代生物学技术与光学显微镜技术(简称"光镜技术")的结合,使光学显微镜展现出更新的活力。在细胞生物学中常用的有普通光学显微镜、荧光显微镜、激光扫描共聚焦显微镜、相差显微镜,以及暗视野显微镜和微分干涉差显微镜等,可用于不同的研究目的。

1. 普通光学显微镜技术　普通光学显微镜(简称"光镜")是最常使用的显微镜,主要由三部分组成:聚光镜、物镜和目镜。光镜采用可见光作为光源,分辨率为 0.2 μm,放大倍率为 1 000 倍,其他几种显微镜都是在此基础上发展起来的。

由于光镜的成像原理需要光束穿透被观察的标本,生物标本必须应过一系列的组织处

理并制成 $1\sim10~\mu m$ 的切片。常规的标本制备方法是：甲醛固定，酒精脱水，石蜡包埋，切片，苏木精（hematoxylin）和伊红（eosin）染色，光镜观察。

普通光学显微镜能观察染色的生物标本的结构，主要是因为光线通过染色标本时其颜色（光波的波长）和亮度（光波的振幅）发生变化，人的眼睛才能观察到。

2. 荧光显微镜技术　荧光显微镜（fluorescent microscope）是以各种特定波长光源激发生物标本中的荧光物质，产生各种可见颜色荧光的一种显微镜。荧光显微镜一般采用高压汞灯和弧光灯作为光源，在光源和反光镜之间放一组滤色片以产生特定波长的激发光，光谱一般从紫外光到红外光，从而激发各种荧光物质产生不同波长的发射光。通过实验手段使细胞内物质带上荧光的标记，利用荧光显微镜就可研究这些物质在组织和细胞内的分布，以达到对其进行定性、定位和定量观察的目的。细胞内物质的荧光来源主要有 3 种途径。① 荧光蛋白强制表达：通过基因重组技术在外源基因上连接一个荧光蛋白基因，如绿色荧光蛋白基因、红色荧光蛋白基因等，将此融合基因强制在培养细胞中表达，荧光蛋白即指示外源基因表达产物的定位。② 荧光染料染色：荧光染料是能够特异结合生物大分子的荧光物质，如结合细胞 DNA 和 RNA 的染料吖啶橙，结合 DNA 后呈绿色荧光，结合 RNA 后呈橙色荧光。③ 免疫荧光技术（immunofluorescence）：将抗体用荧光染料标记，而这种标记的抗体再与作为抗原的细胞内物质结合形成抗原抗体复合物（详见本章下节“细胞化学技术”），荧光物质显示了抗原的位置和含量。由于荧光显微镜技术染色简便、敏感度高而且图像色彩鲜明，所以是目前对特异蛋白质等生物大分子定性、定位的有力工具。

3. 相差显微镜技术　相差显微镜（phase contrast microscope）是一种可以观察活细胞或未经染色的标本的显微镜。相差显微镜能够改变直射光的相位，并且利用光的衍射和干涉现象，把相差变成振幅差（明暗差），同时它还吸收部分直射光线以增大其明暗反差，因此它可以观察活细胞或未经染色的标本。

观察活体细胞常采用倒置相差显微镜，它与一般相差显微镜的不同是前者的光源和聚光器装在上方，相差物镜装在载物台下方，便于观察在培养瓶中贴壁培养的细胞，这样可清楚地分辨细胞的形态、细胞核、核仁及细胞质中存在的颗粒，甚至研究细胞核、线粒体等细胞器的动态。

4. 微分干涉差显微镜技术　微分干涉差显微镜（differential interference contrast microscope）又称 Nomarski 相差显微镜，其优点是能显示结构的三维立体投影影像。与相差显微镜相比，其标本可略厚一点，折射率差别更大，故影像的立体感更强。

微分干涉差显微镜利用的是偏振光，这些光经棱镜折射后分成两束，在不同时间经过样品的相邻部位，然后在经过另一棱镜将这两束光汇合，样品中厚度上的微小区别就会转化成明暗区别，增加了样品反差并且具有很强的立体感。

微分干涉显微镜能使细胞核及较大的细胞器（如线粒体等）具有较强的立体感，比较适合于显微操作。目前多用于基因注入、核移植、转基因动物等生物工程的显微操作。将微分干涉差显微镜接上摄像机，可以观察活细胞中的颗粒及细胞器的运动。

5. 激光扫描共聚焦显微镜　激光扫描共聚焦显微镜（laser scanning confocal microscope, LSCM）自 20 世纪 70 年代问世以来得到迅速发展，成为分子细胞生物学的新一代研究工具。

激光扫描共聚焦显微镜在显微镜基础上配置激光光源、扫描装置、共轭聚焦装置和检测系统,整套仪器均由计算机自动控制,专用软件监控和执行各组件之间的切换。与普通光镜和荧光显微镜相比,激光扫描共聚焦显微镜有一些明显的优点,主要是:① LSCM 的光源为单色性好的激光,成像聚焦后焦深小,纵向分辨率高,可无损伤地对样品做不同深度的层扫描和荧光强度测量。② LSCM 采用双针孔(pinhole)装置,形成物像共轭的独特设计。激光通过聚光镜焦平面上的针孔形成点光源,经物镜在焦平面上对样品进行逐点扫描,样品上每个照射点,反射后经过物镜折射到像焦平面的探测针孔处成像,经空间滤波后,有效地抑制同焦平面上非测量光点形成的杂散荧光和样品的不同焦平面发射来的干扰荧光。每个像点被光电倍增管(PMT)或冷电感耦合器件(cCCD)探测器接收。因为光学系统物像共轭,只有物镜焦平面上的点经针孔空间滤波才能形成光点图像,扫描后可得到信噪比极高的光学横断面,分辨率比普通光学显微镜提高 1.4 倍。LSCM 能以 0.1 μm 的步距沿轴向对细胞进行分层扫描,得到一组光学切片,不同焦平面的光学切片经三维重建后能得到样品的三维立体结构,这种功能被形象地称为"显微 CT"。③ LSCM 减少荧光淬灭的影响,适用于达到毫秒级的快速变化检测。

LSCM 最常用的功能是荧光检测、三维重建和显微操作等。荧光检测覆盖的内容极为广泛,可对细胞内离子、pH、各种蛋白质分子进行测定,也可对活细胞内的物质进行动态检测。显微操作包括光刀切割法(cookie-cutter)作贴附型细胞的分选,激光光陷阱技术(又称为光镊技术)对目标细胞进行非接触式的捕获和固定,作为光子刀完成细胞膜瞬间打孔及对线粒体、溶酶体、染色体和神经元突起的切割等显微细胞外科手术。

6. 超高分辨率显微镜 超高分辨率荧光显微镜技术(super-resolution fluorescent microscopy)是基于荧光显微镜技术,利用光学原理或光学元件和计算机技术,将荧光显微镜的分辨率提升至超越光学分辨率极限的显微镜技术。该技术也被称为"nanoscopy",以突显其分辨率在纳米尺度。近 20 年来,超高分辨率显微镜技术得到不断发展,在侧向维度和轴向维度上的分辨率分别达到 20～30 nm 和 60～70 nm。实现超高分辨率的原理可分为两类,一是基于点扩展函数调制的超分辨率技术,使得点扩展函数变小;二是基于随机单分子定位的超分辨率技术,减少或避免处在激发体积内的分子同时发射荧光。相应的显微镜包括受激发射光损耗显微术(stimulated emission depletion microscopy,STED)、饱和结构光照明显微术(saturated structured illumination microscopy,SSIM)、可逆饱和线性光学荧光转换显微术(reversible saturable optically linear fluorescence transition microscopy,RESOLFT)和随机光重建显微镜技术(stochastic optical reconstruction microscopy,STORM)、荧光光敏定位显微镜技术(fluorescence/photoactivation localization microscopy,F/PALM)等。

超高分辨率荧光显微镜技术利用了活细胞标记、多色同时标记等荧光素标记的优点,可实现生理状态中的动态追踪及多分子相互作用的同时检测,克服了电子显微镜在这些方面的劣势。通过这个技术和设备,各类分子的更精确定位、相互作用或随时间的变化得以显示,同时细胞内超微结构的细节也得以显示,如细胞内的染色质纤维形态、中心体的结构和复制过程、减数分裂性染色体的轴和环的结构等。

二、电子显微镜技术用于观察细胞超微结构

电子显微镜(electron microscope,简称"电镜")技术曾经是发现细胞超微结构的关键手段。近年来,随着电镜和计算机的一体化,新型电镜的操作更为简便,图像获取更快捷,而且电镜图像在观察过程中可以得到即时储存和统计分析等,大大提高了电镜的使用效率。因此,电子显微镜技术目前依然是观察和研究细胞内结构的常用技术,也在一些疾病的病理诊断中发挥作用。

电子显微镜技术简称电镜技术,由电子显微镜和样品制备技术两方面组成。电子显微镜的基本原理与光学显微镜相同,但光源和透镜有所不同,电镜利用电子束作为光源,电磁场做透镜,最佳分辨率可达 1～2 Å(1 Å 即 0.1 nm),放大倍率达 150 万倍。电镜标本制备比光镜标本制备过程更精细和复杂。

1. 电子显微镜的种类 根据电子信号和成像的不同,电子显微镜可分为透射电子显微镜、扫描电子显微镜、分析电子显微镜和高压电子显微镜。

(1) 透射电子显微镜(transmission electron microscope,TEM):是发展最早、应用最广泛的电镜,一般所说的电镜指的便是透射电镜。透射电镜利用透射电子穿透样品成像,样品必须是正染色的超薄切片或者负染色的微小颗粒,主要用于观察组织细胞的内部结构,也用于观察颗粒病毒、纳米材料或分离的细胞器样品的大小和形貌。

透射电镜由三大系统组成:镜体系统、真空系统和电子线路系统。镜体系统是电镜的主体,结构相当复杂,又分为照明系统、成像系统和观察记录系统。① 照明系统由电子枪和聚光镜组成,电子枪发射电子作为电镜的照明光源。在电镜中,电子射线在几万伏的加速电压作用下产生了短波长高能电子束,加速电压越高,电子束的波长越短,电镜的分辨率就越高。聚光镜则将来自电子枪的电子束汇聚在样品上并可调节照明强度等。② 成像系统由样品室、物镜、中间镜和投影镜组成,是电镜具有高放大倍率和高分辨率的关键部位,主要是借助改变各个透镜的电流来获得不同的放大倍率。成像系统的总放大倍率是物镜、中间镜和投影镜放大倍数的乘积。③ 观察记录系统包括观察室和数码摄影系统。观察室内有一个荧光屏,电子束穿透样品,带有样品信息的电子经成像系统放大投影到观察室的荧光屏上,激发荧光屏发出可见光,透过的电子多荧光屏亮,反之则暗,荧光屏的亮暗程度与样品微细结构一一对应,最终产生具有一定反差的影像。图像的保留可通过数码摄影系统拍摄下来,也可将图片通过探头输送到计算机中经打印机打成图片。

电镜有复杂的真空系统和电路系统,以维持镜筒的高真空状态和稳定的工作条件。

(2) 扫描电子显微镜(scanning electron microscope,SEM):扫描电镜利用样品表面被击出的二次电子信号成像,用于观察样品表面形貌,图像具有立体感。样品是块状组织,不是切片。

扫描电镜的光源部分与透射电镜相同,是由电子枪产生电子射线经聚光镜聚焦形成一束极细的光斑[称为电子探针(electron probe)]。电子探针受扫描发生器控制,在样品表面进行逐点扫描,把样品表面的原子外层的电子击出,形成二次电子,二次电子被检测器收集、转换、放大,转换到显像管的荧光屏上。二次电子发射越多的地方,在像上相应的点就越亮,反之则暗。由于二次电子产生的多少与电子束入射角度有关,也就是与样品表面的起伏有

关，所以荧光屏上得到的图像反映了样品表面的立体形貌。

（3）分析电子显微镜（analytic electron microscope）：分析电镜是一种带有特殊附件波谱仪或能谱仪的电子显微镜。它可以装配在透射电镜上，也可以装配在扫描电镜上。当高速运动的电子汇聚成电子束（探针）打到样品上时，所激发出的 X 射线波长是和样品内所含元素的原子序数密切相关的。把特征性 X 射线根据其波长和强度分别加以收集，便可推知样品内包含哪些成分及各元素的含量。

利用分析电镜可以在观察样品形貌的同时了解微小区域（如某一细微结构）内所含元素的种类及其含量，在细胞超微结构水平上对其内部的化学元素成分进行定位、定性、定量分析，从而获知结构变化与其组成的元素变化的关系。它的分辨率很高，元素周期表上大部分元素都能分辨出来。

（4）高压电子显微镜（high voltage electron microscope）：高压电镜是加速电压在120 kV 以上的透射电镜，若加速电压在 500 kV 以上则称为超高压电镜。目前世界上最高的加速电压可达 3 000 kV。

高压电子显微镜的主要特点是分辨率高，对样品的穿透能力强，可用于观察较厚的样品，比如整装（whole mount）细胞不需超薄切片即可观察其内部的三维微细结构，如微丝、微管等，在偏振镜下可呈现三维排列的图像特点。但电镜体积庞大，价格昂贵。

2. 电镜样品制备技术　电镜样品制备技术较复杂，种类也较多，分为普通样品制备技术和特殊样品制备技术。这里简单介绍几种常用的样品制备技术。

（1）超薄切片技术（ultramicrotomy）：是透射电镜样品制备方法中最基本的一种。由于电子束穿透能力的限制，透射电镜观察的样品必须很薄，普通光镜切片厚度通常为 5～10 μm，而透射电镜切片厚度则要求在 50～80 nm。这种厚度的切片称为超薄切片。超薄切片制作过程包括取材、戊二醛和锇酸双重固定、酒精或丙酮脱水、浸透、环氧树脂包埋、超薄切片机切片及重金属（如铀和铅）染色。

（2）负染色技术（negative stain technique）：又称阴性染色，是透射电镜样品制备技术的一种。此技术是指通过重金属盐在样品四周堆积而加强样品外周的电子密度，使样品显示负反差，衬托出样品的形态和大小。常用的重金属有磷钨酸钠、醋酸铀等。负染色技术主要用于细菌、病毒、噬菌体等微生物大分子结构及亚细胞碎片和分离的细胞器等研究工作。负染色样品不需经过固定、脱水包埋和超薄切片等复杂操作，而是直接对沉降的样品匀浆悬浮液进行染色。

（3）冷冻蚀刻技术（freeze-etching technique）：又称冷冻复型，是透射电镜样品制备技术的一种，是将样品经快速冷冻→断裂→升华→喷铂→喷碳而最终形成一层印有生物样品断裂面立体结构的复型膜，然后将生物样品腐蚀掉，用铜网将复型膜捞起进行透射电镜观察。冷冻蚀刻技术能保持细胞原来的结构，立体感鲜明，主要用于生物膜的研究。

（4）扫描电镜样品制备技术：扫描电镜适用于研究生物样品的表面特征，样品制备包括观察面的暴露、固定、脱水、干燥和导电等。干燥是扫描电镜样品的重要步骤。由于生物样品柔软多水，大多数组织的含水量在 80% 以上，采用自然干燥，会受表面张力影响使细胞表面收缩，形态改变。所以多采用液体 CO_2 临界点干燥法，在临界状态时表面张力系数为零，也就是分子的内聚力等于零时干燥，细胞不再收缩，保持了原有的形态。由于干燥样品不导电，因而需要在样品表面镀一层薄薄的金属膜，使样品导电并增加图像的反差和立体感。

三、冷冻电子显微镜技术以原子水平的分辨率解析大分子结构

冷冻电子显微镜技术（cryo-electron microscopy，Cryo－EM，简称"冷冻电镜技术"）采用样品超低温快速冷冻、电镜的低剂量电子断层扫描或单颗粒分析技术、计算机对电镜图像三维重构的步骤，获得大分子生物样品在原子尺度的显微图像。样品是从细胞中分离获得的生物大分子及其复合体。在经典的 X 线晶体衍射技术之后，冷冻电镜技术迅速成为解析生物大分子结构的有力手段，尤其适合解析结构复杂的生物大分子复合体和难以结晶的膜蛋白，包括病毒、蛋白质复合物、蛋白质-核酸的大分子复合体，如冠状病毒 SARS－CoV－2、核糖体、线粒体呼吸链复合物及核膜上的核孔复合体。2017 年诺贝尔化学奖授予了冷冻电镜技术领域的 3 位开创者，奖励他们"以高分辨率测定溶液中生物分子的结构"。

冷冻电镜技术的首个关键步骤是样品的快速冷冻。足够量、足够纯度的蛋白质样品首先滴在非常薄的特殊载网上，形成一层薄的水膜后，载网迅速投入液态乙烷冷冻剂中，蛋白质样品成为分散固定的"玻璃"态冰膜。快速冷冻的方法保持了生物样品在液体中的生理状态结构，也避免了未冷冻时的液态水分破坏电子束传播或者慢冻形成的冰晶影响样品成像的局限，同时也解决了很多生物样品难以结晶便不能应用 X 线晶体衍射技术解析结构的难题。

冷冻电镜技术的第二个关键步骤是单颗粒重构（single-particle reconstruction）电镜技术，它减少了电子束反复照射同一位置的问题，使高压电子对样品的辐照损伤受到严格控制。当直接电子探测器（direct electron-detector device，DDD）出现后，非常低的电子量照射样品图像的高背景噪声也得到了解决，技术取得了革命性的进步。操作中，设定透射电镜的最佳参数，记录样品区域的大量图像，框取离散的分子所形成的投影图。

冷冻电镜技术的第三个关键步骤是快速、有效的图像处理技术，它可将获得的二维图像进行三维重构。通过计算机技术，建立算法逻辑，反映二维图像和三维结构的映射关系。

冷冻电镜不仅使分辨率达到 0.12 nm（即 1.2 Å），能够解析绝大多数蛋白质的原子尺度结构，同时也能够解析出 X 线晶体衍射未能解决的超大蛋白质复合物、同一蛋白质不同生理状态下的多种构象、膜表面蛋白的糖基化修饰模式和可变的环状结构，极大地推动了生命科学在分子层面的认识及疾病治疗药物的开发。

冷冻电镜技术是结构生物学（structural biology）领域的重要技术，与该领域的 X 线晶体衍射技术（X-ray crystallography）和核磁共振（nuclear magnetic resonance，NMR）光谱技术（spectroscopy）一起，以图像技术观察生物大分子的空间结构，探索它们如何装配、如何发挥功能及如何相互作用，帮助研究者理解人类健康的分子基础，也揭示空间结构改变的分子所造成的疾病，促进这些疾病治疗手段的开发。另外，计算机技术和人工智能的快速发展也使计算机预测蛋白质新结构成为可能，正如 Alpha Fold 对已解析蛋白质结构数据的学习和计算机算法的开发将一级的氨基酸序列预测为高级空间结构的准确率大大提高，计算机技术和人工智能成为解析蛋白质结构的一种策略。

第二节 显示细胞内外大分子的定位——细胞化学技术

细胞化学技术(cytochemistry)是在保持细胞结构完整的条件下,通过细胞化学反应研究细胞内各种成分(主要是生物大分子)的分布情况及这些成分在细胞活动过程中的动态变化的技术。这类技术通过使大分子生成在显微镜下可被观察的物质,如普通光镜下的呈色物质、荧光显微镜和激光共聚焦显微镜下的荧光物质或电镜下的高电子密度物质,让人们在原位看到细胞内大分子的位置和含量,即定位信息和定量信息。这类技术包括光镜和电镜水平的酶细胞化学技术、免疫细胞化学技术、放射自显影技术和原位杂交技术等。

在这些技术中,酶细胞化学(enzyme cytochemistry)和放射自显影(radioautography)这两种技术曾经在 20 世纪 60~80 年代在研究细胞器化学成分、结构与功能,细胞器的相互关系,蛋白质和其他生物大分子的合成、加工、运输过程等方面发挥了重要作用。现在,这两种技术单独运用大为减少,但是酶细胞化学技术原理引发免疫组织化学或免疫细胞化学技术的诞生和不断更新;而后者是研究细胞中蛋白质定性和定位最简便有效的手段,正得到极为广泛的应用。放射自显影则可以作为原位杂交技术的一部分,用于显示特异核酸的定性和定位。为此,有必要大致了解两种技术的原理。

酶细胞化学技术是通过酶的特异细胞化学反应来显示酶在细胞内的分布及酶活性强弱的一种技术。它的原理是在一定条件下使组织细胞内的酶与其底物相互作用,形成初级反应产物,再用捕捉剂在酶的作用部位进行捕捉,使其在显微镜下可见,它通过反应产物间接显示酶的位置和活性。

放射自显影技术基本原理是将放射性核素标记的物质引入生物体或细胞,参与细胞的正常代谢过程,或将放射性核素标记的物质联结到能与特异大分子结合的探针上;利用放射性核素放出的射线作用于核子乳胶而显像,再将组织切片,与涂覆其上的乳胶膜一起在显微镜下观察,从而通过放射线影像间接显示被标记大分子的定位。

一、免疫细胞化学技术是研究细胞内外蛋白质定位的最简便而强大的手段

免疫细胞化学技术(immunocytochemistry)是根据免疫学原理,利用抗原抗体特异结合的特性,定位组织和细胞中特异大分子的一类技术。它包括光镜水平(观察对象为组织样品时简称为免疫组化)和电镜水平(简称免疫电镜)技术。应用免疫细胞化学技术可在原位检测细胞的各种大分子,最常用是检测细胞内外的蛋白质。

1. 技术原理 免疫细胞化学技术把组织中的特异分子作为抗原,用各种在显微镜下可见的标记物标记特异抗体或标记抗原抗体复合物,使特异的免疫化学反应具有可见性,从而间接地显示抗原,达到在细胞或细胞器水平观察特异分子定位的目的(图 3-1)。

(1)抗原:用免疫细胞化学技术检测的分子可以是各种大分子,它们在这一技术中扮演抗原的角色。细胞中能作为抗原或半抗原的具有免疫原性的分子都能作为靶分子,用该技术得到检测,如蛋白质、多肽、核酸、多糖和磷脂等,其中常见的待检分子是蛋白质和多肽。

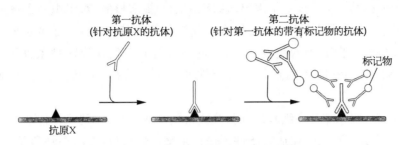

图 3-1 免疫细胞化学间接法原理

除了检测组织和细胞中天然存在的蛋白质和多肽,该技术还能检测在培养细胞中人为表达的重组蛋白质分子。利用分子生物学技术制备重组 DNA 时导入一段可作为标签(tag)的序列,该序列编码一个多肽,与重组蛋白质连接在一起。当这一重组 DNA 在培养细胞中表达时,通过免疫细胞化学技术检测标签抗原就会使重组蛋白质也能在相同定位处被检测到。免疫细胞化学技术的这种巧妙应用,近来在新克隆得到的尚无特异抗体的蛋白质分子的研究中发挥很大作用。

(2) 抗体:包括单克隆和多克隆抗体,可从市售获得或自行制备。在免疫细胞化学技术中通常使用间接法,用未标记的特异抗体(第一抗体)与组织中的抗原结合,再用标记的第二抗体与第一抗体结合,间接检测组织中的抗原(图 3-1)。这种方法因在第一抗体上可以结合多个标记的第二抗体,所以其灵敏度比直接标记更高。

(3) 免疫细胞化学中的标记物:免疫细胞化学技术须用特殊的标记物对抗体进行标记,才能使抗原抗体复合物在显微镜下具有可见性。标记物有荧光素、酶和胶体金。常用的荧光素有绿色荧光的异硫氰酸荧光素和红色荧光的罗达明 B200 等;常用的标记酶如辣根过氧化物酶(horseradish peroxidase)和碱性磷酸酶;常用的胶体金为 $5\sim60$ nm 的颗粒,并且因颗粒直径不同可作为不同的标记物。另外,亲和物质是一种有多价能力的物质,不仅与另一种亲和物质有高度的亲和力,而且可与抗体及各种标记物如荧光素、酶、胶体金等结合,因而常被加入到酶作为标记物的显色反应中,通过其放大作用显示含量很低的抗原。常用的亲和物质系统有生物素-亲和素系统、葡萄球菌 A 蛋白-免疫球蛋白系统。

2. 实验方法　免疫细胞化学技术的实验方法包括标记抗体的准备、组织样品的制备及免疫细胞化学反应。在绝大多数情况下,标记抗体从市场购得。样品制备中,固定时既要保存好组织细胞结构和抗原位置,又要保存好抗原性。常用的光镜固定剂为多聚甲醛或甲醇,冷冻切片或常规石蜡包埋、切片。电镜样品多选用多聚甲醛与低浓度戊二醛(0.05%～0.5%)混合液;锇酸损伤抗原性,不能在细胞化学反应前使用。电镜免疫细胞化学反应可在未经包埋的组织片上进行,称包埋前技术;也可在超薄切片上进行,称包埋后技术。此外,冷冻超薄切片可直接用于电镜免疫细胞化学反应。免疫反应较容易发生,在反应缓冲液和适当的温度下孵育抗体,最后经显色反应使抗原抗体复合物显现出来,使细胞内大分子的含量和位置得以被观察。

二、原位杂交技术用于在组织细胞原位观察特异核酸分子的定位和半定量分析

原位杂交技术(in situ hybridization)是以标记的核酸分子为探针,在组织细胞原位检测

特异核酸分子的技术。这一技术不需要从组织细胞中提取核酸,对组织中含量极低的靶序列有很高的灵敏度,并可保持组织与细胞的结构完整,反映特异核酸分子的定位。特别是配合使用能定位特异蛋白分子的免疫细胞化学技术,就能对生理或病理条件下从 DNA 到 mRNA 再到蛋白质的基因表达过程进行定性和定位的分析,是基因表达研究强有力的手段。

1. 技术原理 组织切片中细胞的待测核酸为靶核酸,与其序列互补且带有标记的核酸单链为探针,将探针与靶核酸在适宜条件下进行杂交,再以特定方法探测和显示标记物,从而在细胞原位显示特异的待测核酸分子的含量或位置。

(1)靶核酸分子:可以是 DNA,也可以是 RNA。前者可以是分裂期染色体上特异的 DNA 序列、DNA 病毒、线粒体 DNA;后者可以是 mRNA、rRNA、miRNA、RNA 病毒。但是原位杂交技术最常见的用途是检测 mRNA,即反映特异基因是否表达、在哪些细胞表达及表达的水平高低(定性、定位、定量)。

(2)探针:主要有 cDNA、RNA 和寡核苷酸。探针标记物有放射性的和非放射性的两类。常用的放射性标记物主要有 ^{35}S、^{32}P、^{33}P 和 ^{3}H;非放射性标记物主要有荧光素、生物素、地高辛和溴脱氧尿嘧啶等。

(3)杂交:是不同来源的序列互补的单链核酸分子在一定条件下借氢键相连而形成双链杂交分子的过程,类似内源的两条核酸链的复性。对杂交体的探测可根据探针标记物的不同而采用放射自显影或免疫细胞化学方法,使标记的杂交体在光镜或电镜下可见。

2. 实验方法 原位杂交技术的实验方法主要包括标记探针的准备、组织样品制备、杂交和杂交体探测,整个操作过程中都应注意避免 RNA 酶污染。杂交的效率和特异性是原位杂交技术的关键步骤,影响因素主要是探针的结构、杂交温度、杂交液中的甲酰胺浓度和离子强度、杂交后漂洗条件,可通过调整上述因素优化反应条件的严谨度。

第三节 定量分析细胞和大分子——分析细胞学技术

分析细胞学(analytical cytology)是从定量的角度对细胞的各种形态学参数、生物学特征、细胞生化成分的组成与含量及细胞的各种功能等进行研究,获得定量的测量数据,以更客观地揭示生命活动的规律。分析细胞学技术的发展有两个主要领域:固定式细胞分析和流动式细胞分析。

固定式细胞分析是指细胞样品固定在载玻片或培养皿上,通过显微镜,由成像系统获取图像,定量分析细胞的形态学参数和细胞内一些生化成分的含量。固定式细胞分析常用仪器有显微分光光度计和图像分析系统等。

流动式细胞分析要求将细胞样品悬浮在液体中,高速度地流过仪器的检测区,仪器检测悬液中每一个细胞并进行分析测定,记录每一个细胞众多的生物学参数,并可根据预选的条件将其中特殊的细胞亚群分选纯化出来,以供进一步深入研究。这类仪器统称为流式细胞仪。以下对流式细胞分析技术和图像分析技术作简要介绍。

一、流式细胞分析技术能测得单个细胞上特异分子的相对含量和特定的细胞亚群

流式细胞仪(flow cytometer)从原理上讲是一种在计算机技术支持下的高度自动化的细胞显微荧光脉冲分光光度仪,它是激光技术、光电测量技术、数字计算机技术和荧光细胞化学技术的结合产物,是分析细胞学领域的重要仪器。流式细胞术(flow cytometry)既能够对细胞群体中单个细胞或细胞器的特性进行高速测量和自动分析,每秒能测量数万个细胞并实现多参数检测,又能在分析的同时分选和分离出有指定特征的细胞亚群;其分析和分选都依赖细胞的荧光信号,因此这种技术又叫作荧光素激活的细胞分选(fluorescence-activated cell sorter),简称FACS。

1. 流式细胞仪结构与原理   流式细胞仪的一般结构可分为三个部分:① 细胞流动室和液流驱动系统;② 激发光源及其光束成形系统;③ 细胞信号检测和分析系统。这三部分在仪器中一般按三个相互垂直的轴线安置,即X轴方向的激发光轴线、Y轴方向的细胞荧光信号检测轴线和Z轴方向的细胞流轴线。三个轴线的交点即为仪器的细胞信号检测区。样品中的每一个细胞必须按顺序依次以相同的速度和轨迹通过此检测区。每一细胞沿Z轴流经检测区时,受到激发光照射。细胞受光照时产生细胞的散射光信号与荧光信号,这些细胞信号由检测器收集,经计算机软件分析处理。这就是流式细胞分析。

流动室是流式细胞仪的核心部件,它采用液体动力学分层鞘流技术。层流技术保证样品中的每一细胞都沿流动室的中心轴运动,实现了每一细胞以相同的速度、方向、轨迹逐个依次通过检测区,因此流动室也可称为单细胞流发生器。流式细胞仪的激发光源通常采用有多条可调谐的输出谱线的氩离子气体激光器,它能与多种荧光染料激发谱匹配。激光是一种单色性、方向性、相干性好的高强度光源,便于对细胞微弱荧光作出快速分析。检测器采用多通道光电倍增管,由数字显示器和示波器实时显示各种信号波形及数据参数,结果由计算机分析处理。

流式细胞仪分选装置(sorter)一般由超声振动器、液滴充电电路、静电高压偏转场等组成。细胞分选是在细胞分析的基础上进行的。经确认需要分选的细胞在到达液流断离端的即刻,由液滴充电电路发出一个充电脉冲,保证该包含要分选细胞的液滴断离后带有静电荷。带电液滴向下运动经过高压偏转电场时,在静电力的作用下偏离原运动轨迹。带正电荷的液滴偏向负极,带负电荷的液滴偏向正极。静电高压值一般是固定的,调节充电脉冲幅度,改变液滴荷电多少,可改变充电液滴的偏转角和偏转距离。分选所得的细胞可以用玻片、试管、96孔板等进行收集以进一步培养、观察和分析,以便综合单个细胞的更多信息。

流式细胞仪中被测样品的细胞在流经仪器检测区时受到激发光的照射,激发光与细胞相互作用后可产生散射光信号和荧光信号。散射光信号是指激发光与细胞相遇作用后,反射、折射、衍射等综合的结果,它能反映细胞群体及其不同亚群形态学的一些信息,不依赖细胞样品的荧光染色。荧光信号主要是指经过特异荧光染色后细胞受照射而发射的荧光信号。各种特异荧光染色方法是针对细胞内各种不同的生化成分或各种特异抗原等而设计

的。每一种荧光染色方法中必须用到一种或多种的荧光染料。由于每一种荧光分子结构不同,考虑荧光激发谱与荧光发射谱的接受时,通常要注意选择合适的激发光源和各类分束滤色片。目前先进的流式细胞仪可以具备 3 种激光光源,检测多达 12 色荧光的信号,即一次提供单个细胞上多种分子的信息。

2. 流式细胞术样品制备　流式细胞术可进行高精度的单细胞定量分析,对细胞样品的制备技术有着特殊的要求。样品的制备一般包括单细胞悬液的制备和细胞荧光染色两个步骤。

(1) 单细胞悬液的制备:流式细胞术的分析检测建立在单个细胞的基础上,因此,制备合格的单个分散的细胞悬液是非常关键的一环。对不同来源和不同形式的样品,根据各种样品的特点,可选择不同的分散方法。单层培养细胞、血液、各种脱落细胞等样品,标本经过简单的制备悬液、离心分离处理,就可以得到分散较好的单细胞悬液,是理想的流式细胞术检测对象。对于不同组织来源的实体组织标本,采用酶消化法、机械法和化学试剂处理法来分散细胞。石蜡包埋组织也可制备单细胞悬液,使大量存档的石蜡包埋组织重新得到研究与利用,扩大了流式细胞术的应用范围。

(2) 细胞荧光染色:流式细胞术快速分析单个细胞的各种生物学特性和各种生化成分的参数,是通过荧光标记这些特征分子或生化成分实现的。荧光强度与所研究的生化成分的含量或活性之间有严格的化学定量关系才能真实反映细胞参数,故足够的特异性和可靠的定量关系是染色的两个评价标准。除了荧光染料和荧光标记抗体,荧光探针(probe)的种类很多。常用荧光探针有:① 细胞活性探针,可区分活细胞和死细胞;② 膜荧光探针,主要用于生物膜及脂质转运和代谢动力学研究,较多地用于膜融合和脂质转移的观察;③ 细胞器探针,能够渗透到细胞内,选择性地与细胞中的细胞器结合;④ 离子探针,利用荧光检测细胞内各类离子浓度,包括 Ca^{2+}、Mg^{2+}、Na^+ 和 H^+ 等。近年来,遗传编码的特异荧光探针涌现,特异而灵敏地实现了细胞内各类小分子代谢物质的检测,如氧自由基、NAD,最为关键的是配合显微镜技术实现了活细胞中的动态变化的检测。

目前,流式细胞术广泛应用于细胞数量测定、核型分析、细胞凋亡检测、细胞免疫表型分析、细胞因子检测和细胞分选等方面,应用范围仍在不断地扩大。

二、图像分析技术常用于大分子的定位和半定量分析

图像分析(image analysis, IA)是分析细胞学中的主要测量手段之一,常用于细胞形态、组织结构、染色体核型、细胞化学信号定位和定量等方面。

1. 技术原理和系统构成　图像分析处理通常是指计算机数字图像处理(image processing, IP)。为了便于用计算机处理,必须把图像以二进制数值来表示。普通光学系统和电视摄像等成像设备得到的是模拟图像,图像在二维平面上位置和强度的分布是连续的;要得到数字图像,必须对模拟图像进行空间点阵上的抽样和颜色灰度量化的数字化操作,得到以像素为基本单位的数字矩阵。每个像素的颜色由灰度值表示,通常量化成 8 比特,即 256 个灰度等级。所谓数字图像就是灰度值的二维数组图像,如用函数 $F(x, y)$ 表示数字图像,$F(i, j)$ 除了代表图像中位于 i, j 处的像素外,还表示该像素的灰度值大小。图像数字化的精度对

图像质量会有很大的影响,像素越多,图像分辨率越高,灰度等级越高,图像层次越丰富,清晰度高。

图像分析系统一般由计算机、图像输入设备、图像输出设备和交互控制设备构成。计算机系统要求运算速度快,内存大;图像输入设备常用的有高解像度的摄像机、CCD 摄像机、扫描仪和数码相机等;图像输出设备有视频打印机、激光打印机、图像硬拷贝机等;交互控制设备有鼠标和数字化图形输入板。图像分析系统的核心部分是图像分析处理软件,分为通用软件和专用软件,它直接决定了分析结果的优劣。

2. 图像处理分析方法　为了得到较好的图像分析处理结果,提取感兴趣的图像细节,首先必须进行图像增强(image enhancement)。在成像过程中,为使图像质量得到改善以利于特征提取和图像识别,需对图像进行预处理,其目的是图像增强,故也称图像质量改善。图像增强的方法很多,可通过灰度变换、直方图均衡等方式提高图像的对比度和清晰度;阴影校正和图像多帧数学运算可消除成像系统形成的照明场误差,改善图像的阴影、畸变和明暗差,突出感兴趣的图像特征;锐化处理可通过微分法或梯度法等高频滤波算法消除图像的模糊,增强图像高频成分,使图像轮廓分明;平滑处理常用局部平均法、中值滤波法,有效地去除图像中高频噪声。为了根据图像的结构特征分离出感兴趣的对象物,以便进行图像识别和分析,要进行图像分割(image segmentation)。这是选取灰度阈值,区分主要对象、其他对象和背景的主要手段。图像分割通常用二值化阈值处理,根据图像的灰度直方图确定对象物的阈值,使对象物和背景以 0 和 1 分别显示,便于计算机处理;也可进行多相分割,通过灰度直方图中多个峰值加以区分,分别定出阈值,根据灰度阈值范围分割出各类对象物。最后进行图像识别(image recognition)和图像分析,通过对图形特征的编码识别和描述,进行特征提取,然后进行全自动和交互测量分析。图像分析还可以用作图像重建(image reconstruction)和图像复原(image restoration)。

第四节　分离细胞器——离心分离技术

就像可以把细胞从组织中分离出来进行研究一样,人们也可以把细胞器从细胞中分离纯化出来,以研究它们各自特有的化学组成、酶活性和代谢特点。尽管在一个多世纪前就有人试图分离细胞器,但直到 20 世纪 40 年代有了超速离心机和细胞匀浆技术后,人们才真正建立了细胞器的分离技术,获得相对纯净的各种细胞器和大分子颗粒。超速离心是这一技术的关键,因此该技术称为细胞结构成分的离心分离技术(centrifugation and cell fractionation)。

一、细胞结构组分在离心时根据不同的大小和密度被分离、沉降和收集

要进行细胞结构成分的离心分离,通常用温和的方法破碎细胞膜,但保持细胞器的完整,破碎细胞的悬液包含了细胞核、线粒体、高尔基体、溶酶体、过氧化物酶体等多种膜包围的囊泡,还有内质网形成的称为微粒体的囊泡,也可以有大分子聚集体。它们各有特定的

大小和密度,应用高速或超速离心的方法将其分离、沉淀和收集的方法即为离心分离技术。

1. 技术原理　用超速离心机分离各种细胞结构成分可有多种方法,而设计原理均是颗粒或分子在离心场中的运动规律。颗粒悬浮在液体中,在离心力场中的沉降速度可用 stokes 公式来表示,其中的参数包括颗粒到转轴中心的距离、时间、颗粒直径和密度、介质密度等。沉降速度与颗粒对介质的密度差 $\rho_p - \rho_m$ 有重要关系:当 $\rho_p > \rho_m$ 时,沉降速度为正数,颗粒向管底沉降;当 $\rho_p < \rho_m$ 时,沉降速度为负数,颗粒向管上方移动;当 $\rho_p = \rho_m$ 时,沉降速度为零,颗粒悬浮在介质中不移动。这一基本原理是差速离心法和等密度梯度离心法的主要依据。

用 stokes 公式计算的颗粒沉降速度用沉降系数(sedimentation coefficient, s)来表示,在相同的离心力场和悬浮介质中,颗粒的 s 主要与颗粒大小和密度有关。沉降系数的单位以秒(s)表示,一般细胞结构成分的沉降系数介于 $(1\sim200)\times10^{-13}$ s,习惯上把 10^{-13} s 作为沉降系数的单位,即斯韦德贝里单位,简称 S。如果一种颗粒的沉降系数是 26S,就说明实际的沉降系数是 26×10^{-13} s。

2. 技术分类　细胞结构成分离心分离的方法分为差速离心法和密度梯度离心法两类,前者的离心介质无密度梯度,而后者的离心介质有密度梯度,后者又包括移动区带离心法和等密度梯度离心法。

(1) 差速离心法(differential centrifugation):通过一系列递增旋转速度的离心,将不同大小颗粒进行分离。这种方法适用于大小差别较大颗粒的分离,如各种细胞器的初步离心分离(图 3-2)。

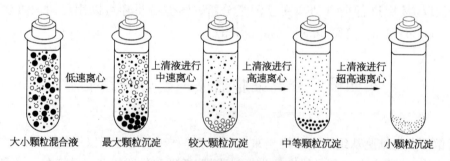

图 3-2　差速离心法示意图

(2) 移动区带离心法(moving-zone centrifugation):用于分离大小差别较小的颗粒。方法是配制有梯度的离心介质,且密度小于颗粒的密度,将要分离的样品放在梯度介质溶液表面,超速离心后不同大小的颗粒以不同的速度向管底方向移动,形成一系列区带,在最大的颗粒尚未到达管底时停止离心,从管底小孔中分次收集各种颗粒成分。

(3) 等密度梯度离心法(isodensity centrifugation):采用包括各种颗粒密度范围的梯度介质,把待分离的样品放在离心介质溶液的表面或者混悬于其中,通过离心,不同密度的颗粒或上浮或下沉。当到达与它们相同密度的介质区带时,颗粒不再移动,结果不同密度的颗粒位于各自的密度区,形成一系列区带。停止离心后从管底收集不同密度的颗粒。

二、通过恰当的离心方法,分离获得纯净的细胞结构组分

1. 实验条件的选择

(1) 离心方法的选择:要根据研究对象选择离心方法。选择的依据主要是颗粒的大小和密度及各种离心方法的特点。如果样品中颗粒的大小或沉淀系数差别很大,一般采用差速离心法就可达到分离的目的;如果颗粒大小差别较小,可用移动区带离心法;如果颗粒的大小差别不大而密度有差别,则应采用等密度梯度离心法;如果两种颗粒的大小和密度都相似,就必须通过适当方法改变某种组分的性质,然后再进行离心分离。另外,不同方法的特点也是考虑的因素。

(2) 介质材料的选择:常用的介质有蔗糖、甘油等亲水有机分子和氯化铯、硫酸铯等重金属盐。蔗糖和甘油溶液的最大密度是 1.3×10^3 kg/m^3,能用来分离较低密度的膜性细胞器如高尔基体、内质网、溶酶体和线粒体等。重金属盐溶液的最大密度可达 1.9×10^3 kg/m^3,可用来分离密度大于 1.3×10^3 kg/m^3 的分子,如 DNA、RNA、核糖体等。由于重金属溶液密度很大,在离心力场中会自动形成密度梯度,用来分离的物质可直接与重金属盐溶液混合,然后进行等密度梯度离心。

2. 实验方法

(1) 细胞器的释放:破碎细胞膜的方法有低渗处理、超声振荡、反复冻融、匀浆器打碎等,但最常用的方法还是细胞匀浆,即采用机械方法破碎细胞使其匀浆化,滤去细胞碎片后制成细胞器悬液。

(2) 细胞器的初步分离:用差速离心法分离各种细胞器。先用 $500 \sim 1\,000 \times g$ 的离心力进行离心,使大的细胞组分首先沉降,沉淀(pellet)中主要为细胞核和一些细胞碎片;而上清液继续用 $10\,000 \sim 20\,000 \times g$ 离心,中等大小的细胞器得到沉降,沉淀中包含线粒体、溶酶体和过氧化物酶体;而二次离心的上清液再用 $\sim 100\,000 \times g$ 的更高速度离心,使小的细胞器如微粒体、内质网、高尔基体和质膜得到沉降,此时上清液中剩下可溶的细胞质溶胶,主要为细胞质基质中的大分子。细胞器在每一步离心沉淀中的分布可随离心速度和时间的不同而有一定差别。

(3) 细胞器的纯化:采用不同的方法将初步分离的细胞器进一步纯化。线粒体、溶酶体和过氧化物酶体虽然大小相近,但密度不同,可用等密度梯度离心进行分离;细胞核部分则可用高密度蔗糖溶液进一步纯化。对分离细胞器纯度的鉴别可通过电镜作形态鉴别,也可通过生化分析鉴定细胞器的标志分子(表3-1)。

表3-1　各种细胞器的标志分子

细　胞　器	标志分子(标志酶)
细胞核	DNA 聚合酶
线粒体	细胞色素氧化酶、琥珀酸脱氢酶、单胺氧化酶
溶酶体	酸性磷酸酶、酸性脱氧核糖核酸酶

细　胞　器	标志分子（标志酶）
过氧化物酶体	过氧化氢酶、尿酸氧化酶、D-氨基酸氧化酶
内质网	葡萄糖-6-磷酸酶、酯酶、细胞色素 P450
高尔基体	胞嘧啶单核苷酸酶、β-半乳糖基转移酶
质膜	5′-核苷酸酶
胞质溶胶	糖酵解的酶类、磷酸葡萄糖变位酶

　　细胞器分离纯化后，一方面可对细胞器的化学组成、酶活性和代谢特点进行分析，另一方面可将分离的细胞器在体外进行功能实验，称为无细胞系统（cell free system）实验。目前有关细胞器结构与功能及细胞中的重要反应过程的资料，如蛋白质合成机制、蛋白质分选和运输机制的发现，均有分离细胞器的生化分析和无细胞系统实验的贡献。

第五节　研究膜蛋白的多种技术

　　对人类基因组计划提供的新蛋白质进行功能研究，是后基因组时代生命科学的重大课题，也是细胞生物学研究的一项主要任务。蛋白质功能研究需要多种技术，特别是蛋白质抽提、免疫印迹（immunoblot）、免疫沉淀等生化技术和基因克隆、蛋白质重组和表达等分子生物学技术。但是对于蛋白质功能研究的关键关注点，即蛋白质在组织、细胞、亚细胞层次的定位和定量，则依赖前述的染色蛋白质和观察蛋白质的显微镜技术及分析蛋白质的流式细胞技术。在蛋白质研究中，膜蛋白是一类特殊的蛋白质，分离方法与可溶性蛋白质不同。本节对膜蛋白的研究方法做一简介。

一、用去垢剂分离提取膜蛋白

　　一般来说，要溶解跨膜蛋白或紧密结合于膜上的蛋白，必须使用能打破疏水键并破坏脂双层的试剂，其中最常用的就是去垢剂。去垢剂是小的亲水脂分子，当它们与膜蛋白作用时，其疏水端与膜蛋白的疏水区域相结合，极性端指向水中，形成溶于水的去垢剂-膜蛋白复合物，从而可使膜蛋白在水中溶解、变性、沉淀。当去除去垢剂并加入磷脂后，可使膜蛋白复性并恢复功能。极性去垢剂有离子型和非离子型两种，前者如十二烷基硫酸钠（SDS），后者如曲拉通（Triton）。提取的膜蛋白可按常规进行免疫印迹等分析。

二、利用血影细胞鉴定穿膜蛋白及其分布

　　膜研究的最主要材料来源是动物红细胞。其原因是：① 红细胞易于大量而纯净地获得，而其他组织多有各种细胞混杂；② 红细胞无核、无细胞器，可得到单纯的质膜，而其他细胞中各种内膜占总量的 95%；③ 不含细胞质的红细胞即血影细胞，制备方便，只需将细胞置

于低渗溶液中,细胞就肿胀破裂,血红蛋白就释出,从而去除了材料中的膜以外蛋白质成分;④ 血影细胞可以处理成破漏、重新封闭等不同状态,也可制成内面在外的小泡来研究。这样,各种化学物质可以分别只与膜的内面或外面接触,也可同时与内外面接触,利于研究。

要了解某个膜蛋白是否属穿膜蛋白(跨膜蛋白),位于膜的哪一面及它的分子量、带电状况等,有以下数种方法可采用。① 用一种水溶性的共价结合物标记膜蛋白,该物质不能穿入脂双层,只共价结合于膜表面的某些基团,然后用 SDS 聚丙烯酰胺凝胶电泳分离膜蛋白,所标记的蛋白质清楚地显示出它处在电泳凝胶上的某一带。它在膜上的情况是这样获知的:先使标记物与完整的细胞作用,从外面接触膜,再使标记物与内面向外的小泡作用,从内面接触膜。如果这两种情况都得到同一标记电泳带,说明这个膜蛋白是个跨膜蛋白;如果只在一种情况下得到这一标记电泳带,说明这个膜蛋白位于膜的内面或外面。② 用一种不能透过膜的蛋白水解酶分别接触膜的内外面,如果某一蛋白质在两种情况下都被水解,则是一个跨膜蛋白。③ 用标记抗体分别接触膜的内外面,如果两面都有特异结合,则是跨膜蛋白。

三、冷冻蚀刻技术鉴定膜蛋白在两个半层的分布

冷冻蚀刻技术又称冷冻断裂蚀刻技术,该技术将细胞膜冷冻、断裂和蚀刻后制成复型膜在透射电镜下观察,提供在一定膜区域内膜蛋白数目和大小的信息,特别重要的是提供膜蛋白在膜的两个半层的分布位置信息。以冷冻蚀刻技术制备红细胞质膜为例,可以看到两个半层被断裂劈开后,在两个断裂面上有散的大小均匀的斑点,斑点直径约 7.5 nm,在细胞质面(P 面)上比细胞外面(E 面)上更集中些,又根据提纯的膜蛋白-带 3 蛋白在人工合成脂双层的冷冻断裂面的斑点特性,可判断红细胞质膜上的这些斑点为带 3 蛋白。另外,也可用该技术判断膜蛋白主要位于脂双层的哪个半层,两个半层被断裂劈开时,膜蛋白颗粒往往留在本身大部分所在的那个半层上,从对面半层中被"拔"出来的那部分就突起在断裂面上。

四、光漂白后荧光恢复技术分析膜蛋白的移动

光漂白后荧光恢复(fluorescence recovery after photo-bleaching,FRAP)技术可以用来测量膜蛋白侧向扩散速度。用一束强光照射排列着视紫红质分子的细胞膜一部分,被照的分子中的发色基团就被漂白,经过很短的时间,被漂白和未被漂白的视紫红质分子就互相扩散而混合分布了,从中可计算出视紫红质分子的扩散系数为 5×10^{-9} cm²/s。测量其他膜蛋白时,可以把荧光素经特异性抗体连接到该膜蛋白分子上,也可以用重组 DNA 技术使膜蛋白与绿色荧光蛋白(GFP)融合后表达。小块区域内膜蛋白上的荧光物质被激光束照射后漂白,邻近区域未漂白的膜蛋白就扩散进入漂白区域,测量荧光恢复所花的时间即为膜蛋白移动的速度。

五、重组 DNA 技术提示膜蛋白结构与功能的关系

要获得一个多次穿膜蛋白的 X 射线晶体成像图是很困难的,因此这类分子的三维结构大多长期不为人所知,但是重组 DNA 技术能提供一些特异的信息。

编码运输蛋白的 DNA 一旦被克隆和测序,就能得知其肽链的氨基酸序列,然后运用 AlphaFold 这样的计算分析技术就能预测其胞外、胞内和穿膜结构域乃至整体三维结构。

用亲水图谱也可推算其穿膜螺旋的数目(详见下述)。针对肽链特异片段合成的抗体,可以用来鉴定特异片段显露于膜的哪一侧。在编码特异片段肽链的 DNA 序列上制造突变,再把相应的突变 mRNA 注射进培养的哺乳动物细胞或爪蟾卵母细胞,这些细胞合成的突变蛋白质可用来研究膜蛋白功能和结构改变的关系。

重组 DNA 技术在膜蛋白研究中还有一种重要用途。一旦编码一个膜蛋白的 DNA 得到克隆,就能很方便地以它为探针分离得到编码同源蛋白的相关 DNA[变异体(variant)或异构体(isoform)],这些变异体可以由不同基因编码,或者由同一基因转录出来后 RNA 发生不同拼接而成,而研究就将获得该膜蛋白家族其他成员的结构和功能信息。

六、亲水性图谱预测穿膜区段

如果已了解一个膜蛋白的肽链序列,使用亲水性图谱(hydropathy plot)可以预测穿膜 α 螺旋的区段。以某个已知的标准物为参照,根据肽链上前后各段的氨基酸成分可测算得到将该肽链各段从非极性溶剂转移至水所需要的自由能,计算根据的是大小固定的片段,通常为 10～20 个氨基酸。每个氨基酸的亲水指数(hydropathy index)反映在 y 轴上,正值表示转移至水中需要自由能,即该段为疏水段,而数值大小表示所需自由能的多少,指数的峰值出现在疏水片段的位置。

七、免疫荧光技术和流式细胞术获取膜蛋白在细胞和组织的定位与定量信息

在培养细胞上,可以通过重组 DNA 技术将标签肽与膜蛋白序列融合后强制表达,再采用免疫荧光技术检测标签肽,即获得膜蛋白在质膜或内膜上的定位和定量信息。当需要对该蛋白的信息在人体或动物组织水平进行确认时,就必须在组织切片或超薄切片上进行光镜或电镜的免疫细胞化学。

当需要膜蛋白在特殊细胞群表达水平改变的精确定量信息时,可以进行免疫荧光技术染色后的流式细胞术分析。因为膜蛋白位于细胞表面,容易进行标记,较位于其他亚细胞区域的蛋白质更适用流式细胞术分析。

八、冷冻电镜技术解析膜蛋白的结构并揭示其功能基础

因跨膜蛋白与膜脂双层牢固联结,提取获得纯净而又保持活性的蛋白质样品十分困难,致使跨膜蛋白的结构解析在 X 射线晶体衍射技术的时代进展缓慢。冷冻电镜技术的样品要求与此前相比,能够更有利于保持蛋白质天然结构,因而成为目前解析膜蛋白结构的最强大工具。近年来有大量跨膜蛋白三维结构被冷冻电镜技术解析,如离子通道蛋白 TRPV1、氯离子通道 CFTR、线粒体呼吸链复合体、核孔复合体等。

第六节 分析细胞内分子变化的整体格局——组学

组学研究技术(- omics)是近年发展起来的系统研究技术,英文词根"-ome"是表示一类

个体的系统集合,它能读出细胞或器官中全部的 DNA、RNA、蛋白质及代谢产物的信息,也检测不同生理状态或疾病相关的整体水平上这些分子的改变,包括基因组学、转录组学、蛋白质组学、蛋白质修饰组学及代谢组学等。细胞内大分子或代谢产物在整体水平上的改变,是一些分子的升高和另一些分子的降低,或者一些分子的出现和另一些分子的消失。这些双相的、综合的改变就成为分子的整体格局(profile)或整体印记(signature)。组学研究技术较之前长期使用的探究单个分子改变的各种手段更能够综合地反映细胞的特征。

一、基因组学技术发现基因组序列的整体改变

基因组学(genomics)是阐明整个基因组结构及与功能关系的科学,而应用基因组测序技术检测疾病相关的器官或细胞中全部 DNA 的序列,寻找与疾病相关的 DNA 序列改变,可用于理解和解释疾病的遗传水平机制。基因组测序已经发现了一些家族遗传病的 DNA 改变,也探索了与肿瘤发生、进展、转移及复发相关的基因突变,既发现了共同规律(如 *p53* 基因突变、*Arid1a* 基因突变出现在超过 30% 的肝细胞癌患者),同时也能够发现不同个体的特定改变(如某些乳腺癌患者存在 *HER2* 基因突变、*BRCA1* 基因突变及 *p53* 基因突变的组合,而其他患者则出现 *HER* 基因突变、*BRCA* 基因突变和 *p53* 基因正常的组合)。这些基因组的改变特征,与治疗策略及预后均有关系。

二、转录组学技术发现细胞或器官基因表达的整体改变

转录组学(transcriptomics)是在整体水平上研究细胞中基因转录的情况及转录调控规律的科学。与基因组改变的稳定性和可遗传性相比,转录组的特点是受到生物体内外多种因素影响后的动态性;不同个体、不同细胞、不同时间、不同状态下基因表达格局不同,因而转录组数据不同,分析其相关性便可在整体水平上理解基因表达的应答模式。转录组学可检测 mRNA 和各类非编码 RNA,如微小 RNA、长链非编码 RNA、环形 RNA、循环 RNA、piRNA 等,不仅仅解析编码基因的转录,也分析调控基因表达的 RNA 的总体改变。检测疾病相关的转录组改变,对于疾病诊断和治疗均有借鉴意义,而在血液或尿液中发现的 RNA 改变,更是对疾病的早期诊断有重要意义。

由于生理活动与不同类型的细胞或细胞间的相互作用高度相关,检测技术也要求分辨同一器官中不同细胞或微量细胞的转录组改变,或处于不同空间位置的同一细胞类型细胞的改变,应运而生的是单细胞测序技术(single-cell sequencing)和空间转录组技术(spatial transcriptomics)。空间转录组技术是基于组织切片上确定空间位置后抠除细胞再进行单细胞测序的技术。以下简要介绍单细胞测序技术。

单细胞测序技术是在单个细胞水平上对 RNA 及其修饰进行高通量测序分析的新技术,即对群体细胞中每个细胞的转录组、表观组进行分析的技术。单细胞测序技术主要解决功能基因组的精细鉴别分析问题,适用于器官中所含细胞数量稀少、细胞异质性明显、生物表型偏差很大的情况,可解决各类复杂组织、复杂情况下的单个细胞基因表达状态的问题,为回答后基因组时代的生物学和医学问题发挥重要作用。该技术自从 2009 年问世以来持续不断地发展,并被 *Science* 和 *Nature* 等科学杂志评选为最受关注的新技术。2017 年,与"人

类基因组计划"相媲美的"人类细胞图谱计划"项目公布,再次开启单细胞测序新时代。

单细胞测序技术中重要的步骤是单个细胞的捕获和标记、单个细胞中核酸的获得和标记、测序及计算机技术的应用和生物信息学分析。在捕获和区分其中的单个不同细胞时,可以应用流式细胞技术、微控制技术、激光切割技术和微流控(microfluidics)技术,其中微流控技术为高通量、操作更简易的方法。微流控的原理在于用一个油滴捕获单个细胞和一个特定标签(barcode)的凝胶珠(gel bead),并在其中完成细胞破碎和标记核酸的过程,因而该油滴中包围的即为带有特定标签的单个细胞的所有核酸序列,再经过测序和分析,产生带有不同标签的细胞的转录组改变。

三、蛋白质组学技术发现细胞或器官的蛋白质整体改变

蛋白质组学(proteomics)主要研究由生物系统表达的蛋白质及其随时间、空间和外部刺激引起的改变。因基因转录后有剪接加工、RNA 降解、蛋白质翻译及其蛋白质降解的改变,转录组学改变并不能完全代表细胞内蛋白质组的改变。基于质谱技术对各类组织和细胞内所有蛋白质进行高通量的鉴定和定量成为继人类基因组计划后的蛋白质组计划。2020 年 *Cell* 杂志发表的人体定量蛋白质组图谱经由 14 个正常个体的 32 种不同组织类型的蛋白质组定量分析而绘制,人体的 12 627 种蛋白质被鉴定,每种组织类型中大约有超过 7 500 种蛋白质,其中有 6 357 种蛋白质为受检组织类型所共有。

除蛋白质组外,蛋白质的翻译后修饰,尤其是磷酸化修饰也能够在整体水平上被鉴定,可了解随疾病发生而出现的全部磷酸化修饰改变。例如,在几百名转移性结肠癌患者中发现的磷酸化修饰组学改变是其重要特征,与基因组改变、转录组改变及蛋白质组改变相比,与转移的关系更为密切,且提示抑制磷酸化修饰的靶向药物可能为治疗策略之一。

值得一提的是,上述组学技术结果的分析都需要生物信息学的支持,基于计算机技术的生物信息学分析将组学的海量数据进行归类,并对基因功能进行注释、对亚细胞进行定位归类、对信号转导通路进行分析、对蛋白质相互作用进行网络构建,使已有的细胞生物学知识应用于生理活动的分析,同时也发现新的基因功能。

目前,综合应用多组学技术(multi-omics)已成为从点到面再到系统的研究技术,可解决后基因组时代的科学问题,理解疾病发生和发展相关的,个体发育、生长、衰老和死亡相关的,神经活动和脑功能相关的基因改变和基因表达调控问题,最终推动生物学和医学的极大进步。

第七节 操作细胞及其大分子的多种技术

生物体是高度统一的整体,而细胞生物学的主要对象是生物体内的各种细胞。很显然,在整体条件下研究单个细胞或某一细胞群在体内(in vivo)的功能活动是非常困难的。在实际工作中,人们常常从生物体内取出组织或细胞,在体外(in vitro)模拟体内生理环境,在无菌、适当温度和一定营养条件下,对这些组织或细胞进行孵育培养,使之保持一定的结构和

功能,以便于研究,这种方法就是细胞培养(cell culture)。有时细胞培养也称为组织培养(tissue culture),两者可作为同义语使用。

细胞培养的工作始于20世纪初(Harrison,1907),目前已广泛应用于生物学、医学的各个领域,大大推进了生命科学研究的进步。细胞培养主要具有两个方面的优点:其一是人工培养条件易于改变并能严格控制,便于研究各种因素对细胞的结构、功能和生命活动规律的影响;其二是细胞在体外培养环境中,细胞可以长期存活和传代,因此可以比较经济地、大量地提供在同一时期、条件相同、性状相似的细胞作为实验样本。细胞培养技术也存在一定的局限性,当细胞离体后失去了神经体液的调节和不同细胞间的相互作用,特定分化基因的表达减弱或停止,遂可能使体内外细胞特征出现差异,这是应用细胞培养技术应该注意的问题。

一、培养细胞存在一定的生命期和不同的生长方式

1. **培养细胞的类型及其特点** 体外培养细胞大多培养在瓶皿等容器中,根据它们是否能贴附在支持物上生长的特性,可分为贴附型和悬浮型两大类。

(1)贴附型:大多数种类的培养细胞均为贴附型,它们必须贴附在支持物表面生长。这类细胞在体内时各自具有其特殊的形态,但在体外培养时贴附于支持物后形态上表现单一化而失去在体内时原有的某些特征,多呈上皮细胞样或成纤维细胞样。正常贴附型细胞具有接触抑制的特性,细胞相互接触后可抑制细胞的运动,因此细胞不会相互重叠于其上面生长。正常细胞也依赖一定的密度,也就是细胞间的联系而存活,称为密度依赖。肿瘤细胞的接触抑制及密度依赖往往减弱或消失。

(2)悬浮型:少数种类的细胞在培养时不贴附于支持物上,而以悬浮状态生长,称为悬浮细胞,包括一些取自血、脾或骨髓的培养细胞,尤其是血液细胞及一些血液肿瘤细胞。细胞悬浮生长时可以呈单个细胞或细小的细胞团,胞体为圆形。

2. **培养细胞的增殖过程** 细胞在体外培养中持续增殖和生长的时间称为培养细胞的生命期(life span),可分为原代培养期、传代期和衰退期。从体内取出细胞接种培养到第一次传代为原代培养期,一般持续1~4周。原代细胞一经传代后便称为细胞系(cell line),进入传代期,此期在全生命期中持续时间最长,细胞增殖旺盛,并能维持二倍体的核型。一般情况下可传代10~50次,随后细胞增殖缓慢至完全停止,细胞进入衰退期,最后死亡。肿瘤细胞系可无限增殖而无衰退期,细胞获得永生性,即永久增殖的能力。

3. **培养细胞的生存条件** 培养细胞需要特定的培养基(culture medium)和培养设备。细胞培养过程中进行换液、传代等工作时,需在无菌工作台上进行。培养细胞所需营养物质与体内细胞相同,包括糖、氨基酸、维生素、无机离子和微量元素等。配制培养基时需加一定量的动物血清,以提供生长因子和激素等重要物质。培养器皿主要有培养皿、培养瓶和培养板。培养环境通常由 CO_2 恒温孵育箱提供,恒定地提供37℃温度、95%湿度和一定量的 CO_2(通常为5%),CO_2 可使培养液维持稳定的 pH。

4. **细胞的分离、培养、传代、冻存和复苏** 细胞的原代培养指从供体取得组织,分离得到所需细胞后接种于培养瓶进行的首次培养。贴附细胞的传代首先用胰蛋白酶和钙离子螯合

剂乙二胺四乙酸(EDTA)的消化液将其从所贴附的培养容器上消化下来,成为细胞悬液,然后以合适比例接种在新的培养瓶内。悬浮细胞的传代可直接添加新鲜培养液,以一定比例接种到新的培养容器。培养细胞的长期保存需要将细胞冻存,在需要再次培养的时候再行复苏。冻存前需向培养基中加入保护剂甘油或二甲基亚砜,以减少冰晶对细胞的损伤。细胞冻存与复苏的原则是"慢冻速融"。从理论上讲,细胞冻存在液氮中的贮存时间是无限的。细胞培养过程中应严格无菌操作,如操作不当易引发真菌、细菌和支原体等微生物污染。微生物污染一旦发生,多数无法救治,故细胞培养中以防止污染为主,包括无菌操作原则和预防性使用抗生素。

二、类器官是体外培养的器官模型

除了体外培养的细胞,在体外培养出微型的和简化器官的类器官(organoid)技术是近十年来发展起来的新型培养技术。该技术应用特定组织来源的一个或几个细胞、胚胎干细胞或诱导的多能干细胞进行三维培养,获取与在体器官类似的结构,并在一定程度上实施器官功能,因而提供了与生理条件高度相关的研究系统。与细胞培养相比,类器官的培养使用不同的培养容器,也需应用不同的生长因子或分化因子,培养出的类器官与对应的器官拥有类似的空间三维结构和部分功能,可用于发育研究;同时来源于人类的类器官可用于疾病病因研究、药物开发、个体化医疗方案设计。目前在体外已培养出脑、肾、肺、小肠、肝、胃的类器官。

三、细胞工程技术可以操作细胞、细胞器、基因和蛋白质

广义的细胞工程(cell engineering)指所有应用于生物学和医学的以细胞为操作对象的技术手段,其中也包括细胞培养。一般来说,细胞工程主要指应用各种手段对细胞不同结构层次(整体、细胞器、细胞核、基因等)进行改造,如细胞核移植、基因转移、基因编辑等,以获得具有特定生物学特性的细胞。

1. 细胞核移植技术 细胞核移植是指将一个双倍体的细胞核(可来自胚胎细胞或体细胞)移植到去核的成熟卵母细胞或受精卵中。重组的卵细胞可以植入母体,并能发育为与供核细胞基因型相同的后代,因此又称为动物克隆技术。细胞核移植技术首先是选取合适的受体去核卵细胞和供体核。将获得的核转移到已经人工去核的成熟卵母细胞卵周隙后,施加微电流脉冲,使核质融合,形成一个重组卵。重组卵需经一定时间的体外培养,或放入中间受体动物输卵管内孵育,经过一段时间的培养,有的动物需形成桑椹胚或囊胚,再植入受体子宫内。

实际上,胚胎细胞核移植技术的应用已有半个世纪的历史,德国科学家 Spemann 于1938 年最先提出并进行了两栖类动物细胞核移植试验。中国学者童第周于 1963 年在世界上首次报道了将金鱼等鱼的囊胚细胞核移入去核未受精卵内,获得了正常的胚胎和幼鱼。体细胞核移植也在 20 世纪 60 年代应用于非洲爪蟾并获得成功。1997 年英国罗斯林研究所 Wilmut 首次报道以高度分化的成年母羊乳腺细胞为核供体,克隆出小羊"多利"。"多利"的诞生在理论上具有重要意义,说明高等动物高度分化的成体动物细胞核仍具有发育的全能

性。目前,通过体细胞核移植获得的克隆鼠、克隆牛、克隆猴等均已面世。

2. 诱导性多能干细胞技术 诱导性多能干细胞(induced pluripotent stem cell,iPS cell)是在已分化细胞上对特定基因表达模式进行干预和诱导,使之重编程(reprogramming)而重新获得了分化能力的细胞。在小鼠成纤维细胞中,通过基因转移技术(详见下述)强制表达分化相关的 4 种转录因子 Oct4、Sox2、Klf4 和 Myc 后,这些细胞永久地转变为具有与胚胎干细胞类似分化能力的细胞。这个突破性实验和技术与细胞核移植技术一起获得了 2012 年诺贝尔奖,以奖励将成熟细胞重编程为多能细胞的发现。此后,诱导性多能干细胞的技术和理论不断进步,不仅发现多种重编程的基因表达控制系统,也通过改变表观遗传修饰、整合应用小分子化合物等提高重编程的效率。同时,来自正常人体或患者的细胞在体外重编程为成体干细胞并为疾病治疗、药物筛选提供了可能,如阿尔茨海默病患者的诱导性多能干细胞再诱导分化为多巴胺能神经元、糖尿病患者的诱导性多能干细胞再诱导分化为胰岛 β 细胞。另外,小鼠或人类的诱导性多能干细胞也应用于类器官的培养,为器官发育和疾病研究提供生物模型。

3. 基因转移技术 基因转移(gene transfer)指向受体细胞中导入外源核酸片段,包括强制表达基因的载体、敲除基因的 siRNA、在 CRISR - Cas9 技术编辑基因中应用的 sgRNA 等,实现基因在细胞中的过度表达、沉默、突变、基因组的插入等,成为改造细胞遗传性状的常用手段。基因转移又常称为基因转染(gene transfection),如果以病毒为携带基因的载体,此时转移基因的方法为感染。基因转移的方法包括物理学方法、化学方法和生物方法。

(1) 物理学方法:包括电穿孔、显微注射、裸露 DNA 直接注射等。电穿孔法利用脉冲电场提高细胞膜的通透性,在细胞膜上形成纳米大小的微孔,使外源 DNA 转移到细胞中。显微注射法借助显微镜将纯化的 DNA 溶液迅速注入受精卵中变大的雄性原核内,再将注射了基因的受精卵移植到假孕母鼠输卵管中,繁殖产生转基因小鼠。裸露 DNA 直接注射法则是最简单的基因转移方法。

(2) 化学方法:包括 DEAE -葡聚糖法、磷酸钙沉淀法、脂质体法等。这些方法多用于培养细胞的基因转移,是通过增加细胞膜的通透性、增加胞吞或胞饮、增加 DNA 与细胞的吸附等机制而实现基因转移的。脂质体(lipofectin)法是将 DNA 分子包入脂质体中,携带了 DNA 的脂质体与受体细胞膜发生融合,DNA 片段随即进入细胞质和细胞核内。该方法的基因转移效率很高。

(3) 生物学方法:主要指病毒介导的基因转移。根据受体细胞类型的不同,可选择使用具有不同宿主范围和不同感染途径的病毒基因组作为转染载体。目前常用的病毒载体包括 DNA 病毒载体(腺病毒载体、猴肿瘤病毒载体、牛痘病毒载体)、反转录病毒载体、慢病毒载体等。此方法中的病毒载体都是缺陷型的病毒,感染细胞后仅能将基因组转入细胞,无法产生包装的病毒颗粒。

4. 基因编辑技术 CRISPR/Cas 系统是近年开发的较为高效的基因编辑技术。该技术利用细菌降解外源 DNA 的系统和工作原理,在真核细胞内达到敲除基因或编辑基因的目的。CRISPR,英文全称为 clustered regularly interspaced short palindromic repeats,是细菌和古细菌基因组中的特征性重复序列,用以降解入侵 DNA,抵御病毒、噬菌体侵袭或逃避哺乳动物免疫反应;Cas 家族是剪切 DNA 的核酸酶。在细胞内引入特定的 CRISPR 序列和 Cas 蛋白,将与 CRISPR 相关的靶基因敲除或同时导入正常序列的基因以替换突变基因,达到基因编辑的目的。CRISPR 来源的 RNA(crRNA)通过碱基配对与反式激活 crRNA(trans-activating crRNA, tracrRNA)结合形成双链 RNA,而其作用是将 Cas9 引导至与 crRNA 配对的靶基因序列位点。通过人工设计 crRNA 和 tracrRNA,形成靶点特异性的具有引导作用的单链向导 RNA(single guide RNA, sgRNA),实现 Cas9 对 DNA 特定基因定点切割的作用。将 sgRNA 质粒转染细胞,就能够对目的基因进行编辑。该技术因对基因编辑技术的推进而获得了诺贝尔生理学或医学奖,且该技术仍在快速改进,CRISPR - Cas9/Cas12/Cas13 系统、DNA 碱基编辑、RNA 碱基编辑的继续发展及对编辑特异性和安全性进行的精确评估,都推动了基因编辑特异性和有效性问题的解决,并对其能够成为临床治疗手段进行了不断的探索。

四、模式生物用于研究细胞和基因在机体水平的功能和疾病中的角色

对特定基因在机体整体水平的功能研究主要采用模式生物技术,即在动物中敲除或定点突变该基因使之丧失功能,然后观察动物的表型(phenotype),以验证基因对人类机体发育、组织结构和功能及生理活动的影响。在医学研究中,除了临床样品的检测,也用到细胞和类器官,但在机体整体水平上通常用非人类的生物体才能进行研究。这些生物即为模式生物,包括哺乳动物和非哺乳动物,前者包括啮齿类动物小鼠、大鼠和灵长类动物,后者包括古细菌(archaea)、大肠埃希菌(*Escherichia coli*)、酵母(yeast)、秀丽隐杆线虫(*Caenorhabditis elegans*)、斑马鱼(danio rerio)、蛙(frog)、果蝇(*Drosophila melanogaster*)等。这些生物具有进化的特征,也有保守的代谢、发育及其他生命现象,可选择性用于各类研究,而用于基因干预的模式生物多用小鼠和斑马鱼。

当今人类对于特定基因与某种疾病是否有关联的认知,除了从具有遗传特征的先天性疾病人群获得,更多的是从模式生物获得的,即在小鼠胚胎干细胞敲除某基因,观察存活的小鼠是否出现与人类疾病相似的表型。

本章小结

迄今为止,我们关于细胞的知识都建立在技术所提供的证据上;细胞生物学的每一个重大进展都是引入新的研究技术的结果。本章对主要的细胞生物学技术作了简略的介绍,包括数种对细胞、细胞器和大分子进行观察、分析和操作的基本技术和方法。荧光显微镜、电子显微镜等形式的显微镜技术与细胞化学技术结合,是揭示蛋白质在组织、细胞、细胞器水平的定位和相应的细胞形态结构的最常用的技术。流式细胞技术提供快速而灵敏的蛋白质定量分析,并据此对细胞群体进行分析和对特殊细胞亚群进行分选。细胞培养技术为蛋白表达和分析提供了已知而且一致的细胞类型。细胞组分的离心分离可以帮助分析蛋白质的亚细胞分布。基因转移技术、模式生物的应用、类器官的培养均为对细胞和分子的操作技

术,为理解从基因到机体和疾病的关系提供了充足的证据,而系统的多组学技术则在整体上无偏见地解读各类分子的变化格局,为理解个体发育等复杂生命活动和疾病发生、发展提供相关的数据。

(易 静 杨 洁)

参考文献

[1] Alberts B, Heald R, Johnson A, et al. Molecular biology of the cell[M]. 7th ed. New York: W. W. Norton & Company, 2022.

[2] Alberts B, Johnson A, Lewis J, et al. Molecular biology of the cell[M]. 6th ed. New York: Garland Science, 2014.

[3] Corsini NS, Knoblich JA. Human organoids: new strategies and methods for analyzing human development and disease[J]. Cell, 2022,185 (15): 2756 - 2769.

[4] Danev R, Yanagisawa H, Kikkawa M. Cryo-electron microscopy methodology: current aspects and future directions[J]. Trends Biochem Sci, 2019, 44(10): 837 - 848.

[5] Jiang L, Wang M, Lin S, et al. A quantitative proteome map of the human body[J]. Cell, 2020, 183 (1): 269 - 283.

[6] Tao J, Bauer DE, Chiarle R. Assessing and advancing the safety of CRISPR-Cas tools: from DNA to RNA editing[J]. Nat Commun, 2023, 14(1): 212.

[7] 易静,汤雪明. 医学细胞生物学[M]. 2 版. 上海: 上海科学技术出版社,2013.

[8] 易静. 医学细胞生物学常用技术:原理与应用[M]. 北京: 高等教育出版社,2017.

第二篇

细胞的基本结构及其功能

第四章
细胞核与染色体

细胞核(nucleus)是真核细胞最大、最显而易见的亚细胞结构,是细胞功能及细胞代谢、生长、增殖、分化的控制中心。任何有核细胞去掉了细胞核,便失去其固有的生命功能,并很快死亡。

细胞核早在 1674 年就被 Leeuwenhoek 在鱼类的红细胞中发现,到 1831 年才由 Brown 定名,并确认为真核细胞普遍存在的亚细胞结构。19 世纪晚期,人们就了解到细胞核内的化学物质主要是核酸和组蛋白,核酸绝大部分为脱氧核糖核酸(DNA),但是直到 1940 年代才确认 DNA 是承载遗传信息的物质,被称为遗传物质。从 1880 年代 Flemming 用"chromatin"(染色质)一词描述他在细胞分裂中观察到的核内物质以来,人们对细胞核里面装载的染色质的结构、化学成分和功能进行了逐步深入的探究,但是细胞核仍有许多奥秘尚未被揭示。

细胞核的形状与细胞的形态、性质及发育阶段有关。大多数细胞的核为圆形或椭圆形,但也可以有盘状、分叶状、分枝状等不规则形状。通常一个细胞含有一个核,但有些细胞有双核甚至多核。细胞核的大小在不同类型细胞中有较大不同,平均直径约 5 μm。

细胞核是一个在细胞分裂期和分裂间期发生剧烈周期性变化的结构。在分裂间期(两次有丝分裂之间的时期),核酸和蛋白质主要以染色质和核仁的形式存在细胞核内,核外周有核被膜,膜上间隔存在核孔,内层核膜下有一个由纤维蛋白形成的核纤层。此外,核内还有一些大型的蛋白质复合体,在细胞特殊的分化阶段或生理条件下组装形成或改变大小,例如 Cajal 小体、应激颗粒等。在有丝分裂期,核被膜崩解,核纤层解聚,核仁和小体等结构消失,染色质浓聚紧缩形成棒状的染色体,然后每条染色体纵向分裂,此时细胞核消失。当细胞分裂完成,两个子细胞出现时,细胞核又重新形成。

第一节 核 被 膜

核被膜(nuclear envelope)是将细胞核内物质包围起来的双层膜结构,常简称核膜(nuclear membrane)。其组成包括:内层和外层核膜、核周间隙、核孔、核纤层(图 4 - 1)。

一、核被膜和核孔使细胞核与细胞质之间既有分隔又有沟通

1. 内、外层核膜和核周间隙　内、外层核膜（inner and outer nuclear membrane）的化学组成和结构与其他细胞器的膜（统称为细胞内膜）一样。外层核膜在形态和生化性质上与细胞质中的糙面内质网膜相近，并且与糙面内质网膜是相连的，其外表面也常附着有核糖体颗粒。内层核膜与外层核膜以同心圆形式平行排列，其表面无核糖体颗粒。在与核质相邻的核膜内表面附有一层纤维层，叫作核纤层，对内层核膜有支撑作用。内层核膜上有供核纤层附着的特异性结合位点，由一些特异的蛋白质介导其

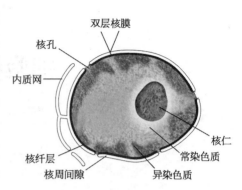

图 4-1　细胞核结构模式

与核纤层蛋白的结合。核纤层和外层核膜外周的细胞骨架中的中间丝共同构成对细胞核的机械支撑（图 4-1）。

核膜的面积常随细胞功能变化而迅速扩大或缩小。如静止细胞开始大量合成 RNA 或 DNA 时，核膜面积迅速扩大。在细胞有丝分裂过程中，核膜能快速崩解形成核膜小泡，然后小泡互相融合构成新的核膜。

内、外层核膜在核孔的位置互相融合。两层核膜之间的宽为 20～40 nm 的狭小腔隙称为核周间隙（perinuclear space），与内质网腔相通。

2. 核孔和核孔复合体　核被膜上间隔存在着一个个孔洞，称为核孔（nuclear pore）（图 4-1）。它们为细胞核和细胞质之间的物质交换构建了通道。一个典型的哺乳动物细胞核膜上有核孔 3 000～4 000 个，相当于每平方微米核膜上有 10～60 个核孔。核孔的数目、疏密程度和分布形式在各个细胞有很大的变化，一般来说，转录功能旺盛的细胞的核孔数目较多。

在核孔的边缘，内、外两层核膜互相融合，但核孔并不就是简单地由两层核膜融合而成的孔洞。在每一个核孔上，一组蛋白质颗粒以特定方式排布形成一种复杂的结构，称为核孔复合体（nuclear pore complex，NPC），其排布在核膜平面上呈八边形对称结构，在贯穿内外层核膜和核周间隙的切面上呈管道。可以说，核孔是由核孔复合体在核膜上打造的孔洞。

将分离提纯的核孔复合体做负染色后在透射电镜下观察，或用扫描电镜观察在核膜上的核孔复合体，发现每一核孔复合体均由一组排布成螺旋对称的八边形的大颗粒组成。进一步的生化研究和结构分析显示：构成核孔复合体的蛋白质有大约 30 种，统称为核孔蛋白（nucleoporin，Nup），是进化上保守的，即从酵母到脊椎动物都是相同或相似的，很多以 8 的倍数的拷贝数存在，构成次一级的复合体。每个核孔复合体所含核孔蛋白的数目可达数百至上千，成为真核细胞最大的蛋白质之一。脊椎动物核孔复合体分子量（～110 MDa）比酵母核孔复合体的分子量（～60 MDa）大得多。同一种属的每个细胞的核孔复合体也可以在核孔蛋白的种类和数目上有差别，也就是说，一个细胞可以有多种核孔复合体。核孔蛋白可以在功能上分成若干类。一类构成结构支架（占核孔蛋白总量的 1/2），它们有些穿越内外层核膜

将复合体锚定于核膜,有些介导核膜在此处形成弯曲,有些介导互相联结并共同组建成 2 个外环(胞质外环和核质外环)和内环共 3 个层次的环形支架及其上的 8 个放射状轮辐。另一类构成中央通道(占核孔蛋白总量的 1/3),这些核孔蛋白分子内含有大量非结构性区段,即该处的肽链是无序的,每个分子上的这些肽链区段向孔道中央突起并互相纠缠而形成一种网格结构,这一结构对大分子的自由扩散起到了阻挡作用。这些核孔蛋白的另一端与内环相连。核孔蛋白还在核孔复合体的胞质侧和核侧伸出纤维,核侧的纤维在远端互相汇聚形成类似捕鱼笼的"核篮"(nuclear basket)或"核笼"(nuclear cage)结构。这些构成胞质侧纤维的核孔蛋白和构成核篮纤维的核孔蛋白,分别与两个外环相连。在中央通道的无序肽链段、胞质侧纤维和核篮纤维上存在 FG 重复序列,即大量重复的苯丙氨酸(F)和甘氨酸(G)序列,是核孔复合体进行跨核孔运输所需要的(详见第十章)。有些核孔复合体中央有一颗粒,它可能是正在经过核孔运输的大分子,而不是核孔蛋白。

核孔是沟通核膜两侧的孔道,影响核、质之间物质运输的一个主要因素是核孔的孔径,而核孔的有效孔径为核孔复合体中央通道的直径。分子量为 5 kDa 以下的小分子可自由出入核孔,较大分子量的物质需要更长的扩散时间才能在细胞质与细胞核之间达到平衡,而 60 kDa 以上分子量的大分子则不能扩散进出核孔,而是凭借一种选择性的主动运输机制进出核孔。例如,细胞核内主要的蛋白质组蛋白在细胞质被制造出来,需要主动运输进入细胞核;细胞质中的核糖体亚基颗粒不能入细胞核,而细胞核内装配制造的核糖体亚基可以出细胞核,这也是依赖主动运输的。核孔复合体从事的主动运输除了消耗能量,并需要核定位信号和核运输受体,更重要的是需要核孔蛋白与核运输受体的相互作用(详见第十章)及中央通道孔径的扩张。每个核孔复合体可以每秒双向运输 1 000 个生物大分子。核孔复合体如何协调这样高通量、选择性的双向运输,这一问题近来正通过冷冻电镜技术和 AlphaFold 这样的计算分析技术所揭示的核孔复合体环形结构逐步得到一些解答:核孔蛋白既能与核运输受体相互作用,又能在自身各组分之间相互作用,还能与核膜相互作用,它们的蛋白质构象和相互作用在核孔运输过程中发生着极大的动态变化,从而根据所运入物质的"身份"、大小和数量来调节核孔复合体中央通道孔径和运输容量。

除了介导细胞质-核之间的大分子运输,核孔复合体还参与感应机械力、组蛋白修饰、染色体重建、基因表达调控等活动。核孔复合体在细胞分裂周期发生"解聚—更新—再装配"的动态变化,在停止分裂的细胞中则不再解聚和装配。

3. **核纤层**　在高等真核细胞核内,衬有一个由纤维蛋白形成的网络壳层,叫作核纤层(nuclear lamina)。如图 4-1 所示,核纤层位于内层核膜与染色质之间,切面观呈片层结构,厚度在各个细胞有很大变化,为 20~100 nm。在分裂期,核纤层解体,以蛋白单体形式存在于细胞中。

核纤层的化学成分称为核纤层蛋白(lamin),在哺乳动物细胞中有 3 种,即核纤层蛋白 A、B(包括 B1、B2)和 C。核纤层蛋白 A 和核纤层蛋白 C 的氨基酸序列与细胞骨架成分中的中间丝蛋白有相当高的同源性,因此核纤层蛋白属于一类特殊的中间丝蛋白(参见第六章)。

核纤层蛋白通过直接作用或者间接通过多种相互作用蛋白,与核膜发生结合,也与染色质发生结合。核纤层蛋白 A、B 和 C 均有与内层核膜的结合作用,以核纤层蛋白 B 与膜的结合能力最强。内层核膜上存在核纤层蛋白 B 受体,介导核纤层蛋白 B 与核膜结合,因而核纤层对核膜起到支撑作用,对维持细胞核形状和坚韧度很重要。而核纤层蛋白 A 和 C 具有与染色质结合的位点,可以与特异或非特异的 DNA 序列结合,或与染色体蛋白质结合。透射电镜下观察细胞核,与核纤层紧贴的染色质是电子密度高的染色质,即异染色质。通过与 DNA 或染色体蛋白质的结合,核纤层在间期为染色质提供了核周"锚定"部位;在分裂期,可能为染色体的构建提供附着的部位,并可能作为核膜周围围绕染色体组装进而重建细胞核的中介。在细胞凋亡过程中,可见染色质和核膜发生特征性改变——染色质浓聚固缩,核膜出芽或起泡,进而细胞核裂解成小片。引发这一过程的最重要成分胱冬肽酶(caspase)的主要作用位点之一就在核纤层蛋白。这也间接证明核纤层在间期对染色质的锚定和细胞核的形态结构所起的重要作用。

二、核被膜使遗传信息的转录和翻译发生在不同的区室

核被膜将细胞的遗传物质包围起来并加以保护,维持细胞核的形状,使遗传物质与细胞质发生分隔,或者说使细胞核与细胞质成为两个独立区室。

原核细胞是没有细胞核的,它的遗传物质位于细胞质的局部,称为拟核(nucleoid)。细胞在进化上出现细胞核这一独立区室,使遗传物质与细胞质有了分隔。原核细胞的 RNA 合成(转录)与蛋白质的合成(翻译)发生于同一时间和地点:在 RNA 的 3′ 端尚在合成时,其 5′ 端就在核糖体上被翻译成蛋白质,所以合成的 RNA 在被翻译成蛋白质之前几乎没有机会作任何改变。真核细胞基因从 DNA 转录至 RNA 后,需经过复杂的加工、修饰后才能参与指导蛋白质合成,其中包括了最重要的事件——RNA 剪接(splicing),即把一部分核苷酸序列切除。也就是说,真核细胞在遗传信息的转录和翻译之间有一个重要的中间步骤。核被膜的存在使转录和翻译两个环节在时间上和空间上得以分离,即转录和转录后加工发生在核内,翻译发生在胞质中,这有助于真核细胞基因表达的准确和高效。

核基因组被包裹在细胞核内的另一个意义是对遗传物质的保护。细胞质中充满了刚性的细胞骨架系统,可能对纤长的 DNA 纤维造成损伤。更重要的是,细胞将自己的核基因组与可能出现在细胞质中的病原体基因组分隔在不同区室,以免将两者混淆从而引发不当的免疫反应。

三、在细胞有丝分裂时,核膜解聚并重新形成

在细胞从间期进入分裂期时,细胞核结构消失;当分裂期结束,两个子细胞出现时,细胞核又重新形成。核纤层参与了此过程中的核膜崩解和重新形成。分裂期中核纤层的可逆性解聚与重装配对于核膜的崩解与重装配至关重要,而核纤层蛋白的磷酸化修饰调控了有丝分裂开始时核纤层的解聚。

细胞有丝分裂发动时,周期蛋白依赖的蛋白激酶(Cdk)激活(参见第十三章),使一系列底物蛋白发生磷酸化。在该酶的众多底物中就有核纤层蛋白和一些内层核膜的蛋白质分子。核纤层蛋白因磷酸化修饰而解聚,不再组织成网状结构,核膜上的蛋白质也不再能够将

核孔复合体、核纤层和染色体拴在一起,这些核膜蛋白分散到内质网膜上,核孔蛋白也都解散。此时,细胞质蛋白质和细胞核蛋白质完全混杂,而染色体分子凝缩成"H"型的小棒状。在有丝分裂后期,核膜在染色体表面重新组装起来:首先是核孔蛋白附着在染色体表面,然后,内层核膜蛋白和去除磷酸化的核纤层蛋白也结合到染色体表面,内质网的膜开始将一部分染色体包围起来,并且膜逐步融合,直至最后形成封装了染色体的核膜结构。

第二节 染色质和染色体

染色质(chromatin)和染色体(chromosome)是细胞遗传信息的储存形式,因而是细胞核中最重要的部分。在认识遗传物质的化学本质之前很久,人们就已经在光镜下发现了染色质(Flemming,1879)和染色体(Waldeyer,1888),它们因能被碱性染料着色而得名。后来推测它们是遗传信息的载体,因为一种物种同一性别所有个体的全部细胞在有丝分裂时可见同样的一组染色体。20 世纪 40～50 年代认识到遗传物质的本质是脱氧核糖核酸(DNA)。染色质和染色体有着相近的化学组成,都由 DNA 和染色体蛋白质组成。两者具有不同名称是因为它们分别代表了这种结构在细胞分裂间期和分裂期的典型存在形式。

在染色质的化学成分得到认识之后的漫长年代里,大量的研究工作旨在理解染色质在平均直径 5 μm 的细胞核里是如何存在的,也就是说染色质的结构是如何与功能相关的,特别是如何在细胞分裂间期参与基因的转录调控,又如何在分裂期包装成近乎球形的结构并精准分离。近半个世纪以来,由于技术的发展,包括从分离细胞核、铺展染色质分子、应用扫描电镜和负染色透射电镜观察整装样本,到染色质免疫共沉淀和一系列捕捉染色质立体结构的综合技术,使得人们对 DNA 的复制、损伤修复和基因转录的生化过程有了深入了解的同时,得以观察到串珠样结构核小体及染色质纤维多个层次的形态,并且明确了染色质结构对基因转录的调控作用。另外,除了不断发现编码蛋白质的基因的功能和转录调控,人们愈来愈多地认识了那些不参与编码蛋白质的 DNA 序列及其转录产物的功能。

一、染色质和染色体具有相近的化学组成和不同的形态

1. 染色质和染色体的形态 每一个染色体含一个 DNA 分子,人类细胞的 23 对染色体就是 46 个 DNA 分子。染色体在细胞周期的不同阶段有着不同的形态。我们讨论的主要是两种典型形状,即细胞分裂间期和分裂期的染色体形态。

在细胞分裂间期,染色体以伸展的、细长而互相缠绕的纤维形式存在,常被称为染色质。这些纤维反复折叠盘曲并互相穿插,因此在常规超薄切片技术制备的电镜标本上,我们看到间期细胞核染色质的形态是聚集成簇或团块的高电子密度颗粒及夹杂其间的浅染区域。这些高电子密度颗粒团块为异染色质(heterochromatin),主要分布于内层核膜下面和核仁周围,并分散于核内各处。在异染色质之间的浅染区域即为常染色质(euchromatin)所在,它们不易与无形态的核质(nucleoplasm)区分(图 4-1)。异染色质为高度卷曲紧缩的染色质,大部分为不含有基因的 DNA 部分,或者所含的基因不进行转录;而常染色质为松解伸展的

DNA 部分,正在进行活跃的基因转录活动。rRNA 基因位于核仁内的浅染区,mRNA 和 tRNA 基因位于细胞核中央部分的浅染区。因此,愈是活跃进行基因转录和蛋白质合成的细胞,其常染色质的区域愈大。也就是说,各个细胞中常染色质和异染色质的比例随细胞的分化程度和功能状态不同而有较大变化。

染色质是纤维状的。在电镜样品的超薄切片上所见到的组成分裂间期染色质和分裂期染色体的颗粒,大部分代表了这些纤维经反复折叠盘曲并互相穿插后被横切或斜切的形态,只有在极少数非常偶然的情况下才能在超薄切片上见到染色质局部呈细长的纤维状。但如果用轻柔的方法刺破核膜,使染色质铺展在载网上,就能在电镜下看到染色质可以呈现为直径不一的纤维。用荧光标记特定的染色体,用光镜观察,辅以三维图像技术,能观察到分裂间期细胞核内的每条染色体相对独立地盘踞于核内某个区域,各自都呈现为不同程度卷曲的纤维状。

在细胞分裂期,伴随核膜崩解、核仁消失等变化,染色质变得更加卷曲、螺旋化和紧缩,成为通常所称的染色体。光镜和电镜下都可以清楚地观察到,分裂中期染色体(常简称“中期染色体”)呈“H”形团块。这种形状是因为一对姐妹染色单体(chromatid)在着丝粒相联结,每条染色单体的两个臂向一侧弯曲造成的。着丝粒的位置将染色体分成短臂和长臂两个部分,短臂用“p”表示,源于法语“小”,长臂用“q”表示,源于法语“尾”或“p 后面的字母”,该位置如同被缢缩,所以叫作染色体的主缢痕(primary constriction)。在分裂后期,染色体着丝粒处的联结被解除,由其联结的一对姐妹染色单体也就纵裂分开,形成两套完全相同的子细胞染色体。细胞全套中期染色体在光镜下经着色后的按序排列叫作核型(karyotype),可用于分析染色体的数目和形态。在有丝分裂晚前期或中期染色体尚未完全紧缩时,用荧光染料或吉姆萨法染色,可将染色体上明暗相间的条带显示出来。因为每种染色体有其特有的带型(banding pattern),所以用这种显带技术可将染色体逐一识别并排序。人类细胞有 23 对染色体,其中 22 对为常染色体(autosome),1 对为性染色体(sex chromosome)。性染色体在男性为 1 条 X 染色体和 1 条 Y 染色体,而在女性为 2 条 X 染色体。所以在核型中见有 Y 染色体可断定其取自男性的细胞。

2. 染色质和染色体的化学组成　染色质和染色体被完全降解后的成分表明,它们是由 DNA 和蛋白质组成的,比例接近 1∶1。每一条染色体含一个 DNA 分子。与 DNA 结合组成染色质的蛋白质称为 DNA 结合蛋白(DNA binding protein),又称染色体蛋白,传统上分为组蛋白和非组蛋白两大类。

二、DNA 分子上排列着遗传信息表达和遗传物质复制所需要的特殊序列

20 世纪 40 年代,有人用肺炎链球菌转化实验证明,细胞的各种大分子中,携带遗传信息的是 DNA。然而当时的生物学家难以接受 DNA 是遗传物质的概念,因为它的化学组成是如此简单:只有四种亚单位,且彼此的化学结构相近。1953 年,Watson 和 Crick 提出了 DNA 的双螺旋模型,用这个结构模型可以完美地解释当时已知的 DNA 分子的理化、生物学和遗传学特性。

1. 基因与遗传信息的表达　染色质最重要的功能就是携带基因。DNA 上一段特定的

核苷酸(碱基)排列顺序代表遗传信息的密码。自然界中各种生物体有所不同,是因为它们的 DNA 分子有不同的核苷酸序列,携带了不同的信息。这种序列密码是如何构成信息的呢? DNA 上碱基的特定排列顺序通过转录为 mRNA 而指导细胞中蛋白质的合成。造成蛋白质功能差异的分子特性来自它们特定的三维结构,而三维结构则由分子中氨基酸排列的线性序列决定。因此,基因(gene)是 DNA 分子中能产生一个有功能的 RNA 分子的一段核苷酸序列。也就是说,DNA 核苷酸序列的某特定区段被转录成相应的一段 RNA 序列,这段 RNA 序列有的编码一种蛋白,就是 mRNA;有的作为结构 RNA,即 rRNA 和 tRNA;也有的作为其他各种非编码 RNA。一般把由基因转录为 RNA 分子并翻译为蛋白质分子的过程叫作遗传信息的表达,也就是基因表达(gene expression)。所以,基因是遗传信息表达的单位。对于最终表达产物为蛋白质的基因而言,DNA 分子上一段特殊的核苷酸序列必须被拼读成蛋白质的氨基酸序列。人们在双螺旋模型提出 10 多年后找到了 4 个字母的核苷酸序列与 20 个字母的氨基酸序列之间的对应关系,即遗传密码的翻译。当然,很多基因的表达结果只是转录出 RNA 分子。

基因中用于编码的序列称为外显子(exon),间隔在外显子之间的非编码序列称为内含子(intron)。根据这样一个基因转录出来的 RNA 分子叫初级 RNA 转录物,需经剪接(splicing)去除内含子序列才成为成熟的 RNA 分子。真核细胞中的基因一般都是外显子和内含子交替排列而成的长段 DNA 序列,而且其中内含子占大部分。每一基因还含有调控序列,其上可以结合控制基因转录的调控蛋白。调控序列主要有启动子(promoter)序列和增强子(enhancer)序列,分别被转录因子和各种调控蛋白结合,负责控制一个基因转录的"开"和"关"及快和慢,以保证基因转录在合适的细胞、合适的时间发生并以合适的速度进行。调控序列还可包括负责初级转录产物剪接的序列(splice site)和加工的序列[Poly(A) site]。

图 4-2 显示了一条染色体上的一个基因的组成,即外显子、内含子和调控序列。需要指出,基因中调控序列的位置是复杂的,图 4-2 只是一种简单的表示。启动子位于 RNA 转录起始处的"上游"($5'$端);增强子则可以位于内含子中、转录终止处的"下游"($3'$端)或外显子中,甚至可以远隔编码序列以外几万个碱基对处。

如图 4-2 所示,每个 DNA 分子上线性排列着无数基因,每个基因之间还排列着长度不一的间隔 DNA(spacer DNA)序列(图 4-2 第 2 和第 3 行中的白色区段)。人类细胞中 23 对染色体所携带的全套信息称人类基因组。基因组的信息量惊人地庞大:

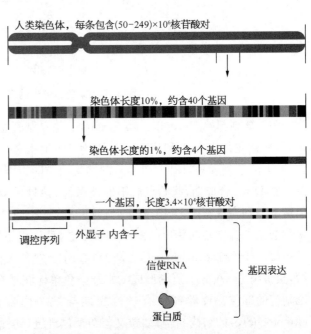

图 4-2　基因的组成和在染色体上的排列

人类基因组含约 30 亿个核苷酸对[常用碱基对(base pair，bp)表示，为 $3.2×10^9$ bp]，假如全部序列用字母表述则可写满 1 000 多册本书大小的书！但是，其中作为基因的序列只占很小一部分。一般认为，编码基因(即转录产物为 mRNA 的基因)数目为 2 万多个，非编码基因有数千个。非编码基因及基因以外的 DNA 序列的功能涉及染色体分子的结构包装、DNA 的复制和基因表达的调控等多个方面，是近年研究的热点，仍有大量未知问题有待解答。

虽然人体的每个细胞含有同样的基因组，但它们指导的基因表达产物却在每种细胞都是不同的。正是基因的差异性表达造成了组织和细胞的不同(详见第十二章和第十四章)。

2. DNA 分子复制和分离所必需的组分　DNA 作为遗传信息的携带者，除了必须能表达以外，还必须能够复制。也就是说，每个染色体在细胞有丝分裂中能够分成两份拷贝，并且在细胞的代代相传中自身得以保存。在每一个 DNA 分子(即染色体分子)上，有 3 种特异的核苷酸序列是分子复制和复制以后被分配到两个子代细胞所必需的组分，常被叫作"元件"，它们是多个复制起始点、一个着丝粒和两个端粒(图 4-3)。

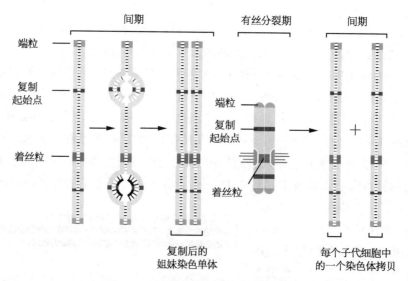

图 4-3　染色体分子的三种必需组分

(1) 复制起始点(replication origin)：是复制开始处的 DNA 序列，在每条染色体上有多个，其序列往往富含 A 和 T 碱基。因为 A—T 由 2 个双键联结而 G—C 由 3 个双键联结，富含 A、T 的序列较易打开。启动复制的蛋白质能识别这些特异序列并与之结合，从而激活复制。在 DNA 合成期，起始点成串地被激活，该处的双股 DNA 链螺旋被解开，在 2 条 DNA 单链上分别合成新的 DNA 链，这样就形成了一个个复制叉(详见本章下文)。每条复制叉以复制起始点为中心向相反的两个方向推进，直至相邻复制叉连在一起或达到染色体末端。

(2) 着丝粒(centromere)：是 DNA 分子中含大段重复序列并包装特别紧缩的一个区段，负责将 DNA 分子复制形成的姐妹染色单体联结在一起，并在有丝分裂期提供纺锤体纤维附着的部位。着丝粒在有丝分裂期与一个由多种蛋白质复合物形成的称为"动粒"(kinetochore)的结构结合，动粒又与纺锤体纤维(纺锤丝)结合，从而介导纺锤体与染色体的结合，保证分裂后的两个细胞各得到一份 DNA。这也是"着丝粒"这一译名的含义。着丝粒部位的 DNA 可以与一组叫作"黏合蛋白"(cohesin)的蛋白质结合,姐妹染色单体借此联结在一起,直到有丝分裂后期黏合素被降解,姐妹染色单体的着丝粒分开,染色单体由动粒所结合的纺锤体纤维拉向细胞两极。所以说,在细胞分裂时,着丝粒区段成为姐妹染色单体最后联结并分离的部位。

(3) 端粒(telomere):是真核细胞染色体两个末端的特殊结构,有一段富含 G 碱基的简单重复序列,可在每一次细胞分裂后从 DNA 链的 $3'$ 端延长并折叠成特殊结构。人类端粒的重复序列为 GGGTTA,重复达上千次。端粒的一个作用是以其特殊序列和结构吸引特殊的蛋白质结合,从而给染色体分子的两个末端形成两个"帽子",避免细胞将末端误认为是 DNA 断裂端而发动修复。另一个重要作用是保证 DNA 分子的两个末端的完全复制。因为 DNA 在复制时,在被复制序列的前方总有一段序列要作为 RNA 引物的模板,如果没有模板链 $3'$ 端的这段延伸出来的重复序列,则新合成的 DNA 链将不能把末端的一段序列完全复制下来(详见本章下节)。

三、染色体蛋白质负责 DNA 分子的包装及复制和转录的调控

1. 组蛋白 组蛋白(histone)是含量最高的一种染色体蛋白质,其总量相当于 DNA 的量。组蛋白分子量较小(15～20 kDa),含大量带正电的精氨酸和赖氨酸。这些碱性氨基酸赋予组蛋白碱性特性,使之易与酸性的核酸互相结合。按精氨酸和赖氨酸比例,可将组蛋白分为 5 种:H1、H2A、H2B、H3 和 H4。分子中的正电荷使组蛋白凭借静电引力与 DNA 双螺旋非特异地结合,即不论序列地与 DNA 分子各处结合,这是组蛋白得以实现 DNA 分子包装的重要力量。

5 种组蛋白因其在染色质上的位置不同可分为两大类:核小体组蛋白(又称核心组蛋白,包括 H2A、H2B、H3、H4)和 H1 组蛋白。核小体组蛋白分子量较小(含 102～135 个氨基酸残基),作用是将 DNA 分子盘绕成核小体。其中的 H3 和 H4 是进化上高度保守的真核蛋白质,即不同种属中此两种蛋白质的一级结构高度相似。例如,豌豆和牛的 H4 组蛋白 102 个位点仅有 2 处不同。这种进化上的高度保守提示组蛋白的功能有赖于其所有氨基酸。H1 组蛋白不参与核小体的组建,而是负责把核小体包装成更高一级的结构,其分子量较大(约含 220 个氨基酸残基),在进化上也较不保守。在某些种属的细胞中可以没有 H1 组蛋白。核小体组蛋白尾部的共价修饰对染色质的结构和功能有重要影响。

组蛋白存在一系列变异体(variant),相较于上述经典 H1、H2A、H2B、H3 和 H4 组蛋白,组蛋白变体由不同基因编码,氨基酸序列有轻微不同,研究较多的如 H3 组蛋白的变体 H3.3 和 CENP-A 和 H2A 组蛋白的变体 H2A.X。它们有些在全身细胞分布,有些只在特定组织(如睾丸)的细胞分布。就一条染色体分子而言,它们有些分布于整条染色体各处,有些局限于着丝粒及其毗邻区段。组蛋白变体的存在所带来的效应是核小体结构稳定性和核心组蛋白尾部共价修饰的差异。

2. 非组蛋白 组蛋白以外的染色质蛋白质可以被统称为非组蛋白(non-histone protein)。在一个细胞中,每种组蛋白的分子数可多达 6 000 万个,相比之下,非组蛋白的量很小,每种一般仅有 1 万个分子;它们的总量也远小于组蛋白。但这类蛋白质种类繁多,功

能各异,对染色体结构和功能具有重要作用。

大多数非组蛋白与 DNA 结合的方式与组蛋白不同。这类蛋白质能从 DNA 双链外部的大沟、小沟中识别碱基排列并与碱基形成氢键,从而与一段较短的特异 DNA 序列结合,因此被称为序列特异性 DNA 结合蛋白质(sequence specific DNA binding protein)。这些蛋白质在结构上有共同特点,可分成螺旋转角螺旋、锌指、亮氨酸拉链、螺旋环螺旋、HMG 框结构(HMG 指高迁移率族蛋白)等几类。这些蛋白质的功能主要有:① 启动 DNA 分子的复制,这些蛋白质以复合体的形式结合在复制起始点上,复合体中包括启动蛋白、DNA 聚合酶、引物酶等,作用在于启动和推进 DNA 分子的复制。② 调控基因的转录,这些蛋白质即基因调控蛋白(gene regulatory protein),往往以竞争性或协同性结合的方式作用于基因调控序列上,以调控基因的转录。

非组蛋白还参与染色质或染色体的构建。组蛋白把 DNA 双链分子装配成核小体串珠样纤维,非组蛋白则与在此基础上的纤维进一步折叠、盘曲有关,以完成异染色质和分裂期染色体的包装。例如,作为分裂间期染色体支架的蛋白质和分裂中期染色体压缩包装所需的蛋白质如凝缩蛋白(condensin)、黏合蛋白(cohesin)之类。而那些改变组蛋白尾部修饰的酶和相关蛋白,则通过改变染色质结构参与基因表达的调控(详见下文),这些非组蛋白的功能是依赖它们与组蛋白的相互作用实现的。

四、DNA 分子经历逐级的有序包装

每一条染色单体由一个 DNA 分子形成。以双螺旋结构存在的 DNA 分子是一个纤长无分支的线性多聚体,平均每条染色体的 DNA 长度约 5 cm。一个细胞中所有 DNA 分子若完全伸展首尾相连,长度将接近 2 m,而细胞核的平均直径约为 5 μm。显然,在活细胞的核内,每个 DNA 分子都经历了反复的折叠盘旋而包装成更为紧缩的形式。这种折叠和盘旋绝不是随机的,而是以有利于准确、高效地进行 DNA 的复制和基因表达的方式实现,需要大量染色体蛋白质的辅助,是一种高度有序结构的形成过程(图 4-4)。

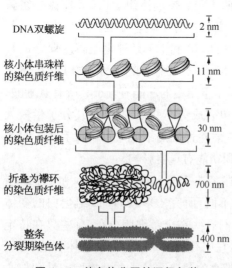

图 4-4　染色体分子的逐级包装

1. 串珠样结构核小体　线性的双螺旋 DNA 分子被折叠盘曲而包装的第一层次是核小体(nucleosome)结构。1974 年,Olins 等人用高分辨率电镜观察到,数种真核细胞间期染色质经松解处理后呈现串珠样结构:直径约 2 nm 的 DNA 细丝将直径约 11 nm 的"珠粒"串联起来,形成"珠串"。用 DNA 酶消化染色质后,可将珠粒一颗颗切下。每颗珠粒的组成是:组蛋白八聚体形成一个蛋白质核心,双链 DNA 在其外周以左手螺旋绕 1.75 圈。相邻珠粒之间有一段连接段 DNA(linker DNA),每一颗珠粒加上其连接段 DNA 构成一个核小体。用高盐溶液可以将核小体 DNA 与核心颗粒解离(图 4-5)。1997

(图中标注)
DNA双螺旋　2 nm
核小体串珠样的染色质纤维　11 nm
核小体包装后的染色质纤维　30 nm
折叠为襻环的染色质纤维　700 nm
整条分裂期染色体　1400 nm

年人们用 X 线晶体衍射技术揭示了核小体核心颗粒的高分辨率结构,发现组蛋白八聚体为直径约 11 nm 的盘状颗粒,含有 H2A、H2B、H3、H4 四种核小体组蛋白各 2 个拷贝。四种组蛋白都是相对小分子量的蛋白质,含 102～135 个氨基酸残基,都有一段氨基端尾部,都有一种叫作"组蛋白折叠"的结构模式,即由两个襻环连成的 α 螺旋。在装配成核小体时,组蛋白首先互相结合形成 H3－H4 和 H2A－H2B 二聚体,H3－H4 二聚体再结合成四聚体,然后,一个 H3－H4 四聚体和两个 H2A－H2B 二聚体形成八聚体核心,外绕 DNA,形成核小体。围绕在八聚体外周的DNA长度总是为 145～147 个核苷酸对,连接段 DNA 的长度有 0～80 个核苷酸对的变化范围(图 4－5)。

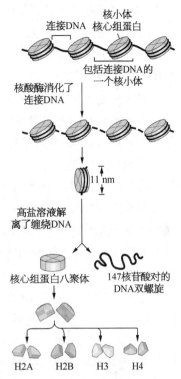

图 4－5　核小体和"串珠"样染色质

每个核小体所含 DNA 长度平均为 200 bp。通过核小体这一形式,DNA 分子从 5 cm 缩短为 2 cm(图 4－4)。

组蛋白核心与其外绕的 DNA 之间有着广泛的相互作用。每一核小体的组蛋白和 DNA 之间有 142 个氢键,其中近一半用于联结蛋白质的氨基酸骨架与核酸的磷酸-戊糖骨架,一些疏水键和盐键也在两者的联结中发挥作用。例如,组蛋白中富含的赖氨酸和精氨酸所带的正电荷可以有效中和 DNA 所带的负电荷。这些都解释了为什么任何 DNA 序列都可以绕在组蛋白核心外周形成核小体。一般来说,DNA 链上每间隔 200 个核苷酸就重复出现 1 个核小体。

每个组蛋白都有一个长的氨基端尾部从 DNA 组蛋白核心颗粒中向外伸出,这一部位易于受到多种共价修饰,从而影响染色体的构建和基因的表达。

2. 30 nm 染色质纤维　如果把间期染色质铺展在电镜载网上观察,可发现它们大部分并不呈现伸展的串珠样核小体结构,而是呈现一种更为紧缩的结构——直径约 30 nm 的纤维,或是在此基础上的进一步压缩。把核小体进一步包装成 30 nm 直径的规则结构,依赖数种机制。首先是 H1 组蛋白。H1 组蛋白分子有一个球状的中心和两个伸展的氨基端和羧基端"臂"。当一个 H1 组蛋白分子结合于核小体的连接段 DNA 上时,其球状中心与核小体上特定位点结合,两臂则与相邻核小体组蛋白核心上的其他位点接触,从而把核小体拉在一起,形成规则的重复排列结构。其次是组蛋白核心中伸出的尾部。它们之间的相互作用有助于使各个核小体互相附着,与 H1 组蛋白一起将核小体包装成 30 nm 直径纤维。不过,核小体组装成 30 nm 直径纤维结构的细节一直处于研究探索中,至今仍有新的模型被提出。

30 nm 直径纤维的形成使 DNA 分子从 2 cm 进一步缩短为将近 0.1 cm(图 4－4)。但是这一长度仍是细胞核直径(5 μm)的 100 多倍。显然,即使是间期核染色质,也在 30 nm 直径纤维的基础上有进一步的折叠,这就是染色体包装的高级结构。

3. 襻环和更高级结构　在大多数细胞中,间期染色质因过于伸展而纤细难辨,所以其结构很难观察,并导致以往的误解:在间期染色质是完全伸展的,不存在近似球形的染色体三维结构。对于染色体的高级结构,曾经提出过几种模型。20 世纪 80 年代以来,多数人同意 30 nm 直径的染色质纤维进一步折叠的形式肯定包括一系列襻环(loop)和螺旋(coil)。

(1) 襻环结构模型:主要是基于染色体骨架的发现而提出。该模型认为,30 nm 直径染色质纤维折叠成襻环,沿染色体纵轴由中央向四周放射状伸出,环的基部联结在染色单体中央的非组蛋白支架上。虽然该模型的观点来自对分裂中期染色体的观察,不过从几种特殊的间期染色体如两栖类卵母细胞的灯刷染色体(lampbrush chromosome)和昆虫的多线染色体(polytene chromosome)获得的研究资料也支持襻环模型在间期的普遍存在。

两栖类卵母细胞的灯刷染色体是研究间期染色体结构的良好模型。蛙卵细胞在减数分裂以前,可有长达数月或数年的时间活跃地进行基因转录,形成大量 mRNA,以满足新个体形成的物质供应所需。此时的染色体从主轴伸出一系列襻环,其上覆有新转录的 RNA,形成光镜下也能看见的"灯刷"形状。像蛙卵那样出现灯刷染色体的物种并不多见,可是如果将通常不形成灯刷染色体的动物(如鱼类)的 DNA 注入蛙卵,也可见灯刷染色体。基于这类实验,人们推测,真核细胞染色体都存在襻环结构,只是它们大多过于细小、易损而难以观察。

昆虫的多线染色体非常粗大,且不互相缠绕。这是因为这种染色体经历多次 DNA 复制而从不分离,所以同源染色体均并排相连形成一条染色体,较易观察到襻环结构。

大肠埃希菌的染色体是一个环形分子,上面缺乏组蛋白,但也存在襻环结构。所以,可以认为,襻环是从细菌、昆虫、两栖类到人的染色体都普遍存在的一种结构。每个襻环含一个或数个基因,根据襻环上的基因是否发生表达,襻环可以松解或紧缩(图 4 - 6)。

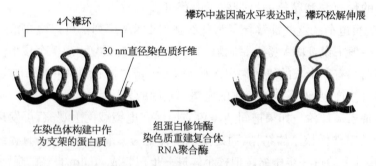

图 4 - 6　间期染色体的襻环结构模型

(2) 更高级结构:当细胞从分裂间期进入分裂期时,染色体进一步盘曲、紧缩,不仅长度又缩短至十分之一,外形也有极大变化,成为更为致密的结构,在光镜下易于见到。大多数分裂中期的染色体若经处理去除表面覆盖的蛋白质等分子后,在扫描和透射电镜下都易见染色体由一系列襻环结构构成。用荧光染料标记分裂期染色体显示的染色体带型中,最细的带也含有 30 个以上的襻环。因此,分裂期染色体作为最为紧缩的结构,代表了染色体球形结构包装的最后一个层次(图 4 - 4)。显然,染色体变得高度紧缩至少有两个目的:一是分裂前期两条姐妹染色单体就不再互相缠绕,并已并排排列,这样它们在被有丝分裂装置纺锤体拉动时就容易分开;二是分裂后期姐妹染色单体在被拉向两个子细胞的过程中,DNA分子不至于因纤细缠绕而受损。

间期染色体紧缩成为分裂期染色体是在细胞周期的有丝分裂期发生的,并依赖一组称为凝缩蛋白(condensin)的蛋白质。它们利用 ATP 水解供能,促成间期染色体发生螺旋化。凝缩蛋白构成分裂期染色体的主要蛋白质成分,大约每一万个碱基对就有一分子凝缩蛋白。

分裂期染色体的基因是不易转录的,原因之一是染色质高度卷曲、紧缩,使 RNA 聚合酶无法接近基因。

五、DNA 分子的包装结构与复制、修复和转录的调控有关

DNA 复制、损伤修复和基因表达时需要相关蛋白质识别并结合到 DNA 分子的特异序列上,如 DNA 聚合酶结合到复制起始点上、RNA 聚合酶结合到基因启动子上、转录因子结合到调控序列上、修复酶结合到 DNA 链断裂处,这些都要求核小体及更高层次的包装打开或松解。也就是说,间期染色体的包装对于各种需要读取(识别)DNA 序列而与之结合的蛋白质来说,都存在"可接近性"(accessibility)问题。因此,不难理解,染色体结构对复制、修复和基因表达产生重大影响。

1. 染色质重塑与基因表达调控　间期染色质结构对于众多调控蛋白来说,存在如何才能接触到对应的 DNA 序列的问题,即"可接近性"问题。例如,当核小体位于基因的启动子区域时,转录因子难以接近和结合到启动子序列,从而导致基因沉默(不表达);如果核小体被移动或组蛋白被去除,转录因子就可以结合到启动子上,从而激活基因的转录。基因表达及 DNA 的复制、修复和重组,都要求染色质局部结构能发生可逆性变化,在最基本的层次上,核小体需要被"松开"和重新"包紧"。这一问题由染色质重塑机制来解决。染色质重塑(chromatin remodeling)是指由染色质重塑因子(chromatin remodeler)复合体介导的染色质结构动态变化,这些变化主要包括核小体滑动、移除、打开及二聚体移除和置换等形式。

染色质重塑因子主要通过调节核小体结构而影响染色质的结构,进而改变 DNA 调控序列的可接近性。根据机制不同,染色质重塑因子主要被分为组蛋白共价修饰复合体和 ATP 依赖性染色质重塑复合体两类。

组蛋白共价修饰复合体:由对组蛋白进行翻译后修饰的各种酶组成,通过改变组蛋白尾部的各种共价修饰(详见下文),改变核小体及更高层次的包装。ATP 依赖性染色质重塑复合体是指具有 ATP 酶结构域、依赖水解 ATP 供能来实现染色质重塑功能的蛋白质复合体,但是其分子中也都含有组蛋白共价修饰结构域。

染色质重塑活动受到细胞的调控。当基因需要打开或关闭时,这些复合体被带到特殊的 DNA 区段附近,让它们改变染色质的结构。在有丝分裂时,一部分复合体失活,从而保证分裂期染色体的高度紧缩结构得以维持。

2. 核小体组蛋白尾部修饰与基因表达调控　四种核心组蛋白的氨基末端(N 端)序列在进化上是高度保守的。在核小体上,这八个末端向外伸出,成为八条所谓的"组蛋白尾",此处易于发生特定氨基酸侧链上的共价修饰。每个核心组蛋白分子尾部可有数种共价修饰形式,统称为组蛋白修饰(histone modification),主要包括赖氨酸的乙酰化、赖氨酸的甲基化(可以有单甲基化、二甲基化和三甲基化)、丝氨酸的磷酸化(图 4-7)。如前所述,组蛋白尾部的相互作用是核小体形成更高一级结构(即 30 nm 直径纤维)所必需的。因此,组蛋白尾部的修饰,对染色质的结构调节有重要影响,从而也成为基因表达调控的一种机制。

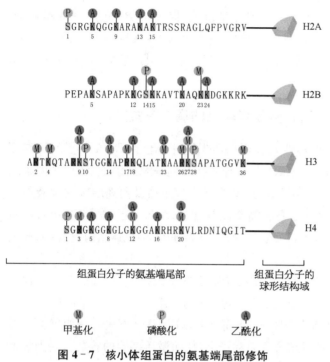

组蛋白分子的氨基端尾部　　　组蛋白分子的球形结构域

Ⓜ　　　　Ⓟ　　　　Ⓐ
甲基化　　　磷酸化　　　乙酰化

图 4-7　核小体组蛋白的氨基端尾部修饰

有些组蛋白修饰在细胞质中组蛋白一经合成且尚未装配成核小体时就发生了。而有重要调控作用的修饰都是在核小体装配完成后，在细胞核里由核内的特异性酶催化完成的。修饰是可逆的。例如，乙酰化由组蛋白乙酰转移酶（histone acetyl transferase，HAT）来加上乙酰基，去乙酰化由组蛋白去乙酰化酶（histone deacetylase）来除去乙酰基而完成。

不同形式的组蛋白修饰可产生不同的效应。这些修饰仅在一个氨基酸上有一个（或两三个）小基团（甲基、乙酰基、磷酸基）的增减，却通过改变电荷或位阻而改变组蛋白尾部的相互作用，影响所在位置的核小体、染色质纤维及染色体高级结构的稳定性，从而影响对特异蛋白质的可接近性，进而产生对基因表达的调控作用。例如，组蛋白乙酰化的效应是使染色质结构失稳定，可能因为作为带正电荷氨基酸的赖氨酸在加上一个乙酰基（带负电荷）后减少了一个正电荷，从而使染色质压缩包装时组蛋白对 DNA 上负电荷的中和作用难以发挥。组蛋白尾部修饰是由特异的酶造成的，这些酶被称为"写入者"。修饰最重大的效应是能将特异蛋白质分子吸引到被修饰段的染色质上，来读取修饰的信息。被吸引招募而来的特异蛋白质分子因而被称为"阅读者"，可识别一种修饰或多种修饰的组合所蕴含的信息，这种信息被称为"组蛋白密码"。据此，这些阅读者蛋白质能够造成染色质进一步紧缩或者松解。例如，H3 组蛋白尾部第 9 个赖氨酸的三甲基化（H3K9me3）能够招募异染色质蛋白 1（heterochromatin protein 1，HP1）前来"阅读"，HP1 使染色质包装紧缩，导致此处基因沉默。而该赖氨酸的乙酰化加上第 4 个赖氨酸的甲基化，则易于被某种基因表达所需的蛋白质"阅读"，有利于此处基因的转录。各种修饰可以以不同的组合发生，目前所知的组合类型约 15 种；而且，修饰是可逆的，是在时间和空间上动态的，因而组蛋白尾部发生各种标记的含义是非常复杂的。由此，通过组蛋白尾部的共价修饰，一段染色质可以对细胞提示某种特定的意义，如某段染色质不允许基因表达。但是迄今仅有一部分修饰密码的含义得到了明确。

组蛋白变体因为可以比常规组蛋白具有不同的氨基酸序列，可以拥有更加丰富的尾部修饰，也可以吸引特异的"写入者-阅读者"复合体，对所在核小体的稳定性、染色质结构的紧密程度和基因表达的活性有着独特的影响。例如：H3 组蛋白的氨基端尾部第 31 位是丙氨酸，而其变体 H3.3 组蛋白在第 31 位则是丝氨酸，这一变化导致 H3.3 组蛋白尾部更易磷酸化,因此,由 H3.3 组蛋白代替 H3 组蛋白的核小体往往属于一段常染色质,与基因的启动子和增强子功能相关。

3. 襻环与复制和转录　灯刷染色体某一特定的襻环总是含相同的 DNA 序列,并在卵细胞生长中保持同样的伸展方式,提示在转录活动中一个襻环相当于一个固定的染色质功能单位。有些襻环可以从一端到另一端不间断地被转录,有些却包含一段不被转录的部分(图 4 - 6)。

果蝇唾液腺细胞的多线染色体是因细胞经历 10 个复制周期却不分裂,上千条相同的 DNA 分子并列相连而成的。光镜下可见染色体上有一段段深暗的带和浅淡的带间区(interband),染色体上的 DNA 95％位于带的部位。在电镜下观察果蝇幼虫发育过程时,可以见到随着调控基因的昆虫蜕皮激素(ecdysone)水平的周期性升降,新的基因开始活化转录而老的基因关闭时,一些带中出现一个个蓬松点而另一些带中的蓬松点消退。可以推测,多线染色体上襻环折叠成一个带,它们在基因转录时作为一个单位而松解。在不发生基因转录的时候,襻环以折叠的 30 nm 直径纤维形式存在;基因转录时,襻环的染色质伸展,显得比 30 nm 直径纤维密度更低。在伸展的襻环两侧的染色质都相对较紧缩。

从灯刷染色体和多线染色体在分裂间期的表现来看,由于襻环存在,基因和相邻 DNA 序列可以相对地分隔开来,各个复制起始点也相对分开,有利于基因转录和 DNA 复制以准确、高效的方式进行。

4. 异染色质与基因表达调控　前述细胞核中染色质的形态(包括电子密度)差异其实是与染色质的结构相关的。如果从 DNA 结构的角度重新解释染色质,我们可以说,常染色质是指间期细胞核内纤维相对伸展松散、能活跃地进行基因转录的染色质;而异染色质是指间期细胞核内纤维折叠盘曲紧密、呈凝缩状态、一般无转录活性的染色质,含有许多外加的蛋白质。因此,异染色质这个名词虽然最初用作形态学上的定义,实际上界定了特殊的染色质结构和功能状态。不难想象,异染色质的基因转录活性低是与其结构紧密造成的可接近性低直接相关的。

就一个细胞而言,可以说整个基因组被包装成常染色质和异染色质两种结构。一个典型的哺乳动物细胞的基因组至少有 10％被包装成异染色质结构。就一个染色体分子而言,异染色质在每条染色体的全长都可以出现,但特别集中在着丝粒和端粒两个区段。大部分折叠成异染色质的 DNA 不含有基因,而如果基因被包装进异染色质,它们通常就不能表达,因为异染色质极其紧缩,可接近性很低。所以,除了着丝粒和端粒这样的固定区段,在特定的时间、特定的染色体及一条染色体上特定的区段是否形成异染色质结构,可以被看作基因表达调控的一种机制。DNA 分子的有些基因必须从位于常染色质变为位于异染色质,这在胚胎发育早期是一种重要的基因表达调控形式。

(1)基因沉默的位置效应:如果将在常染色质中正常表达的基因用实验手段移到异染色质中,该基因停止表达,这种现象被称为基因沉默。基因的转录活性依赖于它在染色体上的位置,即位于常染色质还是异染色质区段,这叫作位置效应(position effect)。位置效应最早在果蝇细胞中被认识到,现在认为它发生在各种生物体,反映了染色体上不同的结构对基因表达的影响。以果蝇杂色眼睛的故事为例。白色基因控制果蝇眼睛的色素生成,它得名于它的突变体,即该基因正常表达时使眼睛含红色色素,一旦突变或失活,红色色素不生成,眼睛就是白色的。当正常表达的白色基因移位至异染色质附近,就造成果蝇的眼睛变为杂色:几块红斑、几块白斑。白斑代表的是白色基因被异染色质的位置效应造成"沉默"的细胞;而红斑则代表正常表达白色基因的细胞,因为红色细胞斑块是在发育早期异染色质形成之初,异染色质区段尚未扩散至该白色基因附近的时候形成的。两种颜色的细胞各自形成斑块,说明位置效应一旦发生,它对基因表达的影响可以遗传至子代细胞。从以上例子可以看到,一个基因在发育早期可以在常染色质中开始表达,然后似乎多少是随机地被选择包装进异染色质,结果就在这个细胞中失活了,并且在其子代细胞中也是失活的,异染色质结构可以在细胞分裂中遗传给子代染色体。

(2) X 染色体失活:雌性哺乳动物 X 染色体失活的例子更充分显示了异染色质在胚胎发育过程中对基因表达的调控作用。雄性哺乳动物细胞的性染色体是一条 X 染色体和一条 Y 染色体,而雌性存在两条 X 染色体。X 染色体大,携带基因超过 1 000 个,而 Y 染色体小,携带基因少于 100 个。哺乳动物细胞进化出一种"基因剂量补偿机制"以平衡雄性和雌性细胞 X 染色体基因表达产物的剂量,即令雌性动物体细胞的两条 X 染色体中的一条保持永久性转录失活。这正是通过 X 染色体整体包装成异染色质结构实现的。在雌性胚胎发育初期,每个细胞均含有一条来自父方、一条来自母方的共两条 X 染色体,随后,其中一条被随机压缩成异染色质,此现象叫作"X 失活"。之后该细胞的所有后代细胞均保持此种 X 染色体失活模式。所以,雌性哺乳动物体内的大部分组织和器官都是约一半细胞表达母方 X 染色体基因,另有约一半细胞表达父方 X 染色体基因。在光学显微镜下可以清楚地看到,这条异染色质结构的 X 染色体常位于间期细胞的内层核膜下或核仁表面,叫作巴氏小体(Barr body)。由于胚胎早期随机发生的"X 失活"造成邻近两群细胞表达不同的 X 染色体基因,经历多次细胞分裂后,在发育后期这两种细胞位置依然接近,在成体就可以看到表达不同基因的细胞夹杂在一起的表型。例如,皮毛颜色呈褐黑花斑的母猫,其杂色皮毛就是由一条 X 染色体携带褐毛的基因而另一条 X 染色体携带的等位基因是黑毛基因造成的。在这个例子中我们也清楚地看到,染色体结构状态及与此相关的基因活性模式可以在细胞代代增殖过程中被记忆和遗传。

(3) 异染色质形成:首先,与常染色质通常含有基因或其他单拷贝序列不同,异染色质中的 DNA 通常含有大量成串的重复序列。大量重复序列 DNA 可以是一些类型的异染色质形成的基础。其次,核小体组蛋白变体可能也与异染色质形成有关。H2 组蛋白的变体 macroH2A 是异染色质形成所需要的。H3 组蛋白的变体 CENP-A 是着丝粒特有的。再次,异染色质有一些特征性的非组蛋白,主要代表是异染色质蛋白 1(HP1)。有些异染色质的形成还依赖非编码 RNA。前述 X 染色体失活形成巴氏小体,就是由称为 XIST 的 RNA 分子介导的(详见第十二章)。

更重要的是,异染色质的形成需要特殊的组蛋白修饰模式。异染色质的组蛋白修饰模式的关键特征就是 H3 组蛋白的第 9 位赖氨酸的三甲基化(H3K9 me3)。这一修饰由组蛋白甲基转移酶"写入",可被异染色质蛋白 HP1"读出",HP1 从而结合至此 H3 组蛋白并诱导该段 DNA 装配成异染色质。

H4 组蛋白低乙酰化也是异染色质的一个特征。如前所述,组蛋白尾部的去乙酰化使得核小体包装成紧密的阵列,也使核小体对某些染色质重塑因子复合体不敏感。异染色质的组蛋白尾部一般是低乙酰化的,下面以酵母染色体端粒来说明这种模式是如何形成和维持的。导致端粒处基因沉默的蛋白质是一组 Sir 蛋白(silent information regulator protein,Sir protein),其中一种组蛋白去乙酰化酶叫作 Sir2;Sir2 高度保守,在包括人的各种生物体中都有同源物,在生成组蛋白低乙酰化模式中起了主要作用。而且其低乙酰化的 H4 组蛋白尾部可被 Sir 蛋白复合体识别,就使这种蛋白与核小体的结合稳定下来,维持了局部的异染色质结构。

由此可见,组蛋白尾部的共价修饰在异染色质形成过程中起关键作用。细胞可能采用不同的组蛋白修饰谱来对常染色质和异染色质加以区分。

5. 染色体在间期细胞核中的位置　从上述内容可见,每一条染色体分子各自都以一些有利于准确、高效地复制和转录的形式包装起来。那么各条染色体在间期细胞核里的分布位置是怎样的? 是杂乱、随机地装在核里,就像一堆绳子塞在一个袋子里那样;抑或是以一些有利于准确、高效地复制和转录的形式安排的?

用荧光原位杂交技术对两条染色体进行双色标记,就能发现在间期细胞核内,一条染色体占据一个相对分隔的位置,不同染色体之间并不发生广泛的互相缠绕。在特定的区域内,染色体分子的折叠也有分布上的规律,即每条染色体分子都有序地折返于细胞核周边区和中央区。每条染色体上的早复制基因位于细胞核中央区,晚复制基因位于细胞核周边区;活跃转录的基因位于各染色体区周边,与染色体间区的交界处。当然,这种分隔是相对的、可移动的。当一条染色体上的基因开始转录时,该基因所在的襻环甚至整条染色体都会改变在核内的位置。

间期核染色质的分区或特定的位置分布可能由一些特异蛋白质帮助形成:这些蛋白质结合在染色体上一定序列,比如端粒或其他异染色质区段,然后附着于内层核膜。

基于上述染色质的化学修饰、结构和位置等特征,我们必须意识到,当 DNA 复制、修复和基因表达及其调控发生时,细胞实际上需要在被包装成特定结构的基因组里读取信息,其过程必然首先包含基本包装形式核小体的改变,而不是像在试管里发生单纯的转录因子与DNA 相互作用那么简单。

六、染色质与染色体的功能是承载细胞的遗传信息

从以上对染色质和染色体化学组成、形态和结构的描述中,我们已经可以清楚地看到,染色质和染色体的功能就是储存(或者说承载)细胞的遗传信息,也可以说是携带基因。

遗传信息对细胞的控制是通过基因的表达实现的,遗传信息对有机体和物种的控制是通过遗传物质的复制和分配实现的。遗传特性要在细胞的代代相传中得到精确维持,有赖于 DNA 分子的完整复制和准确分配至子代细胞。因此 DNA 的转录和复制、分配就成为染色质和染色体功能的两个主要方面,而这也是细胞核的主要功能。

第三节　细胞核的功能

细胞核既是遗传物质 DNA 储存和复制的地方,又是遗传信息表达的第一步——基因转

录的地方，因此是细胞功能及细胞代谢、生长、增殖、分化的控制中心。

细胞核除了装载遗传物质，还包含一些重要结构。其中核仁是细胞核的重要组分，对细胞核的功能贡献巨大（详见下节）。Cajal 小体、应激颗粒等大型的蛋白质复合体对细胞活动的影响正在得到更多关注。自然，核被膜和核纤层的功能也是细胞核功能的一部分。但是，为了叙述的简明顺利，我们在此仅将 DNA 复制、损伤修复和基因转录这三个事件作为细胞核的功能来介绍。

一、遗传物质在细胞分裂之前的特定时段发生复制

如前所述，细胞的遗传物质是 DNA，遗传信息贮存于 DNA 分子的碱基序列中。DNA 分子的双螺旋结构使得两条链分开时每条链都能作为产生新互补链的模板，新产生的链与模板链的碱基序列互补，而与模板链原来的对应链碱基序列完全相同，储存于 DNA 分子中的遗传信息从而得以精确复制。DNA 复制（DNA replication）就是由一个亲代 DNA 双螺旋产生两个子代双螺旋的过程，其基础就是碱基配对。真核细胞在细胞分裂周期的特定时期复制 DNA，该时期称 DNA 合成期（DNA synthesis phase），简称 S 期。哺乳动物细胞 S 期一般长约 8 小时，这意味着细胞在每次分裂期（mitosis phase，M 期）到来之前必须在大约 8 h 内复制一套可以写满 1 000 册本书的核苷酸对，而且只允许一两个核苷酸的差错。可想而知，迅速而精确地完成 DNA 复制无异于一项奇迹。创造这一奇迹的是一种复杂的、精确调控的机制，需要多种酶和其他蛋白质的协调参与。以下对此过程及其特性作一概要介绍。

1. DNA 复制过程　DNA 复制从复制起始点开始。在以起始蛋白为首的一个多酶复合体的作用下，双链解开，形成两个方向相反的复制叉。在复制叉上，DNA 聚合酶分别以 DNA 双链中的一条为模板，4 种脱氧核苷三磷酸（deoxynucleoside triphosphate，dNTP）为原料，以 5′端→3′端的方向合成两条新的 DNA 链。随着复制叉向相反的两个方向推进，就形成复制泡。复制泡在各个复制起始点发生并增大，使 DNA 分子得到完整复制。

按照双螺旋模型理论，在一定条件下使一个 DNA 双螺旋解旋、双链分开，在含有 4 种脱氧核苷三磷酸的溶液中可以复制出两个完全相同的 DNA 双螺旋。复制后的 DNA 分子各含有 1 条旧链和 1 条新链，2 个新的双螺旋都是原来双螺旋的精确复制品。这叫作半保留复制（semiconservative replication）。20 世纪 50 年代的同位素标记实验证明了复制的确以半保留的方式进行。

（1）复制起始：DNA 双螺旋的两条链由互补碱基间的大量氢键紧密联结在一起，在体外只有剧烈的理化因素（如置于沸水中或加入强酸碱）才能将双链分离。在细胞内，复制需要打开双链并暴露碱基，这由一组叫作起始识别复合体（origin recognition complex，ORC）的蛋白质实施，其中主要包含解旋酶。这些蛋白质结合到 DNA 双链的多个复制起始点上并断开氢键，启动复制。

真核基因组比细菌大得多，而其复制合成的速度却低得多。为了确保在细胞周期允许的时间内快速、精准地完成复制，真核细胞在每个 DNA 分子上有多个复制起始点；往往连续 20~80 个复制起始点成串激活，即同时或相继启动复制。

间期的 DNA 分子被包装成异染色质和常染色质结构，准备进入有丝分裂的细胞必须在

间期的 S 期经过染色质重塑，才能让复制起始点被 ORC 等蛋白质接近。这些都是在 S 期特异的激酶激活后协调的。

（2）DNA 聚合酶和 RNA 引物：由于 DNA 链中 dNTP 线性聚合的键是磷酸二酯键，即新 dNTP 的加入是以自身的磷酸与已有链末端 dNTP 的 3′羟基之间形成磷酸二酯键，所以新链的延长方向只能是 5′端→3′端，反应由 DNA 聚合酶（DNA polymerase）催化。但是 DNA 聚合酶无法从头开始 DNA 链的合成，而是需要一段短的 RNA 作为引物（primer），在 RNA 引物的 3′端加上 dNTP。因此，延长中新链的 5′端是 RNA 引物，3′端是 DNA。

RNA 引物是由 DNA 引物酶（primerase）催化合成的。引物酶是一种特殊的 RNA 聚合酶，以三磷酸核糖核苷（NTP）为原料，以 DNA 的一条链的一段为模板，合成一段短的 RNA，一般长约 10 bp。

（3）复制叉、复制泡中的前导链和后随链：一旦解旋酶在复制起始点打开了双螺旋，引物酶以打开的 DNA 链为模板合成一段 RNA 引物，然后 DNA 聚合酶在此引物的 3′端加上 dNTP，子链开始合成。这时，松解开的两股母链以及合成中的子链与未松解开的双螺旋形成一把叉子（或字母"Y"）的形状，这一结构被叫作复制叉（replication fork）。在多酶复合体作用下，复制在复制起始点启动，向相反两个方向打开双链，形成两个方向相反的复制叉。在复制叉上，以母链为模板，两条新合成的子链被加上 dNTP 而使子链不断增长，所以两个复制叉反向推进，造成一个逐渐增大的复制泡。这一过程不断推进，直至全部 DNA 序列得到复制，两个子代 DNA 分子诞生（图 4-8）。

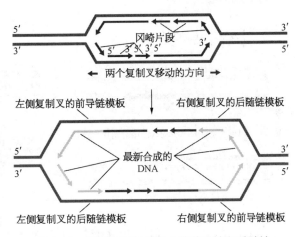

图 4-8　复制叉和复制泡中的前导链和后随链

按照简单设想，在复制叉的推进中，两条子链都是被逐一在尾端加上核苷酸而不断延伸的。但是，由于母链是反向平行的两条链，这一假想的机制要求一条子链合成方向是 5′端→3′端，而另一条子链是 3′端→5′端，这也就要求催化反应的 DNA 聚合酶可以催化两种方向的链延长。然而事实上，没有发现存在催化 3′端→5′端聚合的 DNA 聚合酶。

20 世纪 60 年代用同位素 ^{3}H 标记胸腺嘧啶参入细菌的实验发现，增长中的复制叉一过性存在长 1 000～2 000 个核苷酸的 DNA 片段［冈崎片段（Okazaki fragment）］。片段中脱氧核苷酸也是以 5′端→3′端方向聚合的，然后一系列冈崎片段首尾相接地被"缀合"起来，形成较长的 DNA 链。后来又证明，真核细胞复制叉也有这样的冈崎片段，只是长度仅 100～200 个核苷酸。

由此可知，复制叉的内部结构是不对称的：一条子链不间断地合成，并率先发生，因而叫作"前导链"（leading strand）；另一条子链是间断地合成的，由冈崎片段连接而成，并稍稍滞后发生，因而叫作"后随链"（lagging strand）。后随链的合成滞后是因为必须等到前导链的延长使冈崎片段的模板链显露出来,才能进行核苷酸聚合。后随链中核苷酸聚合的方向与链本身延伸的方向是相反的(图4-8)。

在前导链合成中,RNA引物只需要一个,DNA聚合酶就可在其3′端催化连续的DNA新链合成。而在后随链,RNA引物需要多个,每个间隔100～200 bp。DNA聚合酶在引物3′端催化一段短的DNA链,即100～200 bp的冈崎片段,一个冈崎片段的结尾处就是前一个冈崎片段上游引物的5′端所在处。然后随着复制叉推进使模板链上新的一段暴露,下一个RNA引物合成,DNA聚合酶再合成新的冈崎片段。这一过程如图4-9(左)所示:后随链的DNA链是不连续的,其上可见多个引物,而前导链是连续的(其引物未显示)。这些RNA片段随后由一种DNA修复系统来去除且由DNA取代,最后由DNA连接酶将各个DNA片段的3′端和5′端连接起来。

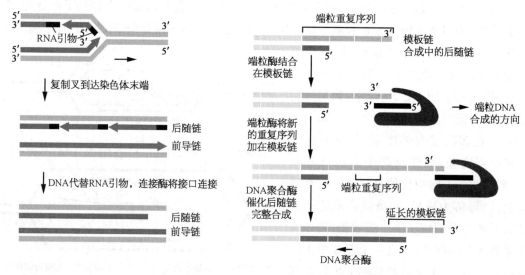

图4-9　后随链的不完全复制(左)与端粒的复制(右)

2. 校读纠错机制　复制的高保真除了依赖子链与模板母链之间的碱基配对原则,还依赖数种自我校读和自我纠错机制来保障正确的碱基配对。这些机制由DNA聚合酶在催化子链合成的过程中实行,避免或减少可能发生的错配。

第一种是由DNA聚合酶在催化新dNTP结合的过程中实行校读。在新的dNTP中,碱基刚刚与模板链的对应碱基结合、尚未与新链末端共价结合的时候,DNA聚合酶就对配对进行了校对,不允许错配的dNTP连接到正在延长的新链上来。其原因是催化新dNTP与链上的脱氧核苷酸共价结合需要DNA聚合酶自身有一个构象变化,错配的dNTP不利于构象变化,所以亲和力低。第二种机制叫作"核酸外切校读",如果联结在RNA引物3′羟基末端的是错配的dNTP,DNA聚合酶将切除错配者,直至配对正确,才开始DNA合成。其间甚至可能切除由自己催化合成但却碱基错配的一段DNA,所以这种核酸外切校读是DNA聚合酶的一种自我纠错行为。

3. 整个染色体的复制　在整个S期,两个复制叉反向推进的过程在染色体分子的各个区段不断发生,直至整个分子完成复制。每个染色质分子各个区段的复制都以固定的先后顺序进行,其时间安排似乎与染色质结构有关,即松解的染色质区段先复制,而紧缩的染色质区段后复制。

细菌染色体是环状分子,复制叉的汇合能保证分子的完整复制。与此不同的是,真核 DNA 是线性分子,其两个末端的完整复制依赖此处的端粒结构和端粒酶。

端粒酶分子的一部分是逆转录酶,其中含有一段 RNA 序列,能催化以 RNA 为模板的 DNA 合成。前已述及,后随链是间断合成的,由于 DNA 聚合酶的催化特性要求在其 5′端 RNA 引物的 3′羟基加上 dNTP,当复制叉推进至染色质分子的端粒处,后随链就存在因模板链末端无法形成引物的模板而无法完整复制最后一段序列的问题(图 4-9,左)。此时端粒酶利用自身 RNA 作为模板,催化合成多段 DNA 重复序列 GGGTTA 加至后随链的模板链(即母链)3′端并使之延长。后随链以此段序列为模板,生成引物并由 DNA 聚合酶催化合成 DNA 片段(图 4-9 右,引物未显示),从而保证线性 DNA 分子的末端得到完整复制。

在需要定期增殖的组织干细胞(如骨髓和肠上皮的干细胞)及生殖细胞,端粒酶活性很高:每一轮细胞分裂前的 DNA 复制中都由端粒酶来合成端粒的重复序列,维持端粒长度,保障这些细胞在分裂前得到完整复制的基因组。如果没有端粒酶,端粒的长度对于上述细胞的寿命(即分裂次数)构成一种"倒计时"装置:随着一轮轮细胞周期,后随链末端渐次缩短,端粒序列渐次丢失(每次 $100\sim200$ bp),而当缩短到影响基因组稳定性的时候,DNA 损伤应答反应就会令细胞停止增殖,发生所谓的"复制性衰老"。可以理解,这是机体为了避免细胞无限分裂而形成的保护机制。

4. 新的核小体形成和组蛋白修饰模式重现　真核 DNA 的核小体结构在 DNA 复制时如何被打开,复制后如何得到重建的机制已得到初步了解。已知染色质重塑复合体的蛋白质介导了这个过程。

合成的子链 DNA 上的组蛋白一半来自母链,另一半需要新合成。组蛋白在 S 期被大量合成,新的核小体结构紧接着复制叉经过就立即形成。但是,组蛋白变体的合成不是像经典组蛋白那样与 DNA 合成相偶联的,而是在间期的其他时间发生。

组蛋白尾部的共价修饰在新的核小体形成时也同时完成,因此子代核小体的组蛋白修饰模式忠实于亲代。这也是所谓"表观遗传"的特性,使得特定组织细胞的基因表达格局在子代细胞得到维持。也因此特性,端粒和着丝粒的异染色质结构及已经成为巴氏小体的 X 染色体结构得以从亲代细胞遗传给子代细胞。

5. DNA 复制有关的酶类和蛋白质　如上所述,DNA 复制的整个过程是在一系列酶类的精确协调下完成的,并且需要一些其他蛋白质和 RNA 引物。这些分子的大部分组成一个多酶复合体,作为一个整体沿着 DNA 分子移动,使得两条链上的 DNA 合成得以协调进行。以下是其中主要成员及其功能。

(1) 起始因子:识别复制起始点并打开双链 DNA。

(2) 解旋酶(DNA helicase)和单链 DNA 结合蛋白(single-strand DNA-binding protein):一起协调 DNA 双螺旋的松解,以显露复制的模板链。

(3) DNA 拓扑异构酶(DNA topoisomerase):DNA 拓扑异构酶 Ⅰ 和 Ⅱ 解除复制叉打开时前方 DNA 的超螺旋并防止两条链缠绕。

（4）引物酶：负责合成 RNA 引物。

（5）DNA 聚合酶（DNA polymerase，常被简写为 Pol）：负责 DNA 新链延长，即以 $5'$ 端→ $3'$ 端聚合酶活性催化以 DNA 旧链为模板在 RNA 引物 $3'$ 羟基加上 dNTP，同时也负责自我纠错，即以 $3'$ 端→ $5'$ 端外切酶活性切除错配 dNTP。

两种真核 DNA 聚合酶分别在复制叉的前导链和后随链上工作：Polδ 在后随链负责合成间隔的冈崎片段，Polε 在前导链负责合成连续的新链。

（6）滑动钳夹（sliding clamp）蛋白：帮助 DNA 聚合酶稳定结合于模板链上。

（7）DNA 连接酶（DNA ligase）：连接冈崎片段的 $3'$ 羟基与 $5'$ 磷酸。

二、DNA 损伤修复可以随时进行并与复制和转录相关联

在环境中的 X 射线、紫外线、电离辐射、化学药品等因素的作用下，或者在细胞内部升高的活性氧（reactive oxygen species，ROS）作用下，正在复制或复制前后的 DNA 分子均可受到损伤而导致基因组 DNA 核苷酸序列改变；甚至在正常生理条件下 DNA 也会发生核苷酸序列的自发改变。这些序列改变的后果之一是基因突变（gene mutation），但基因和基因组必须保持相对稳定。稳定性的实现依靠 DNA 损伤修复（DNA damage repair）机制，即在 DNA 损伤后，通过细胞内多种酶的作用，使损伤的 DNA 分子立即得到修复，恢复其正常序列和结构。DNA 修复有赖于细胞 DNA 修复系统的存在，修复系统的主要组分是实施切除与修补的各种酶，还包括监测感知 DNA 损伤的蛋白质分子。与 DNA 复制一样，DNA 修复的基础也是碱基配对。

1. 对单链损伤的修复　切除修复（excision repair）机制针对 DNA 分子中一条单链的损伤，是一种多步骤的酶反应过程：首先将受损的 DNA 部位切除，然后再以未受损的那条单链为模板，由 DNA 聚合酶合成一个片段并连接到切除的部位以修补损伤。有两种常见的切除修复，一种是针对小型损伤的"碱基切除修复"，另一种是针对大型损伤的"核苷酸切除修复"。

（1）碱基切除修复：首先由一系列 DNA 糖化酶识别 DNA 中受损的碱基，然后加以水解去除。DNA 糖化酶在 DNA 链上移动，能特异识别脱氨的胞嘧啶和腺嘌呤、烷化或氧化的碱基、开环的碱基等，并将这些受损碱基从糖环上去除。这一切除造成一个没有碱基、只有磷酸戊糖的受损核苷酸，被 AP 核酸内切酶（A 指"apurinic"，去嘌呤的；P 指"apyrimidinic"，去嘧啶的）识别。这种内切酶和磷酸二酯酶随即将没有碱基的核苷酸在其磷酸二酯键处整个切除，其结果是在核苷酸链上留下一个单个核苷酸缺失的微小缺口，最后由 DNA 聚合酶催化加入一个新的核苷酸，由 DNA 连接酶封闭缺口。

（2）核苷酸切除修复：可以修复任何一种 DNA 单链的损伤，但通常是"大块"损伤，如碳氢化合物致癌剂与 DNA 碱基的共价结合及阳光紫外线造成的各种嘧啶二聚体。多酶复合物能够感知此类引起双链变形的大块损伤，然后从两翼打破一段核苷酸单链的磷酸二酯键，再将其整段剥离，留下的大缺口由 DNA 聚合酶以完好的互补链为模板催化合成一段新链，最后由 DNA 连接酶封闭缺口。

核苷酸切除修复机制不仅可在监测到损伤后随时发生，还特别在基因转录过程中与转录酶（即 RNA 聚合酶）的活动相联系。在 RNA 聚合酶催化以基因 DNA 序列为模板的

RNA 合成时,如果遇到基因序列的 DNA 损伤,聚合酶能暂停转录,通过一些偶联蛋白引导核苷酸切除修复系统到达损伤地点,待修复完成再重启转录,从而保证重要基因的遗传信息准确表达。

2. 对双链断裂的修复　最危险的 DNA 损伤是双链断裂,往往由电离辐射、氧化物、异常代谢产物引起。DNA 复制过程中的错误,如复制叉停顿或断裂,也可以造成双链断裂。若不及时修复,这种损伤将造成染色质片段化、基因丢失。细胞有两种机制应对此种剧烈损伤,一种是"非同源末端连接",另一种是"同源重组"(图 4 - 10)。

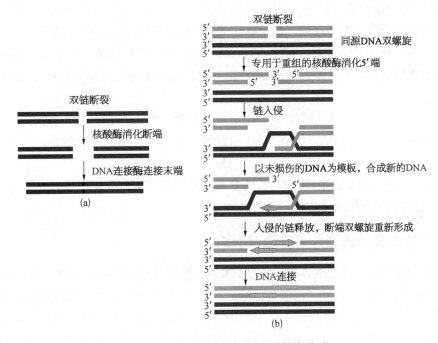

图 4 - 10　DNA 双链断裂的两种修复方式

(a) 非同源末端连接;(b) 同源重组

(1) 非同源末端连接(non-homologous end joining):在这种修复形式中,双链 4 个断端被简单联结在一起,连接处往往丢失若干核苷酸(图 4 - 10 a)。这种形式的 DNA 修复在哺乳动物体细胞中经常发生,一般发生在细胞周期的 G_1 期,即细胞开始长大而尚未开始 DNA 复制时。虽然这种"快速而粗糙"的修复实际上造成 DNA 序列的改变,可能导致基因突变,但是鉴于基因序列占据整个基因组的很小部分,这种修复方式是可行的;不过也就此在基因组留下很多"伤疤",该处的 DNA 序列因不精确的修复而存在错误。若一个人活到 70 岁,整个基因组留下此种"伤疤"可多达 2 000 处。正常染色体分子的末端因为端粒特殊结构的存在,不会被细胞误认为双链断裂。

(2) 同源重组(homologous recombination):相比之下,同源重组可以介导精确的双链断裂修复,当然其过程也复杂和困难得多。同源重组是两个相近或相同的 DNA 分子之间发生核苷酸序列交换而实现的遗传信息重组,所介导的修复只能发生在 DNA 复制过程中(S 期),或刚刚复制以后、细胞分裂之前(G_2 期),此时存在姐妹染色单体,并且彼此位置靠近,其中一个双螺旋可以作为另一个双螺旋断裂修复的模板。

同源重组修复过程的简单描述是：① 切除，一个双螺旋的 DNA 双链断裂后，断裂口 5′端的一段被切除；② 链入侵，断裂口 3′端凸出的那段链伸入到另一个相近或相同的完好的双螺旋中，以其中互补链为模板，由 DNA 聚合酶合成一段新链，弥补断裂链上的相同序列缺失。随后在 DNA 连接酶的作用下，以磷酸二酯键使新片段与旧链相连接，从而完成修复过程（图 4－10b）。

总的来说，同源重组是利用序列同源的 DNA 双螺旋产生新 DNA 片段，并重新组合的过程，能够对各种原因造成的双链断裂进行无错修复。由于这一过程对细胞至关重要，同源重组的酶类是进化上高度保守的。除了用于 DNA 损伤修复，高等动物细胞中天然的同源重组通常在有性生殖过程中发生，即在性细胞成熟发生减数分裂时，来自雌雄双方的同源染色体的部分遗传物质可实现交换，导致基因重组。同源重组也是生物体基因重排、遗传进化的重要机制。

由上述可见，介导 DNA 损伤修复的酶对维持细胞和机体的正常极端重要。当基因组损伤累及这些酶基因本身，会造成严重后果，即携带大量突变基因的细胞得以分裂增殖，发展为肿瘤。

由于 DNA 修复的基础是碱基配对，修复活动同样存在染色质包装结构带来的可接近性问题，因此也必须有染色质重塑复合体的参与。

三、遗传信息以基因为单位进行表达

从上述内容我们看到细胞是如何通过 DNA 复制将其遗传信息以不变的形式传递给子代，那么细胞又是如何解读并利用这些信息的呢？用四个字母（即 DNA 的四种脱氧核糖核苷酸）写成的遗传指令如何指导形成一个细菌或一个人，或者一个人的不同细胞？这就是遗传信息的表达及其调控问题。细胞中每秒钟发生着千百次这个过程，但我们对此却有着太多的未知问题。人类基因组的 DNA 序列都已清楚，而我们对很多基因确切的起止位置仍不清楚，对它们在个体发育中表达的起止时间、对它们应答环境信号表达开启或关闭的机制也不清楚，特别是对非编码 DNA 序列功能的认知才刚刚开始。这里我们先介绍遗传信息表达的一些基本概念，而基因表达如何在细胞内外各种因素调控下发生改变，将在第十章和第十一章中介绍。

遗传信息的表达就是基因的遗传信息通过转录（transcription）为 RNA 分子并翻译（translation）为蛋白质分子的过程。基因是遗传信息表达的单位，因此"基因表达"等同于"遗传信息表达"。换言之，遗传信息表达就是信息从基因 DNA 转移到蛋白质的过程，这实际上是细胞如何读取遗传信息的过程。这种读取在不同细胞有不同的选择。举例来说，红细胞专一负责氧运输而胰岛 B 细胞专一制造胰岛素，在一个人身上这两种细胞所携带的遗传信息是完全一样的。它们在形态和功能上的巨大差异缘于它们基因表达谱的差异，如红细胞表达血红蛋白基因而不表达胰岛素基因，胰岛 B 细胞则相反，表达胰岛素基因而不表达血红蛋白基因。

遗传信息的流向是从 DNA 到 RNA 再到蛋白质，这一基本原则称为分子生物学的中心

法则。从细菌到人类的所有细胞都遵循这一法则表达遗传信息。当然，中心法则的通用性存在一定的变化，这体现在以下三方面。第一，真核细胞对 DNA 遗传信息的解读受到 RNA 这个环节一系列剪接加工的很大影响。这种剪接加工可能使 RNA 所传达的信息发生重要的改变，而这正是真核细胞解读遗传信息的特有方式。第二，遗传信息流的终端并不总是蛋白质，有些基因的终产物是 RNA，这些 RNA 分子像蛋白质分子一样，可以折叠成特异的三维构造从而形成重要的结构和催化活性，或具有调控活性。第三，遗传信息可以逆向地由 RNA 传递给 DNA，称为逆转录。逆转录主要发生在一些病毒中，但在真核细胞也有发生（如端粒结构延长时）。

1. **基因的转录**　转录（transcription）是以 DNA 为模板合成 RNA 的过程。遗传信息在 RNA 中还是用在 DNA 中同样的字符（即核苷酸）"书写"的，为此，遗传信息的这一转移叫作"转录"。

（1）转录过程：基因转录的过程是在细胞核内 RNA 合成酶系作用下，以 DNA 的一条链上的一段序列为模板，以 4 种核苷三磷酸（nucleoside triphosphate，NTP）为原料，按照碱基配对原则，由 RNA 聚合酶催化合成一个与模板序列互补的 RNA 分子。

RNA 与 DNA 分子的总体结构存在较大差别。DNA 总是以双螺旋形式存在，而 RNA 以单链形式存在，这样 RNA 链就易于折叠成各种三维结构。与 DNA 的功能是仅储存遗传信息不同，RNA 在细胞内还发挥特殊的结构和催化作用，而 RNA 形成特异三维结构才使 RNA 分子得以实现这些功能。

实施转录的酶叫 RNA 聚合酶（RNA polymerase）。转录起始和结束是由 DNA 上特殊序列对 RNA 聚合酶发出信号而实现的。RNA 聚合酶先是与 DNA 分子发生随机碰撞，酶倾向于附着在 DNA 上，然后沿着 DNA 滑动。当聚合酶遇到称为启动子的特异序列，它就会牢固结合于 DNA 上，随即打开其前方的双螺旋，使两条 DNA 链上的一小段序列得以暴露，以其中的一条链作为模板，酶催化 RNA 链合成。与 DNA 复制类似，NTP 在酶作用下，通过磷酸二酯键的联结，以 5′端→3′端方向逐一加在 RNA 链上。RNA 链不断延长，直至聚合酶遇到 DNA 上第二个信号——终止子，酶停止前进并释放 DNA 模板和新合成的 RNA 链。因此转录的过程可以人为地分成起始、延长和终止三个阶段，以细菌基因的转录为例，是一个包含 7 个步骤的循环。① RNA 聚合酶与能识别基因启动子的 σ（sigma）因子组装在一起，结合到启动子上；② 聚合酶解开 DNA 双螺旋；③ 转录起始；④ 合成最初十来个核苷酸后，聚合酶解除与启动子和 σ 因子的结合，沿 DNA 模板链前移合成 RNA，RNA 链延长；⑤ 转录高效推进，直至聚合酶遇到基因的终止子而使转录终止；⑥ 终止信号使 RNA 含有链内碱基配对序列并折叠成发夹结构；⑦ 聚合酶与 DNA 链解离，并释放 RNA 链。σ 因子可以再与聚合酶核心酶组装进行下一个基因转录。

真核生物有三种 RNA 聚合酶，它们分别识别三类启动子并与之结合，从而催化相应的 RNA 分子合成。与上述细菌基因转录所需单一的 σ 因子不同，真核基因的转录起始需要多个叫作转录因子（transcription factor，TF）的基因调控蛋白与启动子结合（详见第十二章）。例如，RNA 聚合酶Ⅱ能识别并结合到所有 mRNA 基因的启动子上，该类启动子具有 TATA 共有序列，聚合酶需要与一组名为 TFⅡ的通用转录因子共同组成转录起始复合体才能工作。TFⅡ意为 RNA 聚合酶Ⅱ所需的转录因子,包括多个组分,在功能上互相配合,共同完成转录起始所需要的过程。真核基因的转录推进还必须伴随染色质重塑,以打开核小体结构,并克服打开双螺旋所带来的前方双链的进一步缠绕。

(2) 转录产物:转录产物常叫作转录物或转录本(transcript),是三种与蛋白质合成有关的 RNA——信使 RNA(mRNA)、核糖体 RNA(rRNA)和转运 RNA(tRNA),以及其他非编码 RNA。mRNA 像信使一样把遗传信息从细胞核内转送至细胞质,然后在那儿遗传信息被翻译成蛋白质合成的序列。tRNA 和 rRNA 及一些小分子 RNA 等非信使 RNA 不用作翻译的模板,而是在细胞内发挥结构和酶活性组分的作用,参与蛋白质生物合成或是参与转录物前体的加工及转录的调控。

在基因转录的主要产物中,mRNA 用于编码蛋白质,而 rRNA 和 tRNA 分别用于合成核糖体和专一性地运输氨基酸;因此,后两种 RNA 均属于非编码 RNA(non‐coding RNA),即不用于编码蛋白质的 RNA。除了 rRNA 和 tRNA,细胞还产生其他几大类非编码 RNA。近年研究揭示了一些令人惊讶、前所未知的现象,表明非编码 RNA 数量巨大,功能多样,涉及基因的转录和翻译及染色体分子的复制、结构和包装等多个方面,对细胞活动非常重要。由此我们看到,RNA 除了作为中心法则中遗传信息的中间介导者外,还承担了许多重要功能,可以对 DNA 实施多种形式的调控。

rRNA 和 tRNA 以外的主要非编码小 RNA 包括 6 大类(snRNA、snoRNA、scRNA、miRNA、siRNA、piRNA),另外还有长链非编码 RNA 分子(详见第二章)。它们执行功能的基础也是碱基配对。

以上各种 RNA 分子由三种 RNA 聚合酶分别负责合成。RNA 聚合酶Ⅰ识别 rRNA(5.8S、18S 和 28S RNA)启动子,RNA 聚合酶Ⅱ识别所有 mRNA 启动子和 snoRNA、miRNA、siRNA、lncRNA 及大多数 snRNA 启动子,RNA 聚合酶Ⅲ识别 tRNA、5S rRNA 、一部分 snRNA 和其他小 RNA 的启动子,从而催化相应的 RNA 合成。

2. 真核 RNA 的转录后加工　真核细胞中转录出来的初级 RNA 转录物需经加工(processing),才成为成熟的 RNA 分子,才能被运输出细胞核。实际上,某些加工早在 RNA 链尚在延长过程中时就已经开始了。

(1) mRNA 加工:真核 mRNA 合成时,整个基因(包括内含子和外显子)首先被转录为一个长的初级 RNA 转录物,然后内含子序列被切除,外显子序列相连,产生一个短得多的 RNA 分子。这一过程叫作剪接(splicing)。切除内含子的酶是一类由蛋白质和 RNA 组成的复合物,叫作核内小核糖核蛋白颗粒(snRNP)。它能识别内含子起始和中止的核苷酸序列,使内含子两端接近,并将切除的内含子序列像一个"套索"似地释放出来,然后联结 RNA 链。这一成熟的 mRNA 分子才可以指导蛋白质合成。

真核基因内含子和外显子的排列方式看似浪费,实际上在进化上有着积极意义。内含子的存在可以增加基因重组的机会,有利于新的和有用的蛋白质的产生。另外,在不同细胞或不同发育阶段,一个基因可以以不同方式剪接,从而产生不同的蛋白质,这也增加了基因表达调控的机会。

真核 mRNA 初级转录物在经历剪接之前,还必须在分子两端经历两种特异的加工:

5′端加帽和3′端聚腺苷酸化。5′端加帽是在5′端加上一个稀有碱基——甲基鸟嘌呤,3′端聚腺苷酸化是在3′端加上一个多聚腺苷酸的尾(参见第二章)。加帽和聚腺苷酸化的作用是增加 mRNA 分子的稳定性和便于经核孔运输,另外,这两种末端加工可能对蛋白质合成机器提示了 mRNA 分子的完整性。

(2) rRNA 加工:rRNA 是在核仁中转录出来的,rRNA 在成为成熟核糖体亚基之前需经历许多步骤的加工(参见本章下节)。rRNA 前体在加工过程中也将一部分内含子序列切除。人类细胞中 rRNA 前体的初级转录物为 45S rRNA,长为 13～14 kb;而成熟的 28S rRNA 为 5.1 kb,18S rRNA 为 1.9 kb,5.8S rRNA 为 0.16 kb,总共约 7.2 kb,因此只有一半的初级转录物序列出现在成熟的 rRNA 分子中。在加工过程中 rRNA 前体还经历了广泛的核糖和碱基修饰,多数是在核糖 2′羟基上甲基化,还有尿嘧啶转变为假尿嘧啶。5S rRNA 基因转录产物在核仁以外的核质内合成,不需要加工。

(3) tRNA 加工:tRNA 前体中的内含子要比 mRNA 前体中的短,并且没有像在 mRNA 前体中发现的恒定的序列。tRNA 前体剪接加工过程中,催化反应的酶是蛋白质而不是 RNA。另外,tRNA 前体中大约 10% 的碱基被修饰。

mRNA 蕴含的线性核苷酸序列转换成另一套线性序列——氨基酸,叫作遗传信息的翻译。翻译的过程即蛋白质的生物合成,发生在细胞质中的核糖体上,三种成熟的 RNA 分子从细胞核进入细胞质后,在这一过程中各自发挥重要作用。蛋白质合成过程详见第五章第一节。而核糖体的 rRNA 合成和加工及核糖体的装配都发生在细胞核内的特殊区域——核仁中。

第四节　核　仁

大多数真核细胞的间期核都有一个或数个核仁(nucleolus, nucleoli),在相差显微镜下的活细胞和普通光镜下染色的细胞中都易于见到,是早在 200 年前就被观察到的亚细胞结构。核仁的数目和大小可随细胞的生理功能状态不同而变化。在蛋白质合成旺盛的细胞中,核仁往往显得很大。核仁是细胞核内的特殊区域,是细胞制造核糖体的装置。它虽然与核仁以外的核内区域[被称为核质(nucleoplasm)]没有可见的分隔,但是在形态、结构、化学组成和功能上确实不同于核质。

一、核仁具有独特的化学组成和形态结构

分析离体的核仁,测得核仁的化学组成也是核酸和蛋白质;但是与染色质相比,它的蛋白质含量甚高,占 80%,主要是核糖体蛋白,还有各种催化转录、加工的酶,种类多达几百种;RNA 占 11%,DNA 占 8%。核仁中的核酸主要是 rRNA 基因及其转录产物。

在光镜和电镜下核仁呈圆或椭圆形,外无界膜包围。在电镜超薄切片中可以看到,核仁包括三个亚区室。① 若干个纤维中心(fibrillar center, FC),呈电子密度较低的浅染区,位于核仁中央部分。该部分含有从数条染色体上伸出的 DNA 襻环,上有 rRNA 基因。② 若干个致密纤维成分(dense fibrillar component, DFC),每个 DFC 位于 FC 周围一圈,电子密

度高于 FC,内含直径为 5～10 nm 的致密纤维。该处存在大量正在转录的 rRNA 分子。

③ 颗粒成分(granular component,GC),位于整个核仁,FC－DFC 的外周,呈致密的颗粒,颗粒直径 15～20 nm。颗粒为已合成的核糖体前体,因此这些颗粒比细胞质中的核糖体颗粒略小些。将切片的二维图像重构为三维球形的核仁构造,FC、DFC 和 GC 三个亚区室的位置关系可以表述为:DFC 包在 FC 外面,构成一个个 FC－DFC 小球并散布在 GC 中。所以,核仁常被描述为多层的"核心-外壳"结构(图 4－11)。

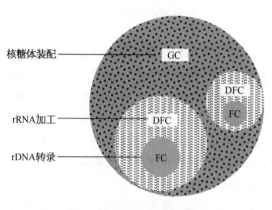

图 4－11 核仁亚区室模式

核仁随细胞周期进行而呈现周期性变化——形成和消失。细胞从间期进入分裂期时,染色质开始紧缩,含 rRNA 基因的 DNA襻环逐渐缩回至相应染色体,rRNA 合成停止,核仁的纤维成分和颗粒结构均分散在核质中,整个核仁先是缩小,继而消失。细胞分裂结束时,在新生的子代细胞中,染色体松解、伸展,含 rRNA 基因的 DNA 襻环也重新伸入核仁区域,重新开始合成 rRNA。随着 rRNA 的积累和包装,核仁逐渐扩大,于是在 DNA 襻环周围又组建成新的核仁。先是有数个小核仁形成,随即小核仁互相融合成一个或数个大核仁。

核仁无膜,但与周围核质区域之间存在实质上的分隔;核仁内容物迥异于核质,含有数量庞大的 rRNA、核仁内小 RNA 和多种蛋白质及其复合体,又与核质甚至细胞质存在活跃的物质交流。核仁组分是如何聚拢成为外部近似球形、内部分层的核仁结构的,核仁结构为何在与外部进行活跃的物质交流的动态变化中能得以维持,一直是令人好奇的问题。近年一些研究提出,用液-液相分离(liquid-liquid phase separation)的生物物理概念可以解释核仁装配和动态变化的基础。这一概念认为:核仁区室整体和其中的亚区室都具有液态性质,它们不与核质相混且内部互不相混,与油和水两种液体互不相混的原理一样;核仁中存在高浓度的特别是同样的 rRNA 分子和大量蛋白质,关键的核仁蛋白,如核仁磷酸蛋白 1 (nucleophosmin 1, NPM1)和核纤维蛋白(fibrillarin, FBL),因其分子中内在无序区 (intrinsically disordered region)、富含甘氨酸-精氨酸(G－A rich)区或寡聚化结构域等特殊序列或结构的存在而能与 rRNA 及其前体多价结合,从而将核仁内大分子凝聚成液滴;不同核仁蛋白主导形成的液滴因表面张力而互不相混,且可层层包绕,疏水性更强的液滴表面张力更大,会在最内部,从而形成三个亚区室分层的"核心-外壳"结构。

二、核仁的主要功能是合成、加工核糖体 RNA 和装配核糖体

核仁是细胞中合成和加工 rRNA、装配核糖体亚基的场所。

1. rRNA 基因的分布 细胞对核糖体的需求量是非常大的。一个大量合成蛋白质的细胞可有上千万个核糖体,也就是需要上千万份 rRNA。与此相适应,rRNA 基因的拷贝数目很大,前后串联重复排列,并且往往以高速进行着转录。人类细胞二倍体基因组含有约 200

个 rRNA 基因拷贝,这些基因拷贝重复排列在 5 条不同的染色体上,即 13、14、15、21 和 22 号染色体上,每个基因拷贝(长 8～13 kb)与下一个基因拷贝之间由一段叫作间隔 DNA (spacer DNA)的非转录区隔开。也就是说,在二倍体细胞的 46 条染色体上,有 10 条分布着 rRNA 基因。

在核仁这个特殊区域内,集结着这 10 条染色体的含 rRNA 基因的大襻环(图 4-12,图中示意了一个襻环)。这些 DNA 区段也被叫作 rDNA。在襻环上,rRNA 基因以前后串联的方式成串排列,每条襻环上的一串 rRNA 基因叫作一个"核仁组织者"(nucleolus organizer)区段,简称为 NOR。核仁组织者的含义是:在细胞分裂完成后,新的核仁是以每个串联排列着 rRNA 基因的染色体襻环为中心组织起来的。围绕每个核仁组织者,先形成较小的核仁,随着襻环汇集,小核仁融合成一个或数个大核仁。

2. rRNA 的转录 1969 年 Miller 在电镜下观察两栖类卵母细胞分离的核仁,发现了 rRNA 基因转录的圣诞树样形态。在一段段染色质纤维上垂直伸出的许多转录产物以扇形排开,构成一个个圣诞树样的转录单位:树顶部是 DNA 3′端,是转录起始端,靠近这端的

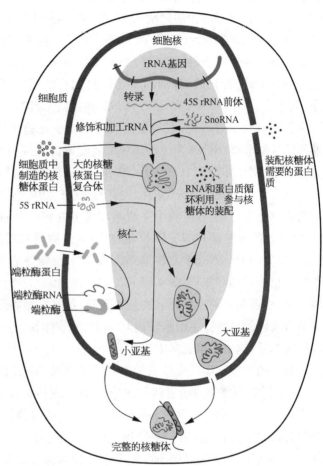

图 4-12 核仁的功能

rRNA 转录物较短。随着转录向 DNA 5′端推进,转录物逐渐加长,直至"圣诞树"基部,该处出现转录终止信号,催化转录的 RNA 聚合酶消失,转录结束。在每个转录物与 DNA 相连的位置上可见一个个膨隆的小点,这是催化转录的 RNA 聚合酶Ⅰ所在之处,每条 rRNA 转录物的末端(即 5′端)都可以见到一个致密的小结节,这可能是刚合成的 rRNA 分子上结合了蛋白质颗粒从而开始核糖体装配过程的表现。

在哺乳动物细胞核仁内也发现了 rRNA 转录的类似结构。在人类细胞,核仁内 rRNA 基因由聚合酶Ⅰ转录。实际上,在核仁外 mRNA 和 tRNA 的转录过程也大致如此,只不过 mRNA 和 tRNA 基因不是大量重复排列的,催化转录的 RNA 聚合酶Ⅱ和Ⅲ的分子数较少,转录产物更长或更短,所以在核仁以外的细胞核区域没有典型的圣诞树样转录结构可见。

3. rRNA 的加工和核糖体的装配　核仁内 rRNA 基因的初级转录物是 45S rRNA,又叫 rRNA 前体(precursor),长约 13 000 bp。在它最终装配成大、小核糖体亚基离开细胞核之前,还要经历修饰、加工、成熟的过程,并与来自细胞质的蛋白质相结合,装配成两个核糖核蛋白复合体。这一个过程主要包括以下步骤:① 经历两种化学修饰(核糖的 2′羟基甲基化和尿嘧啶核苷异构为假尿嘧啶)。② 被切除一些片段并剪切成 3 个终末成熟 rRNA 分子——28S rRNA、18S rRNA 和 5.8S rRNA。这些实施修饰和剪切的酶都是由核仁内小RNA(snoRNA)分子引导定位到 45S rRNA 分子上的,修饰是由一种核仁内小核糖核蛋白颗粒(snoRNP)催化的,修饰和剪切的目的可能是为了形成适合核糖体装配的三维构象。③ 成熟分子 28S rRNA 和 5.8S rRNA 再接受来自核仁外的 5S rRNA,与 49 种蛋白质装配成大亚基;18S rRNA 与 33 种蛋白质装配成小亚基(图 4 - 12)。含 18S rRNA 的小亚基比28S rRNA、5.8S rRNA 和 5S rRNA 装配成的大亚基成熟得更快,较早出现在细胞质内。5S rRNA 基因是在核仁以外的区域由 RNA 聚合酶Ⅲ转录的。

核仁内三个亚区室分层的结构有利于核仁功能的实施,就像大型、忙碌而拥挤的大工厂设有内部分区,以便各区集中完成某项任务并将产品就近运到后道工序的区间。在 FC 与DFC 的交界面完成 rDNA 转录,原初转录产物运到周围 DFC;在 DFC 进行转录产物的加工,加工完的 rRNA 运到周围的 GC;在 GC,核糖体的大小亚基分别完成装配,等待细胞使用时运出核仁和细胞核(图 4 - 11)。

大、小亚基分别经核孔运送至细胞质,最终在细胞质内成为成熟的核糖体,这样就不会发生有功能的核糖体在细胞核内与 mRNA 前体相互作用的情形了。成熟核糖体的功能是合成蛋白质,这将在第五章中作介绍。

核仁的功能长期以来被认为单纯是核糖体 RNA 的转录、加工和核糖体装配。但是近10 年来,随着研究手段的更新,人们惊讶地发现核仁可能还有另外的功能,因为核仁中存在许多先前不为人知的蛋白质和非编码 RNA。这些核仁内蛋白质的作用与核糖体合成和装配无关,而且它们在核仁与核质(即核仁以外的核区域)之间发生频繁的穿梭,这提示核仁可能是一些核蛋白的"临时居所",便于它们在细胞需要时"就近"与其他核蛋白或核酸发生相互作用。对于核仁新功能的认识正在逐步深化。

第五节　细胞核与疾病

细胞核是细胞生命活动的控制中心,一旦核内物质在形态、结构和功能上发生了改变,在临床上就会引起各种疾病。我们将从四方面加以介绍:第一是染色体的改变,称为染色体畸变(chromosomal aberration),可在光镜下经过核型和带型技术进行识别;第二是基因的改变,称为核基因突变(gene mutation),可在分子水平上,通过对构成基因成分的核苷酸种类、数目和排列顺序的确定加以认知;第三是核纤层、内层核膜蛋白质缺陷与肌肉、神经等遗传性疾病的关系;第四是细胞核改变与肿瘤的密切关系。需要注意的是,这四方面互有交叉或重叠,而且并未包含所有与细胞核结构和成分相关的疾病。

一、染色体畸变造成染色体病

每一个物种的染色体不论在数目上还是形态、结构上基本是一致的。人类正常染色体数为 46 条,配成 23 对,每一对的 2 条染色体具有相同的形态和固定的长臂、短臂结构。因间期的 DNA 损伤或分裂期的纺锤体异常,会引起染色体数目和结构的改变,这些改变如果发生于胚胎发育期,将导致人类严重的先天性疾病——染色体病。目前在已发现的数千种人类遗传性疾病中,染色体病就有 500 余种。例如唐氏综合征(Down syndrome),又称 21 三体综合征(trisomy 21 syndrome),是以 21 号染色体从正常的 2 条变为 3 条为特征的,是最常见的人类染色体异常。该病因英国医生 J. L. Down 于 1866 年描述病状而得名,由 J. Lejeune 于 1959 年确认其为 21 三体综合征。

染色体病常导致患儿生长发育迟缓、智力低下,一般均有多发性先天畸形,如唐氏综合征就表现为认知能力和体格生长滞后,面部和手指畸形等。

二、许多遗传性疾病是单一基因突变引起的

生殖细胞系核基因发生突变可以引起下一代的遗传性疾病,常见为分子病(molecular disease)和先天性代谢缺陷。

分子病是指蛋白质分子的结构和数量异常所引起的疾病。例如,镰状细胞贫血就是由于血红蛋白分子的 β 链上第 6 位谷氨酸的编码 GAG 突变为缬氨酸的编码 GTG 所致。除血红蛋白分子病外,还有各种血浆蛋白异常、免疫球蛋白异常、受体蛋白异常等。目前发现的血红蛋白分子病就有 700 多种。

先天性代谢缺陷是由于编码代谢相关酶蛋白的基因突变导致合成酶蛋白质异常,或者由于调控系统基因突变导致酶合成量减少而引起遗传性酶缺陷,造成代谢紊乱。例如,苯丙酮尿症(phenylketonuria, PKU)患者由于编码苯丙氨酸羟化酶的基因突变,且为纯合突变型,因而不能形成苯丙氨酸羟化酶,体内蛋白质分解的苯丙氨酸不能转变成酪氨酸,而经代谢旁路形成苯丙酮酸和其他代谢产物聚集在血液和脑脊液中,部分经尿排出,导致苯丙酮尿症。由于这种代谢紊乱,致使患儿脑发育障碍而智力低下。先天性代谢缺陷虽大部分属罕见病,但病种很多,危害很大,现已证实有 2 000 种左右。

三、核孔蛋白异常与退行性疾病有关

核孔复合体在停止分裂的细胞中不再发生解聚和装配的循环,但是各种核孔蛋白(Nup)通过溶酶体—自噬途径或泛素—蛋白酶体途径降解,得以维持更新。神经元和心肌细胞就属于这样的不分裂细胞。

肌萎缩侧索硬化症(amyotrophic lateral sclerosis, ALS)和额颞叶痴呆(frontotemporal dementia, FTD)这样的神经退行性疾病以进行性的运动神经元丢失为特征,来自患者或模式动物模型的神经元中可以观察到多个 Nup 水平下降,也观察到 mRNA 出细胞核和核蛋白入细胞核的减少,同时存在自噬活动的缺陷。类似现象也在亨廷顿病的小鼠模型和患者细胞中存在。在来自阿尔茨海默病(Alzheimer disease, AD)患者的海马神经元,病理

性 Tau 蛋白在细胞质聚集,与某些富含 FG 重复序列的 Nup 相互作用,进一步加重 Tau 蛋白聚集;另外,Nup53 水平降低对 AD 的神经退行性病变有作用。与此相似,帕金森病(Parkinson disease,PD)患者的神经元也存在特征性的病理性蛋白质聚集物与 Nup 相互作用及某种 Nup 水平降低。

在先天性心脏病患者和模式动物的心肌细胞中存在某些 Nup 的变异。

核孔复合体在结构、组分和功能上的异常是神经退行性疾病的原因还是结果,尚需进一步研究。

四、核纤层病是核纤层蛋白的基因突变的结果

如前所述,核纤层蛋白 A 和 C 负责与染色质分子结合,核纤层蛋白 B 则通过核纤层蛋白 B 受体与内层核膜锚定。已知核纤层蛋白 A 和 C 基因上可以有多达 180 个突变,与 10 多种人类疾病有关,因此产生了核纤层病(laminopathy)这一术语。令人不解的是,虽然核纤层在所有人体细胞都存在,核纤层病却主要表现为肌肉(骨骼肌和心肌)、神经、脂肪组织方面的异常,以及 Hutchinson-Gilford 早衰综合征(Hutchinson-Gilford progeria syndrome,HGPS)。核纤层蛋白异常引起这些疾病的机制还不清楚,假如说因为核膜不能正确装配而在肌肉这样会收缩的细胞中细胞核易于损伤,那么在脂肪和神经细胞中这就不能成为理由。因此推测,还是因为核纤层蛋白异常影响了染色质的有序包装、锚定乃至基因的表达。

内层核膜上介导核纤层与核膜结合的特异蛋白质也有致病性基因突变。1994 年发现 X 染色体连锁的 Emery-Dreifuss 肌萎缩症是作为核纤层蛋白 B 受体的 emerin 蛋白发生突变引起的,由此揭示了内层核膜蛋白质缺陷与疾病关联的冰山一角。现在知道有 80 种核膜蛋白质与至少 14 种疾病相关,疾病类型与核纤层病相同,提示其致病原因也是核纤层蛋白异常影响了染色质的有序包装、锚定和基因的表达。例如 emerin 蛋白介导异染色质与核膜的结合,其突变会影响异染色质的结构和功能。

五、核仁形态结构改变与细胞应激、病毒感染、癌变等有关

在多种原因引起的细胞应激中,核仁的 FC、DFC 和 GC 三个亚区室的分层分布形式被打破,三组分的标志性蛋白质分布变得弥散,甚至分布到整个核质,此时整个核仁结构趋于破坏。引起这些改变的应激因素常见的有核糖体病、基因毒性应激、氧化应激、热休克、营养物剥夺、癌基因活化等。寨卡病毒和登革病毒可以进入核仁,这些病毒感染也可以改变核仁结构。癌细胞的核仁变化主要是核仁变大,并常见多个核仁。

六、细胞核的多种异常与肿瘤有关

发生癌变的细胞中可观察到明显的细胞核形态改变或染色体的畸变,而基因组不稳定则是癌细胞的标志。

1. 细胞核形态异常　与正常细胞相比,肿瘤细胞通常有较大的细胞核,因此以高的核质比为特点,而且细胞核结构呈异型性,表现为细胞核外形不规则,细胞核表面凸出或向内凹陷,细胞核分叶、出芽,细胞核呈桑椹状或弯月形等。染色质多聚集在近核膜下,并呈粗颗粒

状。核仁呈高 rRNA 转录活性,表现为体积增大,数目增多,反映出肿瘤细胞代谢活跃、生长旺盛的特点。同时,构成染色质的组蛋白磷酸化程度增加,使分子中赖氨酸所带电荷改变,降低与 DNA 的结合,促进转录。此外,由于进行频繁的物质转运,核孔数目显著增加。

2. 基因组不稳定　各种致癌因素诱发细胞癌变的过程毫无例外地包含基因组不稳定的改变。基因组不稳定(genome instability, genomic instability)也称遗传不稳定(genetic instability),是指基因组内高发各种突变的状况,包括核苷酸序列突变、染色体重排和非整倍体(aneuploidy),而这些异常也成为癌细胞的特征。基因组不稳定的主要原因是 DNA 损伤修复的缺失和错误。细胞分裂过程的异常(如纺锤体装配错误)造成染色体错误的、不完整或不均等的分配,也是基因组不稳定发生的原因。

家族性肿瘤存在特定基因的突变,而散发性肿瘤则一般是累积了一系列基因的突变,这些基因往往是控制细胞增殖、分化和凋亡的关键基因;突变的结果是基因产物的过度表达、过度激活,或相反——缺失、活性丧失。因此,相应的基因被叫作"癌基因"和"抑癌基因"。

几乎所有的肿瘤细胞都有染色体的畸变,包括数目异常和结构异常,出现非整倍体、易位、重复、缺失等,可作为肿瘤诊断的客观指标。如 95% 的慢性粒细胞白血病(chronic myelogenous leukemia,CML)患者细胞中都含有一条被称为 Ph' 的染色体,它是由 22 号染色体长臂与 9 号染色体长臂之间部分区段易位后所形成的比正常 22 号染色体更小的染色体。此外,在视网膜母细胞瘤中可见 13 号染色体长臂的中间缺失,在肾母细胞瘤(Wilms瘤)中可见 11 号染色体短臂的中间缺失。

参与 DNA 复制、损伤修复的酶和蛋白质的基因发生突变将导致基因组的不稳定,可以是多种肿瘤发生的直接原因。例如,常染色体隐性遗传病布卢姆综合征(Bloom syndrome)患者对白血病和各种肿瘤易感,是与 BLM 基因纯合突变直接相关的。该基因编码的 DNA 解旋酶是 DNA 复制和修复所需要的,突变造成该酶不表达或活性低下,患者细胞频繁发生姐妹染色单体交换、DNA 双链断裂和重排,累积大量突变。又如,DNA 损伤修复系统成员 BRCA1/2 突变的人群,其卵巢癌、乳腺癌等肿瘤发生率大大高于正常人群。

本章小结

细胞核是真核细胞特有的亚细胞结构,是遗传信息储存、复制和转录的地方。细胞核在细胞有丝分裂期解聚消失,在分裂间期重新装配形成。细胞核由核被膜包围,内含染色质。染色质由 DNA 和蛋白质组成。组蛋白主要负责把 DNA 双螺旋包装成核小体和 30 nm 直径纤维,非组蛋白主要是与 DNA 复制、转录、修复相关的酶、转录因子和辅助蛋白质,还负责把染色质包装成更紧缩的结构——包括襻环和球状结构。染色质最重要的功能就是携带基因。基因是 DNA 分子中能产生一个有功能的 RNA 分子的一段核苷酸序列。DNA 分子的完整复制和正确分配有赖于多个复制起始点、一个着丝粒、两个端粒这三种必需序列。异染色质是包装更紧缩的染色质结构,其中不含基因或所含基因无表达活性。与之相反,常染色质是伸展的纤维,其上基因活跃表达。间期伸展的染色质在分裂期包装成球形的染色体。核仁是核糖体 RNA 转录、加工和核糖体装配的场所。核仁的结构也经历分裂期解聚、间期重新装配并融合的过程。细胞核的功能体现在遗传信息贮存及遗传物质复制、修复和基因表达,由此控制细胞功能及细胞代谢、生长、增殖、分化等活动。细胞核上述功能的变异与许多人类疾病有关。

(易 静)

参考文献

[1] Akey CW, Singh D, Ouch C, et al. Comprehensive structure and functional adaptations of the yeast nuclear pore complex[J]. Cell, 2022, 185(2): 361 - 378.

[2] Alberts B, Johonson A, Lewis J, et al. Molecular biology of the cell[M]. 6th ed. New York: Garland Science, 2014.

[3] de Leeuw R, Gruenbaum Y, Medalia O. Nuclear lamins: thin filaments with major functions [J]. Trends Cell Biol, 2018, 28(1): 34 - 45.

[4] Feric M, Vaidya N, Harmon TS, et al. Coexisting liquid phases underlie nucleolar subcompartments [J]. Cell, 2016, 165(7): 1686 - 1697.

[5] Lafontaine DLJ, Riback JA, Bascetin R, et al. The nucleolus as a multiphase liquid condensate[J]. Nat Rev Mol Cell Biol, 2021, 22(3): 165 - 182.

[6] Liu J, Ali M, Zhou Q. Establishment and evolution of heterochromatin[J]. Ann N Y Acad Sci, 2020, 1476(1): 59 - 77.

[7] Liu J, Hetzer MW. Nuclear pore complex maintenance and implications for age-related diseases[J]. Trends Cell Biol, 2022, 32(3): 216 - 227.

[8] Lodish H, Berk A, Kaiser CA, et al. Molecular cell biology [M]. 8th ed. New York: W H Freeman, 2016.

[9] Lusk CP, King MC. The nucleus: keeping it together by keeping it apart[J]. Curr Opin Cell Biol, 2017, 44: 44 - 50.

[10] Martire S, Banaszynski LA. The roles of histone variants in fine-tuning chromatin organization and function[J]. Nat Rev Mol Cell Biol, 2020, 21(9): 522 - 541.

[11] Morrison O, Thakur J. Molecular complexes at euchromatin, heterochromatin and centromeric chromatin[J]. Int J Mol Sci, 2021, 22: 6922.

[12] Talbert PB, Meers MP, Henikoff S. Old cogs, new tricks: the evolution of gene expression in a chromatin context [J]. Nat Rev Genet, 2019, 20(5): 283 - 297.

[13] Yang K, Yang J, Yi J. Nucleolar stress: hallmarks, sensing mechanism and diseases[J]. Cell Stress, 2018, 2(6): 125 - 140.

[14] Zhu X, Huang G, Zeng C, et al. Structure of the cytoplasmic ring of the *Xenopus laevis* nuclear pore complex[J]. Science, 2022, 376(6598): eabl8280.

第五章
细 胞 质

原核细胞的结构比较简单,没有细胞核和细胞质(cytoplasm)之分,细胞内各种物质如DNA、RNA 和蛋白质等都混杂在一起,因此代谢效率和细胞功能水平较低。真核细胞不同于原核细胞的一个主要特点是细胞内部被膜结构分隔成具有不同形态、结构和功能的各种区室,其中包括细胞核及核膜外、质膜内的细胞质部分。由于这种区室化使得不同的酶及其催化的反应可在不同的空间进行,大大提高了反应的效率。例如,核膜的出现导致了转录和翻译的相关反应分开在细胞核与细胞质两个空间进行。这些由内膜分隔和包围形成的特定结构被称为细胞器,除了细胞核之外,还包括胞质中的内质网、高尔基体、内体、溶酶体、过氧化物酶体、线粒体等结构。它们每一种都有着特有的酶系统和其他大分子物质,行使不同的代谢和生理功能。除了以内膜形成区室之外,细胞另一个提高反应效率的表现是将参与反应的诸多成分聚拢在一起,形成反应的复合体,如负责蛋白质合成的核糖体及完成蛋白质降解的蛋白酶体等。

细胞器(organelle)的定义并不统一,一般有两种表述。一种仅将膜包围的亚细胞结构叫作细胞器;另一种则泛指透射电镜下可见的具有特定结构、成分和功能的亚细胞区室或大分子复合体,可以有或无膜包围。所以,细胞核、内质网、高尔基体、内体、溶酶体、过氧化物酶体、线粒体是典型的膜包围的细胞器,分泌颗粒、脂滴这样的在某些组织细胞富集的膜泡结构及自噬小体这样的临时性膜泡结构自然也属于膜包围的细胞器;而中心体、核糖体和细胞骨架(包括纺锤体)这样临时性的结构,也可被称为细胞器,属于无膜细胞器。

细胞质基质(cytoplasmic matrix)是指除细胞器、细胞骨架等有形成分以外的细胞质可溶性成分,也称为胞质溶胶(cytosol),即透射电镜下透明均质的部分。

本章主要介绍细胞质内的膜包围细胞器、主要的大型复合体。

第一节　核　糖　体

蛋白质生物合成是细胞制造蛋白质的过程,也称为基因的翻译。它是高度特异的分子间相互作用的多步骤化学反应过程。根据生物学中心法则,DNA 上的遗传信息通过转录传递给 RNA,RNA 分子中由核苷酸组成的遗传信息再被翻译成为由氨基酸组成的蛋白质,这需要 RNA 分子和一些辅助因子的参与。如果这些反应在细胞的游离组分中进行,那么蛋白质的合成效率就很低,因为合成过程中所需的各种分子之间随机碰撞的概率很低。核糖体为蛋白质的生物合成提供了一个理想的场所,它像蛋白质的装配机器,使蛋白质的生物合成过程高效有序、精确持久地进行。核糖体这一特殊结构使编码遗传信息的 mRNA、携带氨基酸的 tRNA 分子和其他众多因子集中在一个较局限的空间里,能快速有序地完成蛋白质合成的各种反应。核糖体可以以每秒 3~5 个氨基酸的速度延伸多肽链,因此,合成 100~200 个氨基酸的小蛋白质只需花费 1 分钟或更短的时间,而合成 30 000 个氨基酸的巨大蛋白质则可能需要 2~3 小时。

一、核糖体由两个大小不同的核糖核蛋白复合体亚基组成

1. 核糖体的形态、结构和化学组成　核糖体(ribosome)是由核糖体 RNA(ribosomal RNA,rRNA)和蛋白质组成的核糖核蛋白复合体颗粒状结构,存在于所有类型的细胞中,其功能是在 mRNA 携带的遗传信息的指导下以氨基酸为原料合成蛋白质。核糖体最早由 Robinson 等在 1953 年用电子显微镜观察发现。电镜下,核糖体是一种致密的小颗粒,直径 15~25 nm,由大小不同的两个亚基组成。真核细胞的核糖体要比原核细胞的大,其分子量为 4 200 kDa 左右。用离心的沉降系数斯韦德贝里单位(unit,用符号"S"表示,是 Svedberg 沉降系数的单位)表示为 80S。其中,大亚基为 60S,由 5S rRNA、28S rRNA、5.8S rRNA 及 49 种蛋白质组成;小亚基为 40S,由 18S rRNA 和 33 种蛋白质组成。原核细胞的核糖体及真核细胞线粒体中的核糖体均是 70S 的核糖体,分子量为 2 500 kDa 左右。其中的大亚基为 50S,由 5S rRNA、23S rRNA 及 34 种蛋白质组成;小亚基为 30S,由 16S rRNA 和 21 种蛋白质组成。尽管原核和真核生物的核糖体之间存在差异,但它们在结构和功能上是极其相似的,这反映了它们具有共同的进化起源。所有生物体中的核糖体大、小亚基通常是分散于细胞质基质中的,真核细胞核糖体的大、小亚基在核仁内完成装配后分别从核孔运出至细胞质基质,只有在行使蛋白质合成功能时,小亚基与 mRNA 结合,再与大亚基结合在一起形成完整的核糖体。其中,小亚基为 tRNA 分子提供与 mRNA 上遗传密码精确配对的架构,大亚基则负责催化肽键的形成,从而将氨基酸连成肽链。在蛋白质合成结束时,大、小亚基解离,重新分散到细胞质基质中。

核糖体上有 4 个 RNA 的结合位点,其中 1 个是 mRNA 结合位点,3 个是 tRNA 结合位点。3 个 tRNA 结合位点分别是氨基酰- tRNA 结合位点(A 位点),肽酰- tRNA 结合位点(P 位点)及 tRNA 被释放前的结合位点(E 位点)。A 位点和 P 位点彼此靠得很近,使得结合在上面的 2 个 tRNA 分子只能与 mRNA 上相邻的 2 个密码子配对,从而保证了翻译过程能按 mRNA 上既定的读码框正确进行(图 5-1)。

2. 游离核糖体和膜结合核糖体　核糖体是细胞中含量最丰富的 RNA-蛋白质复合体,在原核细胞中,除了少数核糖体附着在质膜上外,大部分核糖体都以游离状态存在于细胞中。在真核细胞内,一部分核糖体游离于细胞质基质中,称为游离核糖体(free

ribosome)；另一部分核糖体附着在内质网膜或外层核膜上，成为糙面内质网的一部分，被称为膜结合核糖体（membrane-bound ribosome）（图 5-2）。游离核糖体和膜结合核糖体的差别不仅在于所处位置，更在于所合成的蛋白质种类不同：前者合成细胞内部的大部分蛋白质，后者负责合成分泌性蛋白质、质膜蛋白及内质网、高尔基体和内体-溶酶体的蛋白质。

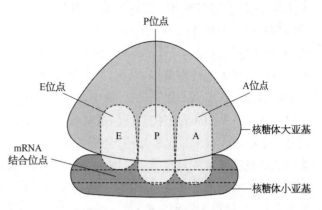

图 5-1　核糖体上的结合位点

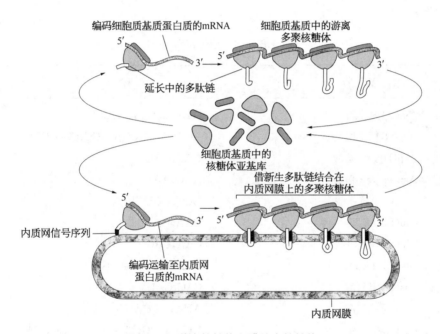

图 5-2　游离核糖体和膜结合核糖体

二、蛋白质的生物合成在核糖体上进行

在蛋白质的生物合成过程中，三类 RNA（mRNA、tRNA 和 rRNA）发挥了重要的作用。mRNA 带有从基因转录而来的遗传信息，是合成蛋白质的模板，其核苷酸序列决定了所合成蛋白质的氨基酸序列；tRNA 在蛋白质合成中是衔接分子，它的反密码子可识别 mRNA 上的遗传密码，同时，它所携带的氨基酸按模板的指令进入正确的位置；rRNA 与一些蛋白质组成核糖体，成为蛋白质合成的场所，有关合成的生化反应都在核糖体上进行。

1. 蛋白质合成中三类 RNA 的作用

（1）蛋白质合成的模板——mRNA：mRNA 分子中的遗传信息是从 DNA 分子中转录

而来的,其核苷酸序列将被翻译为蛋白质分子中的氨基酸序列。翻译时,mRNA 分子的核苷酸序列以 3 个核苷酸为一组按 $5'\rightarrow3'$ 的方向被连续解读,每 3 个相邻核苷酸编码 1 种氨基酸,被称为遗传密码(genetic code),或者密码子(codon)。由于 mRNA 分子主要是由 4 种不同核苷酸组成的线性多聚体,因此,三个核苷酸自由组合可形成 64($4\times4\times4$)种密码子,如 AAA、AUA、AUG 等(表 5-1)。其中,61 种密码子分别代表相应的氨基酸,其余 3 种密码子(UAA、UGA、UAG)不代表任何氨基酸,是肽链合成的终止密码子。在 61 种编码氨基酸的密码子中,AUG、GUG 和 UUC 还有起始信号的功能,其中 AUG 最常见。由于参与合成蛋白质的氨基酸通常只有 20 种,因此,有一些氨基酸会被不止一种密码子所编码,这种现象被称为遗传密码的简并性,编码同一氨基酸的密码子被称为同义密码。这一套遗传密码对所有生物(从简单生物到人类)都是普遍适用的,只有在线粒体和叶绿体自身的蛋白质合成体系中有一些例外,即有少数密码子与通用密码不同,如其中的 AUA 代表蛋氨酸,UGA 代表色氨酸等。

表 5-1 遗传密码

氨 基 酸	密 码 子
Ala(A)丙氨酸	GCA,GCC,GCG,GCU
Arg(R)精氨酸	AGA,AGG,CGA,CGC,CGG,CGU
Asp(D)天冬氨酸	GAC,GAU
Asn(N)天冬酰胺	AAC,AAU
Cys(C)半胱氨酸	UGC,UGU
Glu(E)谷氨酸	GAA,GAG
Gln(Q)谷氨酰胺	CAA,CAG
Gly(G)甘氨酸	GGA,GGC,GGG,GGU
His(H)组氨酸	CAC,CAU
Ile(I)异亮氨酸	AUA,AUC,AUU
Leu(L)亮氨酸	UUA,UUG,CUA,CUC,CUG,CUU
Lys(K)赖氨酸	AAA,AAG
Met(M)甲硫氨酸	AUG
Phe(F)苯丙氨酸	UUC,UUU
Pro(P)脯氨酸	CCA,CCC,CCG,CCU
Ser(S)丝氨酸	AGC,AGU,UCA,UCC,UCG,UCU
Thr(T)苏氨酸	ACA,ACC,ACG,ACU
Trp(W)色氨酸	UGG
Tyr(Y)酪氨酸	UAC,UAU
Val(V)缬氨酸	GUA,GUC,GUG,GUU
终止密码子	UAA,UAG,UGA

（2）蛋白质合成的衔接分子——tRNA：在蛋白质合成过程中，mRNA 分子的密码子并不直接识别和结合所对应的氨基酸，翻译过程依赖一类衔接分子（tRNA）。tRNA 是一类具有双重功能的分子，既可携带特异的氨基酸，又可特异地识别模板上的遗传密码。tRNA 分子由约 80 个核苷酸组成，通过分子内不同区域间的碱基配对折叠成三叶草状。然后，进一步通过分子不同区域间的氢键作用，折叠成紧凑的倒 L 型结构，其两端恰好构成了该分子的两个功能端，其中一端形成反密码子，由一组三个连续的核苷酸组成，可识别并与 mRNA 上的密码子互补配对；另一端是 tRNA 3′端的一小段单链的 CCA 序列，它是与密码子相匹配的氨基酸在 tRNA 上的结合部位。

细胞中不同的氨基酸会由不同的 tRNA 分子负责转运。细胞中 tRNA 分子种类的多少因物种而异，像原核细胞通常有 30～40 种 tRNA 分子，真核细胞有 50～100 种不同的 tRNA 分子。由于细胞中 tRNA 与氨基酸及密码子的种类数往往并不呈一一对应关系，因此，大部分氨基酸能和一种以上的 tRNA 分子结合。同时，一些 tRNA 分子也可以与 mRNA 上一个以上的密码子配对结合。后者主要是通过反密码子和密码子间不十分严格的配对来实现的，其中密码子的前 2 位碱基与反密码子的配对是严格遵循碱基互补原则的，而第 3 位碱基在配对时会有可能出现错配或摇摆的现象，以至于密码子和反密码子之间可以出现不止一种的配对类型。这种机制使 mRNA 上不同的密码子可以为同一种氨基酸编码。

（3）蛋白质合成机器核糖体中的关键分子——rRNA：核糖体是一种复合体，尽管其中蛋白质分子的数量大大超过了 RNA 分子的数量，但 RNA 的质量占比却很高：在原核核糖体中约占 60%，在人类核糖体中约占 50%。目前已经知道了数千种生物的大小 rRNA 序列，虽然这些 rRNA 在核苷酸序列上差异很大，但每种 rRNA 的相同部分都可以通过碱基配对形成发夹、茎环等结构，并借助这些结构的相互作用，生成相似的三维核心结构，在核糖体的结构与功能中起关键的作用。rRNA 折叠成的紧凑、精确的三维结构构成了核糖体的核心，决定了核糖体的形状，并且不仅形成了 A 位、P 位和 E 位三个 tRNA 结合位点，还形成了催化肽键形成的位点。原核细胞核糖体中催化肽键形成的是 23S rRNA，它形成一个袋状结构，并通过其中网状分布的氢键，使参与反应的新生肽链和氨基酰- tRNA 精准定位，从而极大加快了彼此间的共价结合。像这种有催化能力的 RNA 分子被称为核酶（ribozyme）。在此过程中，P 位上的 tRNA 也为催化活性位点提供了一个羟基基团，直接参与了催化反应的过程，其中的机制可能是为了确保只有当 tRNA 在 P 位正确定位后催化反应才会进行。核糖体蛋白质在核糖体的结构与功能中并不起关键作用，它们一般位于核糖体的表面，充填于 rRNA 支架的间隙中，其主要作用是稳定核心，并在催化蛋白质合成过程中协助 rRNA 产生构象变化。另外，核糖体蛋白质还有助于 rRNA 在核心形成开始阶段的组装。

2. 蛋白质的生物合成过程　蛋白质的生物合成过程可以分成几个阶段：① 氨基酸的活化及与特异 tRNA 的连接；② 蛋白质合成的起始；③ 蛋白质合成的延长；④ 蛋白质合成的终止。后面三个阶段，即蛋白质合成的起始、延长和终止，有关的生化反应都在核糖体上进行。

（1）氨基酸的活化及与特异 tRNA 的连接：从化学反应的热动力学角度来讲，一个氨基酸的氨基与另一个氨基酸的羧基之间形成肽键需要克服能量上的障碍，因此氨基酸在参与合成肽链前必须被活化，以获得额外的能量。氨基酰-tRNA 合成酶在这一过程中起重要作用。在氨基酰-tRNA 合成酶的作用下，氨基酸的羧基与 tRNA 3′端 CCA—OH 缩合成氨基酰-tRNA，使氨基酸与相应的 tRNA 连接上。该反应与 ATP 水解反应相偶联，生成的氨基酰-tRNA 中的酯酰键是高能键，该键所含能量用于蛋白质合成时的肽键形成。每种氨基酸都有其相应的氨基酰-tRNA 合成酶以负责催化其与正确的 tRNA 分子的 3′端共价结合。譬如，一种合成酶负责将甘氨酸与所有能识别甘氨酸密码子的 tRNA 结合，另一种合成酶负责将丙氨酸与所有能识别丙氨酸密码子的 tRNA 结合，从而保证了氨基酸与 tRNA 分子之间形成正确的识别和特异性结合。

（2）蛋白质合成的起始：参与蛋白质生物合成起始的物质有核糖体大小亚基、mRNA、起始 tRNA、多种起始因子和 GTP 等。在 mRNA 上有起始密码子 AUG 作为蛋白质合成的起始信号，同时需要一种特殊的起始 tRNA 来识别这一信号。起始 tRNA 有不同于其他 tRNA 的核苷酸序列，因此能被起始因子这类蛋白质所识别。在真核细胞中，这种起始 tRNA 分子携带的总是甲硫氨酸，而在原核细胞中则是携带经过修饰的甲酰甲硫氨酸；因此，新合成的多肽链在其 N—末端的第一个氨基酸都是甲硫氨酸，只是这个甲硫氨酸通常最终会被特定的蛋白酶切除。真核细胞蛋白质合成起始时，只有结合了甲硫氨酸的起始 tRNA 才能与单独的小亚基结合，它们与 eIF2 等一些真核细胞起始因子（eukaryotic initiation factor, eIF）一起直接结合到 P 位上（图 5-3）。然后，小亚基通过识别 5′端帽子结构，结合到 mRNA 分子的 5′端帽子结构处，并沿着 mRNA 从 5′端向 3′端移动，搜寻第一个

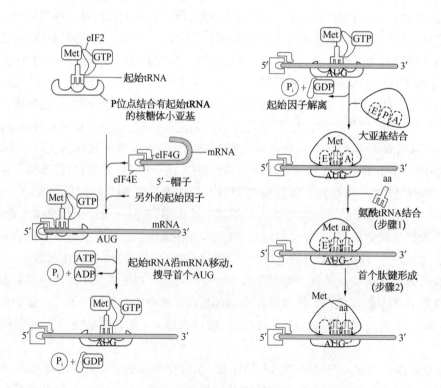

图 5-3　蛋白质合成的起始

起始密码子 AUG。在此过程中,也需要一些起始因子来帮助移动的过程。90% mRNA 的翻译都是从小亚基在移动过程中所遇到的首个 AUG 开始的,此时,起始因子发生解离,核糖体的大亚基与复合体相结合,组装成完整的核糖体。在完整的核糖体上面,起始氨基酰- tRNA 依然留在 P 位,而 A 位则是空着的,此时,蛋白的合成已经准备就绪了。

(3) 蛋白质合成的延长:随着下一个带有氨基酸的 tRNA 进入核糖体的 A 位点,蛋白质合成就开始了。在细胞内所有的氨基酰- tRNA 分子中,只有起始 tRNA 能进入 P 位点,其余的只能进入 A 位点。P 位点与 A 位点相距很近,结合在上面的两个 tRNA 分子与mRNA 分子上相邻密码子形成碱基配对,而相邻两个氨基酸则在肽酰转移酶的作用下形成肽键。肽链合成开始后,每延长一个氨基酸都要再经历一个包含 4 个步骤的循环反应,其中,第一步是氨基酰- tRNA 的结合,第二步是肽键的形成,第三步是大亚基的移位,第四步是小亚基的移位。在两步移位反应之后,整个核糖体沿 mRNA 移动了 3 个核苷酸的距离,并位于下一个循环开始的位置。图 5-4 是合成的 4 个步骤示意图,此时,核糖体 P 位上已有一个 tRNA 分子,其 C 端共价连着由 3 个氨基酸构成的一个短肽。第一步,一个携带着下一个氨基酸的 tRNA 分子通过与 mRNA 上相应密码子的配对结合到核糖体的 A 位点上,从而使 P 位和 A 位均结合有 tRNA 分子。第二步,P 位上肽链的羧基端从 tRNA 分子上断开,并在大亚基上肽酰转移酶的作用下,与新进入 A 位的氨基酰- tRNA 上的游离氨基端连接,形成新的肽键。第三步,小亚基保持与 mRNA 位置不变,而大亚基相对于 mRNA 发生位移,从而使原先的两个 tRNA 分子移位到大亚基的 E 位和 P 位上。第四步,通过另外一系列构象的变化,核糖体小亚基与所结合的 mRNA 发生 3 个核苷酸距离的位移,使原先 E 位上的 tRNA 脱离;同时,使核糖体两个亚基的位置重新复原,准备好接受下一个氨基酰- tRNA 的到来。上述这四个步骤不断重复,每重复一个循环,多肽链上便增加一个氨基酸,使肽链从 N 端向 C 端不断延长。

有 2 种延长因子参与了肽链的延长过程,它们分别是细菌中的 EF - Tu、EF - G 和真核细胞中的 EF - 1、EF - 2。每次延长循环反应中它们先后进入和离开核糖体,并在其间均经历一次 GTP 的水解和构象的变化,以确保翻译能够准确、高效地进行。

EF - Tu 能自发地与 GTP 和氨基酰- tRNA 结合,并启动密码子-反密码子在核糖体 A位点上产生相互作用。EF - Tu 的参与为密码子与反密码子的正确配对提供了纠错的机会,配对不正确的氨基酰- tRNA 会被选择性地排除,从而增强翻译的准确性。由于小亚基中的16S rRNA 能感应密码子-反密码子结合的紧密程度,因此其可以据此作出反应。如果配对正确,密码子-反密码子的结合会更为紧密,从而触发核糖体构型的变化,使 EF - Tu 结合的GTP 发生水解,EF - Tu 随之与氨基酰- tRNA 解离,让其得以参与蛋白质的合成;反之,如果配对不正确,则不会触发核糖体构型的变化,不正确的氨基酰- tRNA 会在参与蛋白合成之前从核糖体上脱落下来。

EF - G 分子与核糖体的结合及随后发生的 GTP 水解则使核糖体结构发生重排,使之能完成沿 mRNA 的移动。延长因子周而复始地结合、GTP 水解和解离,确保了所有这些反应是依次"向前"进行的,从而帮助翻译进程有效进行(图 5-4)。

(4) 蛋白质合成的终止:在蛋白质合成过程中,核糖体沿着 mRNA 5′端向 3′端移动,多

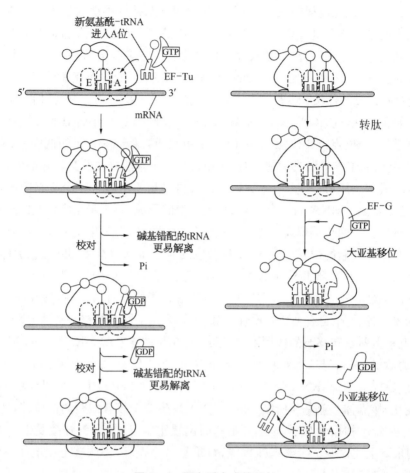

图 5-4 蛋白质合成的延长

肽链从 N-末端向 C-末端延伸,直至遇到终止密码子。终止密码子(UAA、UAG、UGA)是蛋白质编码信息的终点,不被 tRNA 所识别,只是给核糖体传递停止翻译的信号。此时,只有被称为释放因子的蛋白质分子能识别终止密码子,并结合到此时的核糖体上,使肽酰转移酶催化一个水分子与肽酰基- tRNA 结合,导致新生肽链的羧基与其所连接的 tRNA 分离,新生肽链因此被释放。随后,核糖体在将 mRNA 释放后,大小亚基也随之分开,这些亚基可以再与这个或另一个 mRNA 完成装配,开始新一轮的蛋白质合成。

在细胞内蛋白质合成过程中,新生肽链是通过大亚基上的一个充水孔道释放的。该孔道壁主要由 23S rRNA 构成,其中,小片的疏水表面与更大面积的亲水表面交错分布,犹如在孔道内侧涂了一层"特氟龙"涂层,使肽链更加顺滑地通过。由于需要经此孔道离开,新生肽链在离开核糖体时除了可能形成一些 α 螺旋结构外,基本是不带特定结构的,它们在离开核糖体之后必须折叠形成一定的三维结构,才能发挥特定的细胞功能。我们将在以后的章节中进一步讨论蛋白质的折叠是如何发生的。

大多数蛋白质分子的合成通常耗时在 20 秒到数分钟之间,在这非常短暂的时间内,每个正在被翻译的 mRNA 分子上通常可同时结合多个核糖体,进行多条多肽链的合成。当一个核糖体翻译了足够数量的核苷酸序列后,第二个核糖体就可以结合到该 mRNA 的 5′端,开始另一条肽链的合成,从而在一个 mRNA 分子上形成多个核糖体结合的形式。这种结构被称为多聚核糖体(polyribosome 或 polysome)。通过电子显微镜可以很容易地观察到多个核糖体同时翻译一个 mRNA 的情形,这种形式可以让细胞在一定时间内合成更多的蛋白质分子。

原核和真核细胞都采用多聚核糖体的形式进行蛋白质的合成,并结合采用其他的策略来加快合成。由于细菌的 mRNA 不需要加工,因此,核糖体可以在转录未完成时就结合到 mRNA 的游离端,跟随着沿 DNA 移动的 RNA 聚合酶开始翻译。在真核细胞内,mRNA 的 5′端和 3′端可以通过所结合蛋白的相互作用,形成头尾衔接的"环状"mRNA,使得核糖体的两个亚基从终止密码子分离后,通过与相关起始因子的相互作用重新结合到附近同一个 mRNA 分子的 5′端,再次启动翻译过程。这种周而复始的路径可以促进核糖体循环,从而提高蛋白质合成的效率。

三、细胞利用多种方式对蛋白质的翻译过程实施调控

为应对功能活动的需要和内外环境等的变化,细胞需要对蛋白质合成的时机、合成量及类型等方面进行精密的调控。为此,细胞存在多种形式的调控机制,以实施对蛋白质翻译过程的调控。

1. mRNA 的 5′端和 3′端非翻译区调控翻译过程　mRNA 一旦合成并稳定,调节其蛋白质水平最常见的方法就是控制翻译的起始步骤。尽管真核和原核生物之间翻译起始在细节方面有所不同,但它们采用的一些基本调控策略是相同的。原核生物的 mRNA 并没有 5′端帽子结构供核糖体识别,取而代之的是在起始密码子上游的几个核苷酸中有一段保守的核苷酸序列,被称为 Shine‐Dalgarno 序列。该序列是核糖体的结合位点,可通过与核糖体小亚基中的 16S rRNA 形成碱基互补,将核糖体定位于起始 AUG 处。真核 mRNA 不含 Shine‐Dalgarno 序列,相反,选择 AUG 密码子作为翻译起始位点在很大程度上取决于其接近 mRNA 分子 5′端帽子结构,这是核糖体小亚基与 mRNA 结合并开始扫描起始 AUG 密码子的位置,翻译抑制因子可以结合到 mRNA 的 5′端,从而抑制翻译起始。真核细胞紧邻 mRNA 起始位点周围的核苷酸序列会影响到对 AUG 的识别效率,例如,起始 AUG 周围被称为 Kozak 序列的特定核苷酸有助于起始 AUG 的选择,该序列为(5′)ACCAUGG(3′),是由 Marilyn Kozak 发现的。其中,AUG 之前的 A 和紧接其后的 G 是对翻译起始效率影响最重要的核苷酸。如果这部分序列明显不同于通常的识别序列,核糖体有时会忽略掉第一个 AUG,转而跳跃到第二或第三个 AUG 处,结果导致同一个 mRNA 分子可以合成出 2 种乃至于 2 种以上 N‐端不同的蛋白质产物,被导入细胞不同的区室内发挥各自的作用。通过这种逸漏扫描机制,细胞可以调节所产生的蛋白质亚型的相对丰度。

其他阻遏物识别特定 mRNA 3′ UTR 中的核苷酸序列,并通过干扰 5′端帽子结构和 3′端 poly(A)尾之间的联络(高效翻译所需的步骤)来减少翻译的起始。真核生物中还有一种特别重要的翻译调控类型,依赖于微小 RNA 与 mRNA 的结合,以减少蛋白质的产出(详见

第十二章）。

在真核生物中发现的另一种调控方法是使用一个或多个短的开放读码框——一种短的核苷酸片段，以起始密码子开始，至终止密码子结束，中间没有终止密码子。它们通常位于 mRNA 的 5' 端和基因的起始位点之间。这些上游开放阅读框（upstream open reading frame，uORF）编码的氨基酸序列并不重要，相反，uORF 仅起到调节的作用。存在于 mRNA 分子上的 uORF 通常会通过捕获正进行扫描的核糖体起始复合体，使核糖体在到达真正的蛋白质编码序列之前翻译 uORF，并与 mRNA 分离，从而减少下游基因的翻译。

2. 通过内部核糖体进入位点实施的翻译调节 真核细胞的大多数 mRNA 会在 5' 端约 100 个核苷酸范围内开始翻译，但是，一些细胞的 mRNA 含有被称为内部核糖体进入位点（internal ribosome entry site，IRES）的特殊类型的 RNA 序列。该序列通常有几百个核苷酸，能折叠成特定结构，可以在多种起始因子的作用下和小亚基相结合，直接在相邻的 AUG 密码子上组成起始复合体，从而在远离 mRNA 5' 端的位置上启动翻译。这些结构结合的许多（但不是全部）蛋白质同样也用于启动正常 5' 端帽结构依赖的翻译。在某些情况下，两个不同的蛋白质编码序列串联在同一真核细胞 mRNA 上；第一个蛋白质的翻译通过通常的扫描机制进行，第二个蛋白质的翻译通过 IRES 进行。此外，一些缺乏 5' 端帽结构的正链病毒 RNA 也是从病毒 IRES 序列处开始翻译的。

3. 通过起始因子的磷酸化对总体蛋白质合成的调节 真核细胞在生长因子或营养素缺乏、病毒感染和温度突然升高等多种情况下都会降低蛋白质合成的总体速度，这种降低主要是由翻译起始因子 eIF2 被特定的、对条件变化作出反应的蛋白激酶磷酸化而引起的。

eIF2 发挥作用时与 GTP 形成复合体，并介导起始甲硫氨酰- tRNA 与核糖体小亚基结合，然后核糖体小亚基与 mRNA 的 5' 端结合并开始沿着 mRNA 扫描。当识别到 AUG 密码子时，eIF2 蛋白将结合的 GTP 水解为 GDP，引起蛋白质构象变化，使其从小亚基中释放出来。核糖体大亚基随即与小亚基结合成完整的核糖体，启动蛋白质的合成。

由于 eIF2 与 GDP 的结合非常紧密，因此，要使 eIF2 能重新发挥作用，就需要一种名为 eIF2B 的鸟嘌呤核苷酸交换因子（guanine nucleotide exchange factor，GEF）来释放 GDP，并让 eIF2 结合上新的 GTP 分子。一旦 eIF2 被磷酸化后，其与 eIF2B 的结合会变得异常紧密，从而使 eIF2B 失活，eIF2 的再次作用就受到了抑制。细胞中的 eIF2 比 eIF2B 多，即使一小部分 eIF2 被磷酸化，也可以捕获几乎所有的 eIF2B，从而阻止非磷酸化 eIF2 的重复使用，大大减缓蛋白质的合成。

在哺乳动物细胞中，对 eIF2 活性水平的调节尤其重要；细胞进入非增殖静止状态（称为 G_0 期）的部分机制与其有关，在 G_0 期，总蛋白质合成速度只有增殖细胞的五分之一左右。

除了上述的调控机制外，细胞还能通过影响 mRNA 在细胞内的分布及稳定性等方式对翻译过程进行调节。相关内容将在介绍基因表达调控时详述。

四、原核生物的核糖体是抗生素作用的靶点

很多在临床治疗方面最有效的抗生素，其成分都来源于真菌的化合物，能够抑制细菌的蛋白质合成。真菌和细菌生活的微环境类似，因此彼此间在很多方面会存在竞争。数百万

年的共同进化赋予真菌能够产生抑菌类的物质，其中一些被开发成了药物，这些药物利用了细菌和真核细胞在核糖体结构和功能方面的不同，针对性地干扰细菌核糖体的功能。

核糖体高分辨率结构的研究为许多新抗生素的设计和合成提供了重要线索。许多抗生素都会特异性地嵌入原核生物核糖体 RNA 的袋状结构中，使核糖体无法顺利地行使功能；还有一些则结合在这些核糖体上诸如 tRNA 退出通道这样的特定部位而发挥阻断作用，从而使这些抗生素可以在不影响哺乳动物核糖体功能的情况下抑制细菌蛋白质的合成。例如，四环素结合的位置恰好阻断了氨基酰- tRNA 与 A 位点的结合；潮霉素 B（hygromycin）会导致翻译过程出错；奇霉素（spectinomycin）能阻断肽酰基- tRNA 从 A 位点到 P 位点的易位；链霉素 B（streptogramin）可阻止新生肽链的延伸。随着对现有抗生素产生耐药性的细菌越来越普遍，尤其是在医院，耐药性细菌正处于阳性选择状态，迫切需要深化这类研究，开发针对新的原核核糖体位点的抗生素。

第二节　蛋 白 酶 体

除了蛋白质的翻译，细胞内另一个调控蛋白质含量的途径是蛋白质的降解。蛋白质合成后在胞内的"寿命"存在很大的差异，短的只有区区几分钟，长的则可以随机体"寿终正寝"。蛋白质的"寿命"主要由受调节的蛋白质降解过程来掌控。蛋白质的降解有两个特别重要的作用。首先，有控制地对正常蛋白质实施降解，为细胞提供了保障该蛋白质含量的一种有效机制，同时，也可以帮助细胞迅速改变这些蛋白质的水平，以应对环境条件的变化。其次，通过降解，可以去除有潜在细胞毒性的、折叠或组装出错的及受损的蛋白质，是蛋白质质量控制的重要机制。尽管在蛋白质折叠过程中有分子伴侣的介导，但依然有差不多30％新合成的蛋白质因错误折叠或复合体组装的缺陷而被迅速降解。真核细胞内的蛋白质主要被两种不同的蛋白酶解系统所降解：溶酶体途径和泛素-蛋白酶体途径。在发现泛素-蛋白酶体系统之前，细胞中的蛋白质降解被认为都是依赖于溶酶体的。然而，在对网织红细胞（不含细胞器）的研究中发现，当缺少溶酶体时，细胞内还存在另外一种需要能量或依赖ATP 的蛋白质降解机制，这就是后来得到阐明的泛素-蛋白酶体途径。

一、泛素-蛋白酶体构成细胞内一个重要的蛋白质降解系统

通常情况下，细胞的内膜蛋白、大多数胞内的"长寿"蛋白及通过胞吞过程从胞外摄取的蛋白质和质膜蛋白主要经溶酶体降解，而泛素-蛋白酶体途径则是高选择性地降解细胞内大多数 "短寿"蛋白质，以及在细胞应激条件下产生的蛋白质。例如，经由泛素-蛋白酶体途径被降解的周期蛋白（cyclin）就是一种典型的必须根据细胞增殖周期的循环而发生周期性水平消长的蛋白质。应答细胞应激的蛋白质在正常细胞中需求较小，也可以经由泛素-蛋白酶体途径被控制在一个较短的半衰期和较低的含量水平范围之内，而在需要时其含量水平快速升高。

1978 年，研究者发现不依赖溶酶体的蛋白质降解机制是一个多步骤反应过程，有多种

不同的蛋白质参与,需要消耗能量。后来经过多年研究得知,这个过程可归纳为 4 个连续的生化反应步骤:① 泛素化,即待降解的蛋白质先被泛素标记;② 去泛素化,即蛋白酶体识别待降解蛋白质上的泛素后将其去除;③ 解折叠和转移,即已被去泛素的待降解蛋白质被蛋白酶体打开折叠,转移进入内腔;④ 降解,即已被解折叠的蛋白质在蛋白酶体内腔被降解。细胞通过这种高度特异的方式对不需要的蛋白质进行降解,该系统被称为泛素-蛋白酶体系统(ubiquitin-proteasome system)。

泛素(ubiquitin)是一种多肽,由 76 个氨基酸构成;1975 年从小牛的胰腺中被分离出来,随后在除了细菌以外的许多不同组织和有机体中被发现,因而被冠以"泛素"之名(来源于拉丁语 *ubique*,英文意思为 everywhere)。真核生物中编码泛素的基因以串联重复的方式排列,这可能是因为大量转录的需要,能为细胞生产足够多的泛素。泛素蛋白在低等到高等生物中普遍存在,并且其序列差异很小,在进化过程中高度保守。泛素全长包含 7 个赖氨酸(Lys)位点(K6、K11、K27、K29、K33、K48 和 K63),1 个位于 N 端的甲硫氨酸(Met)位点(M1)及 1 个位于 C 端的甘氨酸(Gly)位点(G76)。单个泛素分子之间可以通过这些位点结合成多聚泛素链。

蛋白酶体(proteasome)是存在于真核细胞和一些细菌中的一种大的蛋白质复合体,由约 60 个蛋白质亚基组成,分子量约为 2.4×10^6 Da。蛋白酶体的大小远小于核糖体,在电镜下并不可见。一个典型的哺乳动物细胞内有大约 30 000 个蛋白酶体,约占细胞蛋白质的 1%。它们位于细胞核与细胞质基质中,主要功能就是通过水解蛋白质,降解那些错误折叠、不再需要或业已受损的蛋白质分子——被称为靶蛋白或底物蛋白。

泛素-蛋白酶体系统降解过程产生 2～10 个氨基酸长度的肽,然后这些短肽产物被细胞质中的肽酶进一步快速降解,最终成为单个("游离")氨基酸。泛素化的靶蛋白在被蛋白酶体降解的过程中,所连接的多聚泛素链也被解聚为单个泛素,再重新被利用。

虽然蛋白酶体通常将底物蛋白降解成非常短的片段,但某些情况下,这些降解产物自身具有生物学活性。特定的转录因子(包括哺乳动物的 NF - κB 复合体中的一个组分)合成后是以无活性的前体分子形式存在的,经泛素化和蛋白酶体降解后,才转变为活性分子。这种降解需要蛋白酶体剪切蛋白质的中间部分,而不是通常情况下始于蛋白质一端的剪切。这种选择性降解被称为"泛素-蛋白酶体依赖的调节性加工",成为蛋白质加工的一种形式。

二、蛋白酶体对靶蛋白的识别和降解依赖于靶蛋白的多聚泛素化修饰

经过长期的进化,细胞获得了一个复杂的感知系统,以确定哪些蛋白质分子需要被降解,然后,将这些蛋白分子标记上泛素,使它们区别于其他不需被降解的蛋白质,从而被蛋白酶体所识别和降解。这种靶蛋白通过共价键与泛素形成连接而被标记的过程被称为泛素化(ubiquitination),是一种重要的翻译后修饰,在泛素-蛋白酶体系统的降解反应中,它是连续步骤的第一步,在细胞质基质中发生。

1. 泛素化修饰过程 整个过程包括 3 个连续的反应,由 3 种酶负责催化。在第一步反应中,泛素活化酶(E1)负责激活泛素分子。E1 水解 ATP 并将一个泛素分子腺苷酸化,接着

泛素被转移到 E1 活性中心的半胱氨酸残基上。第二步反应是 E1 将被腺苷酸化的泛素分子转移到第二个酶——泛素交联酶(E2)的半胱氨酸残基上。最后,泛素连接酶(E3)催化泛素分子从 E2 转移到靶蛋白上。在 E3 的催化下,结合在 E2 上的泛素分子 C 端的羧基被连到靶蛋白中赖氨酸残基的侧链氨基上(而非 α 氨基上),形成异肽键的共价连接。当第一个泛素分子在 E3 的催化下连接到靶蛋白后,就会触发其他的连接酶通过异肽键依次将后续的泛素分子一个个通过 C 端的甘氨酸共价连接到前一个泛素的第 48 位赖氨酸(Lys48)侧链基团上,从而形成一条多聚泛素链,此过程称为多聚泛素化(polyubiquitination)。在靶蛋白被蛋白酶体识别之前,必须被标记上由至少 4 个泛素单体分子聚合而成的多聚泛素链。

细胞中存在着不同的 E3 蛋白,人类基因组中约有 600 个或更多的泛素连接酶基因,每种 E3 酶均有各自的底物特异性,即可识别特定的需要被泛素化的靶蛋白。众多的 E3 连接酶确保了各种蛋白质在必要时可以得到泛素化的修饰。因此,细胞中的泛素-蛋白酶体系统可以作用于数量巨大的靶蛋白。

2. 泛素化修饰发生的机制　显然,细胞给靶蛋白标记泛素进而使之降解这种有规律的破坏蛋白质的过程必须是高度选择性的和严格受控的。关于特定的靶蛋白如何发生泛素化修饰,有两方面的机制解释。

(1) 活化 E3 酶:一种普遍的机制是通过蛋白磷酸化,或者与特定小分子或大分子的结合而引起 E3 蛋白的变构,从而改变特定的 E3 泛素连接酶的活性。例如,后期促进复合体(anaphase promoting complex, APC)是一种多亚基泛素连接酶,在有丝分裂时其必须与 Cdc20 蛋白结合,并且经过周期蛋白依赖的激酶(M - CdK)磷酸化后才会被激活。活化的 APC 随后使得有丝分裂细胞周期蛋白和其他几个中期-后期转换调节因子降解。

(2) 活化靶蛋白的降解信号:来自环境和细胞内的信号也可生成某些蛋白质降解的信号,导致其迅速被泛素化和被蛋白酶体破坏。产生这种信号的一种常见方法是磷酸化蛋白质上的某个特定位点,使原本隐藏的降解信号得以显露。另一种方法是将一个蛋白质的调节亚单位解离。此外,通过切割单个肽键也可以产生强烈的降解信号,只要这种切割能产生一个新的、被特定 E3 蛋白识别为“不稳定的 N-末端残基”即可。

在人类细胞中,近 80% 的蛋白质在其 N 端残基上存在乙酰化修饰,这种修饰能被一种特定的 E3 酶识别,从而使该蛋白质发生泛素化及随后在蛋白酶体中的降解。因此,大多数人类蛋白质本身就携带有破坏信号,当其被正确折叠时,这个乙酰化的 N 末端并不显露,E3 酶也因此无法接近;而当这种蛋白质老化并受损时(或者如果它不能从一开始就正确折叠的话),这种破坏信号就会暴露出来,蛋白质就会被降解。

三、蛋白酶体是蛋白酶的区室化结构

泛素-蛋白酶体系统降解反应的后三个步骤(去除泛素、解折叠和转移、降解)都在蛋白酶体上发生。通过蛋白酶体这种具有复杂结构的装置来降解经过多聚泛素标记的靶蛋白,而不是通过细胞质基质或细胞核内的可溶性蛋白酶来降解,体现了这种降解形式是高度选择性的和严格受控的。

蛋白酶体由一个 20S 核心颗粒和一个或两个 19S 调节颗粒构成,从而成为 26S 或 30S

的复合体,以 26S 的蛋白酶体最为常见。20S 核心颗粒是催化性组分,含有蛋白酶,在靶蛋白的疏水残基、酸性残基或碱性残基处切割肽键,将其降解为小肽。19S 的颗粒是调节性组分,能识别靶蛋白上标记的泛素并将其水解去除,还具有解折叠酶活性,使靶蛋白解除折叠后进入核心颗粒内部,最终在那里被降解。20S 和 19S 两个组分都是含有多个亚基的蛋白质复合体(图 5 - 5)。

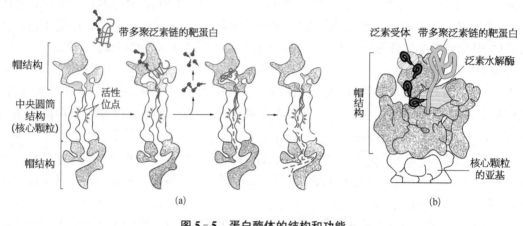

图 5 - 5　蛋白酶体的结构和功能
(a) 蛋白酶体;(b) 蛋白酶体的帽结构

冷冻电镜等技术对蛋白酶体的结构解析加上生化分析,揭示了蛋白酶体的结构和执行功能中亚基的构象变化。

20S 核心颗粒的亚基组装成 4 个环状的七聚体,堆叠起来形成中空的圆桶状结构,高约 14.8 nm,直径 11.3 nm。中间的 2 个环状七聚体亚基叫 β 亚基,是蛋白酶,也可以说是肽酶,其活性位点位于圆桶内腔的表面,确保靶蛋白肽链进入蛋白酶体内腔才能被降解,避免"误伤"细胞质基质和核质里的无关蛋白质分子。两头的 2 个环状七聚体亚基叫 α 亚基,形成供靶蛋白进入内腔的"门"。核心颗粒的一个或两个末端与 19S 的调节颗粒结合,构成完整的蛋白酶体。与核心颗粒相对单一的功能相比,19S 调节颗粒具有众多功能。人类蛋白酶体的 19S 调节颗粒含有 19 个亚基,其中的一些亚基作为泛素受体,能对靶蛋白上的多聚泛素链进行识别并与之结合,一个亚基具有泛素水解酶(也叫"去泛素酶")活性,能将靶蛋白上的泛素链水解切除,还有若干亚基作为结构组分。调节颗粒的一个重要组分是由 6 个亚基组成的环状六聚体,具有解折叠酶(unfoldase)的活性,能水解 ATP 获得能量,将靶蛋白的折叠结构打开,令其作为伸展的肽链,然后被穿针引线般地一步步移入蛋白酶体的核心颗粒内腔,开始降解过程。这种能水解 ATP 的、具有解折叠活性的环状组分叫作 AAA＋环,因为它属于 AAA＋(ATPases associated with various cellular activities)家族的 ATP 酶。调节颗粒又被叫作"帽状复合体",给核心颗粒的桶状空腔的一端(或两端)加盖了帽子;其中通往核心颗粒内腔的过道叫作中央加工孔道,孔道很狭窄,能阻止折叠的蛋白质进入,并且有一个亚基(Rpn11)作为盖子,打开后才能让解除折叠的蛋白质进入。因此,调节颗粒的盖子和中央加工孔道就构成核心颗粒一端(或两端)的阀门,只允许经过加工(processing)去除泛素并解除折叠的底物蛋白进入核心颗粒内腔这一降解场所。

一般的蛋白酶在水解底物蛋白时,在与底物蛋白结合后一次性将底物完全降解,同时酶与底物解离。与此不同,蛋白酶体这一区室化的蛋白酶在识别和降解底物蛋白(靶蛋白)的过程中,全程保持与其的结合,同时对其进行一系列加工:首先利用调节颗粒逐步完成"泛素的识别和结合—泛素链的去除—水解 ATP 供能并激活解折叠酶—将伸展的肽链引入核心颗粒内腔"等一系列步骤,最后利用核心颗粒表面的蛋白酶活性位点进行肽链降解,由此实现对降解过程的控制。

由上可见,蛋白酶体的核心颗粒负责最后的肽链降解,调节颗粒则负责了此前的识别、加工等各个环节(图 5-5)。结构解析显示,在蛋白酶体执行功能时,调节颗粒各亚基发生复杂的动态构象变化,其关键构象可分为 4 个状态,主要涉及调节颗粒的盖子和中央加工孔道的状态及两者与 AAA+环和核心颗粒的位置关系。状态一中盖子关闭;状态二中盖子打开,开口与中央孔道排齐,但并未与 AAA+环和核心颗粒排齐,而核心颗粒内腔自身的门也处于关闭状态。状态三中盖子与中央孔道维持原样,但已与 AAA+环和核心颗粒排齐,而核心颗粒内腔自身的门却仍是关闭的。在状态四,核心颗粒内腔自身的门打开,这就是肽链可以进入核心颗粒内腔的状态。

多聚泛素化的蛋白质并非必然被蛋白酶体降解,细胞可以对是否降解及降解速度作出调控:一些附属蛋白质与泛素化的底物蛋白结合并结合到调节颗粒的泛素受体上,成为活化蛋白酶体的一种别构调节;调节颗粒某些亚基被磷酸化修饰能促进蛋白酶体功能;靶蛋白的泛素链被去除但未能被解折叠和转移入核心颗粒内腔,因而得不到降解;靶蛋白折叠的松或紧对降解速度有影响等。

通过降解不再需要的或错误的、损伤的蛋白质,泛素-蛋白酶体系统在细胞周期调控、基因表达调控、信号转导及应答细胞应激等事件中扮演着关键角色。

蛋白酶体功能抑制剂已被证明在实验室和临床上是非常有用的。小分子蛋白酶体抑制剂,如 MG132,在实验室中被用于阻止蛋白酶体引起的降解,并帮助评估蛋白酶体的作用。其他小分子蛋白酶体抑制剂已用于治疗。由于蛋白酶体介导的蛋白质降解对于细胞来说十分重要,持续而完全地抑制蛋白酶体可杀死细胞。但是,被广泛用于肿瘤化学药物治疗的是作用时间短暂的部分蛋白酶体抑制剂,主要用于治疗多发性骨髓瘤。多发性骨髓瘤是涉及抗体(免疫球蛋白)生成细胞异常增殖的肿瘤。骨髓瘤细胞产生异常高水平的、具有潜在毒性的、异常的免疫球蛋白,由蛋白酶体降解。抑制上述肿瘤细胞中的蛋白酶体将导致细胞内有毒的、错误折叠的免疫球蛋白多肽的积聚,从而导致细胞死亡。此外,为了生存和生长,骨髓瘤细胞需要一种高活性的调节蛋白 NF-κB,以及其他"促生存"和"促增殖"的蛋白质。而只有当其抑制蛋白 I-κB 被蛋白酶体降解和分离后,NF-κB 才能充分发挥作用并促进细胞的生存和增殖。小分子抑制剂药物对蛋白酶体活性的部分抑制导致 I-κB 水平升高,从而降低 NF-κB 活性。癌细胞增殖随之减少,并因凋亡而死亡。由于多发性骨髓瘤细胞比正常细胞对蛋白酶体抑制剂更敏感。因此,在杀死癌细胞而不是正常细胞的水平上,有控制地给予蛋白酶体抑制剂已被证明是治疗多发性骨髓瘤的有效方法。

第三节　内　质　网

　　由于在光学显微镜下看不到内质网结构,因此内质网的发现比线粒体、高尔基体等细胞器要迟得多。1945 年,Porter 用电子显微镜观察成纤维细胞时发现一种位于细胞质内层部位的网状结构,因而命名其为内质网(endoplasmic reticulum,ER)。后来发现其可存在于细胞质的任何部位,但内质网这一名称仍被沿用。所有真核细胞都有一个内质网,它是连续的脂双层膜包围的中空结构,形成由扁平膜囊和分支小管构成的复杂网络,体积可占到细胞质体积的 35％左右,从核膜一直延伸到细胞的外周。内质网膜与外层核膜相连,因此,内质网腔与核周间隙是相通的。内质网腔与细胞质基质之间的物质交换通过内质网膜进行。与任何其他膜性细胞器不同,内质网不经历有规则的分片或裂生(fission)。

　　1960 年代,Palade 等人在胰腺腺泡细胞证明了膜上结合有核糖体的内质网是分泌性蛋白质合成和加工的场所,也是这类蛋白质向细胞外运输的第一站。后来人们了解到膜上没有核糖体的内质网具有其他各种功能。现在认为内质网在细胞的众多生物合成活动中扮演核心角色,是蛋白质合成和运输、蛋白质折叠、膜脂合成、其他脂质和碳水化合物加工及钙储存和解毒反应的主要场所,并能调控各种细胞器的生成和动态变化。

一、内质网由互相连续的扁囊状和管状膜结构组成

　　内质网由互相连续的扁平囊状和管状的膜结构组成,它们相互交叉连接,形成复杂的三维网络(图 5‑6)。内质网在蛋白质和脂质的生物合成及钙离子的贮存和运输中具有关键作用。扁囊状和管状两种形态结构是与功能相对应的。

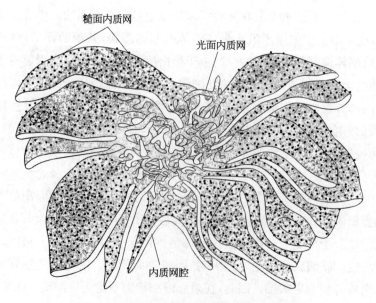

糙面内质网

光面内质网

内质网腔

图 5‑6　糙面内质网和光面内质网结构模式

1. 扁囊状结构（糙面内质网）　内质网扁囊状结构通常会堆叠在一起，在透射电镜下呈现重叠排列的片层。各层通过一些转折的膜区互相连接。扁囊状结构的胞质面由于结合有高密度的核糖体，所以显得粗糙，也因此被称为"糙面内质网"（rough endoplasmic reticulum，RER），是分泌性蛋白质和膜蛋白合成、折叠和翻译后修饰的主要场所，并作为蛋白质分泌途径的起始，通过小泡运输与高尔基体、内体、溶酶体和质膜发生联通。

2. 管状结构（光面内质网）　内质网小管平均长度约为 $1\ \mu m$。小管间常以三向连接的方式相互连接，形成管状的网络结构，这种结构不断重排和生长，始终处于动态变化之中。小管时而融合和分叉，形成新的三向连接；时而连接移位，小管环形闭合，导致三向连接和特征性的多边形结构消失。内质网小管高度弯曲且光滑，膜表面的核糖体要少得多，因此被称为"光面内质网"（smooth endoplasmic reticulum，SER），主要负责脂质合成、钙离子稳态和代谢物解毒，并通过形成膜接触位点（membrane contact site，MCS）负责内质网与线粒体、内体和质膜之间的交流。

虽然管状和扁囊状结构具有截然不同的结构特征，并可能因此具有不同的细胞功效，但两者的内腔是相通的。在所有真核细胞中都存在内质网管状和扁囊状结构，只是两者的比例在不同类型的细胞中有所不同，这反映了细胞在功能上的不同。例如，合成大量分泌性蛋白质的特殊细胞（如胰腺分泌细胞和浆细胞）的内质网主要由扁囊状结构组成；相反，参与脂质合成、钙信号传导和其他细胞器接触位点等过程的细胞拥有主要由管状结构组成的内质网，肾上腺、肝脏和肌肉细胞都是以管状结构内质网为主的特殊细胞。

二、内质网存在一些具有特殊结构和功能的区域

近年来，随着蛋白质标记和高分辨率显微技术的发展，部分研究关注到了内质网上存在一些有特殊结构和功能的区域，如内质网出口位点（ER exit site，ERE）、内质网质量控制区及膜接触位点等。

1. 内质网出口位点　内质网出口位点（ERE）是正确折叠的腔内蛋白质和膜蛋白离开内质网的地方，位于糙面内质网中无核糖体结合的部位，结构特别且高度有序。脊椎动物细胞中，ERE 散布于整个内质网的网络中，并延伸向高尔基体。ERE 由成簇的囊泡和内径 $40\sim$ $60\ nm$ 的小管组成，小管交织成网状，通过略窄颈部结构与内质网相连。两种衣被蛋白复合体 COP Ⅰ 和 COP Ⅱ（详见第十章）参与了出口位点的形成和组织。

2. 内质网质量控制区　内质网质量控制区（ERQC）可能是参与内质网蛋白质质量控制和内质网相关降解途径（ER-associated degradation，ERAD）的某些关键蛋白质分子集中的特殊区室，位于细胞核旁。虽然 ERQC 的确切性质及它与内质网主体连接的方式尚不清楚，但其定位取决于微管上的动力蛋白（dynein）。该结构可由内质网应激（ER stress）诱导产生，是由光面内质网通过 COP Ⅱ 途径芽生出的囊泡/管状结构融合形成的一种螺旋状结构，这种结构的形成是可逆转的。

3. 膜接触位点　内质网形成了丰富的膜接触位点（MCS），与几乎每一种膜性细胞器发生接触，特别是线粒体、内体及质膜等。MCS 是细胞器之间的栓系连接，此处膜上富集了代谢物转运和通信的蛋白质，其中双方的膜并未发生融合，膜与膜之间有 $5\sim30\ nm$ 的间隔。

如此近的膜间距使被转运的分子无需通过膜泡就能实现相互间的转移。MCS 在内质网的无核糖体管状区域更为常见。不同的 MCS 在功能、形态和动态变化特点上各不相同。以内质网与质膜之间的 MCS 为例，该部位的内质网也被称为皮质内质网（cortical ER），紧邻质膜，形态结构介于扁囊状和管状之间，既有高度弯曲的膜，也有局部平坦的膜，是内质网与质膜之间膜脂交换和钙信号发生的部位，也是肌肉收缩不可或缺的结构。MCS 的具体功能将在后文加以介绍。

三、内质网是一种动态变化的细胞器

ER 不仅在结构上很复杂，而且其运动也很复杂。ER 结构可以不断发生空间重排，新的小管可以从现有网络结构中生出，并融合到相邻的小管或连接处，形成新的连接；多角形的网络结构既可以形成也可以消失；扁囊和小管在网络结构中的比例也会出现动态变化。例如，在细胞的有丝分裂阶段，细胞内的内质网扁囊状结构会发生明显的扩张；在细胞迁移过程中内质网膜会持续发生管状生长和重塑，使其能够在受调节的质膜延伸期间分布到生长的细胞扁平伪足中去。

细胞中内质网常见的动态变化包括：已有结构空间上的位移、网络结构的组织变化及膜和腔内成分的变化等。由于小管和网络的运动变化不易被记录和观察，因此，内质网动态变化的研究进展较为缓慢。

内质网结构域的形状和分布受多种膜蛋白及与其他细胞器、细胞骨架相互作用的调节。这些相互作用本质上是动态的，反映了细胞内包括细胞周期或发育状态、细胞分化、细胞内信号或蛋白质相互作用的变化。这种动态重组可能有助于内质网快速填补细胞内的新空间，并对细胞的需求和营养状况的变化作出及时反应。

当用嘌呤霉素将多聚核糖体从内质网胞质面解离时，内质网的扁囊状结构会重组为小管，表明核糖体的结合可能有助于保持扁囊状结构的扁平。已知包括 reticulons 等多种蛋白质参与维持和调节内质网复杂的形态结构。这些形态调节蛋白促进内质网膜的弯曲，驱动小管的融合，稳定小管间的连接，规定扁囊内的腔距，并将内质网与微管相连接。这些蛋白质之间的协同作用对于内质网的正常形态和动态变化至关重要，某些类型蛋白质的过度表达导致网络中的扁囊和小管比例异常，它们的一些突变会导致人类疾病的发生。

微管解聚可完全抑制内质网小管和内质网网络的动态变化，并且会增加内质网中扁囊状结构的数量，表明微管不仅调控内质网的位置，而且有助于内质网上结构域的精细组织。

除了内质网膜上直接由马达蛋白驱动的小管延伸外，内质网动态变化还可能由内质网膜与早期和晚期内体、溶酶体和线粒体的膜接触位点所引起。这是被称为"搭便车"的例子，即其中一个细胞器提供引擎，由此带动另一个细胞器的运动。通过 RNA 干扰（RNAi）的方法破坏内质网和晚期内体之间的 MCS，会破坏内质网的形态并降低内质网小管的丰度和网络的复杂性，尤其是在外周。

虽然内质网的动态变化和功能之间的关系尚不清楚，但最近发现几种疾病与内质网动态变化的异常有关联，表明动态变化的重要性。内质网结构域的形态及其在细胞内的位置有助于这些结构行使功能，因此也有助于其所在细胞发挥特定的作用。

四、内质网在细胞生物合成功能中起关键作用

内质网在细胞生物合成（biosynthesis）功能中起着重要作用。位于内质网、高尔基体、溶酶体和细胞膜中的膜蛋白和膜脂是由内质网合成的，位于线粒体和过氧化物酶体的部分膜脂也是由内质网提供的。同时，在糙面内质网合成、修饰和加工的蛋白质不断被输送到高尔基体，并在那里进一步分选和运输到溶酶体、质膜或分泌到细胞外。

（一）内质网与蛋白质合成、转运和加工

早在 20 世纪 60 年代，Palade 等人的放射自显影实验已证实了糙面内质网参与蛋白质的合成。用放射性同位素标记的氨基酸被分泌蛋白质的细胞摄入后，标记物首先出现在糙面内质网上，然后出现在高尔基体上，最后出现在分泌颗粒上和细胞外，说明分泌蛋白质的合成始于糙面内质网。人们通过微粒体的体外实验逐步认识了内质网在蛋白质合成、加工和转运中的作用。

1. 内质网与蛋白质合成和转运　细胞内绝大多数的蛋白质都是在细胞质基质内的核糖体上合成的，那里的核糖体随机地和 mRNA 分子结合，开始蛋白质的翻译合成。如果其中部分核糖体结合的 mRNA 分子含有内质网定位信号（通常位于肽链氨基端）的编码序列，这些核糖体就会在信号序列暴露后转移并附着到内质网膜的胞质面，继续蛋白质的合成。同时，合成中的肽链以穿膜运输的方式从内质网膜上经由 Sec 蛋白家族成员构成的移位子（translocator）通道进入内质网腔中，直至完成蛋白质的合成。

在内质网中合成的蛋白质主要有三类。① 跨膜蛋白：这类蛋白质的肽链上都有一段疏水氨基酸残基，可使正在穿膜的蛋白质停留于膜上，然后再通过横向移动而锚定在磷脂双层内。跨膜蛋白可以包含一段或多段疏水性的穿膜区，分别形成单次跨膜蛋白和多次跨膜蛋白。这些内质网上的跨膜蛋白进一步通过小泡运输运送到高尔基体、溶酶体和质膜，成为那里的膜蛋白。因此，细胞膜上的各种膜抗原、膜受体及内质网、高尔基体和溶酶体上的膜蛋白基本上都源自内质网上核糖体的合成。② 分泌型蛋白质：合成、加工后游离于内质网腔内，并通过运输小泡运送到高尔基体，在那里进一步加工修饰后经胞吐作用分泌到细胞外。细胞外基质的蛋白质、各种肽类激素、消化腺分泌的酶、浆细胞分泌的抗体等都是由内质网合成的分泌型蛋白质。③ 细胞器的驻留蛋白：内质网、高尔基体和溶酶体的驻留蛋白质（包括这些细胞器的膜蛋白和腔内可溶性蛋白）也都是在内质网上合成后再定向运输到目的地（详见第十章）。

2. 内质网与蛋白质加工和修饰　在新生肽链合成并转运至内质网腔或膜上后，会在伴侣蛋白和折叠酶的帮助下进行适当的折叠和组装，会在一些酶的作用下进行加工和修饰。这种加工修饰包括切除信号序列、糖基化、二硫键形成和寡聚化等。经过正确的折叠和加工修饰后，除内质网驻留蛋白外，其余蛋白质将由伴侣蛋白释放，并经过分选和组装，借助马达蛋白复合体介导的微管依赖性运输，从内质网的出口位点被转运到高尔基体，经历进一步的加工修饰和分选转运。

（1）糖基化修饰：内质网最重要的蛋白质修饰功能是蛋白质糖基化（protein glycosylation）。这是在寡聚糖转移酶（oligosaccharyltransferase，OST）等的催化下，将寡聚糖通过共价连接

的方式结合到肽链的氨基酸侧链基团上,形成糖蛋白或蛋白聚糖的过程。催化反应的酶基本上都分布于内质网和高尔基体中,而不在细胞基质中,上述 OST 就位于内质网膜上。所以,蛋白质的糖基化过程通常从内质网开始,在高尔基体中完成。

1) 糖基化修饰的方式:寡聚糖结合到肽链的形式中,最多见的是寡聚糖与肽链上天冬酰胺(Asn)残基的—NH₂ 基团相连,称"N-连接";还有一种是与丝氨酸、苏氨酸或羟赖氨酸残基上的—OH 基团连接,称"O-连接"。内质网中的糖基化修饰经常以共翻译的方式进行,即在新生肽链生长过程中进行糖基化修饰。

在内质网中,蛋白质 N-连接的糖基化并不是把糖基一个一个地加到肽链上的,而是通过一种寡聚糖供体把整个寡聚糖链转移到肽链上的。寡聚糖供体是位于内质网膜上的特殊脂质

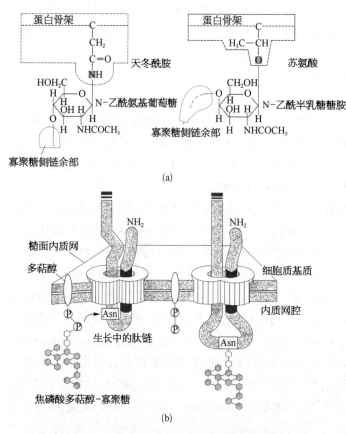

图 5-7　N-连接和 O-连接(a)与糖基化修饰(b)

分子——多萜醇(dolichol)。与多萜醇相连的寡聚糖首先在细胞质基质中形成,随后整个多萜醇-寡聚糖分子会从基质面翻转到内质网腔面。当正在合成的肽链上有 Asn-X-Ser/Thr 序列暴露于腔内时,OST 位于腔面的酶活性位点催化寡聚糖以一步反应的方式从多萜醇供体整体转移到天冬酰胺残基上(图 5-7)。不过,并非肽链上所有的 Asn-X-Ser/Thr 序列都会被糖基化。

由多萜醇提供的寡聚糖有 14 个糖基,由 2 个分子 N-乙酰氨基葡萄糖、9 个分子甘露糖和 3 个分子葡萄糖组成,可以被写为 $Glc_3Man_9(GlcNAc)_2$。它们在完成连接后还需要进一步的修饰,包括切除 3 个葡萄糖和 1 个甘露糖分子。其中,葡萄糖苷酶 I 会迅速对该聚糖的末端葡萄糖残基进行修饰,产生留有 2 个葡萄糖糖基的糖基化修饰,从而降低聚糖对 OST 的亲和力;之后,在葡萄糖苷酶 II 的依次作用下,2 个葡萄糖糖基最终被去除,生成没有葡萄糖糖基的聚糖。由于中间产物单个葡萄糖糖基的聚糖可结合钙联蛋白(calnexin)和钙网蛋白(calreticulin),因此,单葡萄糖糖基状态的聚糖可在内质网腔内持续一段时间。

蛋白质在内质网中只是进行初步的糖基化修饰,进一步的修饰在高尔基体中进行,由此形成的 N-连接寡聚糖是糖蛋白中最普遍的,约占糖蛋白的 90%。O-连接的第一个糖基是

在内质网中结合上去的,而其余的寡聚糖则是在高尔基体中进一步延长的。O-连接的糖链通常含几个到十个或更多的糖基,相比而言,N-连接的寡聚糖更大、更复杂,且含多个分支。有一些蛋白质也会在细胞核或细胞质基质中发生糖基化,但是所连接的糖基要简单得多,一般只是单个N-乙酰氨基葡萄糖结合到丝氨酸或苏氨酸上。

2) 糖基化修饰的意义:在糙面内质网合成并输送到高尔基体、溶酶体、细胞膜及细胞外的蛋白质大多数是糖蛋白或蛋白聚糖。长期以来,人们对为何糖基化成为进入内质网的蛋白质如此普遍的修饰形式存有困惑。近年,人们从两个内质网特有的伴侣蛋白(chaperone protein)那里找到了线索。伴侣蛋白是细胞内一类保守的蛋白质,可识别肽链的非天然构象,结合肽链并促进肽链的正确折叠(参见第二章)。钙联蛋白和钙网蛋白是内质网中专门结合糖基的一类伴侣蛋白,与凝集素同源,被称为“凝集素分子伴侣”。其中钙联蛋白是一种膜蛋白,钙网蛋白是其可溶性同源物。它们识别内质网中未折叠蛋白质的依据就是这些蛋白质上的糖基,与糖基结合后介导蛋白质的折叠(详见下文)。

糖基化通常出现在蛋白质表面的暴露部位,作用因蛋白质的不同而不同。① 首先,N-连接糖基化以两种方式促进内质网腔中的蛋白质折叠(参见下文)。一种直接作用就是使正处于折叠中的中间体更易溶解,从而防止其聚集。其次,寡聚糖链的依次修饰使蛋白质获得了一种“糖码”,作为内质网中蛋白质折叠的标签来标志折叠的进展,使其在后续的转运或加工过程中能被合适的分子伴侣、凝集素或修饰酶识别和结合,并防止蛋白质在折叠完成前被降解。② 糖基化在蛋白质分子表面添加了大量碳水化合物而增加了蛋白质的亲水性,还可以通过掩盖疏水片段、蛋白水解位点或免疫识别位点来稳定蛋白质,因而增加蛋白质特别是分泌蛋白质在细胞器腔内和细胞外机体水环境中运输的稳定性。③ 有些糖基化能作为一种转运信号,如在内质网向高尔基体转运过程中介导蛋白质与凝集素分子伴侣的结合,并让蛋白质被装入合适的运输小泡。④ 糖蛋白表面突起的小的N-连接寡聚糖会阻碍其他大分子靠近蛋白质表面,这样,寡聚糖的存在就会让糖蛋白更不容易被蛋白水解酶消化。因此,祖先细胞表面蛋白上的寡聚糖可能在最初为细胞提供了保护层;而且与坚硬的细菌细胞壁相比,这种“糖衣”还具有使细胞可以自由改变形状和移动的优点。人体肺和肠细胞表面的黏液层可以抵御许多病原体,这也是细胞表面糖类保护作用的表现。⑤ 质膜蛋白的寡聚糖因糖链的复杂性而在细胞识别中提供了特异信息。带有凝集素结构域的细胞黏附分子通过对糖链的识别介导了细胞黏附,在发育、血细胞迁移、免疫反应等生物学过程中发挥重要作用(参见第八章第二节选择素相关内容)。膜受体的糖基化还具有重要的信号转导调控作用。例如,通过细胞表面信号受体Notch发出的信号是决定细胞发育命运的重要因素。Notch是一种质膜上的跨膜蛋白,不同类型的细胞可以因为表达糖基转移酶的不同,使Notch发生不一样的O-连接糖基化修饰。一些类型的细胞可能连接的是一种岩藻糖,而另一些细胞则可以在每个岩藻糖上再加上N-乙酰氨基葡萄糖。这种添加改变了Notch对激活其细胞表面信号蛋白的特异性。⑥ 蛋白聚糖上的糖胺聚糖链是长而不分枝的重复二糖单位,带大量负电荷,能吸引水分子结合,从而赋予细胞外基质凝胶性状。

(2) 二硫键修饰:二硫键的形成是分泌途径中许多糖基化和非糖基化蛋白质必要的翻译后修饰,有助于稳定许多蛋白质的三级和四级结构。二硫键的形成发生在肽链内或链间两个半胱氨酸残基的巯基（—SH）基团之间。在真核细胞中，二硫键仅在内质网腔中形成，这不仅是因为内质网腔内趋于氧化的状态，而且还因催化该反应的酶蛋白质二硫键异构酶（protein disulfide isomerase，PDI）存在于所有真核细胞的内质网腔中。因此，二硫键主要在可溶性分泌蛋白质存在，或在膜蛋白的胞外结构域中存在，并且大量出现在 PDI 丰富的肝脏和胰腺等器官的分泌蛋白质上；而在游离核糖体上合成的胞质蛋白和线粒体、叶绿体等细胞器内的蛋白质则通常缺少二硫键。

PDI 是 ER 中最具特征的氧化还原酶，它根据条件催化二硫键的形成、异构化或还原。PDI 活性位点上的二硫键可以通过两个连续的转移反应转移到底物蛋白质上，而反应产生的还原型 PDI 则通过 ER 驻留蛋白 Ero1 的作用重新变回氧化型的 PDI。Ero1 也可携带二硫键，并能转移给 PDI，而 Ero1 本身可通过与扩散到 ER 中的分子氧反应而被氧化。在含有一个以上二硫键的蛋白质中，半胱氨酸残基的正确配对对于蛋白质的正常结构和活性至关重要。当肽链还在核糖体上合成时，二硫键通常是在内质网腔中肽链上依次出现的两个半胱氨酸之间形成，但有时这种按顺序的形成会发生在错误的半胱氨酸之间，例如，胰岛素原有 3 个二硫键，分别连接半胱氨酸 1 和 4、2 和 6 及 3 和 5，在这种情况下，最初按顺序形成的二硫键必须重新排列，以使蛋白质达到正确的折叠构象。在细胞中，二硫键的重排也由 PDI 催化。PDI 作用于广泛的蛋白质底物，使它们达到热力学上最稳定的构象。由于 PDI 是一种独特的兼具分子伴侣活性的折叠酶，因此它能够催化肽链折叠成有利于形成天然二硫键所需的构象，而不需要其他分子伴侣的帮助。

（3）折叠和组装：蛋白质从刚刚翻译出来时的线性肽链或随机螺旋状态折叠为具有功能特征的三维结构的过程，叫作蛋白质折叠（protein folding）。蛋白质折叠的重要驱动力是疏水效应，即蛋白质要把自身疏水的部分埋入分子内部，造成蛋白质分子外表是亲水的而内部是疏水的，从而得以在细胞和细胞器内的水环境中存在、运输和发挥功能。蛋白质折叠首先是根据氨基酸序列建立二硫键和二级结构，然后形成三级结构。将 2 个或 2 个以上三级结构的亚基构建成四级结构蛋白质的过程就是蛋白质的组装。在糙面内质网合成的蛋白质必须经过正确的折叠和组装后才能成为有功能的分泌蛋白质、膜蛋白或内质网、高尔基体和溶酶体等细胞器的驻留蛋白。一般在肽链合成并进入糙面内质网的时刻就开始蛋白质的折叠和组装了，这一过程需要内质网腔内的一些酶和伴侣蛋白的参与。它们特异地识别新生肽链或部分折叠的肽链并与之结合，帮助肽链进行正确的折叠和装配，但其本身并不参与最终产物的形成，因此称它们为伴侣蛋白或分子伴侣。内质网包含的分子伴侣主要为经典伴侣蛋白和结合糖基的伴侣蛋白两类。前者几乎存在于细胞各处，主要是与肽链直接结合的热休克蛋白（或称热激蛋白）（heat shock protein，Hsp），后者则是内质网特有的。两类分子伴侣共同作用，确保途经内质网的众多蛋白质完成正确的折叠和组装。

Hsp70 和 Hsp90 是内质网分子伴侣家族成员，通过识别一些理应位于核心但实际暴露在外的疏水片段来识别未成熟的、异常的或易聚集的蛋白质，以帮助其成熟。它们作用的对象主要是非糖基化的蛋白质，或是糖基化蛋白质中未经修饰的结构域。不同的成员有各自的底物和作用范围。免疫球蛋白结合蛋白（binding immunoglobulin protein，BiP）是 Hsp70 家族成员，它能在新合成的肽链进入内质网腔时与之结合，也能识别未正确折叠或组装的蛋白质并与之结合。当 BiP 与这些蛋白质结合时，PDI 等折叠酶可以促进上述蛋白质的折叠、解折叠或重折叠，直至形成正确构象。因此，BiP 使肽链处于有利于正确折叠和组装的状态。

　　钙联蛋白和钙网蛋白是内质网中另一类专门结合糖基的伴侣蛋白，两者的糖基结合域需要 Ca^{2+} 激活，并能选择性地结合新生肽链上单葡萄糖残基的 N‐连接寡聚糖，防止蛋白质在内质网中的聚集及新生肽链过早的和错误的折叠。这种结合循环受葡萄糖苷酶和葡萄糖基转移酶的调节。在葡萄糖苷酶Ⅱ去除一个葡萄糖糖基生成单葡萄糖糖基聚糖后，它们开始与底物结合，而在葡萄糖苷酶Ⅱ去除最后一个葡萄糖糖基后，底物被释放，并进行自由折叠。如果经过一轮凝集素分子伴侣结合后蛋白质仍未完成正确折叠，质量控制感应蛋白UDP‐葡萄糖醛酸转移酶 1（UDP‐glucuronosyltransferase 1，UGT1）会将一份葡萄糖重新转给无葡萄糖糖基的聚糖，生成单葡萄糖基聚糖。然后，再次发生底物与凝集素分子伴侣的结合，继续尝试正确的折叠（图 5‐8）。

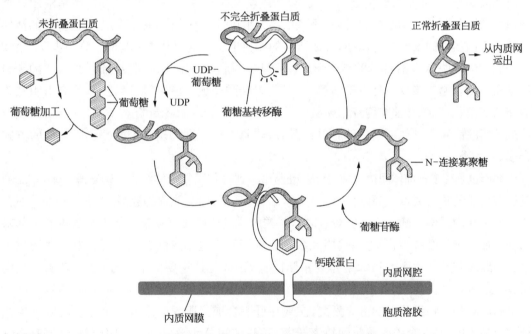

图 5‐8　内质网中蛋白质的糖基化和折叠

　　进入内质网的新生蛋白质都需要经过折叠和组装，并在此过程中获得必要的修饰，才能获得具有功能的结构，成为诸如可溶性蛋白质、单次跨膜或多次跨膜蛋白。其间，每个空间、每个结构域的折叠、组装和修饰都需要相应的分子加以辅助，并由这些分子负责鉴别和决定它们的命运和目的地。如果折叠正确，它们或是留在内质网中发挥作用，或是通过至少两条途径中的一条离开内质网，转运到高尔基体及以外的部位，如质膜、内体、溶酶体或细胞外等。如果折叠不正确并且被内质网"放弃"时，蛋白质可能会聚集在内质网中，直到细胞凋亡，或者被蛋白酶体或自噬过程所降解。而当蛋白质离开内质网进入高尔基体时，通常意味着它们已经经过了内质网质量控制体系的测试，具备了活化的功能结构，能抵抗还原、氧化、钙消耗和 ATP 消耗的影响。

（二）内质网与膜脂合成

细胞质膜和内膜（即细胞器膜）的主要膜脂成分包括磷脂（phospholipid）和胆固醇（cholesterol）（参见第七章），基本上都是在内质网合成的。

膜生物合成的一个基本原则是，细胞只是在现有膜的基础上通过扩展来完成新膜的合成。不同的生物体之间，同一细胞内不同的膜结构之间，以及同一膜的两个脂单层之间，脂质成分是各不相同的。膜脂的成分及其动态变化与特定膜结构的功能密切相关，并且受到脂质合成的位置、选择性的分布、转运及局部的重塑等因素的调节。新合成的膜脂成分插入脂双层并在两个单层正确分布，也都是在内质网完成的。内质网以外细胞器的膜脂则由内质网通过囊泡运输和非囊泡运输两种方式提供。有些膜脂分子还在内质网腔内发生糖基化修饰。

膜脂中的磷脂包括甘油磷脂（phosphoglyceride）和鞘脂（sphingolipid），其中，甘油磷脂有磷脂酰胆碱（卵磷脂）、磷脂酰乙醇胺、磷脂酰丝氨酸和磷脂酰肌醇等，并以磷脂酰胆碱最普遍。磷脂酰胆碱由脂肪酸、甘油和胆碱三部分组成，其合成过程由酶催化。这些酶的活性部位位于内质网的细胞质基质面，合成所需的原料也从细胞质基质中获取。第一步反应由 2分子脂肪酰辅酶 A 与甘油磷酸结合形成磷脂酸。磷脂酸不溶于水，直接插入脂双层的细胞质基质一侧。第二步反应是在磷酸酶作用下，磷脂酸变成二酰甘油。第三步反应由胆碱磷酸转移酶催化，二酰甘油与胞苷二磷酸胆碱（cytidine-diphosphocholine，CDP - choline）反应形成磷脂酰胆碱。其他磷脂如磷脂酰乙醇胺、磷脂酰丝氨酸和磷脂酰肌醇也以类似的方式合成。

鞘脂也是由多种前体间接合成，从内质网开始，到高尔基复合体结束。鞘氨醇（sphingosine）是这些脂质的构成要素，它和另一种中间体 N -酰基鞘氨醇[或称神经酰胺（ceramide）]的合成都发生在内质网。随后，在高尔基体中，磷酸胆碱及单糖或更复杂的低聚糖等极性头部基团被添加到神经酰胺中，产生鞘磷脂和各种鞘糖脂。一些鞘脂的合成也可以发生在线粒体中。神经酰胺及其代谢产物除了作为鞘脂的骨架外，还是重要的信号分子，可影响细胞生长、增殖、内吞、抗应激和凋亡。

胆固醇是动物细胞中的主要甾醇，主要在肝脏合成。胆固醇合成的第一步反应发生在细胞质基质中，是 3 个乙酰基与辅酶 A 连接（乙酰辅酶 A），形成 1 个中间产物 β -羟基- β -甲基戊二酰辅酶 A（HMG - CoA）。HMG - CoA 转化为甲羟戊酸盐的过程是胆固醇生物合成的关键控速步骤，由 HMG - CoA 还原酶催化。虽然该酶的底物和产物都是水溶性的，但其本身是一种内质网的整合膜蛋白，只有水溶性的催化结构域延伸到细胞质基质中。当内质网膜中的胆固醇水平较高时，胆固醇与该结构域的结合会导致该酶的泛素化并被蛋白酶体降解，从而减少胆固醇生物合成的关键中间体（甲羟戊酸）的生成。甲羟戊酸盐通过几个步骤的反应，在一些细胞胞质中的酶催化下，生成有支链的三十碳中间体——角鲨烯。在哺乳动物中，再由 ER 膜结合的酶催化多重反应，将角鲨烯转化为胆固醇，或在其他物种中转化为相关的甾醇。

内质网新合成的膜脂分子都位于内质网膜脂双层靠细胞质基质面的那一层，而膜脂本身并不会在脂双层的两个单层之间随意切换。为了使膜脂合成后能在脂双层之间达成平衡并有恰当的分布,从而使内质网膜能通过脂双层的生长而得到扩张,膜脂必须能够从一侧脂层移动到另一侧脂层。在此过程中,被称为翻转酶(flippase)的内在膜蛋白起着关键的作用,它们利用 ATP 水解的能量促进磷脂分子从一侧脂层移动到另一侧脂层。

此外,内质网上合成的膜脂组分还必须通过一个或多个细胞内转运的过程,使质膜与其他的内膜结构获得这些脂质;因此,虽然不同的脂质在不同的细胞器中合成,但它们可在细胞内广泛分布,不同细胞器的膜脂组成不一定反映其脂质合成能力。

膜脂可以沿着分泌途径通过转运小泡进行转运,即膜泡从内质网芽生而成,并与高尔基复合体中的膜融合,再从高尔基复合体芽生出其他膜泡,与内体或质膜等融合(参见第十一章)。这就是囊泡运输,该途径允许膜脂转运到更远的细胞位置。另一种转运过程是通过脂质转移蛋白进行转运,这是在膜接触位点(MCS)处特别活跃和快速的过程,是非囊泡运输。已知内质网与线粒体、质膜、高尔基体、内体等膜结构之间都存在 MCS 结构。磷脂酰胆碱和磷脂酰乙醇胺转运到过氧化物酶体的方式可能就是通过 MCS 结构及膜泡负责介导的(详见下文)。

(三) 内质网与钙离子代谢

内质网是多种生物分子合成和运输的主要场所,也是细胞内 Ca^{2+} 的主要储存场所。胞质中的 Ca^{2+} 浓度通常约为 100 nmol/L(＝100 nM),而内质网管腔中的 Ca^{2+} 浓度为 100～800 μmol/L(100～800 μM),细胞外 Ca^{2+} 浓度约为 2 mmol/L(2 mM)。内质网膜上有多个钙通道、雷诺丁(ryanodine)受体(RyR)和肌醇 1, 4, 5 - 三磷酸(inositol 1, 4, 5 - trisphosphate,IP3)受体(IP3R),它们负责在细胞内 Ca^{2+} 水平较低时将 Ca^{2+} 从内质网释放到细胞质基质中。当磷脂酶 C(phospholipase C,PLC)受到活化的 G 蛋白偶联受体(G-protein coupled receptor,GPCR)刺激后,会催化磷脂酰肌醇- 4,5 -二磷酸(phosphatidylinositol - 4,5 - bisphosphate,PIP2)生成二酰甘油(diacylglycerol,DAG)和三磷酸肌醇(inositol triphosphate,IP3),IP3 与受体 IP3R 结合,导致内质网中 Ca^{2+} 的释放和细胞内 Ca^{2+} 水平的瞬间升高。此时,RyR 会增加与细胞质中 Ca^{2+} 的结合,并通过"Ca^{2+} 诱导的 Ca^{2+} 释放"(Ca^{2+}- induced Ca^{2+} release,CICR)的方式发挥作用。此外,在横纹肌细胞中,内质网特化为肌质网(sarcoplasmic reticulum),参与肌肉收缩活动;其中,RyR 通道代表兴奋-收缩耦联过程中 Ca^{2+} 释放的主要途径。横纹肌 t 小管膜的去极化可导致像二氢吡啶受体(dihydropyridine receptor,DHPR)那样的电压依赖性钙通道发生构象变化,与 RyR 相互作用并激活,导致钙离子的释放。Ca^{2+} 可以从内质网逸漏到细胞质基质中,然后再通过肌质网上的 Ca^{2+} ATP 酶重新泵回去,或者可以从细胞外基质进入细胞。如果内质网存储的 Ca^{2+} 在 IP3R 的介导下迅速释放殆尽,将会激活被称为"钙池操纵的钙内流"(store-operated Ca^{2+} entry,SOCE)的机制,也就是当内质网腔中的 Ca^{2+} 耗尽时,分散在质膜上的亚基被组装成有活性的 Ca^{2+} 释放激活通道(Ca^{2+} release-activated channel,CRAC),将细胞外的 Ca^{2+} 摄入内质网腔,以恢复内质网中的 Ca^{2+} 水平。有趣的是,SOCE 和 CRAC 的激活靠的并不是对细胞质基质中 Ca^{2+} 水平变化的感知,而是对内质网腔中 Ca^{2+} 浓度变化的感知和响应。

钙是一种广泛的信号分子,可影响各种生物学进程,包括蛋白质的定位、功能,以及与其他蛋白质、细胞器或核酸的结合等。Ca^{2+} 的释放可导致扩散至整个细胞的 Ca^{2+} 波,或在通道集中处形成局部有限的波。内质网通过 Ca^{2+} 的释放和回收,介导了很多对细胞外信号的快速反应。

五、内质网通过膜接触位点与各种细胞器广泛接触并实施对细胞器的调控

内质网(ER)几乎和细胞中每一种膜性细胞器都有接触,包括线粒体、内体、高尔基体、过氧化物酶体及质膜。在内质网膜上的膜接触位点(MCS)处,各种蛋白质复合体协同工作,行使结合、感应和分子转移等特殊的功能,并参与细胞器的生物发生和动态变化。

在 MCS,内质网和相邻细胞器的间隙距离非常相似:与内体的间隙距离为 $3\sim15\ nm$,与线粒体的为 $6\sim15\ nm$。如此短的维系距离既便于物质(如脂质和钙离子)的输送,也使核糖体无法结合在界面部的内质网膜上。内质网与某个细胞器的相互作用会发生在多个小而分散的位置,如果加在一起,哺乳动物内质网的 MCS 平均约覆盖 $2\%\sim5\%$ 的线粒体表面积,$3\%\sim5\%$ 的内体表面积。这些分散的接触位点也许执行的是相同的功能,也许是各自介导不同的活动。

1. MCS 对细胞器的动态变化、转运和定位的作用 一旦形成接触,内体、线粒体与内质网维系着紧密的联系,当它们在细胞内移动时,会在相当长的距离上保持这种联系,因而移动的细胞器可能将"拖拽"内质网小管。因此,可以想象大量的内体和线粒体结合着内质网小管在细胞内移动的情形。内质网的整体动态和结构受到上述 MCS 的影响。

由于内质网、内体和线粒体都是动态的细胞器,因此尚不清楚随着细胞器的移动,MCS 是如何保持稳定的。一种可能的解释是内体和线粒体使用与内质网相同的马达蛋白沿细胞骨架进行运输,因此,互相接触的细胞器可以一起运输。此外,已经发现了一些蛋白质,可能有助于在细胞器运输过程中维持内质网-膜接触位点的稳定。

MCS 的形成不仅影响内质网本身的结构,还参与调节内体和线粒体的运输和定位。大量内体在成熟及转运过程中与内质网保持接触。事实上,大约 53% 的早期内体和 99% 的晚期内体在转运过程中与内质网保持接触。因此,内体和内质网之间的接触非常普遍,并随着内体成熟而增加。但内质网-晚期内体间的 MCS,其组成不是一成不变的,参与调节晚期内体转运的各种蛋白质可以被招募到这些接触位点。因此,在晚期内体和内质网之间观察到的 MCS 丰富程度可能与调节晚期内体在细胞内的定位有关。

胆固醇水平影响内质网-晚期内体 MCS 的组成,并因此影响晚期内体的转运和定位。当胆固醇水平较低时,晚期内体聚集在微管正端(在细胞周边);而当胆固醇水平较高时,则在微管负端(细胞中心)聚集。

MCS 同样可以参与调节线粒体的胞内转运。与线粒体相接触的内质网膜也被称为线粒体相关膜。酵母线粒体蛋白 Mmr1 可能是一种线粒体和皮质区内质网之间 MCS 的维系蛋白,分布于 MCS 处的内质网和线粒体表面。该蛋白质的缺失会扰乱线粒体与内质网的正确锚定,从而导致其在子细胞中的遗传缺陷。

内质网 MCS 结构对细胞器动态变化、胞内转运和定位的影响可以通过各种蛋白质和蛋白质复合体的正常募集来介导,这些蛋白质和蛋白质复合体改变 MCS 的分子组成和功能。

2. MSC 在脂质生物合成和交换中的作用　磷脂、固醇、鞘磷脂和心磷脂的前体主要是在内质网合成的，需要运输到细胞内其他的膜结构上。除了可以通过囊泡转运外，越来越多的证据表明，在内质网膜与其他细胞器膜紧密接触的位置，也会发生快速的非囊泡转运。由于距离非常近，非囊泡转运可以更便捷。在 MCS 处，脂质的非囊泡转运能够从供膜的外层提取脂质分子，并让脂质分子避开细胞质的水环境而完成在两层膜之间的转移，最终将其插入目标膜的外层。在此过程中需要多种因子的共同作用，协调脂质转移。其中，脂质转运蛋白(lipid-transfer protein, LTP)家族的成员都含有一个疏水的袋状结构，可结合脂质单体，更重要的是，它们中的很多还具有能够使其被招募到内质网 MCS 的结构域。

脂质可以在 MCS 的细胞器之间转移。内质网-线粒体的 MCS 处富含脂质和脂质合成酶，脂质经 MCS 在两种细胞器之间转移。在一种途径中，磷脂酸(phosphatidic acid, PA)在内质网处转化为磷脂酰丝氨酸(phosphatidylserine, PS)。PS 被转移到线粒体内膜，在那里它被转化为磷脂酰乙醇胺(phosphatidylethanolamine, PE)。PE 被转移回内质网，并于此处转化为磷脂酰胆碱(phosphatidylcholine, PC)。PC 也可能被转运回线粒体。

此外，线粒体特异的心磷脂前体磷脂酸是在内质网合成的，必须转移到线粒体作进一步修饰。内质网-线粒体界面快速的非囊泡脂质转运有助于内质网与线粒体内外膜之间定向转移生物合成前体。理想状况下，该机制还能监测每个细胞器中这些前体的水平，以平衡合成和转移的过程，从而调节每个细胞器适当的膜脂组成。

内体储存胆固醇，并可将胆固醇从内体膜重新分配到内质网。胆固醇以低密度脂蛋白(low density lipoprotein, LDL)颗粒的形式与细胞表面受体结合，并在晚期内体和溶酶体中积累。晚期内体和溶酶体中约 30% 的胆固醇直接转运至内质网。随后，这种低密度脂蛋白结合的胆固醇(LDL-C)可以分布到细胞的其他部分，提供膜的刚性、流动性和渗透性。在内质网-晚期内体界面 MCS 存在多个与脂质结合的蛋白质复合体，这些复合体在 MCS 的固醇流动调节中可能具有协同作用。

在内质网-高尔基体的 MCS 处也存在多种脂质转运蛋白复合体，在内质网-高尔基体 MCS 处调节神经酰胺和葡糖基神经酰胺的转移，调节磷脂酰肌醇-4-磷酸和固醇的转移，将固醇从内质网转移到高尔基体，同时从高尔基体将 PtdIns(4)P 转运回内质网。

内质网与质膜(PM)也有着广泛接触，在胞质面覆盖了 20%～45% 的 PM 面积。内质网-质膜接触对调节磷脂酰肌醇代谢很重要，可能是直接或非囊泡转运固醇的位点。

适当的脂质合成和细胞内脂质分布似乎与细胞内各种膜细胞器之间存在的 MCS 有着密切关系。这些紧密的膜接触通过专门的脂质结合蛋白和脂质转移蛋白参与细胞器之间非囊泡的脂质交换。

3. MCS 与 Ca^{2+} 的交换　Ca^{2+} 必须跨膜转运才能在细胞内传播信号。细胞通过调节质膜和内质网上 Ca^{2+} 通道的开放调控胞内 Ca^{2+} 的浓度。哺乳动物细胞中内质网是主要的 Ca^{2+} 储存场所，在受到刺激后通过广布于内质网膜上的 IP3R 通道释放所储存的 Ca^{2+}，使细胞能够通过 Ca^{2+} 的信号转导将外部信号传递到细胞内的细胞器。内质网上 IP3R Ca^{2+} 通道的开放会导致局部 Ca^{2+} 浓度的升高，但随着 Ca^{2+} 的扩散，其浓度会在距离通道约 100 nm 处大幅减少，而通过内质网的 MCS 将 Ca^{2+} 信号释放给其他细胞器将会大大提高信号传递的效率。

在 IP3 诱导的 Ca^{2+} 动员后，线粒体暴露于比大部分胞质溶胶更高的 Ca^{2+} 环境中，局部 Ca^{2+} 升高会刺激线粒体对 Ca^{2+} 的摄取，Ca^{2+} 的转移主要发生在内质网-线粒体 MCS 处，并随着两者间距的增加而消失。有证据表明，线粒体融合蛋白 2（mitofusin 2，Mfn2）定位于内质网和线粒体，并在 Ca^{2+} 转移位点处调节细胞器之间的联系，Mfn2 的缺失会扰乱 Ca^{2+} 处理，并导致内质网和线粒体的形态异常。Ca^{2+} 通过线粒体外膜上的电压依赖性阴离子通道（voltage dependent anion channel，VDAC）和线粒体内膜上的 Ca^{2+} 单一转运体进入线粒体基质。线粒体基质中的 Ca^{2+} 以多种方式改变线粒体的活性，如刺激三羧酸循环中的脱氢酶，使线粒体产生更多能量。此外，线粒体的 Ca^{2+} 水平波动可调节细胞的死亡程序，内质网释放的 Ca^{2+} 也可通过影响线粒体通透性的转变而诱导细胞凋亡。

晚期内体和溶酶体中的 Ca^{2+} 水平与内质网中的接近，并呈波动状，这种波动可能是晚期内体和富含 Ca^{2+} 的内质网之间存在大量 MCS 的结果。若干证据表明，内体-内质网间的 MCS 是彼此间 Ca^{2+} 传递的动态位点。如果刺激酸性胞吞小泡释放 Ca^{2+}，就可以刺激内质网的 Ca^{2+} 动员，反之亦如此。还有证据显示，内质网的 Ca^{2+} 释放可刺激溶酶体中钙指示剂的荧光增加，表明内质网释放的 Ca^{2+} 可被吸收到内体/溶酶体中。

在哺乳动物细胞中，内质网与质膜间的 MCS 在 Ca^{2+} 调节过程中也很重要。因 Ca^{2+} 动员而储存耗尽的内质网会与质膜形成密切接触，在内质网膜和质膜上一些蛋白质的相互作用下形成 Ca^{2+} 释放激活通道，使 Ca^{2+} 流入内质网。

4. MCS 与细胞器的生物发生　线粒体和内体是动态的细胞器，不断进行裂生（fission）和融合（fusion），这对于维持细胞内的稳态非常重要。与内质网的接触位点决定了线粒体和内体上裂生的位置。

线粒体裂生的核心角色是发动蛋白相关蛋白 1（dynamin-related protein 1，DRP1）。该类蛋白质寡聚成螺旋状结构，包围线粒体并介导其裂生。在内质网和线粒体的接触部位，内质网小管呈环状围绕线粒体，一方面使接触部位的线粒体膜向内收缩，另一方面募集 DRP1 在此收缩部位聚集成螺旋状结构，驱动线粒体裂生。在此过程中，内质网-膜接触位点标定了这种裂变装置将要组装的位置，以及线粒体裂生将发生的位置。

内质网的接触位点同样标定了蛋白质分选过程中早期、晚期内体裂生的位置。首先，内体在囊泡和出芽结构域（budding domain）之间进行蛋白质的分选；随即，在出芽结构域的根部形成内质网和内体的 MCS。在被募集后的数秒内，内质网小管围绕出芽结构域的根部重新排列，并最终导致芽与囊泡的分离。如果分离受到抑制，内质网小管会与不再收缩的管状内体在收缩部位形成稳定的接触。

内质网在内体和线粒体的缢缩和裂生过程中似乎起着类似的作用，即募集细胞骨架蛋白，再由其介导缢缩。在哺乳动物细胞中，肌动蛋白-肌球蛋白复合体（actin-myosin complex）可通过内质网蛋白 INF2 被招募到内质网-线粒体的接触位点。如果缺乏 INF2，线粒体会变长，如果 INF2 一直有活性，线粒体则会变短。因此，INF2 介导的肌动蛋白-肌球蛋白复合体的组装被认为驱动了内质网-膜接触位点处线粒体膜最开始的缢缩。内质网-膜接触位点还可以募集脂质修饰酶。这些酶与 LTP 一起发挥作用，转移脂质，促进膜在收缩部位的高度弯曲。内质网相关的缢缩位点一旦形成,将进一步在位点处招募类似 DRP1 的裂生装置,将线粒体或内体在此位点一分为二。

除了参与裂生外,内质网-内体之间的 MCS 还参与调节表皮生长因子受体(epidermal growth factor receptor,EGFR)的分选和降解。为调节表皮生长因子(EGF)的信号转导,结合配体的 EGFR 可通过内吞被定向转运至溶酶体降解。内吞后,EGFR 会发生内化,进入多泡体的腔内小泡(intra-luminal vesicle,ILV),并在与溶酶体融合后被降解。EGFR 在内体的胞质面会被位于内质网的蛋白酪氨酸磷酸酶 1B(protein-Tyr phosphatase 1B,PTP1B)催化而发生去磷酸化,这是 EGFR 内化进入 ILV 所必需的。内质网不仅能够与其他细胞器形成多个分散的接触,并且这些分散的接触可能有着不一样的功能。

内质网与其他细胞器的广泛接触表明,这可能是一种允许各种信号通过内质网传播的机制,使它们快速到达接触的细胞器,并在随后协调细胞对特定信号的广泛反应。通过这种方式,来自胞外的信号可通过内质网-膜接触位点被传递到内质网所接触的细胞器,并随即顺原路被快速传回质膜,促进有效的细胞内或细胞间的信号传递。

六、内质网对蛋白质进行质量控制,其效果影响细胞命运

内质网内折叠蛋白质的能力因细胞类型而异。有些大量分泌蛋白质的细胞具有庞大且形态良好的内质网,蛋白质折叠的效率很高。例如,胰腺的每个 β 细胞每分钟能够合成和分泌 100 万个胰岛素分子;浆细胞每天可以合成与自身重量相当的抗体。不经常大量分泌蛋白质的细胞则通过维持相对较小的内质网和相应有限的蛋白质折叠能力来节省资源。

尽管细胞花费了大量能量和诸多资源用于蛋白质的折叠,但进入内质网的新生肽链依然有很大一部分未能获得天然构象。分子伴侣不足、营养缺乏、缺氧等细胞紊乱可破坏内质网中蛋白质折叠的效率和正确性,引发错误折叠的蛋白质在内质网中积聚。细胞有一套机制保障内质网内蛋白质折叠的正确,避免错误折叠蛋白质的输出或堆积,并且在错误折叠蛋白质过多的情况下启动应激反应。

1. 重折叠　蛋白质折叠的重要驱动力是疏水效应,即蛋白质要把自己疏水的部分埋入分子内部,造成蛋白质分子外表是亲水的而内部是疏水的。如果新合成的肽链没有正确折叠,或错误折叠,疏水部分暴露于分子表面,将会造成其与其他未折叠蛋白质分子暴露的疏水表面相互作用,导致蛋白质聚集(aggregation)。发生聚集的蛋白质不但阻碍了蛋白质原有功能的发挥,而且对细胞是有毒性的。内质网伴侣蛋白在帮助错误折叠的蛋白质重折叠中发挥了功能,如前述的 BiP 可与错误折叠蛋白质结合,再由 PDI 催化其折叠或重折叠,直至形成正确构象。

2. 内质网相关降解途径　尽管在伴侣蛋白的帮助下,新生肽链可获得正确的折叠或重折叠,但是仍有许多蛋白质(有些可达 80%)未能正确折叠或装配。这些蛋白质将被输送到细胞质基质,在那里先被去糖基化(即在酶的作用下去除寡聚糖),然后肽链通过泛素-蛋白酶体途径被降解,这条途径称为内质网相关降解途径(ER - associated degradation,ERAD)。内质网以这种方式对运往高尔基体的蛋白质进行着质量控制。

ERAD 在真核细胞内质网的稳态维持中起着关键作用。ERAD 对所有底物的降解都按相同的顺序依次进行。首先在复杂的内质网环境中识别底物,底物再经内质网脂双层被运到细胞质基质。在此过程中,底物在内质网膜的胞质面一侧被膜上的泛素连接酶(或 E3 连接酶)催化而连接上泛素蛋白,即经历泛素化修饰。之后,泛素化的底物以 ATP 依赖的方式从膜中被拽取至细胞质基质中释放,并最终被蛋白酶体降解,结束 ERAD 的旅程。所有步骤都是由包埋在膜中、以 E3 连接酶为核心的蛋白质复合体协同完成的,典型的 E3 连接酶本身也是多次跨膜蛋白,其中具有连接酶活性的 Ring 结构域则位于细胞质基质中。

ERAD 降解的启动与否取决于对底物的识别。如果错误折叠蛋白质的检测效率低下,会导致其积累,最终将影响细胞功能。反过来,如果 ERAD 过度活跃,可能大量正在折叠的中间体也会被降解。因此,ERAD 的底物识别必须非常精确。考虑到内质网的环境,重新合成的未折叠分子到完全折叠的蛋白质,各种状态的蛋白质共存,而且,折叠中间体和最终错误折叠的蛋白质有着相似的结构,因此这是一项复杂的任务。目前,ERAD 因子在错误折叠蛋白质上所识别的特征在很大程度上是未知的。

最近在酵母中的研究表明,不同类型的糖基化可能有助于内质网中长期驻留的错误折叠蛋白质通过 ERAD 被识别和清除。新生蛋白质上 N-连接的聚糖在早期聚糖加工的葡萄糖苷酶作用后导致结合糖基的凝集素分子伴侣的结合,促进新合成蛋白质的折叠。相反,长时间的内质网驻留意味着折叠异常,使得后续作用的酶(如甘露糖苷酶),修饰产生一种 $\alpha 1,6$ 连接的甘露糖;这种生化标记能被另外的、作为 ERAD 底物识别因子的凝集素分子伴侣识别和结合,使被修饰的蛋白质进入 ERAD 途径。

3. 内质网应激 在缺氧、饥饿、氧化应激、异常糖基化反应及钙离子稳态失衡等情况下,内质网内未折叠的蛋白质会明显增多。当超出内质网的处理能力时,细胞会激活一些相关的信号级联反应,来应对条件的变化和恢复内质网内良好的蛋白质折叠的环境。细胞的这种改变被称为内质网应激(ER stress),而在此过程中被激活的反应被称为未折叠蛋白质反应(unfolded protein response, UPR)(图 5-9)。在哺乳动物细胞中,未折叠蛋白在内质网积累的信号可通过内质网膜传入胞核和胞质,产生相应的反应。真核细胞有三种不同的机制处理内质网未折叠蛋白的累积:① 扩大内质网和产生更多的伴侣蛋白;② 蛋白质翻译的瞬时抑制;③ 未折叠蛋白由内质网移入胞质,并通过泛素-蛋白酶体途径降解。

未折叠蛋白长时间积累在内质网,会对细胞产生毒性。因此,如果未折叠蛋白反应无法缓解内质网应激状态的话,这些反应就会进一步启动细胞的凋亡程序,从而导致细胞的死亡。这实际上也是内质网应激的一种极端效应。

UPR 反应由 3 种内质网跨膜蛋白启动,分别是肌醇需求酶 1α(inositol-requiring enzyme 1α, IRE1α)、蛋白激酶 R 样内质网激酶(protein kinase RNA-like endoplasmic reticulum kinase, PERK)和转录激活因子 6(activating transcription factor 6, ATF6)。这三种内质网应激感应蛋白都有一个内质网腔内结构域,能够直接或间接感知达到临界高浓度的错误折叠蛋白质。腔内结构域对错误折叠蛋白质信号的感知使每个感应蛋白的寡聚化状态发生了改变,并激活其相关的下游活动,从而将信号从内质网腔转导至细胞质基质中。IRE1α 和 PERK 通过腔内结构域的二聚化而被激活。在未发生应激的细胞中,这些腔内结

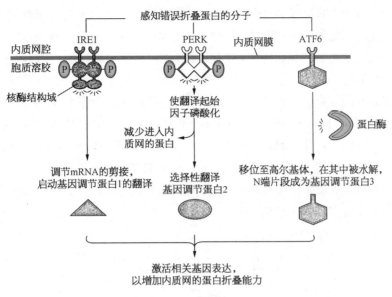

图 5-9　未折叠蛋白反应

构域上通常结合着内质网分子伴侣 BiP，阻止其形成二聚体。当 BiP 被更高亲和力的错误折叠蛋白质结合后，其对二聚化的抑制作用也就消除了。此外，错误折叠蛋白质还可以像多种胞外配体激活质膜上的各种受体那样，作为内质网应激感应蛋白的激活配体，直接与 IRE1α 和 PERK 的腔内结构域结合。

　　三个感应蛋白的效应首先就是重新让蛋白质的折叠需求和能力调整回稳定状态，以便细胞能够继续生存和行使功能。为了增加蛋白质折叠能力，UPR 通过增加内质网驻留酶和结构成分的转录，以及脂质的生物合成来扩大内质网，并上调内质网分子伴侣的转录水平，尽可能去除和降解内质网中错误折叠的蛋白质。虽然有着共同的腔内激活机制，但每种 UPR 感应蛋白都有独特的信号通路和相应的靶分子。IRE1α 的胞质面部分同时具有丝氨酸/苏氨酸激酶的结构域和 RNA 内切酶（RNase）的结构域，具有这两种酶的活性。当错误折叠蛋白质与腔内端结合后，会激活 IRE1α 的激酶活性，通过二聚体形成后相互间的磷酸化，使其相邻的 RNase 结构域因变构而被激活。活化的 IRE1α 切除转录因子 XBP1（X-box binding protein 1）mRNA 上的一个含 26 个核苷酸的内含子，在一种未知的连接酶的作用下连接两个被剪开的 mRNA 片段，翻译出转录因子 XBP1s 并转移入核，诱导多种基因的转录，以扩大内质网，并增强其功能。与 IRE1α 不同，PERK 胞质端只有一个激酶的结构域，可催化真核翻译起始因子 2α（eIF2α）发生磷酸化，抑制其活性，从而减缓细胞整体的蛋白质翻译水平，让细胞有额外时间去尝试完成已积聚在内质网中的蛋白质的折叠。在错误折叠蛋白质存在的情况下，ATF6 易位到高尔基体，并在那里经两个位点蛋白酶的切割，释放其胞质端的肽段 ATF6（N），入核发挥转录因子的作用。ATF6（N）与 XBP1 共同作用，增加相关靶基因的转录，扩大内质网，提高其蛋白质的折叠能力。总之，这些转录事件作为一种维持稳态的反馈，以协同的方式来缓和内质网应激。如果错误折叠蛋白质的数量因此减少，那么，UPR 的信号就会减弱，细胞得以存活。反之，如果这种适应性反应最终不足以恢复蛋白质折叠的稳态,UPR 的反应信号会持续,这意味着发生了高水平的或慢性的内质网应激,未折叠蛋白反应转化为另一种被称为"终极未折叠蛋白反应"的信号通路,主动促进细胞死亡。尽管其中的分子机制还在研究中,但有证据表明,三个 UPR 感应蛋白中的每一个都有其独特的促凋亡效应,如果内质网应激无法解决问题,这些效应会导致细胞死亡。

膜脂代谢异常同样会引发内质网的应激反应。在成纤维细胞培养的过程中,抑制二酰基甘油磷酸胆碱(diacylglycerophosphocholine)的合成会导致该组分的耗竭,从而激活内质网应激反应的某些信号通路,造成细胞死亡。由于游离胆固醇的积累而引起的内质网脂质组成的改变会引发巨噬细胞的内质网应激,而二酰基甘油磷酸胆碱的合成不足使巨噬细胞对游离胆固醇的超载更敏感。因此,膜脂稳态的破坏是触发应激反应的直接或间接因素,反应的机制就是重建内质网脂质组成。

第四节　高尔基体

1898 年,意大利人 Camillo Golgi 用银染法在神经细胞内看到一种网状结构,命名为内网器。后来发现,很多细胞都有这种结构,就称它为高尔基体(Golgi apparatus 或 Golgi body)。由于银染法,高尔基体成为光镜下细胞质中最早被发现的细胞器。1954 年,Dalton 和 Felix 通过电子显微镜观察,首次详细描述了高尔基体的超微结构。他们指出,高尔基体由扁平膜囊堆、小泡和大泡三种成分组成,并把它命名为高尔基复合体(Golgi complex)。现在,"高尔基体"和"高尔基复合体"常等同使用,多简称为"高尔基体"。随着对高尔基体研究的不断深入,它在细胞活动中的重要性也受到越来越多的重视。高尔基体不仅在细胞的分泌活动中起关键作用,而且还处于溶酶体/内体蛋白运输路线的交叉位置,因此是细胞内物质运输的一个中心。

一、高尔基体是由扁平膜囊堆、小泡和大泡组成的复合结构

在大多数脊椎动物细胞中,高尔基体通常是由一组扁平的、膜包围的圆盘状区室组成,这些区室被称为囊池(cisternae)。扁平囊的腔中央较窄,周边较宽,它们堆叠在一起,每层膜囊间的距离为 15～30 nm,一般 4～6 层扁平囊平行排列在一起并形成扁平囊堆(stack of cisternae)。相邻的扁平囊堆之间由管状和囊状膜结构复合构成的"非紧密区"(non-compact zone)相连,使高尔基体总体上形成一个带状的连续的复合系统,因而也被称为高尔基带(Golgi ribbon)。高尔基体通常位于细胞核附近,靠近中心体。

1. 高尔基体的结构组成　高尔基体是一种有极性的细胞器,每个高尔基膜囊堆都有两个不同的面,与细胞中蛋白质合成和分泌途径的方向有关。其中,来自内质网的蛋白质和膜脂从顺面(cis face)[或称入口面(entry face)]运入高尔基体,再从反面(trans face)[或称出口面(exit face)]输出到其他细胞内膜,如内体、溶酶体、质膜和细胞外。当货物分子穿越高尔基体膜囊堆时,会被修饰和加工。从顺面到反面,高尔基体由一系列结构、成分和功能不同的但又密切相关的区室组成,一般分成以下五部分(图 5 - 10)。

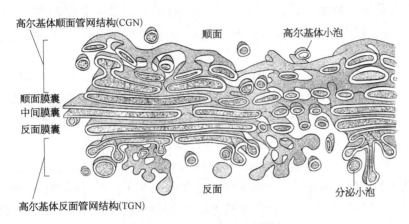

图 5-10 高尔基体结构模式

（1）高尔基体顺面管网结构（cis Golgi network，CGN）：也被称为居间区室（intermediate compartment，IC）或内质网-高尔基体中间区室（ER-Golgi IC，ERGIC），介于内质网与高尔基体顺面膜囊之间，由相互连接的管状和囊状结构组成，被认为是由来自内质网的囊泡融合而成。细胞经锇酸浸染后，可在电镜下见到高尔基体的 CGN 和顺面膜囊产生特异的显色反应，这种嗜锇反应可用来准确鉴别高尔基体的极性。CGN 具有分选功能，它接受从内质网运送来的膜蛋白、膜脂和其他可溶性蛋白质，并通过分选把内质网的驻留蛋白送回到内质网，而把其余的蛋白质进一步送入高尔基体的顺面膜囊。

（2）顺面膜囊（cis saccule）：位于紧邻 CGN 的高尔基体膜囊，有时也呈嗜锇反应。顺面膜囊接受来自 CGN 的蛋白质和其他物质，开始对蛋白质进行早期的加工和修饰。

（3）中间膜囊（medial saccule）：位于顺面膜囊和反面膜囊之间的几层膜囊称中间膜囊，其细胞化学特征或中间膜囊的标志反应是呈烟酰胺腺嘌呤二核苷磷酸酶（NADP 酶）阳性反应。中间膜囊接受来自顺面膜囊的蛋白质，并继续进行加工和修饰反应。

（4）反面膜囊（trans saccule）：位于中间膜囊下面的 1～2 层膜囊，呈焦磷酸硫胺素酶（TPP 酶）阳性反应。反面膜囊进行蛋白质的后期加工和修饰反应。

（5）高尔基体反面管网结构（trans Golgi network，TGN）：位于高尔基体反面的最后 1～2 层结构，呈管网状。TGN 的形态和细胞化学特征因细胞种类而异，但大多数细胞的 TGN 呈胞嘧啶单核苷酸酶（CMP 酶）阳性反应。CMP 酶是一种酸性磷酸酶，其细胞化学反应产物位于 TGN 和溶酶体，是 TGN 和溶酶体的标志酶。

在高尔基体顺面和反面及膜囊之间，可见大量大泡和小泡，它们各自的大小、形状和内含物的电子密度有很大差异。它们主要是进出高尔基体及膜囊堆之间的运输膜泡，其中很多正在从扁平膜囊上芽生或与膜囊融合，也有一些囊泡状结构实际上是管网结构的切面形状。

2.维持高尔基体结构的主要因素 高尔基体的复杂组织是高度动态的，受严格调控，并在细胞周期中和不同生理、病理条件下发生着去组装和重组装。高尔基体的形成和定位是在中心体附近，依赖于高尔基体基质蛋白和完整的微管组织。高尔基体基质蛋白和微管都是细胞质蛋白,它们从高尔基体膜囊的外部形成支撑和连接,使囊堆成为整体,也将囊堆之间联系成为整体,并控制它们在细胞内的空间位置,调控它们的组装和去组装。

(1) 高尔基体基质蛋白:高尔基体基质蛋白对囊堆的构建和整体性的维持起着主要作用。有一类基质蛋白被称为高尔基蛋白(golgin),分子内含有螺旋-螺旋结构域,长而强硬,并带有可供弯折的铰链区。它们分布于高尔基体囊池之间,并从囊膜表面伸出 $100\sim400$ nm 长度,像树丛一样在相邻囊池之间发挥拴系作用。在完整的高尔基体中,这些结构通过与特定的 Rab 蛋白结合,帮助囊池之间的膜泡运输(参见第十章)。高尔基蛋白有若干个家族,不同家族成员分布在不同囊堆并与不同的 Rab 蛋白结合。在细胞分裂时,高尔基蛋白被有丝分裂相关激酶磷酸化,导致高尔基体片段化并分散到细胞质中,最后高尔基体组分被平均分配到子代细胞。在子代细胞中高尔基蛋白又被去磷酸化,导致高尔基体的重新组装。

(2) 微管及其附属蛋白(参见本章第八节):细胞质中的动力蛋白使高尔基体膜沿着微管向其负端(即中心体一端)移动。随后,高尔基定向微管将高尔基体膜囊堆保持在附近,并促进它们之间形成管状连接。虽然动力蛋白和微管对于高尔基体膜囊堆在中心体周围区域的聚集和高尔基带的形成是必需的,但并不是膜囊堆形成和维持所必需的,因此,用实验方法使微管解聚,破坏的是高尔基带而不是膜囊堆;此时,高尔基带被解离成单个的膜囊堆,散布于细胞质中靠近内质网出口的位置。与动物细胞不同,大多数植物细胞中的高尔基体膜囊堆是单独存在的,数百个膜囊堆散布在细胞质中,多见于内质网出口附近。而芽孢酵母和酿酒酵母中的高尔基体又是另一种样子,它们的高尔基体并不形成膜囊堆,而是以单个囊池的形式分散在细胞质中。由于单独的膜囊堆完全能够完成运输和货物修饰的基本任务,因此,目前对动物细胞高尔基带这种组织结构的功能意义尚不完全清楚。动物细胞高尔基体的带状结构、囊池堆叠和中心体周围的定位,似乎为这些细胞中高尔基体活动的特异过程增加了另一个调节水平。现有的证据表明,带状的组织结构可以提高被分选蛋白的加工、运输和定向递送的效率及调节相关的信号转导。如果高尔基体的囊池无法形成堆叠,会导致蛋白质转运速度增加和糖基化修饰的缺陷,表明囊池堆叠有助于调节蛋白质糖基化的准确性。

在细胞分裂过程中,高尔基体必须像其他细胞器和 DNA 一样被精确地分配给两个子代细胞。高尔基带通过可调节和可逆的多步骤过程发生去组装和分离,产生小的片段,然后由子代细胞继承。这个过程始于细胞周期的 G_2 期,高尔基带分离成单个的高尔基膜囊堆。然后,有丝分裂开始后,在前期/前中期,这些膜囊堆发生解聚,并进一步形成囊泡,这是正确纺锤体形成所必需的。然后,这些囊泡逐渐缩小,并在两个子代细胞之间分配,以微管依赖的方式聚集在纺锤极周围。在末期,这些小泡逐渐融合重组成膜囊堆,并最终在每个子代细胞中重新形成高尔基带。这些变化伴随着有丝分裂期间的分泌受阻,这与高尔基体分解的分子机制有关。如果抑制高尔基带的解离,会引起细胞周期有效且持久地阻滞在 G_2 期,此机制称为"高尔基体有丝分裂检查点"(Golgi mitotic checkpoint)。这种新的细胞周期检查点是细胞感知高尔基体完整性的结果,表明细胞器的遗传继承和调节细胞分裂的信号通路之间存在相互的调节作用。有丝分裂蛋白激酶磷酸化高尔基体的一些基质蛋白,导致高尔基体解离并散布于胞质中。然后,高尔基体碎片被平均分配到两个子代细胞中,并在那里发生基质蛋白的去磷酸化,使高尔基体得以重新组装。如果用实验方法把新合成的高尔基体膜蛋白阻止在内质网,高尔基体基质蛋白仍能在中心体附近组装高尔基体,说明基质蛋白是高尔基体结构组装和定位的决定性因素。

3. 高尔基体运输的机制 人们一直不清楚蛋白质是如何在高尔基体各组分之间运输的。长久以来存在两种不同的假设,分别是小泡运输模式(vesicular transport model)和膜囊成熟模式(cisternal maturation model)。前者认为,高尔基体是一组基本上静止的区室,通过前向运输的囊泡将货物蛋白质从顺面膜囊转运至中间膜囊,再从中间膜囊转运到反面膜囊,并依次实现货物蛋白质在不同区室中的加工修饰。后者认为,高尔基体囊池是一种动态结构,来自内质网的囊泡管束不断形成新的顺面膜囊,并逐渐成熟为中间膜囊,然后成为反面膜囊乃至 TGN。膜囊中的货物蛋白质随膜囊的前移而依次通过高尔基体囊堆,并按顺序获得相应的修饰。当 TGN 形成后,会芽生形成各种类型的有被囊泡,直到这个管网结构消失,然后被后面正在成熟中的反面膜囊所取代。在此过程中,每个膜囊都会获得和失去特定的高尔基体驻留蛋白,即一方面通过逆向转运小泡,将囊中的驻留蛋白分选转运给较早期的区室,另一方面又从更成熟的区室接受逆向转运而来的囊泡,来获得特定的高尔基体驻留蛋白。通过这种方式,顺面膜囊可以前移成熟变为中间膜囊,但其中的驻留蛋白通过 COP I 小泡的逆向转运,始终留在后续的顺面膜囊中。目前,膜囊成熟模式得到了越来越多的证明。

二、高尔基体的主要功能是蛋白质的修饰、加工和分选

高尔基体的主要功能是参与细胞的分泌活动。20 世纪 70 年代初期,Caro 等人用放射自显影方法研究胰腺细胞的分泌活动,他们给动物注射 ^{3}H 氨基酸观察蛋白质合成情况,发现在注射后 3 分钟,放射自显影银粒主要位于糙面内质网上,20 分钟后银粒出现在高尔基体上,90 分钟后银粒位于分泌颗粒上。结果表明,在胰腺细胞中蛋白质是在糙面内质网上合成的,合成后很快从内质网运送到高尔基体,在高尔基体形成分泌颗粒(又叫分泌小泡),最后通过胞吐作用分泌到细胞外。后来的各种实验结果进一步表明,高尔基体的主要功能是对内质网送来的蛋白质、膜脂等生物大分子进行一系列的加工和修饰,然后通过分选把各种加工产物送到细胞的不同部位或细胞外。各种分泌蛋白质、细胞外基质中的蛋白聚糖、质膜中的膜蛋白、膜脂及内体和溶酶体的酶和膜蛋白都是经高尔基体加工和分选的。

1. 高尔基体的加工和修饰作用 高尔基体的加工、修饰作用很多,主要有对分泌物质的糖基化、硫酸化及对蛋白质前体的蛋白水解作用等。

(1)糖蛋白的糖基化加工:动物细胞内的糖蛋白主要位于质膜、溶酶体和分泌产物中。高尔基体作为糖基化的加工厂在糖蛋白的合成和分泌过程中起着关键作用。在之前的内容中已经提到,糖蛋白的糖基化始于内质网,终于高尔基体。在内质网中已部分糖基化的 N-连接糖蛋白(详见上节)到达高尔基体后,需要进一步的加工和修饰,即切除多余的甘露糖,加上其他必要的糖基,才能成为成熟的糖蛋白。成熟的 N-连接寡聚糖主要有两种,分别是高甘露糖基寡聚糖和复合寡聚糖。前者含有 N-乙酰氨基葡萄糖和很多甘露糖;后者除了

N-乙酰氨基葡萄糖和甘露糖外,还有半乳糖、唾液酸和岩藻糖。有时候两种类型的寡聚糖可连在同一肽链的不同部位。

　　形成高甘露糖基寡聚糖所需要的修饰比较简单,只要切除 3 个分子甘露糖即可;而形成复合寡聚糖需要比较复杂的修饰和加工,即切除 6 个分子甘露糖,再加上一定数量的 N-乙酰氨基葡萄糖、半乳糖和唾液酸,有时还要加上岩藻糖。复合寡聚糖中的唾液酸因为带有负电荷,因此具有特殊的重要性。修饰的寡聚糖是保持高甘露糖还是被加工成复合寡聚糖,在很大程度上取决于其在蛋白质中的位置。如果负责加工的酶能够接触到寡聚糖,则有可能转化为复合形式;反之,它很可能会保持高甘露糖形式。糖基化修饰作用需要一系列特殊的酶,如切除甘露糖需要甘露糖苷酶,加上新糖则需要各种糖基转移酶。这些酶都存在高尔基体的不同膜囊中,使得寡聚糖的加工步骤在高尔基体膜囊堆中有组织地依次进行,每个膜囊含有特征性的加工酶混合物。膜囊堆中的蛋白质在囊和囊之间移动时,会连续进行阶段性的修饰,因此膜囊堆形成了一个多级处理的单元。催化早期修饰步骤的酶位于高尔基体顺面的膜囊,负责后期修饰步骤的酶位于靠近反面的膜囊(图 5-11),如催化溶酶体酶蛋白寡聚糖磷酸化的酶位于 CGN,去除甘露糖及加入 N-乙酰氨基葡萄糖的酶位于中间膜囊,而加入半乳糖和唾液酸的酶位于反面膜囊和 TGN。对这些参与 N-连接寡聚糖修饰的酶的研究为理解高尔基体功能的区室化提供了新的证明。

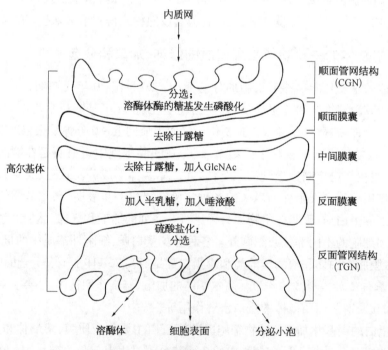

图 5-11　高尔基体的功能区室化

　　高尔基体对糖基化修饰的另一个贡献就是完成 O-连接的糖基化修饰。负责 O-连接糖基化修饰的酶基本上都位于高尔基体中,因此,许多蛋白的 O-连接糖基化修饰主要发生在高尔基体中。一系列糖基转移酶利用高尔基体内腔中的糖核苷酸将糖添加到选定的丝氨酸或苏氨酸的羟基上,或者添加到胶原蛋白羟基化的脯氨酸和赖氨酸侧链上。通常,最先添加的是 N-乙酰氨基半乳糖,随后每次添加 1 个不同的别的糖,数量从几个到 10 个或更多。黏蛋白、黏液分泌物中的糖蛋白及蛋白聚糖的核心蛋白等都必须在高尔基体中生成大量的 O-连接糖基化修饰。分泌黏液的腺细胞及软骨细胞中均可见很发达的高尔基体。

(2) 蛋白聚糖的糖基化:蛋白聚糖(proteoglycan)是蛋白质与糖胺聚糖(glycosaminoglycan)共价结合形成的大分子物质,是细胞外基质的主要成分之一。糖胺聚糖由一个氨基己糖(氨基葡萄糖或氨基半乳糖)和一个己糖醛(葡萄糖醛酸或艾杜糖醛酸)通过不同的糖苷键组成二糖单位后重复连接而成。蛋白聚糖的生物合成与糖蛋白相似,首先合成肽链,然后在肽链上连接相应的糖链。糖链与肽链的连接有多种方式。一种方式是由木糖与肽链中的丝氨酸形成 O-糖苷键,再接上 2 个半乳糖形成核心区,然后接上糖胺聚糖。硫酸软骨素、硫酸皮肤素、肝素等属于这一类。另一种方式是 N-乙酰氨基半乳糖与肽链中丝氨酸或苏氨酸形成 O-糖苷键,然后再接上别的糖,这种方式在黏液蛋白和软骨蛋白聚糖中多见。可见,蛋白质与糖胺聚糖的共价结合是基于 O-连接糖基化完成的。所有反应由高尔基体的一系列糖基转移酶催化。

许多蛋白聚糖被分泌并成为细胞外基质的组成部分,而其他蛋白聚糖则锚定在质膜的细胞外表面。还有一些是黏液物质的主要成分,如分泌的黏液,在许多上皮细胞表面形成保护层。

(3) 糖脂的糖基化:除了糖蛋白和蛋白聚糖的糖基化外,高尔基体还参与某些糖脂的糖基化,特别是含有末端半乳糖和唾液酸的糖脂,如脑苷脂、神经节苷脂等。糖脂是生物膜的结构成分,在各种组织中浓度不同,如在脑和肾脏中浓度高,肝脏中浓度低。生化分析已证实,参与糖脂糖基化的一些糖基转移酶和磺基转移酶也都存在高尔基体中。

高尔基体在蛋白质糖基化修饰中具有独特的作用。除了寡聚糖加工的共性外,在高尔基体中进行的糖基化修饰的产物尤其复杂,并产生了一个新的"糖生物学"研究领域。人类基因组编码数百种不同的高尔基体糖基转移酶和许多的糖苷酶,这些酶在不同类型的细胞中有不同表达,构成细胞特异表达的酶谱,让不同类型及不同分化阶段的细胞,形成特定蛋白质或脂质的各种糖基化形式。

寡聚糖的构建与其他大分子(如 DNA、RNA 和蛋白质)的合成有着重要的区别。核酸和蛋白质都是使用相同的酶或一组酶,通过一系列循环往复而又相同的步骤从模板拷贝而来的;而复合的碳水化合物则每一步合成都需要不同的酶,每步反应的产物都作为系列反应中下一个酶的唯一底物被识别。大量存在的糖蛋白及其复杂的合成途径表明,糖蛋白和鞘糖脂上的寡聚糖具有非常重要的功能。

N-连接糖基化在所有真核生物中普遍存在,包括酵母。在古细胞壁蛋白质中,也有相似的 N-连接寡聚糖的存在,这表明其合成的整个机制在进化上是古老的。糖基化修饰的总体意义已在本章内质网一节介绍,而高尔基体特有的大量不同的糖基转移酶和糖苷酶提示了高尔基体在辅助内质网最终完成 N-连接糖基化上的重要性,也说明了高尔基体在催化 O-连接糖基化上的独特性。上节介绍的细胞糖基化修饰中涉及 O-连接的,都是高尔基体的贡献,尤其在形成细胞外基质和黏液性分泌蛋白质方面,高尔基体具有关键的作用。

(4) 糖蛋白和蛋白聚糖的硫酸化:糖胺聚糖中的糖在聚合物形成后立即在高尔基体中

被大量的硫酸化,从而使其很大一部分带上了特征性的负电荷。其蛋白质部分也在高尔基体被硫酸化。蛋白质硫酸化是指在酶的催化下将硫酸根转移到肽链中酪氨酸的羟基上,形成硫酸化蛋白质的过程。硫酸化修饰依赖硫酸盐供体 3′-磷酸腺苷-5′-硫酸磷(PAPS),后者从胞质运输到高尔基体反面管网结构的腔内。软骨细胞可产生大量硫酸盐化蛋白聚糖,杯状细胞可产生大量硫酸盐化糖蛋白。电镜放射自显影实验表明,在动物体内注射放射性硫酸盐后,自显影银粒集中于杯状细胞和软骨细胞的高尔基体部位,说明高尔基体能摄取硫酸盐,具有对糖蛋白和蛋白聚糖的硫酸化修饰作用。很多其他细胞,如粒细胞、内皮细胞、施万细胞、成纤维细胞等,也被发现具有硫酸盐化作用,能在高尔基体中合成硫酸化的糖蛋白和蛋白聚糖。此外,糖脂和类固醇激素也能在高尔基体中被硫酸化。

(5) 分泌蛋白质前体的蛋白水解作用:生长激素等分泌蛋白质和某些病毒膜蛋白将新生链中 N 端的内质网信号肽通过一次蛋白水解切去后,即可成为成熟的活性蛋白质。而像流感病毒血凝素等许多膜蛋白、溶酶体酶蛋白这样的可溶性蛋白质,以及血清白蛋白、胰岛素、胰高血糖素等许多可溶性分泌蛋白质则会在合成后的较长一段时间里以一种没有活性的前体形式存在,这些蛋白前体被称为蛋白原,需要经过进一步的蛋白水解才能成为成熟的、有活性的蛋白质。这种水解活化通常是当蛋白原在 TGN 中被分选装入相关的转运小泡之后发生的。但溶酶体酶蛋白酶原的有限水解是发生在内体和溶酶体中的,这种直至目的地才激活酶原的方式可以避免它们在分泌途中过早地消化可能的底物。

有些蛋白前体在内质网上合成时是含有多拷贝氨基酸序列的,在高尔基体中通过水解形成许多相同的多肽,如神经肽等;还有些蛋白前体中含不同的信号序列,不同细胞可在高尔基体中水解成不同的产物。

2. 高尔基体的蛋白质分选和转运　高尔基体不仅是分泌物质加工和修饰的场所,而且是蛋白质分选(sorting)的主要部位。从内质网运送到高尔基体的蛋白质多种多样,其中的主要部分是送到高尔基体进行加工和修饰并分选送往细胞的不同部位;但也有些是被错误送到高尔基体的内质网驻留蛋白,也需要通过分选送回内质网。高尔基体对这些蛋白质的分选机制是蛋白质上的分选信号被高尔基体上的受体识别,并因而被分装入不同的运输小泡中,然后被定向运输到正确的目的地(详见第十章)。

高尔基体的 CGN 和 TGN 是两个主要的分选部位,分别负责对不同蛋白质的分选。在一个非极性的细胞中,高尔基体要分选的蛋白质有五大类。

(1) 转运回内质网的内质网驻留蛋白:这类蛋白质的分选在 CGN 中进行。可溶性的内质网驻留蛋白的 C 末端含有一个由 Lys-Asp-Glu-Leu 四个氨基酸残基组成的分选信号,称 KDEL 信号,在高尔基体的 CGN 中有一种特殊的膜受体,可与 KDEL 信号序列结合并将其包装到运输小泡中,送回到内质网。

(2) 运送至内体(endosome)的蛋白质:内体是一类囊泡状的细胞器,形态、大小及内部物质不一,主要负责将胞吞的物质递送给溶酶体,是溶酶体生成必不可少的结构(详见本章下节)。根据成熟阶段的不同,内体通常又分为早期内体(early endosome,EE)、晚期内体(late endosome,LE),以及介于两者之间、处于不同成熟阶段的多泡体(multivesicular body)等结构。

高尔基体中被分选运往内体的蛋白质主要是溶酶体酶,它们都具有特有的分选信号——甘露糖-6-磷酸(M6P),位于溶酶体酶的 N-连接寡聚糖上。溶酶体酶在内质网合成并部分糖基化,然后运送到高尔基体,并在高尔基体的 CGN 部位由其中的 N-乙酰氨基葡萄糖磷酸转移酶和 N-乙酰氨基葡萄糖磷酸苷酶催化形成 M6P,前者把 N-乙酰氨基葡萄糖磷酸基团加到寡聚糖链的甘露糖基上,后者把 N-乙酰氨基葡萄糖基团切除而暴露磷酸基团,形成 M6P。在高尔基体的 TGN 部位存在 M6P 受体。由于大多数溶酶体水解酶含有多个寡聚糖,因此可以生成许多 M6P 基团,从而提高与 M6P 受体的亲和力。M6P 受体与溶酶体酶的 M6P 特异结合后,帮助把溶酶体酶装入特定的运输小泡中并运送到内体。除了溶酶体酶,运往内体的蛋白质还有内体和溶酶体特有的其他可溶性蛋白质和膜蛋白。

(3) 两类分泌蛋白质:所有真核细胞都会持续分泌某些蛋白质,这种分泌称为固有分泌(constitutive secretion)(或持续性分泌)。一些大量分泌细胞外基质的细胞也以固有分泌的形式进行分泌,如成纤维细胞、软骨细胞等,而另一些专门的分泌细胞则将其分泌蛋白质储存在囊泡中,只在受到特定刺激时才会分泌,像胰腺 β 细胞将新合成的胰岛素储存在专门的分泌囊泡中,受血糖升高的刺激才将它们分泌出去,这样的分泌被称为受调分泌(regulated secretion)。分泌激素、神经递质、消化酶等的分泌细胞会通过 TGN 部位的分选,将不同类型的分泌蛋白质分别装入固有分泌囊泡或受调分泌囊泡中。

有证据表明,能否进入受调分泌途径受分泌蛋白质选择性聚集的调控。电镜下可观察到,受调分泌途径中正在芽生的或芽生后的未成熟小泡中存在着分泌蛋白质的聚集体,而聚集体形成的机制可能是因 TGN 中 pH 6.5 和 1 mmol/L Ca^{2+} 的离子环境使部分分泌蛋白质能够选择性地聚集在一起,如果不形成聚集体,它们就自然被装入固有分泌囊泡中。

(4) 高尔基体驻留蛋白:高尔基体从顺面到反面有多层膜囊,每个膜囊含有特征性的加工酶混合物,这些负责修饰加工的酶及高尔基体的结构蛋白属于高尔基体的驻留蛋白。有趣的是,这些对蛋白质和糖进行修饰加工的酶类都是单次穿膜的膜蛋白,有的形成多酶复合体。用于分选的信号受体也都是膜蛋白。这一特点与内质网驻留蛋白主要是腔内的可溶性蛋白质很不相同。

第五节　内体和溶酶体

一般细胞器都是在形态上被发现的很长时间以后,才将它们从细胞内分离出来进行生化分析的,但溶酶体的发现过程正好相反,它先由生化分析方法发现,然后才在电子显微镜下被证实。De Duve 等人在 1955 年发现一种新的细胞器,它们是从肝细胞中分离出来的小颗粒,内含各种水解酶,被命名为溶酶体(lysosome),意思是溶解或消化小体。后来证实,溶酶体是普遍存在于各种动物细胞中的细胞器。溶酶体是一类富含酸性水解酶的囊泡,形态和大小不一,是细胞内各种大分子和细胞器降解的主要场所,是分解代谢反应的基地。它们消化细胞胞吞、吞噬或自噬的物质,消化产物被转运出溶酶体,重新用作合成代谢的原料,维持细胞稳态,并由此参与细胞各种功能活动和对代谢、生长和死亡的调控。因此,溶酶体在细胞的生理和病理过程中起重要作用。

内体(endosome)也被译作"内吞体",是较溶酶体发现更晚的一类囊泡状细胞器,是通过对胞吞途径(endocytosis)的示踪而观察到的。胞吞途径始于质膜,终于溶酶体。细胞通过胞吞途径可以将细胞外及细胞膜上的蛋白质等大分子物质转运至溶酶体中降解,而在质膜和溶酶体两个"站点"之间,内吞的"货物"需要通过一系列囊泡状的中间体进行分选,才能最终到达溶酶体。这一系列的中间体就是所谓的内体,它们各自的内含物、分子组成、形态和pH都各不相同,同时,内吞的示踪剂到达各内体的动力学特征也不相同。内体既是胞吞途径上的关键分选站,也是胞吞和分泌途径的汇合点,不仅参与溶酶体的生物发生,也与其他多种细胞活动有关。

一、内体是胞吞途径上递送物质并渐进演变的囊泡

(一)内体的形态结构和生化组成及其动态变化

内体是用示踪技术显示细胞摄入外界蛋白质的途径(即胞吞途径)时被发现的。这类囊泡分布在从质膜下到细胞核附近的各个区域,电镜下可见高电子密度示踪剂标记的蛋白质首先进入质膜下陷形成的胞吞小泡(endocytotic vesicle),随后到达的囊泡结构叫作早期内体,接着(一般认为10分钟后)到达的结构叫作晚期内体,最后到达溶酶体(胞吞途径参见第十章)。胞吞途径在所有细胞都存在,因此内体是普遍存在的细胞器。早期内体是质膜胞吞小泡的主要接受区室,也是TGN芽生的溶酶体酶和溶酶体膜蛋白的运输小泡的接受区室,同时早期内体的分选功能又将不同的"货物"包入运输囊泡,有的返回质膜而有的返回TGN。早期内体自身会进一步成熟为晚期内体,晚期内体再彼此融合,并与溶酶体融合形成胞吞溶酶体(endolysosome)。在这个过程中,内体的形态结构、生化组分及功能发生了改变(图5-12)。

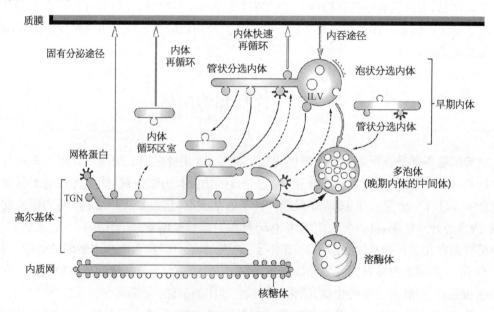

图5-12 内体的生物发生

1. 早期内体　早期内体大多分布在靠近质膜的区域,由单层膜包围而成,包含一个泡状部分和由泡状部分突起形成的多分支的管状结构。通常运往溶酶体的"货物"被留在早期内体的泡状结构中;而返回质膜再循环的则进入管状突起,此处芽生的小囊泡将再循环"货物"直接送往质膜,或经过一类叫作循环内体(recycling endosome)的中间结构,再送往质膜,以实现对这些组分的循环利用。因而,早期内体也被称为分选内体(sorting endosome,SE)。循环内体通常聚集在邻近微管组织中心(microtubule organizing center,MTOC)的核周局部,形成拥有大量管状和泡状膜结构的复杂组织,称为内体循环区室(endosomal recycling compartment,ERC)。目前,对于该组织结构的理解才刚刚开始。

2. 晚期内体　晚期内体是由早期内体通过所谓的内体成熟过程形成的。这是一个渐进的过程,伴随囊泡向细胞深处的移动,发生持续不断的膜的进出交换和多次融合,在经历逐渐的分子和结构重塑及功能转变的同时内容物也不断变化。在这个过程中的转变包括:① 内体的形态结构发生了改变,早期内体的泡状部分被保留,而管状结构逐渐消失,同时,泡状腔内出现大量甚至密集的由膜内陷形成的腔内小泡,分选进入腔内小泡的货物蛋白质由此保留在内体腔中,主要被送往溶酶体降解。具有含密集腔内小泡这种形态学特征的囊泡被叫作多泡体(multivesicular body,MVB),后来被证明就是成熟中的晚期内体。② 晚期内体的位置更靠近细胞核的位置,这被认为是内体成熟过程中沿微管移动的结果。③ 晚期内体不再含有大量可循环到质膜的"货物",取而代之的是运往溶酶体的蛋白质增加了,并且含有大量的溶酶体水解酶。它们更多的是与 TGN、其他晚期内体及溶酶体之间形成联系,而不是与质膜形成联系。④ 由于内体膜中的 V 型 ATP 酶将 H^+ 持续从胞质泵入内体内腔,腔内的 pH 进一步下降,使溶酶体水解酶越来越活跃,影响许多受体-配体的相互作用,从而控制受体的装载和卸载。⑤ 早期内体特异性 Rab5 和磷脂酰肌醇- 3 -磷酸(Ptd Ins3P)转换为晚期内体特异的 Rab7 和磷脂酰肌醇- 3,5 -二磷酸[Ptd Ins(3,5)P_2],此外,囊泡运输相关的拴系蛋白和锚定蛋白(SNARES 等)也都随成熟过程而发生改变,从而改变了内体的功能特征。⑥ 腔内小泡将内吞的大量信号受体集中隔绝在内体内,从而停止受体的信号活动。

伴随这些形态和生化特征的改变,晚期内体也渐渐获得了其独特的功能:一是丧失了对胞吞物质进行分选循环的作用;二是已经具有了溶酶体的消化功能,而腔内小泡的形成让质膜组分得以降解。常规透射电镜技术下观察超薄切片,可以凭借腔内小泡的存在和特点辨认出内体。早期内体腔内小泡较为稀少,并存在内体膜的管状突起;晚期内体以多泡体为典型形态,腔内小泡密集,内体膜没有管状突起,其中有些因溶酶体酶的富集而具有较高电子密度。

(二) 内体的功能

1. 运输　内体将大多数胞吞物质从细胞表面运输到内部,递送给溶酶体进行降解。胞吞物质一类是细胞外的大分子物质,例如,通过血液运来的营养物质(如携带胆固醇的脂蛋白、携带铁离子的转铁蛋白)和在质膜外侧的细胞外基质;另一类是质膜本身的物质,包括膜蛋白、膜脂和膜糖。

对于部分进入内体的物质,内体运送的终点并不是溶酶体,而是不同于胞吞地点的另一处质膜。这种运输形式叫作穿胞吞吐，也就是蛋白质不被降解，完整地经过细胞被运出。这种情况见于婴儿小肠上皮细胞摄取母乳中分泌型免疫球蛋白，出生早期的婴儿可以由此从母乳获得抗体。

在某些条件下，多泡体也可以与质膜融合，管腔内囊泡就会从细胞中被释放出来。这些被释放出细胞的腔内小泡被叫作外泌体（exosome），可以扩散到邻近细胞或随体液运输到远处组织；其装载的物质有多种 RNA 和蛋白质，可以作为信号分子调控细胞活动。释放外泌体的行为在免疫细胞、干细胞和肿瘤细胞常见。外泌体的内含物显然不仅是胞吞物质，但是尚不清楚那些作为信号分子的 RNA 和蛋白质是如何被特异地输入多泡体的腔内小泡的。

2. 分选　这一功能主要体现在三方面。一是在运送胞吞物质的过程中，内体对进入的物质进行了分选。例如，在摄入低密度脂蛋白-胆固醇（LDL－C）时，早期内体将 LDL 与其受体进行分选，将与 LDL 解离后的受体送回质膜。二是在接受来自高尔基体 TGN 的运输小泡所携带的溶酶体酶的时候，内体对溶酶体酶蛋白与其膜受体进行了分选，受体被送回到高尔基体。三是在形成腔内小泡时，对进入小泡内的物质进行分选。被称为转运必需内体分选复合体（endosomal sorting complexes required for transport，ESCRT）的复合体在腔内小泡形成及将蛋白质分选入腔内小泡的过程中起到了重要的调节作用。质膜蛋白进入多泡体的过程是高度选择性的，当它们进入早期内体后，其胞内结构域被共价连接上一个或数个泛素分子，被泛素标记的膜蛋白然后在多泡体的胞质面被 ESCRT 结合，即被分选到内陷的多泡体膜局部，随着该处膜内陷和断离而成为多泡体腔内小泡膜的膜蛋白。

质膜蛋白通过分选进入多泡体腔内小泡膜而被溶酶体降解，这在各种细胞是对质膜表面膜受体和膜运输蛋白数量的负性调控机制。在免疫细胞，这一活动与抗原递呈相关。树突细胞中的主要组织相容性复合体 2（major histocompatibility complex Ⅱ，MHC Ⅱ）可根据细胞的激活状态被分选进入腔内小泡。在未成熟的树突细胞中，MHC Ⅱ从质膜被胞吞后进入内体，泛素化的 MHC Ⅱ被分选入腔内小泡，并随后进入溶酶体而被降解。细胞的成熟使得 MHC Ⅱ的泛素化水平降低和 MHC Ⅱ质膜水平的增加。在这些成熟细胞中，内体相关的 MHC Ⅱ仍被分选入腔内小泡，但是并不发生降解，而是以外泌体的形式分泌。

3. 参与溶酶体的生成　晚期内体的腔内已有溶酶体酶和低 pH 环境，它们可进一步成熟而演变成溶酶体，也可以与原有的溶酶体融合而成为溶酶体（详见下文）。

二、溶酶体是富含各种酸性水解酶和底物的异质性囊泡

从上文可知，细胞从外界摄入的大分子物质经内体的分选和处理，沿着胞吞途径被送达溶酶体，在那里被消化降解。但是送达溶酶体的待消化物质不限于此，还有细胞内部的物质，在某些具备吞噬能力的细胞则还有吞入的微生物甚至细胞。更重要的是，除了作为"垃圾处理站"，溶酶体还有感应营养物水平从而调控代谢的功能。

（一）溶酶体的形态和生化特征

溶酶体是由单层膜包围的囊泡。溶酶体的生成过程和内含物消化的阶段决定了它们在形态上具有高度的异质性（详见下文）。一个细胞中的各个溶酶体，其位置、形态、大小、酶含

量和底物各不相同,并始终处于动态变化中。不同组织的细胞中,溶酶体的形态结构也可以有很大不同。尽管形态各异,但溶酶体还是有一些可供鉴别的共同特征(图5-13)。

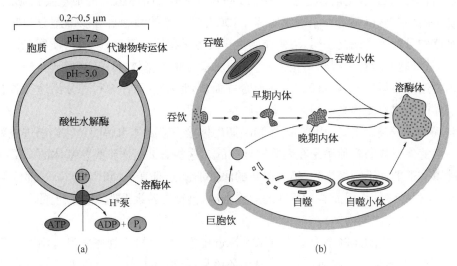

图5-13　溶酶体的形态特征和类型

(a) 溶酶体结构模式图;(b) 溶酶体类型

1. **溶酶体膜的特殊性质**　溶酶体膜内有质子泵(H^+泵)——一种多亚基的 V 型 ATP 酶(参见第七章)。其功能是将 H^+ 从细胞质基质泵入溶酶体内,维持腔内 pH4.5～5.5 的酸性环境。

溶酶体膜含有多种溶酶体整合膜蛋白(lysosome integral membrane protein,LIMP)和溶酶体相关膜蛋白(lysosome associated membrane protein,LAMP),包括各种转运蛋白和离子通道,可把溶酶体消化水解的产物(氨基酸、葡萄糖、核苷酸、离子等)运出溶酶体以供细胞再利用,或者介导其他离子种类(如 Cl^-、Na^+ 和 K^+)的反流以协助 V 型 ATP 酶建立酸性的内部环境;另外,也包括一些代谢相关的信号蛋白和细胞器移动相关的蛋白质。含量最丰富的溶酶体膜蛋白是 LAMP1、LAMP2 和 LIMP2,在研究中被作为溶酶体膜标志物。

溶酶体的膜蛋白高度糖基化,其寡聚糖链突出在溶酶体膜的内表面,可保护溶酶体膜不受水解酶的作用。

2. **溶酶体酶**　溶酶体腔内基质含有约 60 种可溶性的溶酶体酶,都是酸性水解酶,在酸性条件下才有活性。酶的种类包括蛋白酶、核酸酶、酯酶、糖苷酶、磷脂酶和硫酸酯酶等,能水解蛋白质、核酸、脂类和多糖。此外,溶酶体内还有一些其他活性物质。常见的溶酶体酶有酸性磷酸酶、酸性核糖核酸酶、酸性脱氧核糖核酸酶、β-葡萄糖醛酸苷酶、β-半乳糖苷酶、组织蛋白酶、芳香硫酸酯酶等。溶酶体的酸性磷酸酶作为标志酶,是鉴定溶酶体的主要依据。

3. **溶酶体腔内的消化底物**　溶酶体腔内消化的底物因细胞类型而异,但在所有细胞必然包含胞吞途径和自噬途径送达溶酶体的"货物"(详见下文)。

（二）溶酶体的生物发生

由于溶酶体在维持细胞稳态方面具有重要的作用，因此，它们必须适应细胞内外的信号，以维持自身的稳态。溶酶体生物发生（biogenesis）是溶酶体适应的最重要机制之一，它通过增加溶酶体数量以满足不同的细胞需求，如饥饿诱导的细胞自噬及细胞分裂时溶酶体向子代细胞的分配等。研究表明，溶酶体的生物发生过程比较复杂，既有内质网和高尔基体的参与，又与细胞的胞吞过程密切相关，它们是由来自高尔基体 TGN 的囊泡与产生于质膜上并沿内吞途径转运的充满"货物"的囊泡合并而成，是细胞胞吞途径和分泌途径整合的结果。溶酶体的生成也受到基因转录水平的调控。

1. **溶酶体水解酶的转运**　早期内体和晚期内体接受溶酶体水解酶是它们渐进成熟的关键事件。溶酶体所含的各种酶是在内质网合成的。这些酶被运送到高尔基体的 CGN 部位，在那里除了一般的加工和修饰外，绝大多数的酶被加上分选信号 M6P，在 TGN 部位与 M6P 受体结合，通过受体的作用而装入特殊的运输小泡，再靶向转运至胞吞途径上的一系列内体中，包括早期内体和晚期内体。

从高尔基体形成的运输小泡其内部 pH 接近中性，所含的溶酶体酶没有活性。但在进入内体后，由于内体膜上存在质子泵，其内部环境呈酸性（pH=6），且随着成熟的进程而不断酸化，使晚期内体中的溶酶体酶逐渐有了活性，开始水解各种胞吞物质，从而初步具有了溶酶体的功能。但晚期内体并不同于溶酶体，晚期内体腔内 pH 没有低到溶酶体的程度，因而其水解酶活性也不如溶酶体的高。

在 M6P 形成相关的 N-乙酰氨基葡萄糖（GlcNAc）磷酸转移酶缺失的细胞中，如肝细胞、杯状细胞和淋巴细胞，溶酶体水解酶不能获得 M6P 分选信号，但新合成的溶酶体水解酶依然有很大一部分能到达溶酶体，表明溶酶体水解酶的转运还存在着不依赖 M6P 受体的途径。在这种情况下，新合成的溶酶体水解酶先沿着固有分泌途径到达质膜，并在分泌后被吞饮吸收。主要表达于树突细胞、肝窦内皮细胞和组织巨噬细胞膜上的多配体结合甘露糖受体（the multiligand-binding mannose receptor）可结合溶酶体水解酶，并在上述类型的细胞中介导胞吞作用。由此看来，溶酶体酶蛋白靶向转运至溶酶体既可以是直接的，也可以是间接的。前者从 TGN 通过运输小泡转运到内体，后者则先通过运输小泡到质膜，发生分泌，随后酶再经胞吞作用转运至内体。对于溶酶体贮积症这种遗传性疾病而言，这条途径为患儿接受细胞移植从而获得溶酶体酶提供了机会。

与大多数的溶酶体水解酶不同，β 葡萄糖脑苷酶（β-glucocerebrosidase，βGC）不含 M6P 分选信号，在缺乏 M6P 受体的细胞中，βGC 能被正常转运至溶酶体，表明其转运并不依赖 M6P 受体。最近的研究发现，βGC 是和 LIMP2 一起转运至内体的。LIMP2 是一种高度糖基化的溶酶体跨膜蛋白，N 端和 C 端都面向细胞质基质，并在 C 端有一个理想的分选信号。LIMP2 和 βGC 之间可发生特异结合，并且这种结合是 pH 依赖性的；因此，这些蛋白质能够从内质网开始一直结合在一起，直至在溶酶体中因酸性 pH 而解离。这一结果表明溶酶体膜蛋白可以与溶酶体水解酶一起转运。

2. **溶酶体膜蛋白的转运**　溶酶体的膜蛋白也是由内质网合成和高尔基体加工修饰的，并在高尔基体的 TGN 部位被分选装入不同的运输小泡的膜中，然后通过直接的和间接的转运途径成为溶酶体的膜蛋白。从 TGN 运输的溶酶体膜蛋白中很大一部分沿着默认的分泌途径到达质膜,然后再通过胞吞途径到达溶酶体。此外,溶酶体膜蛋白可以直接从 TGN 的多个出口转运至内体-溶酶体途径,靶向输送到特定的内体中,包括晚期内体。每条转运途径的相对贡献可能因细胞类型、溶酶体膜蛋白及其表达水平和细胞条件而异。一种溶酶体膜蛋白可以含有不同转运途径的分选信号,并根据分选信号的不同进行分选和转运。

3. 转录调节　为了满足细胞内物质降解的需要,溶酶体通过溶酶体和自噬基因的转录激活来促进自身和自噬小体的生物发生。在哺乳动物细胞中,许多溶酶体和自噬基因的启动子区共享有一个或多个由 10 个碱基对序列组成的被称为 CLEAR(coordinated lysosomal expression and regulation)的元件,转录因子 E 家族成员 TFEB 和 TFE3 可结合 CLEAR 元件并激活溶酶体基因表达,从而增加溶酶体酶蛋白和膜蛋白的产生,并促进溶酶体与自噬小体的融合。

正常情况下,TFEB/TFE3 可被 mTOR、ERK、GSK3β、Akt 和 PKC 等多种可介导胞内或胞外信号的激酶磷酸化,导致其留在细胞质中而失去转录活性。磷酸化的 TFEB/TFE3 可以被钙调磷酸酶或蛋白磷酸酶 2 去磷酸化,并转移到细胞核中,激活自噬和溶酶体基因的表达。

(三) 溶酶体的类型

溶酶体消化的物质有三个来源,因而形成三条由一系列囊泡组成的途径,它们的起点不同,终点都是晚期内体和/或溶酶体(图 5-13)(参见第十一章)。外来的颗粒性物质经由吞噬途径被溶酶体消化,外来的可溶性大分子和质膜蛋白经由胞吞途径被溶酶体消化,内部的细胞器或大分子则经由自噬途径被溶酶体消化。因此,在电镜下,成熟的溶酶体有多种形态。这种形态上的异质性一方面与被消化物的来源有关(参见下文),因而与细胞类型有关,另一方面与底物消化的程度有关。

1. 异噬溶酶体　异噬溶酶体(phagolysosome)也称异噬泡(heterophagic vacuole),由晚期内体或溶酶体与吞噬小体(phagosome)融合而成,外有界膜包围,内含经细胞吞噬作用摄入的细胞外物质。异噬溶酶体主要出现在中性粒细胞吞噬细菌、巨噬细胞吞噬红细胞和凋亡细胞后。

2. 胞吞溶酶体　目前主流理论将晚期内体(多泡体)与成熟溶酶体融合后形成的囊泡叫作胞吞溶酶体(endolysosome),其特征是既含有溶酶体酶又含有胞吞物质。细胞外可溶性蛋白质和质膜蛋白经由胞吞小泡、早期内体进入晚期内体和/或溶酶体而得到消化,这条胞吞途径在所有类型的细胞上普遍存在并且高度活跃,因此这类溶酶体在各种细胞都数量巨大。然而,这些被叫作胞吞溶酶体的囊泡因内容物缺乏特殊形态和电子密度低而无法在常规透射电镜技术下被辨认,只有采用胞吞示踪剂和溶酶体标志酶的双重认证才能得到鉴定。因此,在超薄切片上可被辨认的溶酶体实际上未将胞吞溶酶体包括在内。

3. 自噬溶酶体　自噬溶酶体(autolysosome)过去也常称作自噬泡(autophagic vacuole),由晚期内体或溶酶体与自噬小体融合而成。细胞内一部分细胞质[如一些细胞器(线粒体、内质网、脂滴等)]及细胞内含物(糖原、不溶的蛋白质聚集物)可被膜结构包裹起来,形成一种由双层膜包围的结构(图 5-14),称自噬小体(autophagosome)。自噬小体与溶酶体融合后,溶酶体酶对自噬小体内容物进行消化，就成为自噬溶酶体。自噬溶酶体可出现在所有的细胞类型中，在饥饿、缺氧等细胞应激状态下增多。自噬溶酶体的内含物各种各样，在透射电镜下可辨认出线粒体、内质网、脂滴等细胞器及糖原颗粒等细胞质物质，依消化阶段可呈现为完整的原样或消化后的残骸。自噬溶酶体的数量是判断细胞自噬发生水平的最主要证据。

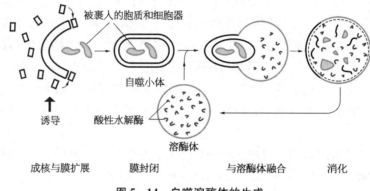

图 5-14　自噬溶酶体的生成

分泌自噬泡（crinophagic vacuole）由晚期内体或溶酶体与分泌颗粒（分泌小泡）融合而成，属于自噬溶酶体的一种，主要出现在分泌蛋白质类激素的内分泌细胞中。在此种细胞中，激素以分泌颗粒的形式储存于细胞中。分泌自噬泡的形态特征是溶酶体内可见分泌颗粒，这些颗粒已没有界膜。

有研究提示溶酶体和晚期内体（多泡体）一样，都既含有溶酶体酶又含有胞吞物质，都可以与自噬小体融合变成自噬溶酶体。也就是说，晚期内体和溶酶体是胞吞途径和自噬途径的汇合点。在这个意义上，与自噬小体融合的溶酶体可以都是胞吞溶酶体。

4. 残余体　溶酶体消化作用结束时，剩下一些不能消化的残留物质，它们具有不同的形态和电子密度，称为残余体（residual body）。这些囊泡中溶酶体酶的活性已经很低甚至消失，因此，严格说来也可以不算作溶酶体。常见的残余体有脂褐素（lipofuscin）和髓鞘样结构等。脂褐素是一些不规则的小体，内含脂滴、小泡等电子密度不等的物质，是一些消化残渣和脂类的混合物。一般溶酶体对脂类的消化能力有限，有人认为溶酶体中缺少某些脂类分解所需的酶而形成了脂褐素。脂褐素常积聚于一些衰老的细胞中，如脑细胞、心肌细胞和肝细胞中的脂褐素往往随年龄增长而增多。髓鞘样结构是另一种常见的残余体，外有界膜包围，内容物为层状排列的膜样结构，形似髓鞘。髓鞘样结构的形成有几种说法，一种认为它是溶酶体中一些未能完全分解的脂类物质水化后形成的，另一种看法是由于溶酶体中膜性成分消化不全所致。

三、溶酶体的功能主要是消化作用，并由此参与细胞功能及代谢、生长和死亡的调控

溶酶体的主要功能是参与细胞的各种消化活动，并通过消化作用在各种细胞活动中起重要作用。

(一) 溶酶体的消化活动

溶酶体形态的多样性反映了这一细胞器有着广泛的消化功能。由于晚期内体中已具备有一定活性的溶酶体酶,消化降解也可以在此实施。

根据消化物质的来源和性质的不同,溶酶体/晚期内体参与的消化活动可以有以下几种。

1. 细胞外摄入物质的消化　溶酶体的一个重要功能是消化由细胞外摄入的物质。根据摄入物质的性质可分为吞噬作用和吞饮作用。

(1) 吞噬作用(phagocytosis):是指细胞吞噬大的颗粒状物质如细菌、红细胞等,在光学显微镜下可以被看到。具有吞噬作用的细胞主要有巨噬细胞和中性粒细胞等少数几种细胞。外来物质被吞入细胞后,形成有膜包裹的吞噬小体。溶酶体可很快与吞噬小体融合,溶酶体酶把吞噬物质消化分解。消化后,那些可溶性小分子水解产物可透过溶酶体膜进入细胞质基质,为细胞再利用或以废物被排除;而未消化或不能消化的残留物质则成为各种残余体,可留在细胞内或被排出细胞外。

(2) 吞饮作用(pinocytosis):是指细胞吞入小的颗粒状物质和水溶性大分子如抗体、酶、激素和毒素等,可发生于动物和人体的所有细胞。吞饮可以是非特异地吞入吸附于质膜外表面的液体、小颗粒和膜组分,也可以是通过特异的膜受体与胞吞物质结合的受体介导的胞吞(receptor-mediated endocytosis),如 LDL - C 的胞吞和转铁蛋白-铁的胞吞摄入。上述进入细胞的物质大部分被运送到溶酶体进行消化。膜受体、转运体和通道等质膜蛋白也通过受体介导胞吞被摄入细胞内而内化(internalization)。它们有的保存在胞吞小泡膜上而临时滞留于细胞质,也有的可以经早期内体、晚期内体、多泡体的腔内小泡而被送到溶酶体降解,因而胞吞是细胞选择性摄取细胞外大分子和内化质膜蛋白的重要机制(详见第十章)。

2. 细胞自身物质的消化　自体吞噬(autophagy)是细胞消化一部分自身组分的行为,简称自噬。细胞内一部分细胞质组分,如线粒体、内质网、脂滴、糖原、蛋白质聚集物等,被一种来源尚不清楚的膜结构包裹起来,形成自噬小体。自噬小体与溶酶体融合后成为自噬泡,即自噬溶酶体,溶酶体酶将泡内各种成分消化分解,消化产物可被细胞重新利用,消化不了的东西成为残余体。自噬是有序的、受严格调控的过程,已知有几十种不同的蛋白质参与这一过程。在哺乳动物细胞中已经发现有两种类型的自噬,分别是巨自噬(macroautophagy)和分子伴侣介导的自噬(chaperone-mediated autophagy),前者即为常规的自噬。分泌自噬(crinophagy)是细胞消化自身分泌颗粒的现象,是自噬活动在分泌细胞(如垂体内分泌细胞、甲状腺细胞和胰岛细胞等)中的表现。

自噬的目标"货物"的清除可以是选择性的,也可以是非选择性的。非选择性自噬可能更多的是细胞应对饥饿应激的一种机制。在选择性自噬中,"货物"被包裹入自噬小体,自噬小体往往含有很少的细胞质基质,其形状反映货物的形状,并被相应地称为某细胞器自噬,如线粒体自噬(mitophagy)、内质网自噬(reticulophagy 或 ERphagy)、脂(滴)自噬(lipophagy)、核糖体自噬(ribophagy)、分泌自噬(crinophagy)等。选择性自噬可用来清除受损或不需要的细胞器和其他细胞组分,是细胞更新自身成分、维持稳态和调控细胞功能的重要机制。

3. 细胞外物质的消化 溶酶体的主要功能是参与细胞内物质的消化,但在一些特殊情况下,溶酶体也可通过胞吐作用将溶酶体酶释放到细胞外,消化分解细胞外物质。例如,破骨细胞能将溶酶体酶释放出去以降解骨的有机基质,参与骨组织的吸收和改建。又如,精子的顶体是一种特殊的溶酶体,在受精过程中将其溶酶体酶释放出去以消化卵外膜滤泡细胞,为受精创造条件。除了典型存在于破骨细胞和精子,这种分泌型溶酶体还存在一些 T 淋巴细胞和血小板,并且在破骨细胞所属的单核巨噬细胞系统(如巨噬细胞、肝脏库普弗细胞等)普遍存在。

（二）溶酶体参与的细胞功能活动

溶酶体通过其消化功能在细胞活动中发挥作用,细胞的不少功能活动与溶酶体有关。

1. 消除异物 专司吞噬功能的细胞(如巨噬细胞、中性粒细胞等),能吞噬细菌、病原体和废旧红细胞等异物,这些异物最终都在溶酶体中消化分解。在感染时,中性粒细胞和巨噬细胞的溶酶体通过消除病原体而具有防御作用;在创伤愈合过程中,巨噬细胞的溶酶体通过消化血肿内各种成分,为创伤愈合开辟道路。还有少数有吞噬功能的细胞,如睾丸中的支持细胞,能吞噬精子细胞演变为精子时所丢弃的残余细胞质并由支持细胞的溶酶体消化分解。

2. 提供营养物质 在动物和人体中,细胞所需的大部分小分子营养物质是从血液通过细胞膜进入细胞的,但大分子营养物质不能直接通过细胞膜,必须经胞吞作用进入细胞。大分子物质进入细胞后,最终都在溶酶体中被消化降解,降解产物透过溶酶体膜进入细胞质基质而被利用。例如,细胞合成各种膜结构所需的胆固醇就是通过胞吞作用和溶酶体降解获得的。

另外,由溶酶体参与的自体吞噬活动降解细胞自身组分,在细胞遭遇应激、饥饿等营养供应障碍的情况下,成为提供营养的一种途径。

3. 更新细胞成分 细胞内的成分是不断更新的,由溶酶体参与的自噬在细胞成分更新中起重要作用。细胞内一些废旧或不再需要的细胞器和细胞质成分由膜结构包裹起来,溶酶体与其融合,把大分子降解成小分子(如氨基酸、核苷酸、糖、脂肪酸等),在细胞合成新的大分子或形成新的细胞器时可重新利用。

神经元被认为是最"长寿"的细胞,其老化受损的线粒体必须通过自噬得到清除和更新,因此,神经元的正常功能高度依赖自噬。

变性、受损的细胞质基质蛋白会发生相互黏附和沉淀,从可溶性分子变为不可溶的聚集物(aggregate)。当蛋白聚集物直径大到一定程度,细胞会通过自噬将其降解。这是细胞维持其蛋白质稳态的一种机制,与泛素-蛋白酶体主要清除降解可溶性蛋白质的机制相辅相成。

4. 调控细胞组分数量 选择性的降解质膜蛋白和细胞器,是细胞对自身大分子、结构和功能活动的调控方式。

通过胞吞将质膜蛋白选择性地降解,是对膜受体和膜运输蛋白在膜上数量的控制方式。例如,膜受体被配体结合后激活下游信号转导,将膜受体吞入和降解可以终止膜受体的激活,保障信号通路激活的一过性。在内分泌细胞,溶酶体可以通过消化清除激素颗粒或制造激素的细胞器,参与激素分泌的调控。溶酶体在内分泌细胞中对激素分泌的调节作用最早见于大鼠垂体催乳素细胞,当母鼠突然中止哺乳,催乳素分泌受抑制时,溶酶体可通过分泌自噬作用清除细胞内过多的激素分泌颗粒。后来发现,几乎所有的分泌肽类激素的细胞都有分泌自噬现象。在研究合成类固醇激素细胞的激素分泌调节时发现,在分泌受抑制的状态下,睾丸间质细胞和肾上腺皮质细胞中自噬活动明显增强,将光面内质网、线粒体这些合成类固醇激素的细胞器包裹起来消化降解。

（三）溶酶体参与的细胞信号调控

溶酶体将外来物质和自身物质消化降解成小分子,因而长期以来被视为细胞的“清洁工”和“垃圾处理器”。近年来研究发现,溶酶体膜面向细胞质基质一侧存在一些重要的蛋白质分子,使膜成为信号平台,溶酶体由此参与代谢相关的调控和自身调控。因此,溶酶体的功能远不止“清洁工”这样单纯。

1. 营养物感知　雷帕霉素靶蛋白复合物 1（mammalian/mechanistic target of rapamycin complex 1，mTORC1）是细胞感应营养物水平并据此调控细胞活动的重要的信号蛋白复合体,属于蛋白激酶,在活化时结合到溶酶体膜表面。mTORC1 在营养物充足且存在生长因子的条件下促进细胞的合成代谢和细胞存活生长,抑制细胞的分解代谢,主要抑制自噬强度和溶酶体的消化作用。mTORC1 活化后的下游信号通路都是在溶酶体膜上实施启动的。而在营养物匮乏,特别是较长时间饥饿的条件下,mTORC1 失活,转而成为促进自噬和溶酶体生成的信号。mTORC1 感知的营养物主要是氨基酸,对精氨酸和亮氨酸水平特别敏感。溶酶体因其蛋白质降解作用而成为细胞内氨基酸的储存库。mTORC1 感知到的氨基酸水平既来自细胞质基质,又来自溶酶体腔内。这一复杂的感知机制是目前的研究热点,很多细节正在得到揭示。已知帮助 mTORC1 活化和从细胞质基质移位到溶酶体膜表面的蛋白质有 RagGTP 酶复合体及多个 mTORC1 调节蛋白等,它们都结合在溶酶体膜上。溶酶体膜上的质子泵 V 型 ATP 酶和氨基酸-钠离子偶联转运体 SLC38A9 也参与 mTORC1 对溶酶体腔内氨基酸浓度的感知。

mTORC1 感知生长因子的存在和胆固醇的水平也依赖一系列溶酶体膜的整合蛋白或表面结合蛋白。

mTORC1 感知营养物水平调控细胞代谢和存活的机制在进化上是古老的。酵母和植物细胞的液泡（vacuole）等同于动物细胞的溶酶体,上面也有 mTORC1 的存在。可以想象,古老的单细胞生物曾经的环境条件严苛而多变,如何根据营养物水平让细胞存活,十分依赖这一机制。

2. 离子贮存、代谢、释放和交换　溶酶体和内体因胞吞途径而维持其腔内与细胞外液相近的 Ca^{2+} 浓度,与细胞质基质的 Ca^{2+} 浓度形成很大梯度。溶酶体生物发生和功能执行中不断发生着膜融合（membrane fusion）,包括内体的成熟、溶酶体酶和膜成分的小泡运输、自噬、胞吞和胞吐作用。这些膜融合活动需要 Ca^{2+} 触发,而 Ca^{2+} 是溶酶体或内体自身释放的。溶酶体和内体腔内较高的 Ca^{2+} 浓度也是维持酸性环境所需要的。

溶酶体膜上有 3 种 Ca^{2+} 通道对维持腔内外钙梯度和 Ca^{2+} 释放必不可少,它们的门控因素有 pH、营养物和小分子物质 ATP、活性氧等,能对饥饿、应激等因素发生应答而开放。其中了解最清楚的一种是瞬时受体电位阳离子通道粘脂蛋白家族（transient receptor potential cation channels of the mucolipin family，TRPML)阳离子通道，受磷脂酰肌醇类信号小分子激活，将 Ca^{2+} 释放用于溶酶体生成、自噬、质膜修复等膜融合活动。TFEB 通过转录调控作用促进溶酶体功能也需要 TRPML。编码该离子通道蛋白的基因发生突变是溶酶体功能障碍疾病(溶酶体贮积症)的原因之一。

铁元素是细胞各种活动所需要的，铁结合到蛋白质上参与多种细胞活动需要以二价亚铁离子(Fe^{2+})的形式进行，但是细胞质里游离铁(特别是 Fe^{2+})是有毒的。由于铁结合在细胞外液的转铁蛋白上被胞吞途径摄入，内体和溶酶体是细胞从外界接受铁的第一站。在早期内体中，转铁蛋白及其受体被送回质膜，铁离子从转铁蛋白上解离并被最终送到溶酶体。将 Fe^{3+} 还原成 Fe^{2+} 的铁还原酶活性依赖内体和溶酶体腔内的酸性环境，Fe^{2+} 可以被溶酶体膜上的转运体 SLC11A2/DMT1 或 TRPML1 运输到细胞质基质，在那里还原型谷胱甘肽的巯基与 Fe^{2+} 螯合，然后把 Fe^{2+} 送给铁蛋白(ferritin)或含铁的酶。铁蛋白是铁在细胞质里安全的储存形式。一旦细胞质铁蛋白过量，细胞会启动多种方式减少和清除铁蛋白，其中之一依赖溶酶体的消化降解，叫作"铁蛋白自噬"(ferritinophagy)。

溶酶体的铁代谢在所有细胞都持续存在，只是在某些细胞类型更加活跃和重要。例如，巨噬细胞必须定时地吞噬清除血液中的衰老红细胞，而红细胞富含的血红素(heme)结合了大量铁离子，这些巨噬细胞溶酶体必然承担更重的铁代谢任务。

除了溶酶体，线粒体也是铁载量较高的细胞器，因为三羧酸循环和呼吸链中大量蛋白质结合有铁-硫簇和血红素。溶酶体可以通过膜接触位点与线粒体交换铁离子。钙离子也是经膜接触位点在溶酶体和其他细胞器之间交换的主要离子。

3. 膜接触位点　溶酶体在胞吞途径和胞吐途径中有着与其他膜性细胞器的广泛联系，主要联系形式是膜泡融合。现在发现，溶酶体还可以以非融合性方式通过膜接触位点(MCS)与其他膜性细胞器联系。这些细胞器除了位于胞吞途径和胞吐途径上的内体、内质网、高尔基体和质膜，还有不在途径上的过氧化酶体和线粒体。溶酶体-内质网之间的 MCS 数目在早期内体-晚期内体-溶酶体的成熟过程中逐渐增多。通过 MCS，溶酶体腔内由胆固醇酯酶水解产生的胆固醇可以被送入内质网腔和过氧化酶体。

4. 对细胞死亡的影响　溶酶体与多种细胞死亡有关，并且不同形式的死亡之间也有联系。

(1) 铁死亡：铁死亡(ferroptosis)是以细胞质铁过载及膜脂过氧化和膜损坏为特征的细胞程序性死亡(参见第十五章)。溶酶体降解过多的细胞质铁蛋白，或者自噬消化某些含铁的和氧化还原相关蛋白及脂滴和线粒体这样的细胞器，结果都可因细胞质基质中游离铁离子过载和氧化还原平衡紊乱而诱导细胞铁死亡。

(2) 凋亡和其他死亡：感染、溶酶体药物等因素可以导致溶酶体膜通透性增大，最终引起膜渗漏和破损。溶酶体酶特别是组织蛋白酶漏出到细胞质基质，可以诱导被称为"溶酶体依赖性"的细胞死亡，可以是细胞凋亡，还可以是铁死亡、焦亡(pyroptosis)和程序性坏死(necroptosis)(参见第十五章)。溶酶体破裂引起的整个细胞自我消化一直是急性病理性细胞死亡——坏死的基本特点。

自噬也可以与细胞死亡相关，因而有"自噬性细胞死亡"(autophagic cell death)的说法。但是目前认为这种细胞死亡形式可以是过度的自噬活动引起了细胞死亡(如发生于铁死亡的情形),更多的则是细胞死亡伴随着自噬。自噬本质上是促进细胞存活的行为,可以由导致细胞死亡的因素诱导,如长期的严重饥饿,这种死亡是促生存和促死亡双方力量博弈的一种结局。

综上,溶酶体不仅是细胞中物质的降解中心,帮助细胞有效去除有毒细胞成分、消除受损的细胞器、终止信号转导和维持代谢稳态,同时,它作为信号中枢,在感知细胞内能量和氨基酸的水平、转导信号等方面也发挥至关重要的作用。此外,溶酶体还通过膜接触位点与其他细胞器(如线粒体、内质网)相互作用,以实现相互的稳态调节。溶酶体功能的改变对于支持细胞适应多种信号和刺激至关重要。

第六节 线 粒 体

线粒体(mitochondria)是光镜下可以看到的一种体积较大的细胞器,1894年被德国学者Altmann首先发现于动物细胞内,因其形态呈粗线状或颗粒状而得名为线粒体(mito 和 chondrion 在希腊语中分别代表"线"和"颗粒")。线粒体普遍存在于真核细胞中,它是利用氧的细胞器,是细胞进行生物氧化和能量转换的场所。细胞生命活动所需能量的80%是由线粒体通过氧化各种物质而产生的,故常将线粒体喻为细胞的"动力工厂"或"换能中心"。哺乳动物细胞中的线粒体有数百至数千个之多,以满足细胞对ATP的需求。

一、线粒体是由双层膜围成的细胞器

在细胞进化的过程中,线粒体可能来源于被偶尔吞入而后共生的一个细菌。这种推断的依据首先是线粒体的结构特点——双层膜和独立内腔,以及具有独立于细胞核的基因组。

1. 线粒体的一般形状和分布 一般情况下,光镜下的线粒体为粒状、短杆状或线状,直径为0.1~0.5 μm,长1~2 μm,大小与大肠埃希菌差不多。它们可以相互融合,具有多形、易变、运动和适应等特点,总体积可达细胞质的25%。它们在细胞中的数量、形态、大小和分布往往随细胞种类的不同而不同,随细胞生理状态的改变而改变。例如,骨骼肌细胞中,有时可出现长8~10 μm的巨大线粒体。在神经元,线粒体从胞体沿轴突(可长达1 m)运到末梢的突触处。

线粒体在组织的分布有一定的规律性,与各种组织对能量的需求有关。一般说来,在代谢率高的细胞,如心肌细胞、骨骼肌细胞、肝细胞、肾小管上皮细胞等,线粒体的数目较多。例如,哺乳动物肝细胞中约有2 000个线粒体,肾小管上皮细胞中大约有800个线粒体。代谢率低、耗能少的细胞如淋巴细胞、精细胞等,所含线粒体的数目较少。细胞中线粒体的数目还随细胞的能量需求而变化,如唾液腺细胞在分泌活动旺盛时线粒体数目增多。

线粒体在细胞内的分布也有一定的规律性,常位于能量需求较大的部位。例如,在肌细胞内线粒体沿着肌原纤维排列;在肾小管上皮细胞内,线粒体位于细胞基部呈纵行排列;肠上皮细胞的线粒体分布呈现两极性,集中在顶部和基部;在纤毛上皮细胞内,线粒体集中于纤毛基部;在精子中,线粒体环绕着尾部鞭毛组成线粒体鞘。而在另外的很多细胞内,如肝细胞和各种血细胞中,线粒体常呈均匀分布。

2. 线粒体的超微结构和主要的蛋白质复合体　在电子显微镜下可见线粒体是由两层高度特化的单位膜围成,内膜和外膜互不相连,作用也各不相同。它们将线粒体与细胞质空间隔离,并使线粒体内部被分隔成独立的两部分空间：内膜内的空间为内腔,常称基质或基质腔；内膜与外膜之间的空间为外腔,常称为膜间腔(intermembrane space)(图5-15)。

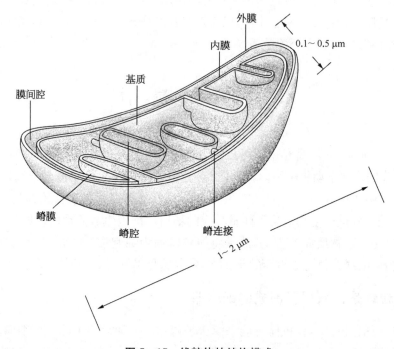

图 5-15　线粒体的结构模式

(1) 外膜：线粒体外膜光滑平整,厚5.5～7 nm,上面分布着很多β桶的孔蛋白(porin),被称为电压依赖性的阴离子通道(VDAC)。这种线粒体中含量最丰富的蛋白质是一种多功能的孔道蛋白,与细菌的孔蛋白在结构上相似。膜运输蛋白形成含水通道,横跨脂双层,使分子量在5 kDa以下的离子和小分子物质可以自由通过,包括一些小的蛋白质和多肽,因此,线粒体膜间腔的pH和离子成分与细胞质的pH和离子成分基本相似。外膜的标志酶是单胺氧化酶。

(2) 内膜：线粒体内膜较外膜略薄,厚4～5 nm,电镜下可见内膜有大量凸向基质的褶,称为嵴(cristae)。嵴的产生大大增加了内膜的表面积和相应的反应效率。在不同细胞的线粒体中,嵴的丰富程度有很大差异。一般说来,能量需要较多的细胞不仅线粒体的数目多,而且线粒体嵴的数目也多,能量需要少的细胞其线粒体嵴的数目也少。例如,正常人肝细胞线粒体中包括嵴在内的线粒体内膜面积约为外膜的5倍,所有线粒体内膜的总面积是质膜的17倍。心肌细胞代谢率高、耗能多,它的线粒体嵴长且密集,嵴的数量是肝细胞线粒体的3倍多。高等动物细胞内,绝大部分细胞的线粒体嵴呈板层状,和线粒体的长轴垂直,只有少数细胞的嵴与线粒体长轴平行,如神经细胞等。在原生动物与其他一些较低等的动物中,线粒体的嵴多为小管状。另外,有些细胞兼有两种形式的嵴,但以一种为主。例如,肝细胞中的线粒体嵴以板层状为主,偶尔夹杂有小管状,肾上腺皮质细胞的线粒体嵴则以小管状为主,间有少数板层状嵴。

形成嵴的那部分内膜又被称作嵴膜(crista membrane),各嵴之间的那部分内膜与外膜平行并紧贴外膜,称内界膜。内界膜和嵴之间的连接区被称为嵴连接(crista junction)(图 5-15)。嵴连接处、嵴的边缘和顶端都是高度弯曲的。嵴连接的弯曲是由一种称为线粒体接触位点和嵴组织系统(mitochondrial contact site and cristae organizing system, MICOS)的蛋白质复合体造成的。该复合体有一个整合膜蛋白亚基,同源聚合后使内膜高曲度弯曲。线粒体内膜不同的结构域具有不同的蛋白质组成和功能,其中,内界膜区域含有蛋白质输入、新的膜蛋白插入和呼吸链复合体组装的装置;嵴膜含有 ATP 合酶和呼吸链的大型多蛋白质复合体;嵴连接处则含有专门的蛋白质复合体,如 MICOS,提供扩散屏障,将内膜两个区域中的膜蛋白和膜脂分开。嵴膜是所有生物膜中蛋白质密度最高的膜之一,脂质含量为 25%,蛋白质含量为 75%(按重量计)。

由于嵴和嵴连接的存在,嵴膜可以围成一个空间,称作嵴腔(crista space)。因嵴膜上蛋白质和膜运输的特殊性,嵴腔的物质分布和浓度可以与膜间腔的其他区域不同。

线粒体内膜脂双层的脂质组成也有特殊性,即含有大量的心磷脂(cardiolipin)。心磷脂是在线粒体内膜制造的,是由 2 个磷脂分子共价结合而成的二磷脂酰甘油,因此有 4 条脂肪酸链,而不是一般磷脂的 2 条。心磷脂的特殊结构对嵴膜顶端和嵴连接处的弯曲形成有重要作用。它与内膜的膜蛋白有广泛的相互作用,对稳定电子传递链和基粒的膜蛋白及电子传递链超级复合体的形成有贡献,也在招募线粒体裂生、融合、自噬相关蛋白时扮演中介角色。

内膜上进行着蛋白质输入和小分子进出的大量活动,许多膜蛋白参与内膜对蛋白质和小分子的运输(参见第九章和第十章)。除了涉及运输的蛋白质在内膜大量存在,嵴膜上的电子传递链和基粒两种膜蛋白质复合体是线粒体能量转化功能的基础。

1) 电子传递链(electrontransport chain, ETC):是一组镶嵌在嵴膜上的蛋白质复合体。它们从细胞内物质氧化的终端产物 NADH 或 $FADH_2$ 那里接受氢,将其中的电子依次传递到氧,最后将 O_2 还原为 H_2O。ETC 因消耗氧气,又称呼吸链(respiratory chain),其中的细胞色素氧化酶为内膜的标志酶。

2) 基粒(elementary particle):是嵴膜上镶嵌的另一种蛋白质复合体,从形态上可分为头部、柄部和基部三部分。已知头部由 F_1 因子构成,基部由 F_0 因子构成,两者均含多种蛋白质亚基,构成 F_0F_1 复合体。最近的冷冻电子显微镜和断层扫描研究表明,这种大的复合体并不是随机分布在膜中的,而是以二聚体的形式沿着嵴有规则地排成长列,头部在内膜表面凸向内腔,柄部嵌入内膜,与基部相连。F_0F_1 复合体的二聚体排列被认为有利于使该区域的内膜产生高度稳定的弯曲。由于 F_0F_1 复合体能够催化 ADP 磷酸化形成 ATP,故又称为 ATP 合酶(ATP synthase)。F_0F_1 复合体也可称为 ATP 酶复合体(ATPase complex),这是因为 F_1 因子在完整的线粒体中有催化 ADP、Pi 合成 ATP 的作用,但用超声波分离得到的头部颗粒只能催化 ATP 水解,所以被称为 ATP 酶复合体。F_0 因子则在线粒体内膜上形成质子通道,嵴腔中的质子经该通道驱动 F_1 因子合成 ATP。

(3) 基质(matrix):基质也常被称为基质腔,是由内膜围成的复杂的生化反应环境。腔内除了线粒体独特的 DNA 分子、完整的遗传信息复制系统及有别于细胞质的转录和翻译系统外，还有大量的蛋白质、脂类及许多像脂肪酸、氨基酸、丙酮酸等的小分子和离子。将丙酮酸、脂肪酸代谢成乙酰辅酶 A（乙酰 CoA）的酶系及在三羧酸循环中氧化乙酰 CoA 的酶系也都存在基质中。其中，苹果酸脱氢酶为基质的标志酶。

许多细胞的线粒体基质中还在电镜下可见直径为 $30\sim50$ nm 的电子致密颗粒，称基质颗粒（matrical granule），其中含 Ca^{2+}、Mg^{2+} 等二价阳离子和磷等无机物，多见于转运大量水和无机离子的细胞中，如肠上皮细胞、肾小管上皮细胞、成骨细胞等。当组织钙化时，基质颗粒显著增大，造成线粒体破裂。成骨细胞和软骨细胞的线粒体中含有细胞总钙量 90％ 以上的钙，线粒体破裂导致钙释放而形成钙化中心。

3. 线粒体的动态变化　线粒体是一种动态的细胞器，彼此间能直接相互作用。它们经历频繁的融合（fusion）和裂生（fission），形成管状的，有时是分支的网络，这可能解释了在不同类型的细胞中看到的线粒体形态的多样性。当两个线粒体融合时，两层膜中的每一层都会发生融合（内与内融合，外与外融合），并且不同的区室也各自混合（基质腔与基质腔，膜间腔与膜间腔）。一组进化上保守的 4 种 GTP 酶（GTPase）——丝裂融合蛋白 1（MFN1）、丝裂融合蛋白 2（MFN2）、OPA1 和 DRP1，在介导膜融合和裂生的过程中起着关键作用。这些酶是肌动蛋白 GTPase 家族的成员；其中，MFN1 和 MFN2 介导外膜的融合，OPA1 介导随之发生的内膜融合。这三个都是整合膜蛋白。而在裂生的过程中，细胞质基质中的可溶性蛋白质 DRP1 被募集到线粒体束窄部位的膜表面，形成聚合体，将膜分开，使线粒体一分为二。编码上述 GTP 酶的基因突变会破坏线粒体的功能，造成线粒体截短或增大，从而导致人类疾病。

线粒体融合可能有助于在一个细胞内维持相对同质的线粒体群体。通过与其他线粒体融合后的组分共享，某些发生有害修饰或重要组分丢失的线粒体亚群有可能会因此得到恢复。相关研究表明，这种融合对于线粒体在细胞内的正确定位、形态维持、嵴的组织、线粒体DNA 的分布，以及电子传输功能的维持也都具有作用。

线粒体裂生也有许多功能。例如，线粒体裂生在细胞分裂时特别活跃（特别是在细胞周期的 G_2 期和 M 期）。因此，裂生产生的多个离散的线粒体很容易均匀分布到子代细胞中。线粒体在胞内是可以通过马达蛋白沿着微管和微丝等细胞骨架纤维被转运的，从而在胞内得到合理的分布。此外，通过裂生可以将有缺陷的线粒体从健康的线粒体网络中剔除，从而提供了有效的质控机制。因此，当众多线粒体中的一部分因高水平活性氧生成或线粒体 DNA 突变而受损或功能失调后，通过裂生可以将受损的部分与健康的部分分开。细胞能够识别线粒体网络中受损或功能失调的部分，然后用膜包围并将它们输送到溶酶体进行降解。这种破坏线粒体的方式被称为线粒体自噬（或"吞噬线粒体"），属于细胞自噬的一种类型。介导线粒体自噬的蛋白质 PINK1 和 Parkin 的基因突变是遗传性早发性帕金森病的病因。

线粒体的结构和功能还可随细胞的代谢状态而改变。例如，将大鼠肝细胞分离至体外培养，会让细胞产生应激反应，并发生去极化。这些细胞内的线粒体表现出裂生的特征，同时，氧化磷酸化生成的 ATP 也随之减少。随着细胞适应培养条件下的生长，细胞重新出现极化,通过氧化磷酸化生成的 ATP 也有所增加,线粒体在胞内融合,形成大量的网状结构。值得注意的是,最近的研究表明,线粒体 DNA,甚至完整的线粒体,可以通过称为隧道纳米管的膜小管从一个细胞转移到另一个细胞。

二、线粒体是动物细胞进行有氧呼吸产生 ATP 的场所

细胞的活动,无论是维持细胞原有的代谢过程,还是细胞的运动和分裂增殖,都要消耗能量。这些能量是依靠酶的催化将细胞内的各种供能物质氧化后释放出的。该过程叫细胞氧化。细胞在氧化时要消耗 O_2,生成 CO_2 和 H_2O,所以也叫细胞呼吸(cellular respiration)。蛋白质、脂类、糖类等物质都是生物体内的供能物质,它们经消化分解后生成更简单的物质形式,如氨基酸、脂肪酸和丙酮酸等,并在真核细胞的线粒体内被进一步氧化分解,所释放出的能量被转化和储存于 ATP 分子的高能磷酸键中,以供细胞的各种生命活动之需。原核细胞缺乏线粒体,相应的反应都发生在质膜上。

从细胞进化的角度推测,真核细胞含有线粒体,可能是因为原来不能利用氧的细胞偶尔吞入了能够利用氧的细菌,而后与之共生,并依赖细菌对氧的利用而产生能量。

线粒体在合成 ATP 时使用了化学渗透偶联(chemiosmotic coupling)的机制。化学渗透偶联指的是"化学"(即形成化学键的 ATP 合成反应)与"渗透"[质子(H^+)跨膜运输]两个事件的偶联。它最初是由英国生化学家 Mitchell 于 1961 年提出的。这一假说指出:驱动 ATP 合成的直接能量是跨内膜的 H^+ 电化学梯度(electrochemical proton gradient),也称为质子动力势(proton motive force),而质子动力势的形成又是电子传递和质子泵送的结果。

在生物系统中,蛋白质、脂肪及糖等能量物质在氧化较早阶段所释放的可利用能量几乎都以高能电子的形式由电子载体 NAD^+ 和 FAD 从底物中移出。这些电子由 NADH 和 $FADH_2$ 携带,然后借助内膜上呼吸链的电子传递能力传递给 O_2。这就是物质氧化的过程。电子在传递过程中能量逐步释出,并被用于将质子从线粒体基质腔逆浓度地跨膜转运到嵴腔,从而在内膜两侧产生 H^+ 的电化学梯度。作为一种能量形式,质子在顺电化学梯度回流时,通过 ATP 合酶这样一个蛋白装置,驱动催化 ADP 和 Pi 合成 ATP 的反应。因此,化学渗透假说将电子传递、质子泵送与 ATP 合成联系在一起(图 5-16)。

机体从食物中摄入的主要营养物质多糖、蛋白质和脂肪在细胞中以单糖、氨基酸和脂肪酸的形式成为供能物质。下面我们以葡萄糖和脂肪酸为例,说明供能物质在真核细胞内的有氧氧化过程及其能量转换。

1. 葡萄糖的有氧代谢　一个葡萄糖分子完全需氧氧化可产生 6 个二氧化碳分子,合成释放的能量多达 30 个 ATP。

(1) 葡萄糖氧化的四个阶段:第一阶段是糖酵解,发生在线粒体外。葡萄糖在细胞质基质中经过十几个步骤的反应和十余种酶的催化,被酵解成 2 分子的丙酮酸,此过程不需要氧,被称为糖酵解(glycolysis)。反应过程脱下的 2 对 H 由氧化型递氢体 NAD^+ 接受,生成 2 个还原型的 NADH。同时,净得 2 分子 ATP。由于这种 ATP 是由细胞质中的可溶性酶直接将高能底物中的高能磷酸键转移到 ADP 上所形成的,与线粒体中的氧化磷酸化过程不同,因此,被称为底物水平磷酸化(substrate level phosphorylation)。

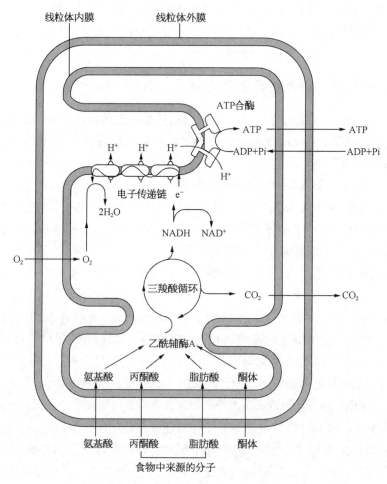

图 5‑16 线粒体的能量产生机制

葡萄糖酵解成丙酮酸时所释放的能量不到总自由能的 10%。在有氧情况下,丙酮酸还将在线粒体中被彻底氧化,分解为 CO_2 和 H_2O,是为有氧呼吸(aerobic respiration),也称需氧呼吸。而在无氧条件下,丙酮酸或是在动物肌肉等细胞中被还原成乳酸,或是在酵母菌中被转变为乙醇和 CO_2,是为厌氧呼吸(anaerobic respiration)。

第二阶段发生在线粒体中,可分为两个部分,即丙酮酸转化为乙酰辅酶 A,以及乙酰辅酶 A 在柠檬酸循环中氧化为 CO_2。

糖酵解产生的丙酮酸通过线粒体内膜上特定的运输蛋白进入基质腔后,与辅酶 A (CoA)反应,氧化脱羧生成中间产物乙酰 CoA(2C),释出 CO_2;同时脱下 H,由 NAD^+ 携带参加电子传递反应。随后,乙酰 CoA 通过与草酰乙酸(4C)缩合生成柠檬酸(6C,含有三个羧基的有机酸)而加入三羧酸循环(TCA cycle),并经若干次反应后重新生成 4 个 C 的草酰乙酸。每经历 1 次三羧酸循环,除产生 1 分子 GTP、2 分子 CO_2 外,还产生捕获了高能电子后被还原的 NADH 和 $FADH_2$。1 个葡萄糖分子经糖酵解和三羧酸循环后可产生 10 个 NADH 及 2 个 $FADH_2$。此阶段的大多数反应发生在基质或内膜的基质面。糖酵解过程产生的细胞质中的 NADH 本身不能通过线粒体内膜,但通过苹果酸-天冬氨酸穿梭系统,细胞质中的 NADH 被氧化为 NAD^+,可用于糖酵解,同时,线粒体基质中的 NAD^+ 被还原为 NADH,与线粒体内 $FADH_2$ 中的电子一起,在下一阶段经电子传递链传递给氧。三羧酸循环虽然被看作是有氧代谢的一部分,但其本身并不利用氧。直接消耗氧(O_2)分子的反应发生在线粒体内膜上,为第三阶段。

第三阶段是还原态的 NADH 和 $FADH_2$ 将捕获的高能电子通过内膜上的电子传递链传递给 O_2,使其活化成 O^{2-},并与基质中的 $2H^+$ 结合形成稳定的 H_2O,从而结束整个氧化过程。而电子在传递过程中氧化所释放的能量由传递链上的膜蛋白转化为跨内膜的质子动力势(H^+ 电化学梯度),并在下一个阶段驱动 ADP 的磷酸化,合成 ATP。

第四阶段是 ATP 的合成。质子动力势通过 ATP 合酶最终驱动 ADP 的磷酸化,合成 ATP。这样的 ATP 合成过程被称为氧化磷酸化(oxidative phosphorylation)。

(2)呼吸链的电子传递和质子泵送:在上述第三阶段,电子传递从 NADH 开始,分离出 1 个质子和 2 个电子($H^+ + 2e^-$),质子传给水,电子则通过线粒体内膜上一系列的电子载体传递。NADH 重新形成 NAD^+,又可以捕获新的高能电子。线粒体内膜上有多个介导将电子传递至氧的电子载体,如细胞色素、铁硫蛋白和辅酶 Q(也称为醌或者泛醌)等,它们大多含有黄素(flavin)、血红素、铁硫中心(iron-sulfur center)和铜等辅基。这些电子载体按照还原势由低到高排列,并且和其他的蛋白质结合,形成 4 个多蛋白质的复合体,连同两种可移动的电子载体泛醌(quinone 或 ubiquinone)和细胞色素 c,共同构成了电子传递链(呼吸链)。线粒体呼吸链是氧化磷酸化的基本结构,在细胞能量代谢中起着核心作用。

多蛋白的复合体都由跨膜蛋白维系在线粒体内膜上,分别为:复合体Ⅰ(complex Ⅰ,CⅠ),NADH 脱氢酶,也称 NADH-泛醌还原酶;复合体Ⅱ(CⅡ),琥珀酸脱氢酶,也称琥珀酸-泛醌氧化还原酶;复合体Ⅲ(CⅢ),细胞色素 c 还原酶,也称泛醌-细胞色素氧化还原酶;复合体Ⅳ(CⅣ),细胞色素 c 氧化酶。其中,酶复合体Ⅰ、Ⅲ、Ⅳ介导来自 NADH 的电子传递,酶复合体Ⅱ、Ⅲ、Ⅳ介导来自 $FADH_2$ 的电子传递,两者分别构成了线粒体内膜上的两条电子传递途径。每个酶复合体对电子的亲和力不同,后一个酶复合体比前一个亲和力大,它们排列在一起,电子阶梯式地从氧化还原势(redox potential)低、对电子亲和力小的 NADH 出发,依次沿着 CⅠ、泛醌、CⅢ、细胞色素 c、CⅣ等电子载体一个个地传递,最后把电子传递给还原势最高、对电子亲和力最大的氧,实现电子沿呼吸链的定向传递。电子传递过程中涉及的每个电子载体都依次经历了获得电子和失去电子的氧化还原过程,整个电子传递链构成了由多个氧化还原对组成的氧化还原系统,任何两个电子载体之间氧化还原势的变化与电子在它们之间转移时释放的自由能成正比。

由于整个传递过程是通过线粒体内膜上众多的电子载体一步步进行的,能量被逐步释出,从而避免了其中的能量像燃烧那样以热能的形式一次性释出。其间,电子的自由能经历了 3 次大的释放,分别是其经过 CⅠ、CⅢ 和 CⅣ 的时候。每个复合体都作为能量转换装置,利用释放出的自由能将基质中的 H^+ 逆浓度地泵送到嵴腔,从而在内膜两侧形成了内高外低的 pH 梯度(ΔpH)及内负外正的电压梯度(膜电位,ΔV)。ΔpH 和 ΔV 一起构成了所谓的 H^+ 电化学梯度(质子动力势)。典型细胞线粒体的质子动力势约为 200 mV,其中膜电位约为 140 mV，pH 梯度约为 1 个 pH 单位，相当于约 60 mV 的膜电位。质子动力势不仅用于 ATP 的合成，还与线粒体内膜的物质转运有关。例如，丙酮酸、Pi 就是结合在转运体蛋白上，随内流的 H^+ 一起共转运（co-transport）进入基质的。除了这些质子泵复合体之外，在柠檬酸循环中催化琥珀酸氧化的琥珀酸脱氢酶复合体（C Ⅱ）镶嵌在线粒体嵴膜中，并作为电子传输链的组成部分与 $FADH_2$ 分子紧密结合，捕获其中的电子，传递给泛醌。该复合体在传递电子的过程中并不泵送质子，因此对 H^+ 的电化学梯度没有直接的贡献。

（3）呼吸链多蛋白质复合体的结构和功能：近年来，随着 X 射线晶体学及冷冻电镜技术的广泛运用，呼吸链上每种复合体的分子结构和工作机制都得到了详细研究，从而使人们对它们实现电子传递和质子泵送的机制有了深入的认识。

1）C Ⅰ：在动物细胞的线粒体中，NADH 脱氢酶复合体（C Ⅰ）由 40 多种不同的蛋白质组成，分子量接近 100 万 Da（1×10^6 Da），其中一些与膜结合，另一些与膜不结合，构成 L 形的结构，两臂分别是伸入线粒体基质的亲水臂和结合在膜上的疏水臂，前者负责电子的传递，后者负责质子的泵送。该复合体从 NADH 接收电子并将其传递给泛醌，同时完成质子的泵送。NADH 停靠在基质臂末端附近，在那里，电子通过结合的黄素单核苷酸（flavin mononucleotide）和沿着基质臂向下游延伸的一系列铁硫簇（iron-sulfur cluster）被转移至与蛋白质结合的泛醌分子上。由于泛醌结合的位点与膜中的质子转移模块是相关联的，因此当泛醌获得电子时会触发膜臂中一组质子泵的启动和质子随后的易位。每一个泛醌接受两个电子后吸收两个质子，形成泛醇（ubiquinol），即还原型泛醌（QH_2），然后从复合体中释放至膜中。与此同时，膜臂处有 4 个质子从基质中被泵入嵴腔。通过这种方式，NADH 脱氢酶大致贡献了一半的线粒体质子动力势。

泛醇分子从蛋白质上释放下来后，移至细胞色素 c 还原酶并与之结合，将所携带的电子传递给细胞色素 c 还原酶。

2）C Ⅲ：细胞色素 c 还原酶（C Ⅲ）接受来自泛醌的电子，将其氧化产生两个质子和两个电子，质子被跨膜泵送至嵴腔中，电子则被传递给小的可溶性蛋白质细胞色素 c。该复合体由大量膜蛋白组装而成，并以二聚体的形式发挥功能。哺乳动物细胞中的每个单体由 11 个不同蛋白质分子组成，分子量约为 240 000 Da，其中的细胞色素 b、细胞色素 c1 及含有 Fe_2S_2 铁硫簇的 Rieske 这三种蛋白质通过相互作用构成酶复合体的功能核心。从泛醌传递来的电子被 Rieske 蛋白的铁硫簇捕获，并将这些电子再通过血红素 c（heme c）转移给小的可溶性载体蛋白细胞色素 c。

位于嵴腔内的细胞色素 c 由于一次只能携带一个电子传递给细胞色素 c 氧化酶，因此，复合体每次从一个 QH_2 分子中接收的两个电子中，只有一个通过铁硫簇经血红素 c1 被转移给膜表面的细胞色素 c。而另一个电子则通过血红素 b_L 和 b_H 传给单独位于蛋白质基质侧附近的泛醌，获得电子的泛醌再从基质中获取质子，产生一个泛半醌自由基，并维持与该位点的结合。当第二个被 C Ⅰ 复合体还原的 QH_2 到达并结合后，依然释放两个质子和两个电子，其中一个电子传递给第二个细胞色素 c 分子，另一个电子则被泛半醌接受；然后，泛半醌又从基质中吸收一个质子，成为完全还原的泛醇，并释放入脂双层中。随后它可以重新结合到复合体上被氧化，提供电子和质子。这种复杂的氧化还原回路机制被称为 Q 循环。

3) C Ⅳ：线粒体电子传递链中的最终端复合体是细胞色素 c 氧化酶（C Ⅳ），由～13 个不同的蛋白质组成，总质量约为 204 000 Da。高度保守的亚基Ⅰ、Ⅱ和Ⅲ由线粒体基因组编码，它们包含 2 个血红素和 3 个铜原子，构成酶的功能核心。该复合体从细胞色素 c 一次接收一个电子，并将其传递给分子氧。

氧对电子有很高的亲和力，当它被还原形成水时，可以释放大量的自由能，因此，细胞呼吸的进化，即将氧气转化为水，使生物体能够利用比厌氧代谢多得多的能量，对多细胞生命的出现至关重要。但是，生物系统要利用氧气需要精细复杂的化学反应，一旦一个 O_2 分子吸收了一个电子，就会形成一个超氧化物自由基阴离子（$O_2^{\cdot-}$），该阴离子具有危险的反应性，并在任何可能的地方迅速吸收额外的 3 个电子，对其周围环境产生破坏性影响。我们能呼吸空气中的氧气是因为自由氧分子对第一个电子的吸收缓慢而低效，从而使细胞可以利用酶来控制氧对电子的吸收。细胞色素 c 氧化酶的功能核心部分有双金属中心的活性位点，由一个位于血红素（血红素 a3）中心的铁原子和一个与之近距离面对的铜原子构成，O_2 分子被保持在该活性位点，来自细胞色素 c 的电子通过功能核心上结合的 Cu^{2+} 和血红素 a 转移给结合状态的氧分子。在此过程中，血红素 a 中的铁原子控制电子逐一释放给 O_2，直至 O_2 获取了还原为水所需的 4 个电子和 4 个质子（质子从基质中获取），才以两个水分子的形式安全地释出。与此同时，通过蛋白质构象的变化，另外有 4 个质子从基质中被泵出到膜间腔。在大多数细胞中，细胞色素 c 氧化酶反应约占总氧摄取量的 90%。因此，这种蛋白质复合体对所有有氧生物都是至关重要的，因细胞色素 c 氧化酶活性受损而导致的氧限制对需氧生物来说是致命的。氰化物因为与细胞色素 c 氧化酶中血红素上的铁原子结合得比氧紧密得多，因此会极大减少线粒体 ATP 的产生，导致剧烈的毒性。

4) 线粒体超复合体：50 多年前，Britton Chance 就曾提出电子传输复合体可能会组装成大型超复合体，以使复合体彼此靠得更近且更加高度有序，从而提高整个电子传递过程的速度和效率。近些年来，遗传学、生物化学和生物物理学研究为电子传递链超复合体的存在提供了强有力的证据。2000 年，Schägger 等人通过蓝色天然凝胶电泳（BN-page）首次发现了线粒体超复合体（supercomplex, SC）的存在，并证实了 SC 的酶活性。SC 是由原核生物和真核生物中的几种游离复合体组成的功能性四级结构，其组装可能受多种因素的调节，如线粒体嵴的形态、磷脂、组装因子等。SC 组装的异常可能导致神经退行性疾病、遗传疾病、心力衰竭和癌症等各种疾病的发生和发展。独特的心磷脂似乎在这些超复合体的组装和功能中起着重要作用，它们被观察到与线粒体内膜的整合膜蛋白（例如复合体Ⅲ）结合。心磷脂可能像胶水一样将电子传递链连接在一起，有助于线粒体超复合体的形成和活性。Barth 综合征是一种人类 X 连锁遗传病，由决定心磷脂酰基链结构的酶缺陷引起。Barth 综合征患者的心磷脂含量减少及其结构异常导致心脏和骨骼肌的缺陷、生长迟缓和其他异常。

SC 具有不同的类型，因物种、组织结构，甚至生理状态的不同而异，具体可分为两类：含 C Ⅰ的 SC 和不含 C Ⅰ的 SC。在哺乳动物中，几乎全部的 C Ⅰ都结合在 SC 中，其中 54% 是 C Ⅰ＋C Ⅲ₂＋C Ⅳ，17% 是 C Ⅰ＋C Ⅲ₂。C Ⅰ＋C Ⅲ₂＋C Ⅳ由 C Ⅰ、C Ⅲ的二聚体和 C Ⅳ组成，该 SC 因为具有从 NADH 向氧气传输电子所需的所有成分，也被称为呼吸体（respirasome）。SC 的动态组装使细胞能够适应内部环境和不同的碳源。在酵母细胞，乳酸可以诱导 C Ⅳ 的生物合成,进而增加 C Ⅲ$_2$＋C Ⅳ$_{1\sim2}$ 的组装并增强氧化磷酸化。在哺乳动物细胞中,增加半乳糖可促进 SC 的组装,以确保电子传递链最大限度工作。

线粒体衍生的活性氧主要由 C Ⅰ 和 C Ⅲ 产生,SC 的组装可通过增加电子转移效率来减少活性氧的产生,从而避免潜在的损伤和氧化还原副反应。

(4) ATP 合酶与 ATP 生成:第四阶段是 ATP 的合成,即质子顺着 H$^+$ 电化学梯度流经嵌入线粒体内膜的 F$_0$F$_1$ 复合体时,ATP 合酶催化 ATP 的合成,H$^+$ 电化学梯度被转换为细胞可利用的生物能。

F$_0$F$_1$ 复合体是镶嵌于内膜中的 ATP 合酶,有两个组分: F$_0$ 和 F$_1$。两者自身都是多个亚基的蛋白质复合体,一起组装成类似棒棒糖样的结构: F$_1$ 是头部和茎干上部,凸出于基质腔;F$_0$ 是茎干的基部,插在内膜中。F$_1$ 因子在完整的线粒体中有催化 ADP、Pi 合成 ATP 的作用,称为 ATP 合酶(ATP synthase),但用超声波分离线粒体得到的头部颗粒只能催化 ATP 水解,所以也可以作为 ATP 酶工作。F$_1$ 因子由五种不同亚基($\alpha_3\beta_3\gamma\delta\varepsilon$)组成,其中 α 亚基和 β 亚基间隔排列形成一个 $\alpha_3\beta_3$ 的六聚体,是 F$_1$ 的真正头部,是 ATP 合酶的催化活性所在。动物细胞的 F$_0$ 含有 1 个 a 亚基、2 个 b 亚基和多个 c 亚基,属于整合膜蛋白,即埋在线粒体内膜脂双层中。多个 c 亚基在膜内构成可以旋转的环,与 a 亚基共同构成质子通道。因此 F$_0$ 因子的作用主要是在内膜上形成质子通道,膜间腔中的质子经该通道驱动 F$_1$ 因子合成 ATP(图 5-16)。

关于 F$_0$F$_1$ 复合体合成 ATP 的最被广为接受的模型是结合-改变机制。该模型认为,质子顺势通过 F$_0$F$_1$ 复合体所释放出的能量直接驱动 γ 亚基像凸轮那样旋转,推动每个 β 亚基的核苷酸结合位点依次经历周期性的构象改变,并在和 ADP、Pi 结合最紧密的构象状态下催化 ATP 的形成。当 β 亚基重新回到"开放"构象时,其几乎不能结合 ATP,与 ADP、Pi 的结合力也较弱,此时,ATP 被释放,新一轮循环开始。复合体大约每通过 3 个质子,合成 1 个 ATP。

第三阶段和第四阶段的反应由于将生物氧化所释放的能量转移到 ATP 的高能磷酸键中,所以,这样的磷酸化过程被称为"氧化的磷酸化",简称"氧化磷酸化"。在依靠有氧呼吸的细胞中,绝大多数的 ATP 以这种方式产生。

实验室里,把 O$_2$ 和可氧化的底物(丙酮酸、琥珀酸)加到分离到的线粒体中,只要线粒体内膜完整,就可产生 ATP。如用少量去垢剂改变膜的通透性,代谢物依然可以被 O$_2$ 氧化,但不产生 ATP。这个实验说明内膜结构的完整性及功能上对 H$^+$ 的非自由通透性,是质子动力势形成的根本条件。

为了维持适当的 ATP 水平,细胞必须控制葡萄糖分解代谢的速度。细胞主要通过变构调节机制(allosteric mechanism)持续调节糖酵解途径(第一阶段)及柠檬酸循环(第二阶段)的运作。例如,参与糖酵解反应的磷酸果糖激酶-1 被 ATP 变构抑制,被 AMP 变构激活。低浓度时,ATP 结合到该酶的催化位点,而不是抑制性变构位点,从而使酶催化以接近最高的速度进行。但在高浓度时,ATP 与抑制性变构位点结合,引起构象变化,降低酶对底物的亲和力,从而降低该反应速度和糖酵解的总体速度。

线粒体中 NADH 的持续氧化依赖基质中存在足够的 ADP,这种现象称为呼吸控制,是协调线粒体氧化和 ATP 合成的重要机制。线粒体依靠内膜上最丰富的 ADP/ATP 转运蛋白完成将 ATP 从基质腔中运出及将 ADP 从细胞质基质中运入,以维持 ADP 在线粒体基质中的水平,调节线粒体氧化的速度。ATP 和 ADP 的交换是由跨内膜的 H^+ 电化学梯度驱动的。

2. 脂肪酸氧化　脂肪酸是细胞能量的另一重要来源,也是某些组织的主要能量来源,尤其是成人的心肌。在人类,脂肪氧化产生的 ATP 比葡萄糖氧化产生的 ATP 更多。1 克三酰甘油氧化成二氧化碳产生的 ATP 大约是 1 克水合糖原氧化产生的 ATP 的 6 倍。在哺乳动物,储存三酰甘油的主要部位是脂肪组织,而储存糖原的主要部位是肌肉和肝脏。在动物体内,当组织需要产生大量 ATP 时,如在运动的肌肉,信号被发送到脂肪组织以水解三酰甘油,并将脂肪酸释放到循环系统中,以便它们能够移动并被运输到需要 ATP 的组织中。

与葡萄糖氧化一样,脂肪酸的氧化也分为四个阶段。它与葡萄糖氧化的不同之处在于细胞质中的第一阶段和线粒体中第二阶段的第一部分。在第一阶段,脂肪酸在细胞质基质中转化为脂肪酰辅酶 A,反应伴随着 ATP 水解为 AMP,释放能量,推动反应完成。为了进入线粒体基质,脂肪酰基必须共价转移到一种称为肉毒碱的分子上,并通过酰基肉毒碱转运蛋白穿过线粒体内膜,然后在基质侧,脂肪酰基从肉毒碱中释放并重新连接另一个 CoA 分子。当细胞有足够的能量(ATP)供应时,酰基肉毒碱转运蛋白的活性受到调节,以防止脂肪酸氧化。

在第二阶段的第一部分,每个脂肪酰辅酶 A 分子在线粒体中经过反复循环反应,每次循环将两个碳原子完全转化为乙酰辅酶 A,并生成 FADH2 和 NADH。例如,一个十八碳的硬脂酸分子[$CH_3(CH_2)_{16}COOH$]在线粒体中可产生 9 个乙酰辅酶 A 分子和 8 个 NADH 和 $FADH_2$ 分子。然后,像葡萄糖氧化那样,乙酰辅酶 A 进入柠檬酸循环,产生 NADH 和 $FADH_2$。脂肪酸和葡萄糖氧化的第三和第四阶段是相同的。

在大多数真核细胞中,短链到长链脂肪酸的氧化发生在线粒体中,产生 ATP。而长链脂肪酸的氧化主要发生在过氧化物酶体中,释放的能量转化为热量,与 ATP 的产生无关。

白色脂肪组织是专门用来储存脂肪的,并含有相对较少的线粒体;相反,棕色脂肪组织则是专门用来产热的,之所以呈棕色是有大量线粒体的存在。棕色脂肪线粒体的内膜含有生热素,是一种天然的蛋白质,也是氧化磷酸化和质子动力势形成的解偶联蛋白(uncoupling protein, UCP)。生热素的存在让线粒体内膜对质子具有通透性,使质子动力势无法形成。结果,NADH 在电子传递链中氧化释放的能量无法再像原先那样用来产生 H^+ 电化学梯度并通过 ATP 合酶合成 ATP 了;相反,当质子通过生热素顺着浓度梯度返回基质时,能量以热量的形式释放出来。生热素是一种质子转运蛋白,而不是质子通道,质子在其中通过的速度是典型的离子通道的 100 万分之一。环境条件调节着棕色脂肪线粒体中生热素的数量。例如,当大鼠适应寒冷的温度时,其组织产生热量的能力会随生热素的诱导合成而增强。在适应寒冷的动物中,生热素可能占棕色脂肪线粒体内膜总蛋白质的 15%。

三、线粒体参与许多小分子的生物合成

线粒体除了产生 ATP 外,还参与多种关键的细胞过程。线粒体参与许多小分子的生物

合成,其中有些步骤发生在线粒体内,有些发生在线粒体外,因此需要前体和产物通过转运蛋白在线粒体内外穿梭。例如,许多真核生物血红素生物合成的第一个限速反应步骤发生在线粒体内,随后这一步的产物被输出到细胞质中进行另外的修饰,产生一种前体,最后再导入线粒体完成终末的反应步骤。细胞质中多种小分子的生物合成依赖线粒体。线粒体向细胞质提供柠檬酸盐、异柠檬酸盐、苹果酸盐、甲酸盐和 α-酮戊二酸等小的有机分子,用于生成 NADH(能量源)、乙酰辅酶 A(碳源)或其他线粒体外生物合成分子的前体,如谷胱甘肽、嘌呤、脂肪酸和胆固醇等。

四、线粒体与内质网有着直接的接触

线粒体的许多功能都受到线粒体和内质网(ER)直接接触的影响。用电子显微镜和荧光显微镜可观察到内质网中与线粒体形成特殊接触区域的部分,被称为线粒体相关膜(mitochondria-associated membrane, MAM),其脂质和蛋白质组成与内质网的其他部分有所不同。在酵母中,MAM 与线粒体的可逆接触被认为由一种叫内质网-线粒体相遇结构(ER-mitochondria encounter structure, ERMES)的蛋白质复合体介导。哺乳动物中不存在ERMES 复合体,而在复杂的多细胞生物中,介导 MAM 与线粒体连接的蛋白质也尚不清楚。负责栓系的蛋白质使 MAM 与线粒体外膜维持 10～30 nm 的距离。MAM 在细胞的许多过程中起重要作用,包括线粒体的裂生。MAM 与线粒体的接触可以启动线粒体收缩并帮助招募 DPR1,从而完成线粒体膜的裂生。在酵母中,可以看到 MAM 小管完全环绕线粒体,形成钳夹,使线粒体产生收缩。在哺乳动物细胞中,MAM 在线粒体裂生的位点与线粒体接触,但尚未显示它们完全环绕线粒体。

MAM 在细胞内钙和能量代谢中也起着不可或缺的作用。细胞内 Ca^{2+} 浓度的变化包括胞浆钙、线粒体钙和内质网钙,它们参与细胞内多种功能活动的调控,这一过程被称为钙信号转导。钙对细胞外过程也很重要,如调节某些凝血蛋白的活性。线粒体内 Ca^{2+} 在控制线粒体功能中起着重要的作用,MAM 通过将钙从内质网传入线粒体来介导这种控制。例如,线粒体基质中 Ca^{2+} 的增加可增加线粒体 ATP 的生成。线粒体 Ca^{2+} 的增加直接增加三种催化 NAD^+ 生成 NADH 的线粒体酶的活性。因此,当细胞处于基础状态或静息状态时,ATP的合成需要 MAM 持续低水平地将 Ca^{2+} 释放到线粒体中;而当细胞需要更多 ATP 时,如当刺激肌细胞收缩时,则可通过 MAM 增加 Ca^{2+} 的输送。需要注意的是,钙信号既可用于诱导肌肉收缩,也可协同增加线粒体 ATP 合成,从而为肌肉收缩提供能量。线粒体 Ca^{2+} 升高后可诱导线粒体自噬。事实上,线粒体钙超载可以激活受调的细胞死亡通路。因此控制线粒体 Ca^{2+} 实际上就控制了细胞的生存和死亡。

五、线粒体呼吸链的副产品能调控细胞活动

在电子由 NADH 或 $FADH_2$ 通过电子传递链传递给分子氧的过程中,会伴随活性氧(reactive oxygen species, ROS)等呼吸副产品的产生。所谓活性氧是生物体内产生的超氧阴离子(O^{2-})、过氧化氢(H_2O_2)、羟自由基(HO·)、一氧化氮(NO)等活性含氧化合物的总称,这些物质相对分子氧具有更高的反应活性。

传统上,来自线粒体和细胞其他部位的活性氧被认为是有毒性的代谢副产品,对脂类、蛋白质和 DNA 具有潜在的损伤作用。正常情况下,线粒体内有一套抗氧化防御体系,包括低分子量的 ROS 清除剂谷胱甘肽(GSH),以及催化降解过氧化氢和过氧化物的有关酶类,如超氧化歧化酶、过氧化氢酶和谷胱甘肽过氧化物酶等。一旦这些抗氧化剂无法平衡氧化剂的产生时,就会造成 ROS 和自由基的积累,引起细胞大分子的氧化损伤。这样的氧化应激(oxidative stress)与动脉粥样硬化、肺纤维样变性、癌症、神经退行性疾病等许多疾病及衰老的发生有关。

近年来,越来越多的证据显示 ROS 不仅是有损伤作用的细胞代谢的副产品,还是细胞信号转导和调节的重要参与者,微量 ROS 及其波动在某些生理现象的调控中发挥重要的作用,细胞内酶、骨架蛋白及转录因子的激活,基因的表达,细胞凋亡等过程的发生均与此有一定关系。因此,ROS 被认为是一种新的第二信使,是细胞生存与多种活动必需的,其生理效应主要通过对蛋白质的氧化修饰实现。目前尚不清楚 ROS 在正常生理和疾病状态下作用机制的根本差异。

六、线粒体在哺乳动物细胞凋亡过程中起着关键作用

1. 线粒体促凋亡蛋白质的释放 若干个线粒体的蛋白质能够直接激活细胞的凋亡过程,如细胞色素 c、凋亡诱导因子 AIF 及 Smac/DIABLO、Endo G、Omi/HtrA2 等。这些蛋白质均由核基因编码,在胞质中合成后定向运输至线粒体的膜间腔中。在受到凋亡刺激后,它们被释放到细胞质,通过活化 caspases 和核酶或是通过中和细胞质内在凋亡过程中起作用的抑制因子,来促使细胞凋亡。相关内容详见第十五章。

2. 线粒体通透性转换孔 线粒体凋亡因子的释放机制尚未完全阐明,目前普遍认为这些因子是通过线粒体通透性转换孔(mitochondrial permeability transition pore,简称 MPT 孔)或 Bcl-2 家族成员形成的线粒体跨膜通道释放到细胞质中的。

线粒体通透性转换孔(MPT 孔)是线粒体膜在一定病理条件下形成的由多种大分子蛋白质成分构成的动态孔道,位于线粒体内外膜交接处,具有非特异高通透性及可调控性开放的特点。虽然确切的结构还不清楚,但已知组成中有腺嘌呤核苷酸移位酶(adenine nucleotide translocase,ANT)、线粒体内膜上的蛋白质移位子 Tim、线粒体外膜上的蛋白质移位子 Tom、电压依赖性阴离子通道(voltage dependent anion channel,VDAC)和亲环素 D(cyclophilin D)等。MPT 孔具有感知电压、Ca^{2+} 和巯基的作用,因此,线粒体膜两侧膜电位的变化、基质中高水平的 Ca^{2+}、某些线粒体二巯基化物的氧化及内质网的应激等很多因素可以诱导 MPT 孔的开放。其他诱导 MPT 孔开放的可能因素还包括无机磷酸盐和某些脂肪酸的存在。环孢霉素 A 可以通过与来自线粒体基质亲环素的相互作用,阻止其参与孔的形成,从而抑制 MPT 孔的开放。

许多研究发现,MPT 孔在兴奋性中毒引起的神经损伤中是关键因子。MPT 孔的诱导增加了线粒体膜的通透性,从而引起其进一步去极化,这意味着膜电位 $\Delta\psi$ 的消失。此时,质子和一些分子可以不受阻碍地流出线粒体外膜,ATP 的生成也被干扰。在神经退行性疾病和头部伤害等所导致的细胞损伤中,开放的 MPT 孔会大大减少 ATP 的生成,结果使细胞

能量缺失。MPT孔的开放也会导致活性氧的产生。开放能使谷胱甘肽这样的抗氧化分子从线粒体中释出，从而降低细胞器中和活性氧的能力。此外，电子传递链也会因为细胞色素 c 等传递链成分通过 MPT 孔的丢失而产生更多的自由基。

3. Bcl-2 蛋白家族　　Bcl-2 功能相当于线虫中的 ced-9。现已发现至少 19 个同源物，它们在线粒体参与的凋亡途径中起调控作用。根据功能和结构，可将 Bcl-2 家族分为两类：一类是抗凋亡的（antiapoptotic），如 Bcl-2、Bcl-xl、Bcl-w 和 Mcl-1；另一类是促进凋亡的（proapoptotic），如 Bax、Bak、Bad、Bid 和 Bim 等。

Bcl-2 蛋白主要定位于线粒体外膜，具有稳定线粒体外膜、抑制细胞色素 c 释放的作用，其过量表达能减少甚至阻止细胞色素 c 释放，使细胞免于凋亡。而大多数促凋亡成员则主要定位于细胞质，一旦细胞受到凋亡因子的诱导，它们可以向线粒体转位，通过寡聚化在线粒体外膜形成跨膜通道，从而导致线粒体中的凋亡因子释放，激活 caspase，导致细胞凋亡。研究发现，Bax 的过表达可促进线粒体细胞色素 c 以 MPT 孔非依赖性的方式释放。据推测，Bcl-2 家族促凋亡蛋白可通过与线粒体外膜蛋白相互作用形成通道。线粒体外膜中最可能与促凋亡成员结合的蛋白是 VDAC。VDAC 通道本身的通透性很小，要使其对细胞色素 c 通透，前提就是与 Bcl-2 家族促凋亡成员结合后，发生显著的构型变化，使通道显著增大。

七、线粒体是一种半自主性的细胞器

线粒体具有自身独特的 DNA 分子和完整的遗传信息传递与表达系统。线粒体 DNA 编码了一小部分线粒体的结构和功能蛋白质及线粒体 rRNA、tRNA。但是大多数蛋白质是由核 DNA 编码，在线粒体外合成后运入线粒体以执行其功能。这其中也包括线粒体遗传信息传递和表达系统的重要成分。因此，尽管线粒体基因组与核基因组是两个相互独立的遗传系统，线粒体的发生及功能执行仍依赖两个遗传系统的相互偶联、协调运作。所以说线粒体是半自主性细胞器。

1. 线粒体 DNA（mtDNA）　　绝大部分真核细胞的 mtDNA 是双链环状分子，其结构、功能及遗传行为都有别于核 DNA。不同类型生物的线粒体 DNA 分子在大小、编码蛋白质的数量和性质甚至线粒体遗传密码本身都有很大的差异。例如，哺乳动物细胞的 mtDNA 分子约 16 000 bp，啤酒酵母的 mtDNA 分子约 78 000 bp，植物的 mtDNA 分子为 200 000～2 500 000 bp。不同生物体线粒体 DNA 中基因数量的差异很可能反映了在进化过程中 DNA 在线粒体和细胞核之间的变动。

同其他双链 DNA 分子一样，mtDNA 的 2 条单链的碱基成分和分子量有差别。其中含鸟嘌呤较多、胞嘧啶较少的链，分子量较大，称为"重链"，简称 H 链；另一条含胞嘧啶较多、鸟嘌呤较少的链，分子量较小，称为"轻链"，简称 L 链。Anderson 等人于 1981 年测定了人类线粒体基因组，人类 mtDNA 有 16 569 bp，编码 12S rRNA 和 16S rRNA，22 种 tRNA 及 13 种蛋白质亚基，其中 H 链编码的基因占大多数，包括 2 种 rRNA、14 种 tRNA、12 种蛋白质亚基，其余的基因由 L 链编码。

在 mtDNA 中，基因的排列很紧密，基因之间几乎没有间隔区，除了一段与 DNA 复制起始有关的置换环中约有 700 bp 不编码外,基因内部完全没有内含子,并且还出现基因的部分区段相互重叠的现象。因此,线粒体基因组的基因最大限度利用了有限的 DNA 分子长度,其信息结构显示出高度的"经济性"。

在大多数生物体中,整个间期线粒体 DNA 都在进行复制。mtDNA 的复制也是半保留复制,从 DNA 分子特定序列处(即复制起始区)开始,按 $5'$ 端→$3'$ 端方向复制。但是,mtDNA 双链的复制分别在不同时间和部位开始,而不是同时开始的。复制时,先以 L 链为模板合成 H 链,待新合成的 H 链占分子总长的 2/3 时,原来的 H 链上的复制起始点暴露,新 L 链的合成才开始。

有丝分裂时,每个子代细胞接收到大约相同数量的线粒体,由于缺乏将线粒体均分给子代细胞的机制,因此一些细胞比其他细胞含有更多的线粒体 DNA。因此,细胞中线粒体 DNA 的总量取决于线粒体的数量、线粒体 DNA 分子的大小及每个线粒体中线粒体 DNA 分子的数量,并且因细胞类型而异。通常,人类的一个典型细胞中有 1 000~2 000 个线粒体,而在一个人类卵细胞中,线粒体数量高达 50 000 个,一个精子中则只有约 100 个。

对酵母和其他单细胞生物突变体的研究表明,线粒体呈现细胞质遗传的特性。例如,具有小突变的酵母细胞出现线粒体结构方面的异常,不能氧化磷酸化,结果这些细胞比野生型细胞长得慢,形成的菌落也小。之后的研究发现,大多数小突变体存在线粒体 DNA 的缺失。

当单倍体酵母细胞通过融合交配时,双亲对二倍体细胞质的贡献是相同的,所以线粒体是遗传自双亲的。然而,在哺乳动物和其他大多数多细胞生物的受精卵中,精子对细胞质的贡献几乎没有,胚胎中几乎所有的线粒体都来自卵子,而不是精子。

2. 线粒体的蛋白质合成 哺乳动物线粒体中至少已分离到 1 098 种蛋白质,其总量可能达 1 500 种,其中只有 13 种是由 mtDNA 编码的,其余均由核 DNA 编码,在细胞质中合成后才运送到线粒体,再选择定位到线粒体的不同部位而发挥其功能。mtDNA 编码的 13 种蛋白质都是电子传递链和氧化磷酸化装置的重要成分,包括 NADH 脱氢酶复合体(即 NADH - CoQ 氧化还原酶复合体)中的 7 个亚基,细胞色素 c 氧化酶中的 3 个亚基,ATP 酶复合体 F_0 因子的 2 个亚基及细胞色素 b 的亚基。这些蛋白质都是在线粒体内的核糖体上合成。线粒体的核糖体近似于 70S,其中的蛋白质是由细胞质运入。与原核生物类似的是线粒体 mRNA 翻译的起始氨基酸也为甲酰甲硫氨酸。

对线粒体 DNA 序列的研究发现,线粒体的有些遗传密码不同于核基因密码,具有另外的一些特点。例如,在人类线粒体的遗传密码中,AUA 不为异亮氨酸编码,而是和 AUG 一样作为起始密码,为甲硫氨酸编码;UGA 编码色氨酸,而不是终止密码;AGA、AGG 不编码精氨酸,而是也作为终止密码。

线粒体核糖体类似于细菌核糖体,其在 RNA 和蛋白质的组成、大小及对某些抗生素的敏感性方面不同于真核细胞胞质核糖体,反映了线粒体的细菌起源。目前很多临床治疗方面最有效的抗生素,其成分都来源于真菌的化合物,能够抑制细菌的蛋白质合成。真菌和细菌生活的微环境类似,因此彼此在很多方面会存在竞争。数百万年的共同进化赋予了真菌产生抑菌类物质的潜能。一些药物开发利用了细菌和真核细胞在核糖体结构和功能方面的不同,以针对性地干扰细菌核糖体的功能。所以,即使人类大剂量地使用这些化合物,也不会有特别的毒性。许多抗生素都会嵌入核糖体 RNA 的袋状结构中,使核糖体无法顺利地行使功能。其他一些则阻断核糖体上诸如 tRNA 退出渠道这样的特定部位。其中,最常用的有氯霉素、放线菌酮、嘌呤霉素,它们均可以特异地抑制蛋白质的合成。氯霉素在真核细胞中只能抑制线粒体中核糖体的蛋白质合成,线粒体核糖体对包括氯霉素在内的重要氨基糖苷类抗生素的敏感性是这类抗生素可能导致患者中毒的主要原因。与之相反,放线菌酮只影响细胞质中的核糖体,而不会影响线粒体核糖体。比较有趣的是嘌呤霉素,它在结构上与一个携带着氨基酸的 tRNA 分子很相似,因此是拟态分子。核糖体会错将其当做真的氨基酸,共价结合到合成着的肽链 C 端,造成肽链合成的提前终止和释放。因此,可以预期嘌呤霉素抑制原核和真核细胞的蛋白质合成。

第七节 过氧化物酶体

过氧化物酶体(peroxisome)又称微体(microbody),是 1954 年 Rhodin 在观察小鼠肾近曲小管时发现的一种结构,并称其为微体;不久后,在大鼠肝细胞中也发现了这种微体。后来 de Duve 等(1965)用生化分析测出微体中含有多种与过氧化氢代谢有关的酶,又将其命名为过氧化物酶体。早期形态学观察认为在哺乳动物中,过氧化物酶体主要见于肝细胞和肾近曲小管细胞,但也存在于其他多种细胞,如成牙本质细胞、小肠上皮细胞、睾丸间质细胞等。后来过氧化氢酶细胞化学实验表明,过氧化物酶体存在于所有的真核细胞中,是一种普遍存在的细胞器。现在有充分的证据表明,该种细胞器是真核细胞利用氧气的主要场所,并参与了细胞的诸多功能,对动物、植物等生物的健康和疾病具有深远的意义,是真核细胞不可或缺的。

一、过氧化物酶体是一种富含各种氧化酶的异质性囊泡

1. 过氧化物酶体的形态结构和化学组成 过氧化物酶体一般呈球形或卵球形,直径约 0.6 μm。过氧化物酶体外有界膜包围、内含细颗粒状的基质和很多酶,目前已知在各种过氧化物酶体中存在的酶多达 40 余种,主要有氧化酶、过氧化氢酶和过氧化物酶三类。

(1) 氧化酶:过氧化物酶体所含的氧化酶约占过氧化物酶体酶总量的一半,主要包括尿酸氧化酶、D-氨基酸氧化酶、L-氨基酸氧化酶和 L-α-羟基酸氧化酶等。各种氧化酶作用于不同的底物,其共同特征是在氧化底物的同时将氧还原成过氧化氢。在某些细胞中,由于尿酸氧化酶等氧化酶的浓度非常高,以至在电子显微照片中过氧化物酶体内会呈现致密的结晶状蛋白质核心。不同动物的细胞内,过氧化物酶体结晶状核心的形态各异,如大鼠肝细胞过氧化物酶体的结晶状核心为圆形的致密小体,牛肝细胞的结晶状核心呈板状,人类细胞内过氧化物酶体因不含尿酸氧化酶而没有结晶状核心。在哺乳动物中,典型的过氧化物酶体只见于少数几种细胞中。大多数细胞的过氧化物酶体较小,直径 0.1~0.2 μm,呈球形、杆状或线状,有人称其为微过氧化物酶体(microperoxisome)。

(2) 过氧化氢酶:所有的过氧化物酶体都含有过氧化氢酶,因此,过氧化氢酶是过氧化

物酶体的标志酶,约占过氧化物酶体酶总量的 40%。过氧化氢酶的作用是使过氧化氢还原成水。在一些细胞中还存在过氧化物酶,其作用也能使过氧化氢还原成水。

(3)其他酶类:除了上述几类酶外,过氧化物酶体还含有一些其他酶类,如异柠檬酸脱氢酶、苹果酸脱氢酶、乙醛酸酯还原酶等。

由于过氧化物酶体不含 DNA 或核糖体,因此,它们的所有蛋白质都是由细胞核中的基因组编码的,在细胞质中的游离核糖体上合成,然后被转运到预先存在或新生成的过氧化物酶体内。其中的绝大部分蛋白质是从细胞质基质中被选择性转运到过氧化物酶体中的,包括所有的基质蛋白和大多数的膜蛋白;还有一些膜蛋白是最早整合到内质网膜中,然后再进入过氧化物酶体膜的。有不少细胞质基质中的及过氧化物酶体的膜蛋白参与了定向转运过程,如果它们中的一些发生突变,会导致过氧化物酶体的蛋白质导入缺陷,造成严重的过氧化物酶体的缺失。这些个体的细胞中含有"空的"过氧化物酶体,个体的大脑、肝脏和肾脏出现严重异常,出生后不久就会死亡。关于过氧化物酶体基质蛋白及膜蛋白的转运详见第十一章。

2. 过氧化物酶体的异质性　过氧化物酶体是异常多样的细胞器,具有独特的形态异质性,并在合成和分解代谢过程中表现出显著的功能可塑性,其蛋白质组会随细胞的类型、生长条件和可变的环境而不同,甚至在一个生物体的不同细胞类型中,都可能含有不同的酶。例如,以糖为原料生长的酵母几乎没有小的过氧化物酶体,但是,当其在甲醇上生长时会形成大量氧化甲醇的大型过氧化物酶体;而当其在脂肪酸上生长时,又会产生大量的过氧化物酶体,通过 β 氧化将脂肪酸分解为乙酰辅酶 A。

过氧化物酶体的异质性在电镜研究的早期就已经被注意到了。研究发现,大鼠肝脏和大脑等不同器官之间的过氧化物酶体特征存在显著的差异。即使在同一器官中,过氧化物酶体也存在异质性。D-氨基酸氧化酶的细胞化学染色结果显示,在大鼠肝组织中可观察到强活性和弱活性过氧化物酶体镶嵌的图像,门静脉周围(高氧浓度)的总体染色比肝小叶中心周围(低氧浓度)的更强。在肾脏中,肾皮质近端小管部位的染色明显,而其余肾单位则为阴性。在一些细胞中,强染色和弱染色的过氧化物酶体可同时存在。在对分离到的过氧化物酶体所进行的生化研究中,在对培养的哺乳动物细胞的形态学研究中,或在真菌发育过程中,也均观察到了不一样的过氧化物酶体亚群的存在。这些差异与过氧化物酶体的形成和成熟有关,无论是从内质网重新形成,还是通过生长和裂生(fission)形成过氧化物酶体,两者都会形成膜包围的区室,这样的膜区室通过随后输入蛋白质而成熟。基质蛋白的含量没有在老的和新的过氧化物酶体中均匀分布,表明过氧化物酶体的裂生是不对称的过程。

二、过氧化物酶体利用分子氧参与多种物质的氧化代谢

有一种假说认为,过氧化物酶体是原始真核细胞祖先进行氧气代谢的古老细胞器遗迹。当地球上的光合作用细菌产生氧气时,累积在大气中的氧气对大多数细胞是有毒的。过氧化物酶体的存在降低了细胞内氧水平,同时氧被利用来进行各种氧化反应。作为同样利用氧气的细胞器,线粒体在生物进化上晚于过氧化物酶体出现。如此说来,当今真核细胞中过氧化物酶体所能进行的就是线粒体未能进行的氧代谢反应。

1. 利用分子氧和过氧化氢进行的氧化反应　过氧化物酶体的氧化酶利用分子氧,通过氧化反应,从特定的有机底物(此处称为 R)中去除氢原子,产生过氧化氢(H_2O_2):

$$RH_2 + O_2 \rightarrow R + H_2O_2$$

过氧化氢酶(catalase)利用细胞器中其他酶产生的 H_2O_2,通过"过氧化"反应氧化多种其他底物(R'),包括甲酸、甲醛和酒精:

$$H_2O_2 + R'H_2 \rightarrow R' + 2H_2O$$

这种类型的氧化反应在肝和肾细胞中尤为重要,其中过氧化物酶体对进入血液的各种有害分子进行解毒。我们喝的乙醇中,约有 25% 通过这种方式被氧化成乙醛。此外,当过量的 H_2O_2 在细胞中累积时,过氧化氢酶通过反应将其转化为 H_2O:

$$2H_2O_2 \rightarrow 2H_2O + O_2$$

在哺乳动物中,过氧化物酶体在肝细胞中最为丰富,占细胞体积的 1%～2%。

2. 脂质的分解和合成代谢　过氧化物酶体进行氧化反应的主要功能是脂肪酸分子的分解,这一过程称为 β-氧化。因此,过氧化物酶体对于脂肪的代谢十分重要。在人类的细胞中,大于 18 个碳脂肪酸 β-氧化在过氧化物酶体中进行。而在酵母细胞中,所有脂肪酸的 β-氧化均在过氧化物酶体中完成。在氧化过程中,脂肪酸链的烷基链每次以两个碳原子为单位依次缩短,从而将脂肪酸转化为乙酰辅酶 A。生成的乙酰辅酶 A 释放到细胞质基质中,供细胞重新用于生物合成反应。分解脂肪酸产生的能量以热能形式供细胞利用。在哺乳动物细胞中,β-氧化发生在线粒体和过氧化物酶体中,其中有 25%～50% 的脂肪酸是在过氧化物酶体中氧化的,其他则是在线粒体中氧化的。然而,在酵母和植物细胞中,这种基本反应只发生在过氧化物酶体中。

最重要的是,过氧化物酶体只是 β-氧化极长链脂肪酸(very long chain fatty acid, VLCFA)。体内缺乏过氧化物酶体的脑肝肾综合征患者[又称泽尔韦格综合征(Zellweger syndrome)],其血浆中存在 VLCFA 的积累,而组织中的缩醛磷脂(plasmalogens)则完全缺乏。据报道,VLCFA 的细胞毒性包括炎性脱髓鞘和轴突病变、少突胶质细胞和星形胶质细胞的细胞死亡、细胞内 Ca^{2+} 稳态失调及少突胶质细胞中线粒体膜电位的显著降低。

另外,由于过氧化物酶体中有与磷脂合成相关的酶,所以过氧化物酶体也参与髓鞘脂质的合成。动物过氧化物酶体的重要生物合成功能是在形成缩醛磷脂的第一步反应中起催化作用。缩醛磷脂是髓鞘中最丰富的一类磷脂,其缺失导致神经细胞轴突髓鞘形成的严重异常,这是许多过氧化物酶体疾病导致神经疾病的原因之一。

此外,过氧化物酶体对胆固醇和胆汁酸的合成、嘌呤和多胺的分解代谢及前列腺素的代谢都至关重要。

3. 对细胞氧张力的调节　过氧化物酶体中的氧化酶因利用分子氧催化的化学反应而对细胞内氧的水平有很大的影响。例如,在肝细胞中有 20% 的氧是由过氧化物酶体消耗的,其余部分的氧在线粒体中消耗;在过氧化物酶体中氧化产生的能量以产热的方式损失掉,而在线粒体中氧化产生的能量则贮存在 ATP 中。两种细胞器对氧浓度的敏感性是不一样的,线粒体氧化所需的最佳氧浓度在 2% 左右,增加氧浓度并不能提高线粒体的氧化能力;过氧化物酶体与线粒体不同,它的氧化率是随氧张力的增强而呈正比地提高的。因此,在低浓度氧条件下,线粒体利用氧的能力比过氧化物酶体强;但在高浓度氧情况下,过氧化物酶体的氧化反应占主导地位。这种特性使过氧化物酶体具有使细胞免受高浓度氧毒性的作用。

三、过氧化物酶体在细胞氧化应激及病原体对抗中起保护性作用

过氧化物酶体不仅是代谢性的细胞器,也被认为是保护性的细胞器,具有复杂的保护机制,以抵消氧化应激并保持氧化还原平衡。

1. 整个细胞 ROS/RNS 代谢的关键调节者　已知在生理低水平的情况下,活性氧(ROS)和活性氮(RNS)作为信号信使,介导各种生物反应,包括基因表达、细胞增殖、血管生成、先天免疫、程序性细胞死亡和衰老。但如果这些活性分子在短时间内大量增加的话,则会对生物大分子造成氧化损伤,破坏细胞的氧化还原平衡,从而产生有害影响。为了对抗氧化和亚硝基化应激(oxidative and nitrosative stress),细胞采用大量的酶和非酶的防御机制。当 ROS/RNS 产生的量超过了细胞清除这些潜在有害氧化物的能力时,就会产生应激。通常线粒体被认为是哺乳动物细胞氧化应激的主要来源。但是,目前的研究表明,至少在大鼠肝脏中,内质网(ER)和过氧化物酶体产生 ROS 的能力甚至可能比线粒体更强。其中,过氧化物酶体的 ROS/RNS 代谢和信号转导已成为令人兴奋和迅速发展的多学科研究领域。

过氧化物酶体在物质的氧化代谢过程中可生成大量的 H_2O_2,因此,过氧化物酶体产生 ROS 是其正常代谢的重要特征。对啮齿类动物长期施用过氧化物酶体增殖物,可诱导肝细胞产生氧化应激,这也证明了过氧化物酶体可能是内源性的应激发生器。另一方面,大量观察表明过氧化物酶体也能保护细胞免受氧化应激的影响。哺乳动物过氧化物酶体含有多种 ROS 代谢酶,包括过氧化氢酶、超氧化物歧化酶 1 等。此外,有证据表明,这些细胞器也利用非酶促的小分子抗氧化化合物,包括谷胱甘肽(glutathione,GSH)、抗坏血酸和缩醛磷脂等。这些水溶性或脂溶性的化合物或者是在体内合成,或者是通过饮食得到补充。

当细胞暴露于紫外线照射和细胞 GSH 的药理性耗竭等各种氧化应激条件下时,过氧化物酶体的数量和形态会发生剧烈的变化,哺乳动物细胞中会广泛出现伸长的过氧化物酶体。此外,据报道,随着细胞老化,过氧化物酶体的数量会急剧增加,这一过程也与系统性氧化应激的增加有关。

对分离的大鼠肝脏过氧化物酶体的研究表明,过氧化物酶体内产生的 H_2O_2 有 20% ～ 60% 会扩散到周围介质中。细胞对 ROS/RNS 的稳态调节依赖过氧化物酶体和线粒体之间的交流和协同。在缺乏过氧化氢酶或功能性过氧化物酶体的细胞中,以及当过氧化物酶体产生过量 ROS 时,线粒体的氧化还原平衡会受到破坏。而线粒体内产生的氧化应激也可以被过氧化物酶体所抵消。这些发现表明,过氧化物酶体衍生的氧化应激可能触发了一些信号通路,最终导致线粒体应激的增加。目前,这一现象的分子机制尚不清楚。

2. 协同抗病毒信号传导和防御　有趣的是,过氧化物酶体还是果蝇和小鼠巨噬细胞吞噬细菌所需要的,并通过 ROS 和 RNS 信号调节经典的先天免疫途径来解决细菌的感染。一些关键性过氧化物酶蛋白缺失的果蝇和 S2 细胞被观察到对微生物病原体的反应能力降

低、免疫信号缺陷和生存能力降低。人类免疫缺陷病毒在破坏宿主细胞的抗病毒反应方面尤其成功,其中,过氧化物酶体显而易见地成为有效对策的一部分。具体而言,受到感染的细胞会表达高水平的 microRNA,其中一部分可靶向那些影响过氧化物酶体生物发生的蛋白质,从而导致过氧化物酶体的数量减少,干扰细胞器发出的早期抗病毒信号。获得性免疫缺陷综合征(艾滋病)患者神经系统疾病的发展可能归因于这种机制。

四、过氧化物酶体的功能发挥依赖与其他细胞器的相互作用

过氧化物酶体在细胞中不是孤立的实体,而是与包括内质网、线粒体、脂滴和溶酶体在内的其他胞内结构通过信号转导、囊泡运输和接触进行协作和交流,传递和共享信号、代谢产物和蛋白质。过氧化物酶体、内质网和线粒体之间的交流是最常见的。

1. 过氧化物酶体和线粒体的接触 过氧化物酶体和线粒体不仅在脂肪酸 β-氧化的代谢过程中互相协同,以维持脂质的稳态,而且还共同感应细胞内的氧化还原状态,协同参与细胞 ROS 的稳态。此外,两者还在抗病毒信号转导和防御中协同作用。在酿酒酵母中发现过氧化物酶体和线粒体之间可以通过蛋白质相互作用拴系在一起,形成接触,在脂肪酸 β-氧化中发挥生理作用。哺乳动物细胞中两者之间的直接接触一直没有文献报道,仅发现的联系是从线粒体向过氧化物酶体单向转运的囊泡。但是,当用激素诱导后,会在睾丸间质细胞(Leydig 细胞)中快速诱导过氧化物酶体接近线粒体,并通过蛋白质之间的互相作用形成接触,有利于这两种细胞器之间代谢产物和/或大分子的交换,以支持类固醇的生物合成。Leydig 细胞会产生雄激素睾酮。类固醇激素的生物合成涉及底物胆固醇输入线粒体,而在激素刺激后的类固醇生成过程中,会留下副产物胆固醇酯,它们必须穿梭于线粒体和/或过氧化物酶体中进行氧化,产生 ATP 和/或形成过氧化氢。在细胞中过表达那些拴系蛋白可导致基础的和激素刺激的类固醇的形成增加。

2. 过氧化物酶体和内质网的接触 与内膜系统的其他细胞器一样,过氧化物酶体的脂质组成依赖内质网,并且也从内质网接收部分的膜蛋白。同样,内质网也需从过氧化物酶体接收脂质前体,用于特殊脂质的生物合成。例如,缩醛磷脂是一类醚类磷脂,约占人类总磷脂质量的 20%,其合成始于过氧化物酶体,在内质网中完成。关于内质网和过氧化物酶体之间的脂质和/或蛋白质是如何交换的问题,已经发现有几种途径。最早发现的是通过肉碱转运蛋白那样的脂质结合蛋白将特定脂质通过细胞质穿梭转运到过氧化物酶体。之后是在酵母中发现内质网可通过囊泡将蛋白质转运给过氧化物酶体。另一种机制则是通过内质网-过氧化物酶体膜接触位点或拴系相联通。

有研究证明,过氧化物酶体可通过膜蛋白与内质网的驻留蛋白相互作用,与内质网形成接触。这种接触不仅有利于脂质在它们之间的交流,影响过氧化物酶体在细胞中的运动,而且对于过氧化物酶体的生长、缩醛磷脂的合成和维持细胞的胆固醇水平都是必要的。

3. 过氧化物酶体与溶酶体的接触 过氧化物酶体与溶酶体之间也可通过拴系进行相互协作。胆固醇是动物细胞膜流动性、渗透性的重要决定因素,绝大多数分布于质膜。它可以通过内质网从头合成,也可以通过受体介导的胞吞摄取血浆的低密度脂蛋白(LDL),并在溶酶体降解生成。胆固醇在类固醇生成、胆汁酸生物合成和调节性氧固醇的信号转导中发挥

重要作用。过氧化物酶体在游离胆固醇从溶酶体向质膜的转运中起着关键作用。溶酶体和过氧化物酶体之间被观察到存在一种迄今未被识别的接触，并且这种接触是短暂的和依赖胆固醇的。

五、过氧化物酶体的数量、形态和活性处于动态变化中

1. 过氧化物酶体的生物发生　长期以来，人们一直在争论新的过氧化物酶体究竟是通过细胞器本身的生长和分裂所产生的，还是由内质网（ER）产生的特别的区室。现在人们认为，这两种观点都正确。过氧化物酶体既可以通过原有细胞器的生长和分裂这一经典途径形成，也可以通过从头形成的替代途径而生成，只是过氧化物酶体的数量似乎主要受生长和分裂的控制。

过氧化物酶体是动态的细胞器，其膜可以随着蛋白质和脂质的不断加入而形成管状膜延伸来重塑和生长，并最终通过收缩和分裂形成新的过氧化物酶体。在哺乳动物中，这是一个不对称的过程，产生的膜囊结构随后会有新合成的蛋白质和脂质的导入，生长成熟为过氧化物酶体，并经历生长和裂生周期（图 5-17）。

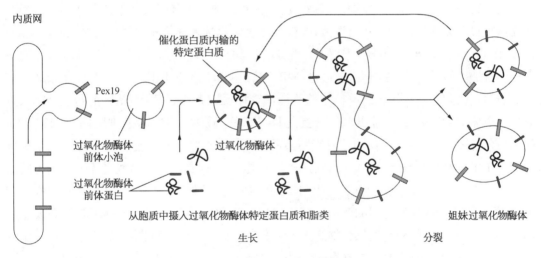

图 5-17　过氧化物酶体的生物发生

过氧化物酶体也可以从头开始发生，其膜上几个关键的膜蛋白（如 Pex3）是靶向内质网的，所以合成时先转运至内质网膜上，随后被装入由内质网形成的专门的过氧化物酶体前体小泡（pre-peroxisomal vesicle）。这些小泡被释放并彼此融合，形成能接受蛋白质输入的感受态的过氧化物酶体，并利用自身的蛋白质导入装置开始导入额外的过氧化物酶体蛋白，生长成熟为过氧化物酶体，然后生长并分裂。Pex3 缺失的人成纤维细胞是没有过氧化物酶体的，这为从头形成的生物发生模型提供了证据。内质网衍生的生物发生途径及其生理作用仍然存在争议，但人们认识到内质网对过氧化物酶体的生物发生做出了重要贡献。过氧化物酶体作为一种半自主的细胞器，依赖内质网等其他细胞器来获得脂质甚至特定的蛋白质。

2. 外源化合物对过氧化物酶体增殖的诱导　过氧化物酶体增殖是以过氧化物酶体的数

量、体积及过氧化物酶体中脂肪酸 β-氧化活力增加为特征的细胞过程。有不少外源物质可影响过氧化物酶体的增殖，它们被称为过氧化物酶体增殖物，包括邻苯二甲酸酯增塑剂、除草剂、白三烯拮抗剂(leukotriene antagonist)、乙酰水杨酸(阿司匹林)及巯基被取代和氟化的脂肪酸等。自然因素，特别是富含鱼油的高脂肪食物、饥饿、糖尿病及维生素 E 缺乏等也会对过氧化物酶体中的酶具有诱导作用。

　　肝和肾是最显著的对过氧化物酶体增殖物产生反应的脏器，但这种反应存在很强的物种间差异。例如，大鼠和小鼠对增殖物的反应敏感，而人类则相对不敏感。由于与实验鼠发生转移性肝细胞癌有关，人们已经对过氧化物酶体对于增殖物的反应产生了相当的兴趣。过氧化物酶体增殖物引发肿瘤的机制尚不清楚，但是测试结果显示这些化合物并非诱变剂，也没有直接结合并损伤 DNA，因此，它们被归为一类新的无遗传毒性的表观化学致癌物。通常认为，这些化合物致癌的主要原因在于对基因表达的改变。氧化应激可能在此过程中起到了关键的作用。过氧化物酶体增殖物作用后乙酰辅酶 A 氧化酶(acyl-CoA oxidase，ACO)等与活性氧生成有关的酶显著增加，但同时过氧化氢酶的增加则不明显，从而导致 H_2O_2 的累积，并影响到一些癌基因(如 c-H-ras、c-Jun 及 c-myc)的表达。

　　增殖物诱导过氧化物酶体增殖依赖一类受体对于细胞内基因表达的调节作用。这类受体能够被过氧化物酶体增殖物所激活，故被称为过氧化物酶体增殖物激活受体(peroxisome proliferator-activated receptor，PPAR)。已经发现的 PPAR 包括 α、β、γ 三个成员，它们属于配体激活的转录因子，是核受体，通过与相关基因上游的特定反应元件相互作用来调节基因的表达。已知含有过氧化物酶体增殖物激活受体反应元件(PPRE)基因的包括 ACO、过氧化物酶体双功能酶、肝脏脂肪酸结合蛋白 L-FABP、微体 CYP4A6 及细胞色素 P450 脂肪酸 ω-羟化酶。由于这些产物均涉及脂肪酸的代谢，因此，PPAR 可能在介导过氧化物酶体增殖物作用方面及调节脂类代谢的动态平衡方面扮演着重要角色。这些受体显示出不同的配体亲和力、组织特异性表达模式和靶向不同的基因。例如，PPARα 主要在肝脏和肾脏中表达，负责脂质分解代谢过程的激活。其不仅能对饱和的及不饱和的长链脂肪酸等天然配体作出响应，诱导那些调节过氧化物酶体生物发生的基因转录，而且主要负责上调过氧化物酶体中 β-氧化和辅助酶的蛋白质表达。同样，线粒体 β-氧化系统的基因也是由 PPARα 诱导的，这样可以协同两种细胞器的功能调节。当小鼠中 PPARα 的表达受阻后，会极大改变它们对过氧化物酶体增殖物的反应，过氧化物酶体的增殖、肝肿大、脂肪酸代谢酶的诱导及肿瘤的诱发效应都不见了。因此，过氧化物酶体增殖物影响鼠类基因的表达及促进肿瘤生成均需要 PPAR 的存在。

　　由于过氧化物酶体增殖物在临床、职业和环境资源中广泛存在，它们对人类健康的影响成为人们非常关心的问题。氯贝特是一类有效的降血脂药物，人能够对该化合物产生反应；同时流行病学研究表明，服用这类药物的患者，其肝癌发病率并没有增加。究其原因，可能是人类细胞对过氧化物酶体增殖物反应的基因网络有所不同。在能够准确判断人类是否能够抵抗这些化合物的促肿瘤效应之前，找出鼠类中成瘤反应的决定因子就成了关键。

第八节　核糖体、蛋白酶体和膜性细胞器相关疾病

一、细胞的蛋白质稳态失常与许多先天性和后天性的疾病相关

核糖体是合成蛋白质的装置,蛋白酶体是降解蛋白质的装置,内质网是几大类蛋白质合成、加工和质量控制的场所和运输起点。因此,这些细胞器和大型复合体的异常可因细胞的蛋白质稳态(proteostasis)失常而与疾病相关。

1. **核糖体病**　核糖体病(ribosomopathy)是指由核糖体组分或其加工、装配相关因子的缺陷而造成的疾病。组成核糖体的蛋白质叫核糖体蛋白(ribosomal protein,RP),有 33 个核糖体小亚基蛋白(RPS),47 个核糖体大亚基蛋白(RPL)。虽然核糖体病的原因可以既是 rRNA 的,也是 RP 的,但主要是 RP 的,上述 80 个 RP 中任何一个基因缺陷都可以致病。核糖体生产蛋白质的功能是所有细胞都依赖的,核糖体病却具有组织特异性,即限于某些组织受累,最多见为造血系统缺陷。先天性核糖体病在临床上表现出矛盾:生命早期症状因细胞增殖障碍造成(如骨髓衰竭和贫血),生命晚期则是癌症(即细胞增殖过度)。

先天性纯红细胞再生障碍(Diamond‐Blackfan 综合征)是第一种被描述的核糖体病,属于常染色体显性遗传疾病。这是一种遗传性骨髓衰竭综合征,伴有骨骼、容貌等发育异常,因 RPL 或 RPS 的基因变异引起,最常见(25%)的突变发生在 RPS19。出人意料的是,核糖体蛋白异常的后果并不是蛋白质合成不足,而是 rRNA 成熟异常,造成核仁应激,结果是激活 p53 信号通路,发生细胞增殖停滞甚至死亡。这解释了贫血原因,即骨髓内红细胞生成不足。

在多种实体肿瘤和白血病中可以检测到 RP 和 rDNA 基因的后天突变,其被称为体细胞性核糖体病。这些突变极大增加了癌变风险,其机制不光是蛋白质合成不足,而且可能是错误装配的核糖体倾向于产生促增殖、促肿瘤的蛋白质,并引起细胞氧化应激和代谢紊乱,导致更多的基因突变。

RP 缺陷造成核糖体病的原因除了翻译装置的异常,还与 RP 具有核糖体装配以外的角色(即非核糖体功能)有关。有些 RP 可以抑制癌蛋白 c‐Myc、调控 p53,与蛋白酶体组分相互作用,甚至移位到线粒体维持氧化还原稳态,它们的突变无疑对细胞带来很大影响。

2. **蛋白酶体与蛋白质毒性**　从靶蛋白泛素化到蛋白酶体调节颗粒上 ATP 酶活化和核心颗粒内腔的肽链降解,这些步骤在病理条件下受到影响,使蛋白酶体功能受损,是一系列疾病的原因之一。这类疾病共同具有的特征是"蛋白质毒性"(proteotoxicity),即有聚集倾向的蛋白质因得不到及时降解而在细胞中累积,造成对细胞的毒性。在神经退行性疾病的动物模型中可检测到神经元的 26S 蛋白酶体功能下降;在朊蛋白引起的牛海绵样脑病,以及过度表达突变的微管相关蛋白 Tau 的小鼠模型,也可测得神经元的 20S 颗粒的肽酶活性下降。一些心脏疾病也有蛋白质毒性特征。

3. **内质网应激与慢性炎症**　对于有些进入内质网的蛋白质来说,正确折叠的成功率可以相当低(低于 20%)。其中的原因可能有多种,主要是蛋白质本身基因缺陷。如囊性纤维

化跨膜转导调节蛋白(cystic fibrosis transmembrane conductance regulator，CFTR)的特定突变使其在内质网内出现折叠问题，导致上皮细胞转运氯化物的重要离子通道缺失，引发致命的囊性纤维化疾病。另外，分子伴侣不足、营养缺乏、缺氧、胰岛素抵抗等广泛的细胞紊乱可破坏内质网中蛋白质折叠的效率，引发错误折叠的蛋白质在内质网中积聚。

若错误折叠的蛋白质在内质网中累积超出重折叠的纠错能力，可以触发内质网应激。长期的内质网应激和未折叠蛋白质反应与慢性炎症有关，特别是肥胖和糖尿病等代谢性疾病。

内质网应激引起的细胞凋亡也与许多疾病的发病机制有关，如阿尔茨海默病、帕金森病等神经变性病，以及糖尿病、外伤性脑损伤、对乙酰氨基酚引起的肾小管损伤。仅肝脏疾病方面，非酒精性脂肪肝、胆汁淤积和酒精性肝病、乙型肝炎病毒和丙型肝炎病毒感染等的发病机制均与内质网应激引起的细胞凋亡和相应损伤有关。

二、溶酶体功能障碍导致多种先天性和后天性疾病

溶酶体贮积病(lysosomal storage disease，LSD)是一类罕见病，其病因都是基因缺陷导致某种溶酶体酶先天性缺乏，结果该酶相应的底物不能被消化而贮积在细胞内。目前已知有 40 多种先天性 LSD，其中多数是糖胺聚糖(黏多糖)和糖脂在细胞中贮积，还有一些是神经鞘脂的贮积(表 5-2)。例如，Ⅱ型糖原贮积病是由于先天性缺乏 α-葡萄糖苷酶，使糖原不能水解成葡萄糖，结果糖原在患者的肝脏和肌肉中贮积；Tay-Sachs 病由于缺乏氨基己糖苷酯酶 A，使神经节苷脂不能被水解而在脑组织中贮积；异染性脑白质营养不良是由于缺乏芳香基硫酸酯酶 A，造成硫酸脑苷脂在细胞中贮积。最特殊的一种贮积病为 I 细胞病(inclusion cell disease)，在患者的成纤维细胞溶酶体中几乎所有的溶酶体酶都不存在，各种底物不能消化而积聚成很大的包涵体(inclusion)。但是在 I 细胞病患者中，所有的溶酶体酶出现在其血液中，说明编码合成溶酶体酶的基因是正常的，问题出在溶酶体酶的分选和运输上。现在已清楚，I 细胞病的关键是先天性缺乏 N-乙酰氨基葡萄糖磷酸转移酶，使溶酶体酶到达高尔基体后不能形成分选信号 M6P，结果溶酶体酶不能被 M6P 受体识别和分选进入溶酶体，而是被分泌到细胞外并进入血液。I 细胞病为研究溶酶体形成机制提供了很好的模型，有关溶酶体酶分选机制的资料不少是从 I 细胞病的研究获得的。

表 5-2　部分先天性溶酶体贮积病及其对应的酶缺陷

疾 病 名 称	有缺陷的酶
黏多糖贮积病	
Hurler 和 Scheie 综合征	α-L-艾杜糖苷酶
Hurler 综合征	艾杜糖硫酸酯酶
Sanfilippo 综合征 A	肝素-N-硫酸酯酶
Sanfilippo 综合征 B	N-乙酰氨基葡萄糖苷酶
Maroteaux-Lamy 综合征	N-乙酰氨基半乳糖硫酸酯酶
β-葡萄糖醛酸苷酶缺乏征	β-葡萄糖醛酸苷酶

续　表

疾 病 名 称	有缺陷的酶
神经鞘脂贮积病	
GM₁ 神经节苷脂贮积病	β-半乳糖苷酶
Krabbe 病	β-半乳糖苷酶
Tay‐Sachs 病	氨基己糖苷酯酶 A
Sandhoff 病	氨基己糖苷酯酶 A 和 B
Gaucher 病	β-葡萄糖苷酶
Fabry 病	α-半乳糖苷酶
异染性脑白质营养不良	芳香基硫酸酯酶 A
Niemann‐Pick 病	神经鞘磷脂酶
Farber 病	神经酰胺酶
糖蛋白代谢障碍	
岩藻糖贮积病	α‐L‐岩藻糖苷酶
甘露糖贮积病	α-甘露糖苷酶
天冬氨酰基葡萄糖尿症	酰胺酶
其他贮积病	
Pompe 病	α-葡萄糖苷酶
Wolman 病	酸性酯酶
酸性磷酸酶缺乏症	酸性磷酸酶

另外一类与溶酶体有关的疾病主要是后天性的,如类风湿关节炎、硅肺、石棉沉着病、痛风等,病理变化中都有巨噬细胞溶酶体酶的释放和急性炎症,导致胶原纤维合成增加。例如,硅肺患者肺内巨噬细胞吞噬了硅粉末,所形成的吞噬小体虽然也与溶酶体融合,但溶酶体酶不能消化硅粉末,而矽酸盐成分却能使溶酶体膜破裂,释放出溶酶体酶,造成细胞和组织坏死,剩下的硅粉末再被其他巨噬细胞吞噬而造成进一步的组织坏死,进而刺激成纤维细胞的合成功能而引起胶原纤维沉积。石棉沉着病也有类似情况,巨噬细胞吞噬石棉纤维后也不能被溶酶体消化,结果在肺中形成胶原纤维沉积。

溶酶体消化效率的渐进性丧失,几乎发生在所有多细胞生物的一生中,并与器官和组织再生能力的年龄依赖性下降有关。

三、线粒体相关的遗传性疾病多由线粒体 DNA 的改变引起

线粒体是细胞的能量转换中心,线粒体的异常将影响整个细胞的正常功能,从而导致病变。这类疾病被称为线粒体病。多数线粒体病是由于线粒体 DNA 改变而引起,是遗传性的。线粒体内缺乏有效的 DNA 损伤修复系统,线粒体 DNA 是没有组蛋白结合的裸露DNA 分子。因此线粒体 DNA 较核 DNA 易受各种外界因素的损伤,而且线粒体进行物质

氧化的过程中产生的大量氧自由基也使线粒体 DNA 面临较核 DNA 密集的有害攻击,故线粒体 DNA 的突变率要比核 DNA 的高 10～100 倍。由于线粒体 DNA 分子的基因排列紧密,不存在内含子,几乎线粒体 DNA 分子任一部位的碱基改变都可能直接导致转录与翻译结果的改变,从而影响线粒体的正常功能。

由于受精过程中进入卵子的精子头部只携带极少数线粒体,仅占受精卵中线粒体的 0.001%,即受精卵中线粒体基因组几乎完全是由母体世代传递的,具有母系遗传的特点。因此,线粒体疾病也是母系遗传的。

几乎人的所有细胞都有线粒体,但是,线粒体病的表现主要局限于机体的一部分组织。目前已发现的线粒体遗传病有 50 多种,多数为神经肌肉系统的疾病。受损组织多为对氧化磷酸化产生的 ATP 有较高要求的组织,以及需要细胞中大部分或全部线粒体 DNA 来合成足量功能性线粒体蛋白质的组织,如 Leber 遗传性视神经病(Leber's hereditary optic neuropathy,LHON)、肌阵挛性癫痫伴粗糙红纤维病(myoclonic epilepsy with ragged-red fiber disease,MERRF)等。LHON 主要是因线粒体 DNA 重链 11 778 位点 G-A 突变,引起 NADH-CoQ 还原酶(复合体 I)亚基 4 发生错义突变,从而影响电子传递和氧化磷酸化效率,造成细胞供能不足,使神经细胞无法执行正常功能,影响视觉信号的正常传递。该病表现为视力减退,并常伴有神经及心血管系统的其他症状。除上述突变位点外,另有 12 个点突变可能引起 LHON。MERRF 病则主要是因为线粒体中赖氨酰 tRNA 的 TψCG 环发生了单一的突变,使一些线粒体蛋白质的翻译受到明显的抑制所导致的。

另一组线粒体病因线粒体 DNA 大的缺失而导致,包括以眼缺陷为特征的慢性进行性外眼肌麻痹(chronic progressive external ophthalmoplegia)和以眼缺陷、异常心律和中枢神经系统退化为特征的卡恩斯-赛尔综合征(Kearns-Sayre syndrome)等。

通过对 LHON 的研究发现,线粒体 DNA 疾病与细胞质中突变线粒体占总线粒体的比例有关,存在突变线粒体的"阈值"效应。当突变线粒体占总线粒体的比值低于某一数值时,细胞功能不受影响,超过该数值才可能影响细胞功能,导致疾病。此外还发现线粒体病存在核 DNA 与线粒体 DNA 的相互作用。

早发性家族性帕金森病就是由两个线粒体蛋白质的基因突变引起的,这两种蛋白质分别是 PINK1(一种激酶)和 Parkin(一种 E3 泛素连接酶),它们可以催化邻近靶蛋白的泛素化修饰,使它们被蛋白酶体降解,介导线粒体自噬。在健康线粒体中,PINK1 定位于线粒体基质。当线粒体受损或功能失调时,PINK1 无法进入基质而滞留于线粒体外膜上,募集细胞质中的 Parkin 至受损片段。Parkin 被激活后多聚泛素化外膜蛋白,使它们降解并引发线粒体自噬。早发性家族性帕金森病患者的 PINK 和 Parkin 突变,丧失介导线粒体自噬的功能,神经元功能发生障碍。

近年来的研究发现,几种退化性疾病,如帕金森病(Parkinson disease)、阿尔茨海默病(Alzheimer disease)等,以及衰老现象,均与线粒体 DNA 突变的积累有关。由于线粒体中 DNA 的突变和损伤不易修复,通过溶酶体的自噬作用所清除的异常线粒体有限,造成携带受损 DNA 的线粒体随年龄增长而逐渐积累。在幼儿,脑组织不存在缺失 5.0 kb 片段的线粒体 DNA,而在成年人就可以检测到。另外,人脑部线粒体 DNA 损伤程度在 63～77 岁比在 24 岁时增长 14 倍,在 80 岁时又比在 63～77 岁时增加 4 倍。因此,线粒体 DNA 是目前研究衰老机制所关注的问题。研究人员在小鼠身上利用基因"敲入"技术,用有校对缺陷的聚合酶突变基因取代核中编码有正常校对活性的线粒体 DNA 聚合酶的基因,结果发现,纯合子突变小鼠的线粒体 DNA 突变积累速度比野生型小鼠快得多,突变小鼠衰老速度加快,也更早死亡。但是,线粒体功能障碍、衰老和寿命之间的关系尚需更多的研究加以确定。

本章小结

真核细胞不同于原核细胞的一个主要特点是细胞被核膜分隔成细胞核及细胞质两大部分。真核细胞遗传信息表达的翻译过程在细胞质内的核糖体上完成,核糖体是由核糖体 RNA(rRNA)和蛋白质组成的颗粒状结构,分为两个大小不同的亚基。在行使蛋白质合成功能时,大、小亚基与 mRNA、tRNA 结合在一起。其中,mRNA 为模板,其上的三联密码子为多肽链的氨基酸编码;tRNA 以反密码子解译遗传密码,并转运相应的氨基酸;rRNA 为前两者提供结合的位点,并催化相关的反应。蛋白质合成分起始、延长、终止三个步骤。核糖体可以游离存在,也可以结合到内质网膜上。真核细胞内的蛋白质降解主要由两种不同的蛋白酶解系统实施:溶酶体途径和泛素蛋白酶体途径。后者是依赖 ATP 的多步骤反应过程。降解前,蛋白质先被泛素标记,然后多聚泛素化的底物蛋白由蛋白酶体识别和降解。

除了蛋白质的合成和降解所需的大分子复合体之外,细胞质内还含有内质网、高尔基体、溶酶体、过氧化物酶体及线粒体等多种由膜包围形成的细胞器。每种细胞器都有其特有的酶系统和其他大分子物质,行使不同的代谢和生理功能。

内质网表面可结合数目众多的核糖体,这些膜结合核糖体所合成的肽链在信号肽的引导下穿过内质网膜,进入内质网腔,成为未来的分泌蛋白、溶酶体酶蛋白和膜蛋白,并在其中经历糖基化、折叠和装配等加工过程。无法形成正确折叠和装配的蛋白质会被转运至细胞质基质中通过泛素蛋白酶体途径降解,它们在内质网中的过度积累将导致内质网产生应激反应。细胞膜和细胞内膜中的膜脂,包括磷脂和胆固醇,绝大部分是由内质网合成的。各种细胞的光面内质网在形态上相似,但其化学组成和酶的种类不同,因此功能复杂,主要参与类固醇激素的生成、脂类代谢、糖原代谢和解毒,同时还与钙的贮存和释放有关。内质网通过膜接触位点与各种膜性细胞器发生广泛联系,进行物质交换,并协调这些细胞器的活动。

高尔基体是一种由多膜囊组成的、有极性的细胞器。各个膜囊结构各自独立,形成各自特定的生化区域。高尔基体的主要功能是将内质网送来的蛋白质和其他生物大分子进行一系列的加工和修饰,并通过分选,把各种加工产物送到细胞的不同部位或细胞外。高尔基体内的加工、修饰主要包括糖基化、硫酸化及对蛋白质前体的蛋白水解作用等。各种分泌蛋白、细胞外基质中的蛋白聚糖、细胞膜中的膜蛋白、膜脂及溶酶体酶等,都是经高尔基体加工修饰形成的。高尔基体根据蛋白质上分选信号来进行对蛋白质的分选。在非极性的细胞中,高尔基体要分选的蛋白质有五大类:回输到内质网的驻留蛋白,运送到溶酶体、分泌颗粒和细胞表面的蛋白质,驻留在高尔基体的蛋白质。

内体是一系列渐进演变的囊泡,主要负责将物质从质膜表面递送到溶酶体。溶酶体内含多种酸性水解酶,是细胞内大分子降解的主要场所。在其中被消化降解的包括胞吞的物质、细胞自身的物质及胞外的物质。根据底物来源,溶酶体有异噬溶酶体、胞吞溶酶体和自噬溶酶体三类。溶酶体膜上存在感知氨基酸水平的信号蛋白复合体,溶酶体也是钙和铁的储存场所。因此,溶酶体通过其消化功能在细胞活动中发挥消除异物、提供营养物质、更新细胞成分、调控细胞活动等作用。

过氧化物酶体的结构与溶酶体相似,也是一种球形或卵球形的膜性细胞器,只是过氧化物酶体内含的是氧化酶、过氧化氢酶和过氧化物酶。过氧化物酶体是细胞内利用氧的细胞器,具有消除胞内过氧化氢、调节细胞氧张力及参与脂肪酸分解等作用。

线粒体是细胞内除细胞核外的另一个由两层单位膜构成的细胞器,本身具有独特的 DNA 分子和完整的遗传信息传递、表达系统,是物质氧化、能量转化的场所。在有氧情况下,脂肪酸或葡萄糖的糖酵解产物丙酮酸等进入线粒体,其中的可利用能量几乎都在生化反应过程中以高能电子的形式由电子载体 NAD^+ 和 FAD 从底物中移出,这些电子借助内膜上呼吸链的电子传递链传递给 O_2。电子在传递过程中逐步释出能量,并被用于质子的跨膜泵送,从而在内膜的两侧产生 H^+ 电化学梯度(质子动力势)。当质子顺 H^+ 电化学梯度回流时,通过基粒这个 ATP 合酶装置,驱动合成 ATP,完成氧化磷酸化反应。此外,线粒体是细胞活性氧产生的重要场所,也在细胞死亡过程中起着关键的作用。

核糖体、蛋白酶体和膜性细胞器相关蛋白质的先天缺陷和后天异常可引起很多疾病,包括肿瘤、先天性代谢缺陷、神经和肌肉系统及皮肤的遗传性疾病等。

(孙岳平)

参考文献

[1] Alberts B, Johonson A, Lewis J, et al. Molecular biology of the cell[M]. 6th ed. New York: Garland Science, 2014.

[2] Alberts B, Heald R, Johonson A, et al. Molecular biology of the cell[M]. 7th ed. New York: W. W. Norton & Company, 2022.

[3] Bard JAM, Goodall EA, Greene ER, et al. Structure and function of the 26s proteasome[J]. Annu Rev Biochem, 2018, 87: 697 - 724.

[4] Braakman I, Hebert DN. Protein folding in the endoplasmic reticulum[J]. Cold Spring Harb Perspect Biol, 2013, 5(5): 1 - 17.

[5] Collins GA, Goldberg AL. The logic of the 26s proteasome[J]. Cell, 2017, 169(5): 792 - 806.

[6] Farmer T, Naslavsky N, Caplan S. Tying trafficking to fusion and fission at the mighty mitochondria [J]. Traffic, 2018, 19(8): 569 - 577.

[7] Fransen M, Nordgren M, Wang B, et al. Role of peroxisomes in ROS/RNS-metabolism: implications for human disease[J]. Biochim Biophys Acta, 2012, 1822(9): 1363 - 1373.

[8] Guan ST, Zhao L, Peng RY. Mitochondrial respiratory chain supercomplexes: from structure to function[J]. Int J Mol Sci, 2022, 23(22): 13880 - 13892.

[9] Islinger M, Voelkl A, Fahimi HD, et al. The peroxisome: an update on mysteries 2.0[J]. Histochem Cell Biol, 2018, 150(5): 443 - 471.

[10] Kampen KR, Sulima SO, Vereecke S, et al. Hallmarks of ribosomopathies[J]. Nucleic Acids Res, 2020, 48(3): 1013 – 1028.

[11] Lawrence RE, Zoncu R. The lysosome as a cellular centre for signalling, metabolism and quality control[J]. Nat Cell Biol, 2019, 21, 133 – 142.

[12] Lodish H, Berk A, Kaiser CA, et al. Molecular cell biology [M]. 8th ed. New York: W H Freeman, 2016.

[13] Nakano A. The Golgi apparatus and its next-door neighbors [J]. Front Cell Dev Biol, 2022, 10: 884360.

[14] Norris A, Grant BD. Endosomal microdomains: formation and function[J]. Curr Opin Cell Biol, 2020, 86 – 95.

[15] Perera RM, Zoncu R. The Lysosome as a regulatory hub[J]. Annu Rev Cell Dev Biol, 2016, 32: 223 – 253.

[16] Perkins HT, Allan V. Intertwined and finely balanced: endoplasmic reticulum morphology, dynamics, function, and diseases[J]. Cells, 2021, 10(9): 2341 – 2380.

[17] Phillips MJ, Voeltz GK. Structure and function of ER membrane contact sites with other organelles [J]. Nat Rev Mol Cell Biol, 2016, 17(2): 69 – 82.

[18] Ruggiano A, Foresti O, Carvalho P. Quality control: ER-associated degradation: protein quality control and beyond[J]. J Cell Biol, 2014, 204(6): 869 – 879.

[19] Tang XM, Clermont Y. Granule formation and polarity of the Golgi apparatus in neutrophil granulocytes of the rat[J]. Anat Rec, 1989, 223: 128 – 138.

[20] Yang C, Wang X. Lysosome biogenesis: regulation and functions[J]. J Cell Biol, 2021, 220(6): 1 – 15.

[21] Yi J, Tang XM. Functional implication of autophagy in steroid secreting cells of the rat[J]. Anat Rec, 1995, 242: 137 – 146.

第六章
细 胞 骨 架

细胞骨架(cytoskeleton)是由三类蛋白质纤维组成的网状结构系统,包括微管、微丝和中间丝。每一类纤维由不同的蛋白质构成,具有独特的动力学性质和生物学功能。三类骨架成分既分散地分布于细胞中,又相互联系形成完整的、高度动态的骨架体系。如同我们的身体需要韧带、骨和肌肉一起工作一样,三种细胞骨架纤维共同赋予细胞形状、力度及变形、移动等能力。细胞骨架在细胞的形态维持和改变、细胞的各种运动、物质运输、能量和信息传递、基因表达及细胞的分裂与分化中起着重要作用,是生命活动不可缺少的亚细胞结构。它们的异常与很多疾病相关。

过去曾经认为,细胞骨架蛋白只在真核细胞表达;现在研究证明,三种真核细胞骨架蛋白的同源物在细菌或其他原核细胞也是存在的,说明细胞骨架在进化中很古老,也说明它们对于诸如细胞形态维持及移动、分裂等基本活动的不可或缺。

细胞骨架三类组分都是由蛋白质单体聚合而成的线性多聚体(polymer)。单体也可以被称为多聚体的亚基(subunit)。其中微管和微丝的单体为球形的蛋白质分子,单体以头尾相连的方式形成纤维状的多聚体,并且在细胞内不断发生着聚合与解聚,以满足细胞骨架动态变化的需求。与此不同,中间丝的单体自身就是纤维状的蛋白质分子,主要以横向结合的方式聚合形成更粗的纤维,并且一般不像微管和微丝那样经常发生解聚。

微管和微丝在聚合装配中显示一些共有的重要特性,这些特性是微管和微丝功能的基础。

1. 成核作用 首先,多聚体纤维形成的起始并不仅是两个单体分子的简单叠加,而是需要一定数量的单体形成一个寡聚体(相当于种子或核心),然后单体才较容易在两端稳定结合进而引起多聚体纤维的延长。这一效应叫作"成核作用"(nucleation),是微管和微丝装配的限速步骤。在试管实验中,预加寡聚体这样的"核"能促进微管快速装配;而在细胞内,由一个蛋白质复合体介导寡聚体形成,发挥成核作用,从而调控快速的微管装配。

2. 极性 单体被加到纤维两端时,单体分子自身的不对称性造成纤维两端在化学上的不同,纤维存在正端(plus end)和负端(minus end)之分,这叫作"极性"(polarity)。并且,在纤维延长时,正端总是比负端生长更快,这可能是单体结合时的构象改变有利于正端的生长所致。

3. 聚合-解聚的动态变化　单体在纤维两端可以被加上也可以被解离,由单体分子自身所结合的核苷酸(腺苷酸或鸟苷酸)磷酸的水解状态决定,即带着 ATP 的微丝蛋白单体或带着 GTP 的微管蛋白单体易于被加上,而带着 ADP 或 GDP 的单体易于被解离。这造成了细胞骨架的两个动态变化特点。由于带 ATP 或 ADP 两种核苷酸的单体浓度在纤维两端有差异,微丝聚合与解聚的速度在两端也是有差别的,在特定时间内可以是一端聚合大于解聚,而另一端解聚大于聚合,这就造成了微丝的"踏车现象"(treadmilling)。这是指:尽管多聚体纤维的长度相对固定,其中特定单体是在朝一个方向移动的,就像水车履带上的一个水桶。对于微管,带 GTP 的微管蛋白单体结合到微管一端后会持续增加聚合,但随着 GTP 水解成 GDP,单体之间结合力减弱,就会发生解聚。在细胞内,微管一端的位置和聚合解聚活动是相对稳定的(负端),另一端(正端)则游离在外。如果局部带 GTP 的微管蛋白单体浓度高,该游离端可以连续聚合,向外伸长一段时间,然后停止,接着又突然开始解聚,向内缩短,以后可以再次聚合伸长。这一特性叫作微管的"动态不稳定"(dynamic instability)。

上述特性是微管和微丝可以在细胞内快速改变位置、结构、生长方向和长度的基础,也是它们得以执行多种功能的基础。基于上述特性,微管和微丝在细胞内总是处于单体-多聚体的动态平衡中,细胞可通过改变细胞骨架蛋白的翻译后修饰或改变与它们相互作用的蛋白质来调控这一平衡。

第一节　微　　管

微管(microtubule)存在于所有的人体细胞中,在分裂间期或不分裂的细胞内以细胞质微管(cytoplasmic microtubule)的形式支撑细胞形状,维持细胞器位置和运输;在分裂细胞则以纺锤体的形式介导染色体的集结和分离,保障细胞传代中遗传物质的准确分配。微管还在不同类型人体组织细胞中执行各种特殊的功能,如装配成可以摆动的纤毛和鞭毛。

一、微管是由微管蛋白二聚体组装而成的管状结构

微管为细长的、具有一定刚性的中空圆管状结构,内径约为 15 nm,外径为 24～26 nm,壁厚约 5 nm,管壁由 13 根原纤维(protofilament)围成。在各种细胞中,微管的形态和结构基本相同,但长度不等,有的可长达数毫米。

1. 微管的化学组成和存在形式　形成微管的蛋白质叫作微管蛋白(tubulin),存在于所有的真核细胞中,主要成分为 α 微管蛋白(α-tubulin)和 β 微管蛋白(β-tubulin)。这两种微管蛋白都是由四百多个氨基酸组成的球形分子,都有一个与 1 分子 GTP 结合的位点。α 微管蛋白和 β 微管蛋白两者靠非共价键结合,总是以异二聚体的形式存在。异二聚体是构成微管的单体,若干异二聚体再以非共价键首尾相接形成原纤维。由于每根原纤维都是 α 微管蛋白暴露在一头,β 微管蛋白暴露在另一头,所以原纤维本身具有极性。而微管是由 13 根原纤维靠非共价键侧向结合(α-α;β-β)排列而成,整体上也具有极性。β 微管蛋白暴露的一端叫作正端,α 微管蛋白暴露的一端叫作负端(图 6-1)。

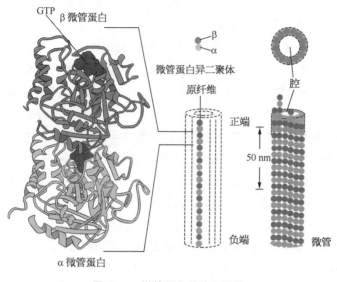

图 6-1 微管蛋白单体和微管

哺乳动物细胞的 α 微管蛋白和 β 微管蛋白各有至少 6 种亚型,每种亚型由不同基因编码,氨基酸序列高度相似,在试管里可以混合组装成纤维,但是在体内却有一定的组织特异性和细胞内定位特异性。因此,当这些微管蛋白的编码基因突变时,会在相应的特定组织器官(而不是所有组织)表现出疾病表型。

微管蛋白家族还有第三个成员——γ 微管蛋白,该蛋白在细胞内的含量远低于 α 微管蛋白和 β 微管蛋白,不是作为微管聚合的单体存在于胞质溶胶中,而是与其他蛋白质形成 γ 微管蛋白环状复合体(the γ tubulin ring complex,γ TuRC),存在于微管负端。γ TuRC 的作用是促进微管核心的形成,即发挥"成核作用"(nucleation),并使微管的负端稳定。

微管可装配成单管(singlet)、二联管(doublet)和三联管(triplet)。单管由 13 根原纤维围成,是细胞质微管主要的存在形式,分散或成束分布,但不稳定,易受低温、Ca^{2+} 等许多因素的影响而发生解聚。二联管由 2 根单管组成,两管单管共用 3 根原纤维。二联管主要分布于细胞表面的纤毛和鞭毛中。三联管由 3 根单管组成,其中一根单管由 13 根原纤维围成,另两根单管均由 10 根原纤维组成。三联管主要分布于中心粒和基体中。二联管和三联管是比较稳定的微管结构。

2. 微管的装配 微管蛋白在细胞中几乎不会以 α 微管蛋白或 β 微管蛋白形式单独存在,而是以异二聚体或多聚体的形式存在,可以根据细胞的生理需要,表现为聚合或解聚,形成微管的组装或去组装,从而改变微管的结构与分布。若组装与去组装保持平衡状态,则微管维持稳定的结构。

在体外试管实验中,当条件适当时,特别是 α 微管蛋白和 β 微管蛋白浓度足够高时,微管能进行自我装配,其装配受到微管蛋白浓度和温度等因素的影响(4℃ 以下微管装配不能正常进行)。快速生长的微管的装配方式为:异二聚体首尾相接聚合成原纤维,再经过原纤维的侧面增加扩展成为片层,当片层达到 13 根原纤维时即合拢成一段微管。然后新的 α 微管蛋白和 β 微管蛋白异二聚体再不断增加到微管的两端,使之不断延长。

在体内,微管装配同样需要 α 微管蛋白和 β 微管蛋白及适宜的温度,但是两种微管蛋白浓度再高也不足以发生自我装配,而是需要 γ 微管蛋白参与的成核作用。在正常生理状态下,微管在细胞内的装配总是在一定区域的特定结构上开始,该结构称为微管组织中心(microtubule organizing center,MTOC)。在动物细胞内 MTOC 有两种,即中心体和基体

(详见本章下文),其功能是组建细胞质微管和纺锤体及形成纤毛和鞭毛。γ微管蛋白所在的复合体γTuRC就存在微管组织中心,γTuRC像一颗种子,成为异二聚体结合上去的核心,发挥成核作用。微管生长正是从这些结构出发,向外延长的。由于γTuRC的稳定作用,在细胞内,微管负端埋在中心体或基体内,正端游离向外。

α微管蛋白所结合的GTP位于异二聚体内部两个微管蛋白接触的界面上,因而不被水解为GDP,而β微管蛋白所结合的GTP则易于被水解成GDP,并且可以与其他游离异二聚体的β微管蛋白上的GTP或GDP发生交换。这种β微管蛋白结合的GTP/GDP变化,造成微管纤维正端伸长和缩短的动态变化,表现出动态不稳定性。

3. 微管附属蛋白 在细胞内,微管除含有微管蛋白外,还含有一些与微管相结合并对微管的装配和功能必不可少的辅助蛋白,称为微管附属蛋白(microtubule accessary protein,MAP)或微管相关蛋白(microtubule associated protein,MAP),也常被叫作微管结合蛋白。它们可以调控微管装配的动力学和更高级结构的形成(图6-2)。

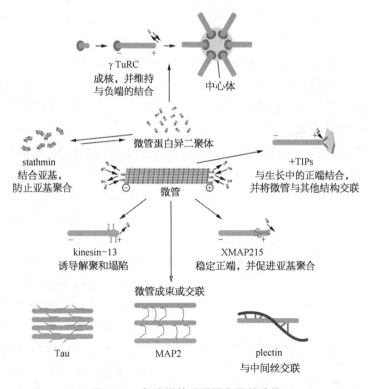

图6-2 部分微管附属蛋白及其功能

有的MAP,如stathmin,与异二聚体结合从而阻止其聚合组装成微管。另一类MAP则结合到已经组装的微管上,从侧面稳定微管纤维。γ微管蛋白结合在微管纤维的负端,在中心体和基体中形成γTuRC,发挥成核作用并稳定微管负端。结合到微管纤维正端的MAP可以对微管正端的延长/缩短和附着进行调控,如有的诱发解聚从而使纤维缩短,也有的促进聚合从而使纤维伸长。正端追踪蛋白(plus end tracking protein,+TIP)是一类在快速生长的正端富集的MAP,它将正端稳定于特定的亚细胞结构,如质膜下微丝构成的皮层区、染色体的动粒、细胞器表面,是介导细胞骨架控制纺锤体和染色体正确定位的重要分子。相对来说,目前了解清楚的结合到负端的MAP种类较少。

上述MAP调控了微管组装-去组装,另一些MAP则调控微管之间或微管与其他骨架成分之间的相互作用,介导微管在细胞内形成复杂的结构。这类MAP分子有一个突起的结构域,结合在微管表面并向外伸出,这样就在微管之间形成横桥,使微管成束,而分子的突起结构域长度就可决定微管束中微管纤维的疏密程度。例如,MAP2存在于神经细胞的胞体和树突中,Tau蛋白存在于神经细胞轴突中,相应部位的微管束就有疏密程度的不同。这些分子的磷酸化修饰可以调节分子与微管蛋白的结合力和部位。阿尔茨海默病(Alzheimer disease,AD)患者的神经元中可见到大量损伤的神经元纤维,神经元中微管蛋白的数量并无异常,但存在Tau蛋白的过度磷酸化和累积。网蛋白(plectin)是将微管与中间丝相连接的MAP,使微管与中间丝在维持细胞形状方面互相协作(图6-2),也可被归类于中间丝相关蛋白。

4. 马达蛋白　微管的马达蛋白(motor protein)既与微管结合,又与细胞器囊泡或大分子复合体结合,介导细胞器或复合体在微管上锚定和沿着微管移动。这些囊泡或复合体相当于运输的"货物"(cargo),借助马达蛋白维系于微管。因此,马达蛋白属于广义的"微管结合蛋白",包括驱动蛋白(kinesin)和动力蛋白(dynein)两大超家族。在人体,驱动蛋白超家族成员有45个,分属十多个亚家族,主要推动货物向微管正端移动。动力蛋白超家族有两大分支,一支叫作细胞质动力蛋白(cytoplasmic dynein);另一支叫作纤毛动力蛋白(ciliary dynein),负责将货物向负端移动。

马达蛋白超家族在分子结构上都存在与微管结合的马达结构域。驱动蛋白和细胞质动力蛋白的马达结构域是两个球形结构域(头部)通过长的螺旋-螺旋尾部互相结合,从而可以像两脚前后叉开一样在微管表面站立。马达结构域具有ATP酶活性,能将结合的ATP水解为ADP。当后面的头部("后脚")与ADP解离而与ATP结合时,ATP水解获得的能量驱动"后脚"发生构象变化,像"跨步"一样越过前面的头部("前脚"),"前脚"转而成为"后脚"后又回到与ADP结合的状态。如此,马达结构域在能量驱动构象改变下发生"停靠-不停靠"的循环,马达蛋白分子就像跨步行走一样沿微管移动。分子的另一头与货物结合,并对货物有选择性,从而可以运输货物(图6-3)。

5. 干预微管的化合物和药物　有些化合物能与微管蛋白或微管结合,改变微管蛋白/微管动态平衡,在微管结构与

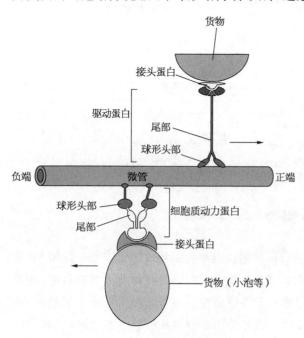

图6-3　微管马达蛋白

功能研究中成为工具,其中一些也通过干扰微管结构和功能成为药物。紫杉醇能和微管紧密结合并稳定微管,防止微管解聚成微管蛋白单体,而长春碱类、秋水仙碱和诺可达唑能与微管蛋白单体结合,阻止它们聚合成微管。例如,可用诺可达唑将实验室的培养细胞同步阻断于细胞增殖周期的 G_2 期,在撤除该化合物后可让细胞同步进入有丝分裂期。

由于微管蛋白/微管动态平衡对于快速增殖的细胞的纺锤体装配至关重要(详见下文),能干扰这一平衡的化合物就可能成为有效的抗肿瘤药物。这些化学治疗药物可以分成两类:稳定微管的和破坏微管聚合/稳定的。紫杉醇类和长春碱类分别是前者和后者的典型代表。干预微管的抗肿瘤化学治疗药物的原理主要是干扰纺锤体的正确装配,将肿瘤细胞阻滞于有丝分裂期并诱发凋亡。可以理解,这类药物也会阻断体内正常需要定期更新的细胞,如组织干细胞的分裂,从而带来各种副作用(主要有骨髓抑制、消化道反应和毛发脱落等)。

二、微管的主要功能是维持间期细胞形状和细胞器定位,并在分裂期形成纺锤体介导染色体列队和分离

在微管附属蛋白的协助下,大部分微管在细胞质中形成暂时性的结构,另外一些微管形成稳定的结构。

1. 细胞形态的支撑和维持 微管具有一定的刚性,因而在保持细胞外形方面起支持作用。细胞的各种形态是由细胞质微管的网架结构支撑的。像神经元的树突及轴突这样大型的细胞突起,也是依赖微管来形成和维持的。微管支撑细胞形状的作用需要与其他细胞骨架成分共同协作才能实现。例如,神经元轴突中有微管和神经丝(中间丝)伴行(图6-4)并相互结合(如图6-2右下所示),共同支撑轴突。

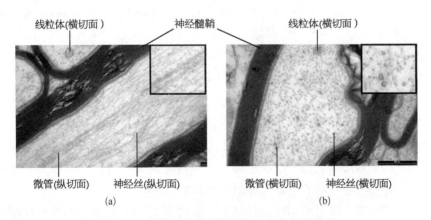

图6-4 超薄切片显示神经轴突中的细胞骨架

大鼠坐骨神经纵切面(a)和横切面(b)透射电镜照片,右上角小图为局部放大,(b)右下角标尺=0.5 μm。
(照片由上海交通大学医学院电镜平台提供,朱平拍摄)

2. 中心体、基体、纺锤体及纤毛和鞭毛的形成

(1)中心体(centrosome):是动物细胞中主要的微管组织中心,由两个中心粒(centriole)和包绕在它们外周的基质共同组成。在大多数细胞中,中心体位于细胞核附近,

紧靠高尔基体(图 6 - 5a),但是在高度分化的有极性的上皮细胞中,中心体位于顶部质膜下。在分裂期细胞中,中心体有两个,构成纺锤体的两极。

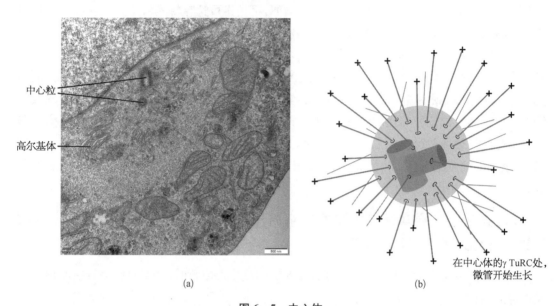

中心粒

高尔基体

在中心体的 γ TuRC 处,
微管开始生长

(a)　　　　　　　　　　　　　　　　　　(b)

图 6 - 5　中心体

(a) 超薄切片上中心体透射电镜照片,可见细胞核旁细胞质中互相垂直的一对中心粒的切面和附近的高尔基体,
右下角标尺=0.5 μm;(b) 中心体和微管模式
[图 6 - 5a 照片由上海交通大学医学院电镜平台提供,杨洁(电镜室)拍摄]

中心体中包含的中心粒总是成对存在,一个叫作母中心粒,另一个叫作子中心粒,后者在前者底端与之相互垂直排列呈 L 形。在电镜下,中心粒内部是由 9 组经过修饰的三联体微管及多种结合蛋白共同围成的一个圆筒状结构,外周被中心体基质包绕(图 6 - 5b)。中心体基质含有几百个 γ 微管蛋白的复合体 γ TuRC 及微管马达蛋白等其他蛋白质,因此,可以通过免疫细胞化学标记 γ 微管蛋白或其他基质蛋白质而在光镜下显示出中心体。

在间期,中心体组织了细胞质微管(cytoplasmic microtubule)的分布和走向。微管的负端埋入中心体基质中的 γ TuRC,因此,在大多数细胞类型,经染色标记可以观察到细胞核附近中心体周围放射状排列的微管,正端伸向细胞质边缘(图 6 - 5a);但是在管腔性脏器表面的上皮细胞,中心体位于顶部质膜下,所以微管走向不呈放射状,而是垂直的:微管负端靠近顶部质膜,正端指向细胞底部。细胞质微管所构成的网架纤维系统对细胞形态的维持和改变必不可少,也是细胞内物质运输和细胞器移动的轨道。

在有丝分裂期,中心体组织了纺锤体微管。经过复制的中心体移到细胞核相反方向的两端,形成纺锤体的两极,调控纺锤体微管的装配和染色体的移动,并与其他有丝分裂事件密切相关。

(2) 纺锤体:由两极的一对中心体生长出三组微管——极微管、动粒微管和星体微管,负责纺锤体的自身形状和移动、与染色体的结合及拉动染色体移向两极(参见第十三章),这些纺锤体微管就是早年所称的"纺锤丝"。

纺锤体微管的负端埋在中心体基质内,正端则伸向各个方向。有丝分裂过程中纺锤体的形成和染色体的运动无一不依赖纺锤体微管聚合-解聚的动态不稳定性。星体微管从中心体向四周呈辐射状分布，与中心体向细胞两极的移动和纺锤体附着于质膜有关；动粒微管与染色体动粒连接，使染色体在着丝粒区段与纺锤体相连；极微管从两极出发，在纺锤体内部相互交叉重叠，以保持纺锤体形状。在纺锤体自身形成、移动、与染色体结合，以及把染色体拉向两极的诸多活动中，微管蛋白的动态不稳定特性是纺锤丝"伸缩"的基础，而马达蛋白则是许多移动活动所必需的。以动粒微管为例，当微管蛋白在与动粒连接处的正端聚合多于解聚，而与中心体连接处的负端相对稳定的时候，动粒微管表现为伸长，反之则表现为缩短。动粒微管的动态伸缩变化确保纺锤体将 23 对染色体一一集合到赤道面。在此过程中，动粒微管与染色体动粒之间的滑动主要靠结合在动粒上的马达蛋白沿微管的运动来实现。

有丝分裂纺锤体是在细胞周期特定时相出现的临时性细胞器。在新形成的子代细胞中，纺锤体微管解聚，其单体再聚合组织成细胞质微管。

（3）纤毛（cilia）、鞭毛（flagella）和基体（basal body）：纤毛和鞭毛是细胞表面基于微管的毛发状突起结构。纤毛和鞭毛的膜虽然与质膜连续，但是在化学组成上具有独特的脂质和蛋白质分子。纤毛和鞭毛内部由叫作轴丝的微管束支撑，电镜观察可见它们的横断面中央有 2 条中央微管，外周以 9 组二联体微管围绕一圈。这样的"9＋2"特征性微管结构在从原生动物到人类的几乎所有鞭毛和动纤毛（motile cilia）都是一样的。轴丝上有多种附属蛋白，有些负责将微管结合成束，有些负责二联体微管的滑动和轴丝的弯曲，其中最重要的是纤毛马达蛋白。

人体特殊类型细胞表面存在纤毛和鞭毛，它们的功能是摆动。纤毛细胞（ciliated cell）也叫多纤毛细胞（multiciliated cell），位于气管、支气管上皮、输卵管上皮和脑室管膜上皮，每个细胞在顶部（即管腔面）可有数百根纤毛密集存在，长 10～200 μm 不等。这种纤毛叫动纤毛，其摆动呈挥鞭状，可以划动细胞外表面的黏液，如在支气管腔表面排出尘埃颗粒、死亡细胞碎片和病原体，在输卵管内推进卵子移行，在室管膜推动脑脊液流动。鞭毛在人体只存在于精子，一个细胞只有一根，比纤毛长很多，作螺旋形运动，驱动精子游动。

纤毛和鞭毛的运动是二联体微管之间滑动造成其轴丝弯曲而产生的。名为轴丝动力蛋白的马达蛋白桥接了相邻二联体微管，当其马达结构域水解 ATP 而改变相邻二联体微管的相对位置时，会造成轴丝弯曲。负责纤毛微管蛋白运输的轴丝动力蛋白如果存在基因突变，人体会发生严重的遗传缺陷表型（详见本章后述）。

纤毛和鞭毛的微管组织中心是基体。基体位于纤毛和鞭毛根部紧靠质膜的区域；所以，纤毛和鞭毛的尖端是微管正端，微管负端埋在基体中。基体内部是一个中心粒，相当于中心体中的母中心粒，外加一些附属结构。

与种类有限的多纤毛细胞拥有以运动为功能的动纤毛不同，体内大多数组织细胞普遍存在一种不动的纤毛，叫作初级纤毛或原纤毛（primary cilia），一般在每个细胞有一根，且较短，长约 5 μm，在有些细胞可有若干根且较长，并可特化为特殊结构。初级纤毛的膜富含膜受体和离子通道，其轴丝微管束的结构是"9＋0"，即仅有外周 9 组二联体微管，没有 2 根中央微管，并且在相邻二联管之间没有轴丝马达蛋白。这是与动纤毛的轴丝的显著区别。在可增殖的细胞，初级纤毛在有丝分裂时解聚，在间期重新装配。

初级纤毛在细胞表面像天线一样,具有感应和转导细胞外化学和机械信号的功能,并能调控细胞极性、细胞增殖和分化。例如,在鼻腔上皮感受气味的是嗅觉神经元树突表面的初级纤毛,纤毛膜分布着嗅觉受体;在眼底视网膜的视杆细胞和视锥细胞表面的初级纤毛尖端膨出特化为外节(outer segment),纤毛膜上分布的 G 蛋白偶联受体将光量子转化为神经冲动传入大脑;在肾小管上皮细胞表面的初级纤毛能感知管腔液体中的成分,引发细胞内 Ca^{2+} 波动和相应信号转导。结缔组织细胞(如成纤维细胞和软骨细胞)的初级纤毛埋在细胞外基质中,它们能感知细胞外基质的理化性状(特别是机械硬度),从而调整细胞的行为,包括迁移、增殖和分化。除了在成体为许多细胞功能所必需,初级纤毛在胚胎细胞上介导多种信号,保障胚胎发育正常进行。

3. 细胞内物质运输的轨道和细胞器分布的锚定　真核细胞内物质的合成部位往往与其行使功能的部位不同,因此新合成的物质必须要经过胞内运输才能到达其功能部位,其中许多都依赖小泡运输。此外,细胞器也需要移动。在神经元这样有着很长轴突的细胞内,细胞器和大分子的分布在胞体和轴突是不均一的。例如,溶酶体被认为存在于胞体而不存在于轴突末梢。许多囊泡、细胞器和大分子复合体需要从胞体运往末梢,而在末梢产生的胞吞小泡、自噬小体及其他一些细胞器则需要运输到胞体。在细胞内物质运输中,微管为运输物质提供轨道,而驱动物质运输并决定运输方向的则是马达蛋白。朝向正端的运输由驱动蛋白负责,朝向负端的运输则由动力蛋白负责(图 6－3)。

微管及其相关的马达蛋白在真核细胞内细胞器和大分子复合体的定位上也起着重要作用。细胞中线粒体的分布与微管相伴行,游离核糖体附着于微管和微丝的交叉点上。微管使内质网在细胞质中向外伸展分布,而使高尔基体位于细胞中央靠近细胞核,紧贴中心体。各个部位结构和功能有差异的细胞叫作有极性的细胞,如小肠上皮细胞顶部有微绒毛;神经元在一侧有轴突而另一侧有树突。这些极性的维持也与细胞骨架介导的细胞器定位的极性有关。

现在已知,内质网的外向分布和高尔基体的内向分布是由马达蛋白受体所决定的——内质网膜上分布着驱动蛋白受体,而高尔基体膜上分布着动力蛋白受体。如果用秋水仙碱处理细胞,破坏微管的装配,细胞器的有序空间排列就会改变:内质网朝向细胞核塌陷,而高尔基体则变为囊泡朝向质膜方向四处发散。

第二节　微　丝

微丝(microfilament)普遍存在于所有人体细胞中,是一种平均直径为 8 nm 细丝状结构,大多成束或成网地存在于细胞质中,在细胞内行使各种功能,特别是在细胞的形态维持及细胞运动中起着重要的作用。与微管相比,微丝较细、较短,但数量更多,更富弹性和韧性。

一、微丝是由肌动蛋白组装而成的细丝状结构

1. 微丝的化学组成　组成微丝的蛋白质是肌动蛋白(actin),因此微丝又称为肌动蛋白

纤维。肌动蛋白是 375 个氨基酸形成的球形分子,有 ATP/ADP 结合位点。肌动蛋白高度保守,从阿米巴原虫到动物,进化上有亿万年跨度的种属之间,其肌动蛋白的氨基酸序列有高达 80% 的相同。人类细胞有 6 个基因编码肌动蛋白,不同肌动蛋白仅有 25 个氨基酸序列的差别,可分类为 3 种:α 肌动蛋白只在肌细胞表达,β 和 γ 肌动蛋白共同在非肌细胞表达,其中 β 肌动蛋白主要富集于质膜下皮层区和运动细胞的前缘,γ 肌动蛋白则负责组成应力纤维(详见下文)。肌动蛋白具有 ATP 酶活性,能与 ATP 结合,将 ATP 水解为 ADP 和无机磷酸。肌动蛋白单体具有极性,其 ATP/ADP 结合点所在豁口朝向的方向是分子的负端。单体装配时形成的纤维是螺旋形的,就像两条纤维缠绕而成,呈每 37 nm 一圈的右手螺旋。纤维上每个肌动蛋白分子具有相同的朝向,所以微丝也有正端和负端(图 6-6)。

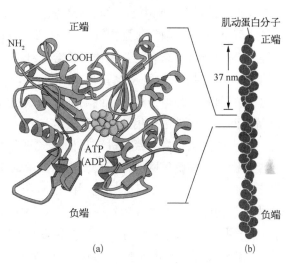

图 6-6 肌动蛋白单体和微丝
(a) 肌动蛋白单体的结构;(b) 微丝的结构

肌动蛋白单体被称为球状肌动蛋白(global actin,G 肌动蛋白)。G 肌动蛋白单体聚合的多聚体为肌动蛋白纤维,也称为纤维状肌动蛋白(filamentous actin,F 肌动蛋白)。

2. 微丝的装配 微丝在体外装配时,可以以任何一端添加肌动蛋白单体的方式增长,不过两端添加的速度不同,正端速度快,负端速度慢;而在解聚时,负端的速度比正端的速度要快得多,因而表现出显著的踏车现象。每一个游离的肌动蛋白单体带有一个紧密结合的ATP,一旦肌动蛋白单体聚合到肌动蛋白纤维上,它就水解为 ADP。肌动蛋白纤维中的ATP 水解为 ADP 会减弱单体之间的结合力,也就降低了聚合体的稳定性。

微丝在体内装配时,像微管一样有成核作用。催化微丝成核作用的蛋白质复合体是Arp2/3 复合体和 formin(见下文)。成核作用主要发生在质膜下。就微丝的位置和极性而言,垂直于质膜的微丝总是正端指向质膜。踏车现象也在细胞内受到调控。

在大多数非肌细胞内,G 肌动蛋白和 F 肌动蛋白各占一半,也就是说,大量肌动蛋白单体并不聚合成纤维。这是因为细胞采用了一种机制,限制过度聚合,这样才能让细胞在需要大量装配微丝时能够快速满足原料单体的供应。

微丝在细胞内装配的特性是依赖一系列微丝附属蛋白与肌动蛋白单体或纤维相互作用的。

3. 微丝附属蛋白 也叫微丝结合蛋白或肌动蛋白附属蛋白(actin accessary protein)。像微管附属蛋白一样,微丝附属蛋白有的与肌动蛋白单体结合,有的与肌动蛋白纤维结合,通过影响聚合-解聚动力学而影响微丝的装配,或者进一步将微丝组织成更复杂的结构。有些微丝附属蛋白是各种细胞所共有的,有些只在特定细胞中存在。

Arp2/3 复合体由一些被叫作肌动蛋白相关蛋白(actin-related protein,Arp)的分子组成，包括 Arp2、Arp3 和其他的附属蛋白，可以介导微丝从负端向正端的延长并稳定微丝负端，还可以在一根纤维的侧面结合另一根纤维的负端，从而形成树状的微丝网络。Formin 也介导微丝成核，但它还能在微丝生长中结合于正端，负责形成长而不分支的平行排列的微丝束，如分布于肌细胞中的、丝状伪足中的或者介导细胞质分裂的收缩环中的微丝束。胸腺蛋白(thymosin)和前纤维蛋白(profilin)都与肌动蛋白单体结合，前者阻止聚合而后者促进聚合。与微丝纤维结合的蛋白质可结合在纤维一端或纤维侧面，如丝切蛋白(cofilin)结合于负端并加速纤维解聚，原肌球蛋白(tropomyosin)结合在侧面稳定微丝，并且后者可以保护微丝抗衡前者的解聚作用。不同亚细胞区域的微丝的动力学特性差异往往就是由促稳定和促解聚两类附属蛋白作用的平衡所决定。

　　另一些附属蛋白将微丝进一步构建成复杂的、不同组织特有的结构。细胞中微丝排列主要有微丝束和微丝网两种形式。构建微丝束的是一些成束蛋白，能与肌动蛋白纤维交联，如毛缘蛋白(fimbrin)、α 辅肌动蛋白(α‑actinin)，它们使微丝成束并造成微丝之间不同的疏密程度。构建微丝网主要依赖 Arp2/3 和 filamin 等，后者能与两条交叉的肌动蛋白纤维结合，让纤维交织成疏松黏稠如胶质的网状结构。将微丝网连接于细胞质膜的蛋白质属于 ERM 家族，包含 ezrin/radixin/moesin (ERM) 三类(图 6‑7)。

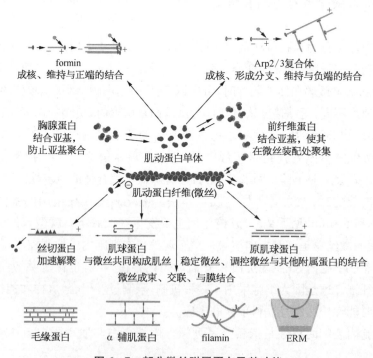

图 6‑7　部分微丝附属蛋白及其功能

　　肌肉收缩系统中的微丝附属蛋白主要有肌球蛋白 Ⅱ (myosin Ⅱ)、原肌球蛋白(tropomyosin, Tm) 和肌钙蛋白(troponin, Tn)。其中肌球蛋白 Ⅱ 是粗肌丝(thick myofilament)的主要成分，属于微丝马达蛋白家族(图 6‑8，详见下述)，原肌球蛋白和肌钙蛋白则与肌动蛋白纤维一起组成细肌丝(thin myofilament)。原肌球蛋白占收缩蛋白质的 10%，

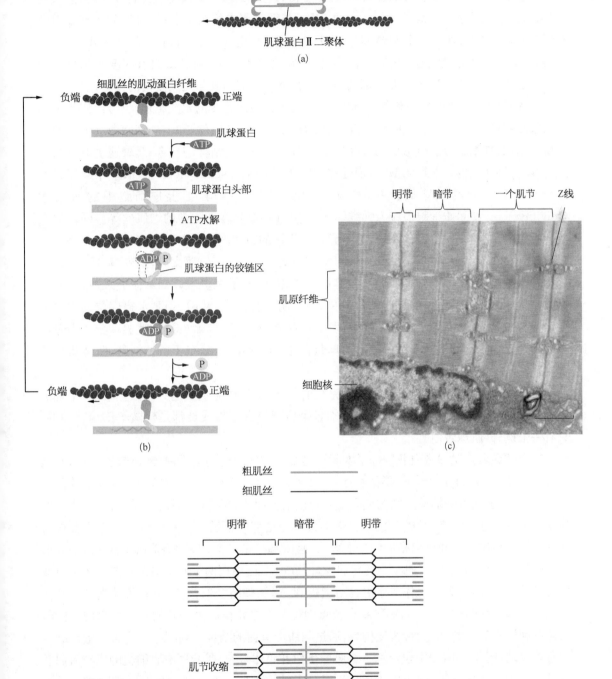

图 6-8　微丝马达蛋白肌球蛋白与肌肉收缩

（a）横纹肌细胞中的微丝马达蛋白：肌球蛋白Ⅱ；（b）肌球蛋白Ⅱ头部构象改变造成肌丝滑行；

（c）横纹肌超薄切片显示肌节；（d）肌肉收缩时肌节缩短的模式

[图 6-8c 由上海交通大学医学院电镜平台提供，杨洁（电镜室）拍摄，标尺＝1 μm]

是由 2 条平行肽链形成的 α 螺旋结构，长约 40 nm，这样的多个螺旋链彼此首尾相接，连成更长的链，嵌于肌动蛋白纤维的螺旋浅沟内。Tm 与肌动蛋白纤维结合后，可调节肌球蛋白 II 头部与肌动蛋白的结合。肌钙蛋白是一种特大球蛋白，由 TnC、TnI 和 TnT 3 个亚基组成。TnC 能与 Ca^{2+} 特异性结合，引起整个 Tn 构象发生变化；TnT 对 Tm 具有高度亲和力；TnI 是抑制亚基，可抑制肌球蛋白 II 头部的 ATP 酶活性，并抑制其与肌动蛋白的接触。

4. 细胞内微丝的组装结构　在细胞中，微丝可以组成稳定的永久结构，也可以作为不稳定的暂时结构存在。前者如肌肉细胞中的肌动蛋白纤维（细肌丝）和上皮细胞微绒毛中的轴心微丝，后者如细胞分裂时形成的收缩环结构等。这些微丝结构的聚合-解聚速度有着极大的差异，如细肌丝的半衰期为数天，而迁移的细胞的伪足（pseudopodia）中，微丝半衰期只有数分钟。在不同的细胞类型中，微丝可组成不同的结构，如上皮细胞中的张力丝（tonofilament）和间质细胞中应力纤维（stress fiber），或肌肉细胞中的细肌丝等。同样的微丝在细胞内功能不一、稳定性不一，其差异是由不同的微丝附属蛋白决定的。

5. 马达蛋白　微丝的马达蛋白全部属于肌球蛋白（myosin）超家族，至少有 37 个家族。分子的氨基端都有一个马达结构域，羧基端形式多样，分子大多数以二聚体形式执行功能，少数是单体。肌球蛋白头部有肌动蛋白和 ATP 酶结合部位，利用 ATP 水解部位的构象改变产生与微丝纤维的结合-分离循环，每发生一轮 ATP 结合-水解-释放，就驱动分子沿着微丝的一个方向移动到下一个结合点。肌球蛋白 I（myosin I）分布于各种细胞，肌球蛋白 II 主要存在于肌细胞，也在非肌细胞存在。

肌球蛋白家族许多成员的功能尚未完全清楚，已知的功能主要是介导微丝移动，个别的可以沿着微丝运输细胞器或大分子。已知各个肌球蛋白家族成员都是朝微丝正端移动的，只有一个例外（肌球蛋白 VI）。

现在被命名为肌球蛋白 II 的分子实际上是最早被发现的马达蛋白，来自骨骼肌组织，是一种长达 150 nm 的杆状分子，形似豆芽，含 2 条重链和 4 条轻链。两个球形头部（豆芽的豆瓣）由 2 条重链的氨基端马达结构域和 2 对轻链盘曲而成，尾部（豆芽的茎干）由 2 条重链的羧基端 α 螺旋互相缠绕，形成二聚体。连接头部和尾部的铰链区在头部运动中起到杠杆臂作用。二聚体尾部之间可以横向结合成束，并且末端与另一个二聚体尾部末端对接，如此形成双极的纤维束，成为骨骼肌细胞的粗肌丝（图 6-8a，图中用两个肌球蛋白 II 二聚体示意双极的纤维束）。两个头部均分别存在肌动蛋白和 ATP 酶结合部位，其中的肌动蛋白结合位点位于头部尖端的外露部位，ATP 结合位点则位于与之相悖的另一侧的一个豁口内，这样，头部可利用水解 ATP 的能量改变构象，通过与肌动蛋白的结合-释放循环，使肌动蛋白纤维向负端移动（图 6-8b，图中仅示意一个肌球蛋白 II 单体）。心肌和平滑肌细胞的肌球蛋白 II 与骨骼肌的肌球蛋白 II 由不同基因编码，但分子结构相似。就与肌动蛋白纤维的排列关系而言，平滑肌细胞的肌球蛋白 II 与骨骼肌和心肌的差别较大。

肌球蛋白 I 分子是在肌球蛋白 II 之后被发现的，以单体形式存在，分子结构中仅有 1 个头部（这是肌球蛋白 I 名称的由来，而先发现的肌球蛋白因有 2 个头部被重命名为肌球蛋白 II）。在非肌细胞中，肌球蛋白 I 通过与肌球蛋白 II 相同的原理，与肌动蛋白纤维相互作用，从而构成收缩性微丝束，在各种组织细胞中分布于不同亚细胞区域，执行微丝相关的功能。

6. 干预微丝的化合物　一些天然化合物可以改变肌动蛋白的聚合状态,影响微丝的生物学特性。源于蘑菇的鬼笔环肽(phalloidin)能与肌动蛋白纤维(F 肌动蛋白)结合并使之稳定,抑制微丝的解聚作用。提取自真菌的松胞菌素又称细胞松弛素,能结合在肌动蛋白纤维的正端,阻止肌动蛋白的聚合。海绵素能与肌动蛋白单体(G 肌动蛋白)结合,同样阻止聚合。这些化合物处理细胞后,可使细胞的多种活动包括移动、吞噬、胞质分裂等瘫痪。鬼笔环肽用荧光标记能显示细胞中聚合成纤维的肌动蛋白(即专一显示 F 肌动蛋白而不显示 G 肌动蛋白),因此成为显微镜下观察微丝的主要工具。

二、微丝的主要功能是维持细胞形状和表面结构并介导多种细胞运动

在附属蛋白的协助下,微丝在真核细胞中形成了广泛的骨架结构,在不同的细胞中对各种重要的细胞功能活动发挥作用,主要是支持质膜和介导各种形式的细胞运动。

1. 细胞形状和表面结构及其动态变化的维持　虽然微丝分布于细胞内各个部位,但集中分布的是紧靠质膜下方的部位。微丝在此形成交错网络,支撑了细胞形状并承受机械压力。

(1) 细胞皮层:质膜下富含微丝的结构叫作细胞皮层(或细胞皮质;cell cortex),普遍存在于各种细胞。对红细胞这样需要频繁发生变形和受到挤压的细胞,细胞皮质赋予质膜的强度和弹性是特别重要的。将皮层微丝网固定于细胞质膜需要各种微丝附属蛋白和膜蛋白,这些蛋白的基因突变会造成红细胞破裂性贫血和肌肉萎缩等遗传缺陷。

(2) 应力纤维:成纤维细胞之类的结缔组织细胞需要承受多个方向的机械力,这些细胞中丰富的应力纤维就是朝各种方向排列的收缩性微丝束,用于支撑和分担压力,维持细胞形状。

(3) 微绒毛(microvilli):主要是肠和肾小管上皮细胞表面伸出的质膜凸起结构,由微丝束构成微绒毛的支架,顶端的微丝附属蛋白(如 formin)可调节微绒毛长度和保持其形状。微绒毛侧面质膜有附属蛋白与微丝束相连,微丝之间也由许多附属蛋白组成的横桥相连,毛缘蛋白在微丝束的形成中起作用。

(4) 伪足:能够发生变形运动和迁移的细胞往往在表面伸出各种伪足样凸起,主要有片状伪足(lamellipodia)和丝状伪足(filopodia)两种类型。这些表面结构都是由微丝支撑的。片状伪足是扁平而柔软的扇形结构,内部是微丝网,多见于上皮细胞、成纤维细胞、白细胞和神经元;丝状伪足是细长而较硬的指状结构,内部是微丝束,见于神经元的生长锥和一些成纤维细胞。上述伪足结构内一般不含细胞器。另有一种特殊伪足叫作侵袭伪足(invadopodia),可以在细胞迁移中穿透组织屏障,除了与常规伪足相似的微丝组分,还含有运输小泡,小泡内装有能消化降解细胞外基质的蛋白酶。因此,癌细胞利用这种伪足在迁移中释放蛋白酶来消化细胞外基质,从而为迁移扫清道路。有些细胞可以同时存在各种类型的伪足。

(5) 质膜皱褶和铺展:中性粒细胞、单核细胞和巨噬细胞在迁移和实施吞噬时,细胞形状发生剧烈变化;血小板在黏附到出血部位时自身发生铺展。这些变形活动也伴随质膜表面积的增大。质膜得以快速扩张是因为这些细胞的质膜都有大量皱褶,当细胞变形和铺展时,皱褶被拉平。细胞维持质膜皱褶依靠质膜皮层区的微丝网。

上述细胞表面结构除了微绒毛相对稳定外,其余都是高度动态变化的。因此,微丝对它们的维持自然包括了支撑、解除支撑、再形成支撑的动态变化,而这些是受到细胞外部和内部信号调控的,其基础是微丝蛋白聚合-解聚的特性。

2. 细胞连接的形成　细胞连接是细胞形成组织的中介,其改变又是细胞迁移的基础(详见下述)。细胞连接中有一类叫作"锚定连接",能通过质膜上的连接蛋白将一个细胞的骨架成分与另一个细胞的骨架成分或细胞外基质锚定在一起,其中介导相邻上皮细胞细胞连接的黏合带及介导间质细胞与基质连接的黏合斑(点状黏附)都是依赖微丝的,即微丝束通过多种微丝附属蛋白与质膜上的连接蛋白相结合,支撑了这些连接装置。在上皮细胞黏合带,微丝束(张力丝)通过连环蛋白(catenin)和纽蛋白(vinculin)与细胞黏附分子钙黏素结合在一起;在间质细胞的点状黏附,微丝束(应力纤维)通过 talin 和纽蛋白与细胞黏附分子整合素结合在一起(参见第八章,图 8 - 9 和图 8 - 13)。

参与锚定连接的微丝束是肌球蛋白Ⅱ与肌动蛋白纤维相互作用构成的收缩性微丝束。缺失肌球蛋白Ⅱ的上皮细胞难以形成黏合带。

3. 各种形式细胞运动的介导

(1) 细胞迁移:许多动物细胞在进行位置移动时采用"爬行"(crawling),即贴附于固态表面进行变形运动的方式。典型的是单细胞生物阿米巴的移动。在成体动物体内,中性粒细胞和巨噬细胞迁移到炎症区域、血小板迁移到损伤血管表面、破骨细胞进行骨改建、成纤维细胞在结缔组织内移行并在组织损伤修复中聚集、小肠上皮细胞迁移到绒毛顶端取代死亡细胞,这些组织细胞的功能活动都需要爬行。胚胎发育的器官发生过程中,神经嵴的细胞从神经管出发,长途迁移到胚胎各处,以及神经元的轴突追随生长因子而生长直至与靶细胞形成突触结构,也都依靠爬行。病理状态下发生的肿瘤细胞浸润和转移,也采取这一形式。上述善于爬行的细胞含有丰富的微丝,依赖肌动蛋白和微丝附属蛋白的相互作用,在移行方向的前缘和后缘不断发生肌动蛋白聚合状态及微丝与黏附蛋白结合的改变,从而实现迁移或向某个部位的局部运动。

细胞爬行过程包含三个步骤。先是"伪足前伸":在伪足质膜下皮质区中,大多数微丝的正端靠近质膜,此时发生快速聚合,又在 Arp 辅助下通过成核作用生成更多微丝并装配成网,造成局部质膜向前伸出(如白细胞的伪足或发育中的神经细胞的轴突),并在此形成引导前移的前缘。再是"伪足黏附":伪足中微丝位于前缘的聚合多而位于后方的则解聚多,造成伪足向前爬伸。当伪足接触到合适的表面时,它们就黏附在上面,形成一种细胞连接装置——点状黏附(参见图 8 - 13)。这时质膜上称为整合素的黏附蛋白与贴附表面的细胞外基质成分相结合,同时整合素在细胞内与微丝结合,这就是伪足能够黏附的原因。最后是"整体前移":细胞通过内部的收缩产生拉力,利用点状黏附把自己的身体拉向前。收缩和拉力也是依赖微丝的,微丝马达蛋白肌球蛋白Ⅰ与肌动蛋白相互作用,介导了微丝束或微丝网的收缩。在不断爬行的过程中,细胞前缘不断形成新的点状黏附,同时,原来黏附的后缘需要解除黏附。这两处的整合素与微丝的连接装置也不断发生着结合-解离的变化。在有些细胞,上述三个步骤接连发生,细胞迁移就像滑行一样流畅;而在成纤维细胞,三个步骤往往单独发生,所以迁移过程是断续的。

（2）肌肉收缩：肌细胞内的微丝移动是肌肉收缩的分子基础，是骨骼肌能实现人体运动、心肌能实现心脏泵血、平滑肌能实现消化吸收等生理活动的本质。

1）横纹肌：肌细胞的细胞质充满了肌原纤维（myofibril），其长度可以和肌细胞长轴一样长。骨骼肌和心肌细胞叫作横纹肌，肌原纤维上连续重复排列着叫作肌节（sarcomere）的收缩单位。在透射电镜下，骨骼肌连续排列的肌节显示出垂直于肌原纤维长轴的规则条纹和明暗带，这正是横纹肌"横纹"的来源（图6-8c和d，两条Z线中间是一个肌节）。每个肌节中，粗肌丝（thick myofilament）和细肌丝（thin myofilament）平行排列、部分叠合并相互作用。粗肌丝由肌细胞特有的肌球蛋白——肌球蛋白Ⅱ组成，几百个形如豆芽的分子反向排列，头部位于粗肌丝两端，与周围的细肌丝接触。细肌丝由肌动蛋白和两种微丝附属蛋白——原肌球蛋白和肌钙蛋白组成（图6-8a和b，图中螺旋纤维代表细肌丝主体——肌动蛋白纤维，两种附属蛋白未显示）。细肌丝的正端固定于Z线，负端指向肌节中部M线并与粗肌丝叠合。肌肉收缩时，每个肌节发生了缩短，但肌节中粗肌丝和细肌丝本身长度并未改变，而是两种纤维之间发生了相对滑行，也就是两边的细肌丝的负端向肌节中央靠近了（图6-8d）。这一相对滑行的变化过程，在分子层面是由五个步骤构成的循环，显示了肌球蛋白Ⅱ如何将ATP水解产生的化学能量转化为肌肉收缩的机械力量（图6-8b）。第一步是附着：没有ATP结合的肌球蛋白头部是与肌动蛋白纤维紧密结合的。第二步是释放：一个ATP结合到肌球蛋白头部背面豁口内的ATP结合位点，引起另一侧肌动蛋白结合位点构象改变，使头部对肌动蛋白的亲和力降低而离开，从而短暂地"释放"了肌动蛋白纤维。第三步是翘起：ATP被水解，触发头部与尾部之间的杠杆臂发生运动，使肌球蛋白头部翘起，头部位置在肌动蛋白纤维上朝正端移动大约5 nm。在此过程中，ATP水解产生的ADP和无机磷酸（Pi）仍紧密结合在肌球蛋白头部。第四步是力产生：肌球蛋白头部与肌动蛋白纤维上新位点的微弱结合导致Pi被释放，同时肌球蛋白头部回到翘起前的姿态并与肌动蛋白紧密结合，触发机械力的产生，将肌动蛋白纤维向负端方向移动（约5 nm）。第五步是附着：与肌动蛋白的结合使肌球蛋白头部恢复到原来的构象，失去所结合的ADP，从而回到下一个循环的初始状态。但此时的肌球蛋白头部已经移动到肌动蛋白纤维上的新位点，也就是粗细两种肌丝之间发生了相对滑动，细肌丝负端朝肌节中央靠近一步，即肌节缩短。

由上述（图6-8b所示）循环可见，ATP的结合、水解及无机磷酸的解离触发了肌球蛋白Ⅱ的分子构象改变，造成它与肌动蛋白结合的改变。肌肉收缩时，这样的循环重复发生，但是可以每次由另外一批肌球蛋白Ⅱ分子接续地与同一批肌动蛋白纤维相互作用。假如局部ATP水平太低，下一轮ATP结合延迟，肌节缩短就不能连续推进。这就是肌肉收缩是高度耗能的原因。

骨骼肌收缩的启动是由神经末梢释放递质乙酰胆碱后在神经肌接头改变肌细胞膜电位实现的（参见第九章）。继膜电位去极化之后，肌细胞胞质溶胶中Ca^{2+}快速升高，与微丝附属蛋白肌钙蛋白结合，改变肌动蛋白与另一附属蛋白原肌球蛋白的结合，使马达蛋白肌球蛋白Ⅱ的头部得以在细肌丝上移动。

2）平滑肌：平滑肌因没有横纹而得名。平滑肌收缩时，肌球蛋白Ⅱ头部与肌动蛋白纤维的结合也因Ca^{2+}结合而改变；但是，与横纹肌不同，平滑肌没有典型的肌节结构，微丝附属蛋白是一种钙调蛋白而不是肌钙蛋白，肌丝滑行的循环发生得非常缓慢、持久。

（3）胞吞、胞吐和其他小泡运输：细胞将外部的液体、大分子和颗粒摄入细胞，是通过胞吞实现的。这一过程中，质膜下陷形成小凹，然后小凹断离形成小泡，把胞吞物质运入内体-溶酶体途径处理。微丝装配参与了这一过程。

全身各种细胞都通过受体介导的胞吞摄入多种细胞外或细胞膜的蛋白质，在质膜下陷形成小凹和小凹断离形成小泡时，Arp2/3 的成核作用介导了快速的局部微丝网的构建，保障膜的运动及小泡的形成和运输。

机体专职的吞噬细胞主要是免疫系统细胞，如中性粒细胞、单核细胞、树突细胞和巨噬细胞。这些细胞在吞噬细菌时，伸出伪足样凸起，把细菌包围起来，这需要 Arp2/3 的成核作用介导快速的局部微丝网装配。

从内质网芽生的运输小泡可以运到高尔基体，从后者芽生的小泡可以运到质膜或内体，这条途径上的小泡运输称胞吐途径，主要依靠微管，也有微丝参与。

细胞内部产生的膜结构将一部分细胞质组分包裹起来形成自噬小体的过程，也有微丝的参与。

（4）收缩环：细胞分裂最后的步骤——胞质分裂，依赖微丝形成收缩环。收缩环的化学组分是肌动蛋白和肌球蛋白 II。肌球蛋白纤维与肌动蛋白纤维的相互作用造成两者相对位置的移动，从而实现了环的收缩，导致两个子代细胞的最终形成（参见第十三章）。

第三节 中 间 丝

中间丝（intermediate filament）最初得名于其直径居于粗肌丝和细肌丝之间，也被译为中等纤维，在电镜下直径约为 10 nm。中间丝就像是多股长线绞起来的绳子，易弯曲而不易折断。中间丝在细胞核的内层核膜下方形成 DNA 的保护笼——核纤层，在细胞质中像缆绳一样，通过锚定连接使上皮细胞连成片，为上皮组织提供抗拉强度。中间丝分布在各种类型的细胞中，在维持细胞形态和强度方面起到与另两种细胞骨架成分相辅佐的作用，从而在细胞分化、组织构建等多种生命活动过程中扮演重要角色。

一、中间丝是由各种中间丝蛋白构成的绳状结构

1. 中间丝的化学组成　组成中间丝的蛋白质叫作中间丝蛋白（intermediate filament protein），成分复杂，是一个蛋白质家族，在人类细胞有 70 个基因编码。其中核纤层蛋白位于细胞核内，为人体有核细胞所共有，其余各种中间丝蛋白分布于不同类型的细胞质中，具有高度的组织特异性，分别存于上皮细胞、间质细胞、肌肉细胞、神经胶质细胞和神经元等。

与微管和微丝蛋白单体为球形分子不同，中间丝蛋白单体为纤维状，而且不含有三磷酸核苷酸的结合位点。尽管各种中间丝蛋白在氨基端和羧基端有差异，但肽链中间都有一段保守的 α 螺旋结构域，可以与另一个单体形成螺旋-螺旋模体（coiled-coil motif）。中间丝蛋

白单体的结构特点是其进一步组装成高级结构的基础。

根据氨基酸序列,可将中间丝蛋白分为四类:角蛋白、波形蛋白样蛋白、神经丝蛋白和核纤层蛋白。其中,前三类正好对应不同的组织来源。

(1) 角蛋白(keratin):是中间丝蛋白家族中变化最多的一类蛋白质,在人类共有54种,存在于上皮细胞及其衍生物,可分为Ⅰ型(酸性)和Ⅱ型(中性/碱性)两大类。每一种角蛋白中间丝都是由两类角蛋白等量地构成异二聚体再组装的。存在于毛发和指(趾)甲的角蛋白有至少10种,都富含半胱氨酸。半胱氨酸在氧化条件下形成二硫键,使这类蛋白质具有"硬性"。二硫键可以被理化因素打破和重排,造成毛发变曲或变直,这就是烫头发的原理。一个上皮细胞的角蛋白中间丝网络是由多种角蛋白共同组成的。分布于皮肤上皮细胞中的角蛋白让表皮细胞获得了"角质细胞"的称号。通过细胞角蛋白组成差异,可以对形态与功能不同的上皮细胞进行鉴别,这一性质可以在临床上用来追溯肿瘤的起源组织类型。

(2) 波形蛋白样蛋白(vimentin-like protein):组成波形蛋白样(vimentin-like)纤维的蛋白质单体包括四种:间质细胞的波形蛋白(vimentin)、肌肉细胞(包括骨骼肌、心肌和平滑肌)的结蛋白(desmin)、胶质细胞的胶质纤维酸性蛋白(glial fibrillary acidic protein, GFAP)和一些神经细胞的外周蛋白(peripherin)。

(3) 神经丝蛋白(neurofilament protein, NF):以高浓度存在于脊椎动物神经元轴突中。神经丝由三种神经丝蛋白(NF-L、NF-M和NF-H)在体内共同装配而成。名称中的L、M、H意为轻、中、重,代表3种神经丝蛋白羧基端结构域的大小。在轴突生长锥的生长过程中,神经丝也不断延长,需要神经丝蛋白不断加入;神经元与靶细胞的关系确定后,轴突直径成倍扩大,也需要神经丝的增加。神经丝蛋白基因表达的水平可直接控制轴突的直径,进而调控电信号沿轴突的传递速度。

(4) 核纤层蛋白:核纤层是位于细胞核内层核膜下的纤维网络,由核纤层蛋白纤维交织而成。核纤层蛋白包括核纤层蛋白A、B和C三种。与上述位于细胞质内的稳定的中间丝不同,核纤层的中间丝在每次细胞分裂过程中都会被解聚和重新组装,在细胞凋亡中也受到调控。

2. 中间丝的装配 如果把中间丝比喻为多股长线绞成的绳子,绳子的每一股细长纤维就是中间丝蛋白的单体,所以中间丝的装配主要依靠横向的成束作用。

细胞内中间丝的装配过程尚不清楚。根据中间丝的结构推测其单体构建为多聚体的步骤如图6-9所示。① 两个中间丝蛋白单体的α螺旋区形成螺旋-螺旋模体结构,即形成二聚体。二聚体的2个单体是以对齐且平行的方式排列的,长度约为48 nm。② 两个二聚体以指向相反方向、半分子交错排列的方式组装形成四聚体,作为进一步组装的原纤维(protofilament)。由于二聚体指向相反,四聚体的两端是相同的,原纤维没有极性。③ 八个四聚体原纤维横向结合并头尾相连,组装成直径为10 nm的中间丝纤维,其在横断面上是32个α螺旋(16个二聚体),长度可以延伸,一般稳定的长度在1 μm以内(相比微管和微丝都要短)。由上可见,单体纤维成束的力量来自α螺旋之间的疏水性相互作用,从而赋予中间丝纤维具有绳索样柔韧易折而不易断裂的特性。

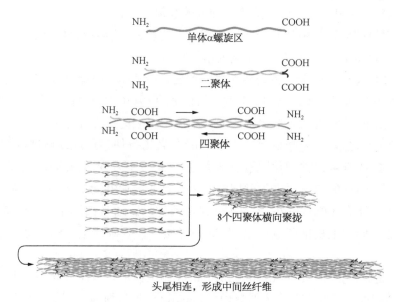

图 6-9 中间丝蛋白单体组装成中间丝

与微管和微丝的结构相比，中间丝较为稳定，大多数细胞中的中间丝几乎全部以聚合物的形式出现，但是成纤维细胞中的波形蛋白存在一定程度的聚合-解聚活动。目前对大多数中间丝组装和去组装的调控机制了解不多，已知核纤层蛋白在有丝分裂和细胞凋亡中的解聚和聚合受到磷酸化修饰的调控。

3. 中间丝结合蛋白　中间丝进一步成束或执行功能需要附属蛋白质帮助，这些附属蛋白质称为中间丝结合蛋白（intermediate filament associated protein，IFAP），如丝聚蛋白（filaggrin）和网蛋白（plectin）等。

丝聚蛋白在不同的细胞中使角蛋白纤维聚集成束，赋予表皮最外层以特别的强硬度。

网蛋白具有多样的角色：能使波形蛋白纤维成束，也能将角蛋白纤维连接到质膜蛋白。网蛋白在上文中曾以微管附属蛋白的名义出现，是因为它能使中间丝与微管连接。

二、中间丝的主要功能是维持细胞形状和强度

细胞质中间丝在胞质中形成精细发达的纤维网络，外与细胞膜和细胞外基质相连，中与微管、微丝和细胞器相连，内与细胞核膜相连。因此，中间丝的功能主要是维持细胞的形状和机械强度。值得注意的是，中间丝的这一功能是与其他两种骨架成分相辅相成的。

1. 细胞形状和表面结构的支撑　在皮肤的上皮（表皮）细胞质中，角蛋白在丝聚蛋白的辅助下形成纤维束和纤维网，支撑细胞形状。表皮的基底层细胞具有增殖分化能力，这些细胞在分化并向体表迁移的过程中表达不同的角蛋白，到最表层成为角化细胞时，细胞核和其他细胞器已经退化消失，细胞质中的角蛋白纤维网络依然维持，直至角化的细胞层脱落成为皮屑。

在成纤维细胞中，波形蛋白构成的中间丝往往与微管走向一致，提示中间丝参与维持细胞形状。在神经元，神经丝与微管一起构成支撑神经轴突的骨架（图6-4），也是轴突生长所

必需的。

2.细胞连接的形成 细胞连接中有一类锚定连接是依赖中间丝的,即介导细胞间连接的桥粒和介导细胞与基质连接的半桥粒(参见第八章),因此中间丝与细胞膜和细胞外基质有直接的联系。中间丝纤维束通过附属蛋白质与质膜上的连接蛋白相结合,支撑了这些连接装置。在上皮细胞的桥粒,角蛋白纤维束通过桥粒斑蛋白与非典型钙黏素结合在一起;在半桥粒,角蛋白纤维束则通过网蛋白与整合素相结合(参见第八章图8-14)。通过桥粒和半桥粒,角蛋白对上皮组织的完整性和应对机械压力的坚固度起到重要的作用。

3.细胞内组分的有序组织和定位 在骨骼肌,结蛋白纤维参与了肌节的形成和维持。结蛋白纤维不仅在肌节的Z线将肌原纤维包绕起来并固定于质膜,还顺着肌原纤维长轴分布,把相邻的Z线互相连接,从而维持肌节结构,也将粗细肌丝组织成肌原纤维(参见图6-8)。

在所有有核细胞,核纤层蛋白构建的衬在内层核膜下的纤维网络维持了细胞核的形状,并为染色体纤维提供了锚定位点。在有丝分裂结束时,染色体重新包装,核膜重新形成,也是以核纤层蛋白为平台的。核纤层蛋白A的表达水平与细胞核的硬度和变形程度相关。例如,需要在毛细血管穿行的中性粒细胞的核是分叶的,其核纤层蛋白A的水平较低。

细胞质中间丝可以通过网蛋白与外层核膜连接及通过网蛋白与微管连接。如此,中间丝网络向外与质膜和细胞外基质连接,向内与其他细胞骨架和核膜连接,核纤层又与染色质/染色体连接。因此,中间丝贯穿整个细胞发挥骨架功能。该骨架具有一定的可塑性,对维持细胞质的整体结构和功能的完整性有重要作用,特别是与细胞核的定位维持有关,也是细胞形成组织的重要介导物。

第四节 细胞骨架相关疾病

细胞骨架相关疾病绝大多数是微管、微丝和中间丝蛋白及其附属蛋白质(包括马达蛋白)基因突变造成的先天性疾病,少数是与调控骨架聚合-解聚的蛋白质修饰和调控发生异常相关的。

一、微管异常引起多种遗传性疾病,也与退行性病变有关

初级纤毛的存在和功能在近年才得到认识,这方面的研究也揭示了一些遗传性疾病的原因。常染色体显性或隐性遗传的多囊肾,其病因是初级纤毛的信号转导功能异常。肾脏集合管上皮细胞表面有很长的初级纤毛,能感知肾小管液体内容和流过速度而改变细胞内钙离子浓度,从而调控细胞活动。纤毛内运输蛋白的基因缺陷导致初级纤毛缺失或变短,或初级纤毛膜上受体或钙通道基因缺陷,都导致这一功能异常,其结果是上皮细胞增殖和分化异常,造成肾小管不规则扩张和功能丧失。Bardet-Biedl综合征也是初级纤毛缺陷所致疾病,表现为嗅觉和视觉障碍。

原发性纤毛运动障碍(primary ciliary dyskinesia)是一组遗传性疾病,由动纤毛的功能

障碍引起，可以有多种遗传方式，主要是纤毛轴丝动力蛋白的基因突变导致，但可能涉及的突变基因多达 40 个。该病表现为呼吸道上皮不能清除病菌和异物导致的反复感染及精子运动障碍导致的不育，还可以有慢性鼻窦炎和中耳炎等，其中相当比例的患者伴有内脏位置翻转。有些纤毛缺陷疾病表现出初级纤毛和动纤毛受损的重叠症状，如多囊肾伴随反复呼吸系统感染。

　　Tau 蛋白是微管附属蛋白，在神经元主要分布于轴突中，可以随着人体衰老而变得降解减少、易于被磷酸化修饰和错误折叠，其结果是在轴突中形成 Tau 蛋白堆积和毒性效应，导致轴突运输障碍甚至神经元死亡。上述 Tau 蛋白异常改变是神经退行性疾病阿尔茨海默病的重要原因。

二、微丝相关蛋白质基因缺陷主要表现为肌肉和免疫功能障碍的遗传性疾病

　　心脏的泵血功能要求心肌不停顿地收缩-舒张几十年，所以心肌相关基因异常会造成严重后果。心肌细胞肌球蛋白的个别氨基酸突变可以引起心肌收缩功能减弱，但肌细胞会发生代偿而增粗，这就是遗传性肥厚型心肌病的基础；心肌肥厚会进而导致心脏扩大、心律紊乱和冠状动脉异常等，本病常常是年轻运动员猝死的一个原因。

　　进行性假肥大性肌营养不良（杜氏肌萎缩症）（Duchenne muscular dystrophy）是一种 X 染色体连锁的遗传性疾病，缺陷基因位于 X 染色体，其编码的蛋白质得名于此病而称 dystrophin，在正常情况下负责将肌细胞的皮层微丝连接到质膜上的跨膜蛋白质复合体 dystroglycan 上，后者又与细胞外基质成分层粘连蛋白（laminin）连接，从而形成肌细胞与细胞外基质的连接。患者 dystrophin 蛋白的缺失导致这一连接的丧失，伴随肌肉收缩就会发生肌细胞膜的破损进而引发细胞死亡，造成进行性的肌肉萎缩。

　　免疫细胞和血小板的功能活动，如迁移、铺展、黏附、吞噬和相互调控，都极度依赖微丝的动态变化，这方面基因缺陷的典型疾病是一种罕见的 X 连锁隐性遗传免疫缺陷病 Wiskott Aldrich 综合征（WAS）。该病缺陷基因编码的蛋白质以该病命名，叫作 WAS 蛋白，其正常功能是激活 Arp2/3 的成核作用，从而对微丝网的生成进行时空调控。WAS 蛋白有一个家族，其缺陷将影响伪足、吞噬及内质网-高尔基体-内体-溶酶体之间的小泡运输等多方面的细胞活动，导致出血、感染和免疫反应紊乱等疾病表型。

三、中间丝相关蛋白质基因缺陷、表达或修饰异常造成组织结构和功能障碍

　　表达在上皮基底细胞层的角蛋白缺陷可产生遗传性皮肤病——单纯型大疱性表皮松解症（epidermolysis bullosa simplex, EBS）。其原因是上皮细胞半桥粒和桥粒的连接功能缺陷，即使微弱外力也会使基底细胞层裂开，引起基底细胞死亡，在表皮下产生出血和渗出，表现为皮肤水泡和血泡。

　　核纤层蛋白 A 和 C 的基因突变与 10 多种人类疾病有关，被称为核纤层病（laminopathy）。虽然核纤层在所有人体细胞都存在，核纤层病却主要表现为肌肉（骨骼肌和心肌）、神经、脂肪组织方面的异常。著名的 Hutchinson-Gilford 早衰综合征（Hutchinson-Gilford progeria syndrome，HGPS）也是核纤层病。

神经丝蛋白的异常表达和修饰导致某些神经系统疾病,如神经变性病肌萎缩侧索硬化,运动神经元胞体和轴突中的神经丝积累和异常装配,阻碍了正常的轴突运输,变性退化的轴突导致骨骼肌失去神经支配而萎缩,造成肢体瘫痪和呼吸障碍,最终导致死亡。神经丝蛋白的异常磷酸化也会导致疾病发生,在阿尔茨海默病的神经纤维缠结和帕金森病的路易体(Lewy body)中都有高度磷酸化的 NF-H 存在。

本章小结

细胞骨架是由三类蛋白质纤维组成的网状结构系统,包括微管、微丝和中间丝。每一类骨架纤维均由不同的蛋白质单体聚合形成,具有独特的动力学性质和生物学功能。微管由 α 微管蛋白、β 微管蛋白和 γ 微管蛋白组成。微丝由肌动蛋白组成。中间丝由角蛋白、神经丝蛋白、波形蛋白、核纤层蛋白等多种中间丝蛋白家族组成。另外,三种骨架纤维都有多种附属蛋白(结合蛋白),起到对骨架蛋白的组装和相互作用及功能的辅佐作用。细胞骨架是高度动态有序的结构,特别是微管和微丝,可随着生理条件的改变不断进行组装和去组装。微管、微丝和中间丝三类骨架成分既分散地分布于细胞中,又相互联系形成完整的骨架体系,在细胞形态和表面结构的维持与改变、细胞的各种运动、细胞内物质的运输、细胞分裂中起着重要作用。编码微管蛋白、肌动蛋白、各种中间丝蛋白及其附属蛋白的基因突变可以造成各种人类疾病。

(易 静)

参考文献

[1] Alberts B, Johonson A, Lewis J, et al. Molecular biology of the cell[M]. 6th ed. New York: Garland Science, 2014.

[2] Alberts B, Heald R, Johonson A, et al. Molecular biology of the cell[M]. 7th ed. New York: W. W. Norton & Company, 2022.

[3] Alekhina O, Burstein E, Billadeau DD. Cellular functions of WASP family proteins at a glance[J]. J Cell Sci, 2017, 130(14): 2235-2241.

[4] Day SM, Tardiff JC, Ostap EM. Myosin modulators: emerging approaches for the treatment of cardiomyopathies and heart failure[J]. J Clin Invest, 2022, 132(5): e148557.

[5] Ge R, Cao M, Chen M, et al. Cytoskeletal networks in primary cilia: current knowledge and perspectives[J]. J Cell Physiol, 2022, 237(11): 3975-3983.

[6] Lucas JS, Davis SD, Omran H, et al. Primary ciliary dyskinesia in the genomics age[J]. Lancet Respir Med, 2020, 8(2): 202-216.

[7] Satir P, Christensen ST. Overview of structure and function of mammalian cilia[J]. Annu Rev Physiol, 2007, 69: 377-400.

第七章

质　膜

质膜(plasma membrane)是每个细胞把自身的内容物包围起来的一层界膜,又称细胞膜(cell membrane),一般厚度在 5～10 nm。质膜与细胞内膜(即各种细胞器的膜)具有共同的结构和相近的功能,统称为生物膜,也常统一简称为膜(membrane)。质膜使细胞与外界环境有所分隔,而又保持种种联系。首先它是具有高度选择性的滤过装置和主动的运输装置,保持着细胞内外的物质浓度差异,控制着营养成分的进入细胞和废物、分泌物的排出细胞。其次它是细胞对外界信号的感受装置,介导了细胞外因子引发的各种细胞反应。它还是细胞与相邻细胞和细胞外基质的连接中介。而内膜则将细胞内部分隔成不同的区室(compartment),使细胞内各种化学反应在相对隔离的微环境中进行。无论是质膜还是内膜,都保持一定的曲度,并且具有在损坏时快速自我修补的能力。

生物膜具有各种复杂奇妙的功能,其基础在于它的化学组成和结构。光镜下无法观察清楚膜的形态结构。膜在常规电镜超薄切片上呈"两暗夹一明",是总宽度平均约为 7 nm 的结构。在冷冻蚀刻电镜技术中,它可被断裂成两个半层,在断裂面上可以看到膜内颗粒。膜由脂质分子、蛋白质分子、糖类分子以非共价结合的方式组成。脂质分子排列成厚约 5 nm 的连续双层,称为脂双层(lipid bilayer),构成膜的支架,维持膜的曲度,并成为对大多数水溶性分子的通透屏障;蛋白质分子分布在脂双层上,担负着作为酶、运输蛋白、连接蛋白、受体、膜抗原和抗原递呈分子等的种种特殊使命,也是膜损伤修补的中介;存在于膜表面的糖类也参与了膜的一些重要功能。

本章将讨论质膜的化学组成和结构,还将对质膜的功能作概要叙述。质膜的一些重要功能,如对小分子物质的运输、胞吞作用和分泌活动及细胞连接和黏附等,将在专门的章节中详细介绍。

第一节　质膜的化学组成和结构

对多种细胞分离获得的纯净质膜或各种内膜进行化学分析,结果表明,各种生物膜都是由脂类、蛋白质和糖类这三种物质组成的。三种物质成分的比例在不同的膜有很大变化。例如，主要起绝缘作用的神经髓鞘膜上，75%为脂类，而主要参与能量转换的线粒体内膜上，75%为蛋白质。对大多数细胞质膜来说，脂类约占 50%，蛋白质占 40%～50%，糖类占 1%～10%。

生物膜具有种种复杂而重要的功能，不但因为构成膜的三种成分各自具有独特的理化性状，而且因为三种成分之间有着巧妙的相互作用，组成特定的结构。对于膜的结构，曾先后有过多达 50 种的假说。20 世纪 60 年代后，随着冷冻蚀刻电镜技术及多种生物物理、生物化学技术的应用，人们对膜结构有了逐步深入的认识。1972 年 Singer 和 Nicolson 提出的"流动镶嵌模型"（fluid mosaic model）是现今我们对膜结构认识的主要依据，其基本内容是：脂质分子排成双层构成生物膜的骨架，蛋白质分子以不同方式镶嵌或联结于脂双层上，膜的两侧结构是不对称的，膜脂和膜蛋白具有一定的流动性。图 7-1a 显示了流动镶嵌模型所阐释的经典膜结构的二维和三维模式图，图 7-1b 反映了当今对质膜组成的补充认识，即质膜上含有糖，糖连接于膜蛋白和膜脂。

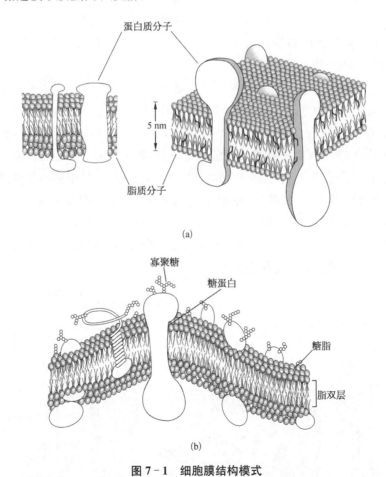

图 7-1 细胞膜结构模式

(a) 经典膜结构二维和三维模式；(b) 质膜组成模式

后来提出的"脂筏模型"是对"流动镶嵌模型"的进一步补充。该模型认为膜脂成分和膜蛋白的分布及膜的结构在整个膜上并不是均一的，真正的细胞膜上存在一些富含特殊脂质和蛋白质的微区。

近年日益广泛应用的新技术还在不断揭示有关膜的结构和功能的重要信息,例如,结构生物学能够解析膜蛋白的立体构象、活性结构域和与其他分子相互作用的结构域,特别是近年飞速发展的冷冻电镜技术,使得以前依靠 X 线晶体衍射技术难以观察的膜蛋白结构的动态变化得到展示;基因组学、生物信息学和分子生物学等手段有助于预测或重构膜蛋白的结构域。

一、脂双层构成质膜的骨架

生物膜上的脂类称为膜脂(membrane lipid),膜脂分子排列成连续的双层,称为"脂双层"(lipid bilayer)的结构构成了生物膜的基本骨架(图 7 - 1)。它使膜具有令大多数水溶性物质不能自由通过的屏障作用,又为各种执行特殊功能的膜蛋白提供了适宜的环境。

1. 膜脂的种类和分子结构　　一个小的动物细胞的质膜含有 10^9 个脂质分子,或者说,每平方微米质膜上有 $5×10^6$ 个脂质分子。膜脂有磷脂、胆固醇和糖脂三种。这三种脂类都是兼性分子,或称亲水脂分子,就是说分子有着一个亲水末端(极性端)和一个疏水末端(非极性端),能兼与水和脂质相互作用。

(1) 磷脂(phospholipid):是三种膜脂中含量最高的。磷脂分子的极性端是各种磷脂酰碱基,叫作头部,它们多数通过甘油基团与非极性端相联。根据磷脂酰碱基的不同,可将磷脂分成多种。哺乳动物细胞质膜上占优势的是四种磷脂:磷脂酰乙醇胺、磷脂酰丝氨酸、磷脂酰胆碱和鞘磷脂,其中仅有磷脂酰丝氨酸带负电荷,其他都是电中性的。磷脂分子的疏水端是两条长短不一的烃链,叫做尾部,一般含 14～24 个碳原子,其中的一条烃链常含有一个或数个双键(此链叫作不饱和链)。双键的存在造成这条不饱和链有一定角度的扭曲(图 7 - 2)。磷脂分子逐个相依地整齐排列,构成膜骨架的主要结构,其烃链长度和饱和度的不同能影响磷脂分子的移动,从而影响膜的流动性;而各种磷脂头部基团的大小、形状、电荷的不同则与磷脂蛋白质的相互作用有关。

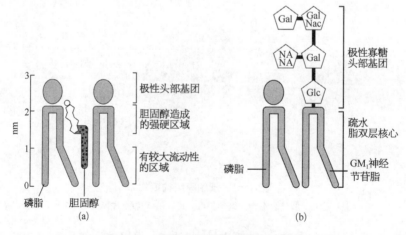

图 7 - 2　磷脂、胆固醇和糖脂分子模式

(a) 磷脂和胆固醇分子模式图及两者相互关系;(b) 糖脂分子模式图及磷脂与糖脂相互关系

(2) 胆固醇(cholesterol)：胆固醇分子的极性头部是联结于甾环上的极性羟基基团(甾环本身是非极性的)，甾环的另一端连接着非极性尾部——一条烃链。在真核细胞质膜上，胆固醇分子的数目可多至与磷脂相等。胆固醇分子散布于磷脂分子之间，其极性头部紧靠磷脂分子的极性头部，强硬的板面状甾环结构则使与之相邻的磷脂烃链的一部分不易活动。通过这种影响，胆固醇对膜的稳定性发挥着重要作用(图7-2a)。

(3) 糖脂(glycolipid)：也是亲水脂分子，它的极性头部由一个或数个糖基组成，非极性尾部是两条烃链。最简单的糖脂是半乳糖脑苷脂，由半乳糖作为其极性头部；最复杂的是神经节苷脂，其头部含一个或多个带负电荷的唾液酸和其他糖基(图7-2b)。在所有细胞中，糖脂均位于膜的非胞质面单层，其糖基暴露在膜外。据此推测，糖脂的功能与细胞同外环境的相互作用有关。糖脂的数量可占细胞膜外层脂质分子数的5%。不同种属及同一种属的不同组织，其膜上糖脂的种类常有极大的不同。例如，神经元的膜上富含糖鞘脂及其唾液酸化产物神经节苷脂。

表7-1比较了数种生物膜的脂质成分。细菌的质膜常由单一种类的磷脂组成，不含胆固醇，膜的力学强度由细胞壁提供。真核细胞的质膜则相反，不仅含胆固醇，而且磷脂种类多样。

表7-1 不同生物膜的脂质成分*

脂质成分(%)	肝细胞质膜	红细胞质膜	髓鞘	线粒体内外膜	内质网	大肠埃希菌
胆固醇	17	23	22	3	6	0
磷脂酰乙醇胺	7	18	15	28	17	70
磷脂酰丝氨酸	4	7	9	2	5	微量
磷脂酰胆碱	24	17	10	44	40	微量
鞘磷脂	19	18	8	0	5	0
糖脂	7	3	28	微量	微量	0
其他	22	14	8	23	27	30

注：*以占脂质总质量的百分比计。

2. 膜脂分子的排列特性 由于脂质分子所具有的"亲水又亲脂"的特点，它们在水溶液中能自发地以特殊方式排列起来——分子与分子互相聚拢，亲水头部暴露于水，疏水尾部藏于内部。这种特殊排列可以形成两种构造，一种是球形的分子团(micelle)，另一种就是双分子层。在双分子层中，两层分子的疏水尾部被亲水头部夹在中间(图7-3)。

为了更进一步减少疏水尾部在双分子层的两端与水接触的机会，脂质分子在水中排成双层后往往易于形成一种自我封闭的结构——脂质体(liposome)(图7-3)。

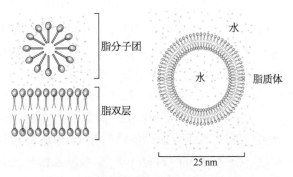

图7-3 脂质分子在水中的排列方式

当脂质体的结构被打破时,脂质分子能很快重新形成新的脂质体。脂质体常被用作膜研究的实验模型。显然,这种在人工条件下自发形成的脂质体与真正的细胞膜的脂双层有许多共同点。

3. 膜脂的流动性　脂质分子作为膜骨架的另一要素是它们的流动性。用电子自旋共振(electron spin resonance, ESR)技术可探测人工合成膜中带有自旋标记(如含硝酰基)的单个脂质分子的活动,这类技术也用于探测分离得到的生物膜乃至整体细胞质膜上脂质分子的活动。这方面的实验表明,脂质分子在膜内的移动有以下几种形式。

(1) 在同一单层内的相邻分子经常互换位置,造成膜脂快速地侧向扩散,扩散系数 D 约为 10^{-8} cm²/s,这意味着一个普通脂质分子在 1 s 内移动的距离达 2 μm,相当于一个大的细菌的长度。

(2) 每个脂质分子都围绕其长轴作快速旋转。

(3) 分子的烃链尾部常发生摆动。烃链靠近双分子层中线那部分的摆动度最大,靠近极性头部那部分的摆动度最小。

(4) 脂质分子可以从双分子层的一个单层翻至另一单层,称为"翻转"(flip flop)。磷脂分子的翻转活动在绝大多数膜上仅偶尔有之,最多 1 个月发生 1 次,只有在活跃地合成脂类的内质网膜上,磷脂经常有翻转,并形成膜脂在双层的不对称分布。胆固醇分子的翻转活动是经常发生的,由此在两个脂质单层之间进行快速的再分布。

从人工合成膜来分析,膜脂的流动性大小除了受温度影响外,主要取决于磷脂分子内部结构和胆固醇含量。单纯由磷脂合成的人工脂双层在某个特定凝结点温度下会从液态转变成结晶状或凝胶状形态,这种相态的转变叫作"相变"(phase transition)。磷脂分子的烃链越短,含双键的烃链越多,则烃链就越不易互相集聚,膜也就越不易凝结或结晶,这种脂双层的相变温度就低,或者说这种脂双层在低温下仍可保持一定的流动性。胆固醇分子在膜流动性的影响方面的作用很微妙。它们分布于磷脂分子之间,由于其分子中强硬的板面状结构,使脂双层不至于有太大的流动性;另一方面,特别是当其含量较高时,能阻止磷脂烃链尾的互相集聚,从而抑制了膜的结晶化,抑制了相变的发生。

膜脂的适当流动性对生物膜的功能至关重要。当膜脂双层的流动性低于一定阈值(或者说黏稠度高于一定阈值时),许多跨膜运输和膜上的酶活动就会停止;而膜脂流动性过高(如缺乏胆固醇的膜),则膜将发生溶解。

4. 脂双层的不对称性　膜脂的双层结构可以分成胞质单层(接触细胞质)和非胞质单层(在质膜,指接触细胞外的单层;在内膜,指接触细胞器内腔的单层)。脂双层在组成成分上是不对称的。这体现在两个方面:第一是膜的两个单层所含的膜脂有极大的不同,包括磷脂头部种类及尾部不饱和脂肪酸含量、胆固醇含量;第二是糖脂全部分布在膜的非胞质单层中,其糖基位于质膜的外侧或内膜的腔面。

大多数哺乳动物细胞的膜脂双层上,磷脂呈不对称分布。以人红细胞膜上膜脂分布为例可以发现,头部含胆碱的磷脂分子(磷脂酰胆碱和鞘磷脂)几乎全部分布在脂双层的外侧单层,含末端氨基的磷脂分子(磷脂酰乙醇胺和磷脂酰丝氨酸)则几乎全部位于内侧单层。磷脂酰胆碱和鞘磷脂的脂肪酸部分较磷脂酰乙醇胺和磷脂酰丝氨酸的含双键少,而磷脂酰丝氨酸的头部是带负电荷的。显然,这样的磷脂分布造成脂双层的两个单层的流动性和电荷状况有较大的差异。

除了磷脂头部的不同,磷脂尾部脂肪酸种类和胆固醇的含量在两个单层中也是不同的。

两个单层磷脂不对称分布并不是随机发生的,而是脂双层在内质网合成时由特定的蛋白质催化磷脂在两个单层间有序地翻转而造成的。磷脂的不对称分布在质膜功能上有重要意义,主要涉及磷脂与膜蛋白的相互作用并由此介导的信号转导。例如,蛋白激酶 C 结合于质膜的胞质面,它可以被多种细胞外信号激活,其激活要求带负电荷的磷脂存在,而质膜的胞质面单层大量的磷脂酰丝氨酸就提供了较多负电荷。

质膜上磷脂不对称分布的改变往往伴随细胞的某些生理学或病理学效应的发生。正常情况下位于内侧单层的磷脂酰丝氨酸(phosphatidylserine, PS)在某些条件下翻转至外侧是最常见的改变,受到较多研究。例如,血小板激活促进凝血时,血小板膜上 PS 会暴露于外侧,为一些调控凝血的蛋白质复合体在膜上的结合提供环境。当细胞发生程序性死亡(即凋亡)的时候,PS 暴露于细胞表面可作为一种信号,引导附近的吞噬细胞将死亡的细胞吞噬掉。这一机制对成熟红细胞维持 120 天的寿命至关重要。精子的例子更说明膜上的磷脂不对称分布对细胞功能的重要性。精子头部的顶体是特化的溶酶体,是精卵相互作用的重要结构,顶体部位的膜与精子其余部分的质膜相比,其磷脂不对称分布模式是不同的,改变这种特征会影响正常受精。

5. 膜脂的更新与交换 很多证据表明膜脂经历着不断的更新。质膜和不同内膜的膜脂更新与交换主要依赖膜泡融合。膜脂需要持续更新的原因有两方面。第一,生理情况下质膜上经常发生胞吞和胞吐,在这些过程中内质网、高尔基体、溶酶体和分泌小泡之间经常发生膜泡融合(详见本章下文和第十章),而各个区域的膜又是互不相同的。在膜泡形成和融合过程中要保持各种膜在组成上和组织上的独特性,需要膜脂的重新安置。第二,膜是容易损坏的,需要不断地修复和维护。这主要是因为细胞有氧代谢的过程会产生活性氧,而膜脂分子尾部的多聚不饱和脂肪酰基易受活性氧攻击,此处的双键经反应后可以被插入极性的含氧基团,从而使脂双层的结构发生改变。另外,质膜经常因为机械牵拉、病原体毒素及细胞死亡信号而发生局部破损。为了保持脂双层上膜脂的组成和结构及膜的生理功能,膜脂需要不断更新。

近年的研究揭示,除了膜泡运输,细胞器之间还可以通过不依赖膜泡的直接接触实现膜脂成分的互相交换,这种接触依赖内质网与其他细胞器的膜之间形成局部的膜接触位点(membrane contact site, MCS)。膜接触位点不仅存在于内质网、高尔基体、内体、溶酶体、分泌小泡等与胞吞和胞吐相关的细胞器,也存在于内质网与线粒体、过氧化物酶体之间。有证据表明,通过膜接触位点进行膜脂交换可能是在进化上比通过膜泡进行膜脂交换更古老的机制。通过膜接触位点,可以让磷脂酰肌醇、氧化型固醇之类的特殊膜脂在某些细胞器的某些区域得到集中分布。

二、膜蛋白穿越或联结于脂双层,承担着多种功能角色

生物膜所含的蛋白质叫作膜蛋白。膜蛋白的量很大,可以说人体内 30% 的蛋白质位于

质膜上。膜蛋白中有些是转运蛋白,运输特殊的分子和离子出入细胞;有些是酶,催化与膜相关的代谢反应;有些是连接蛋白,把细胞骨架与相邻细胞或细胞外基质相联结;有些是黏附分子,介导细胞之间及细胞与基质之间的识别和黏附;还有些是受体,接收和转导细胞外的化学信号。由此可见,膜的大部分功能是由膜蛋白完成的。膜蛋白的含量在不同的生物膜上有很大变化,一般来说,功能越复杂的膜,其上的蛋白质含量越高。与膜脂不同,膜蛋白种类繁多,性状和功能各异。许多膜蛋白的性质、结构和功能都不清楚。在此主要介绍总体上对膜蛋白的存在方式、结构及其与功能关系的最新认识,并以几个了解较清楚的膜蛋白为例,讨论膜蛋白的结构和功能。

1. *膜蛋白的存在方式*　迄今所了解的膜蛋白的存在方式有如图 7-4 所示的七种。其中肽链穿越整个脂双层的蛋白质叫作穿膜蛋白(transmembrane protein)或跨膜蛋白。

(1) 穿膜蛋白以单条 α 螺旋贯穿脂质双层,称“单次穿膜”(single pass)。

(2) 穿膜蛋白以数条 α 螺旋数次折返穿越脂双层,称“多次穿膜”(multipass)。单次或多次穿膜的蛋白的肽链有的与膜的胞质单层内的烃链存在共价结合。

(3) β 片层卷起成桶状贯穿脂双层,称 β 桶。

(4) 膜蛋白位于胞质,但其肽链的疏水段锚入脂双层的胞质单层。

(5) 膜蛋白共价结合在胞质单层内的烃链或异戊烯基团上。

(6) 膜蛋白通过一条寡糖链共价结合于膜的非胞质面单层中含有的稀有磷脂——磷脂酰肌醇上。

(7) 膜蛋白非共价地结合在其他膜蛋白上。

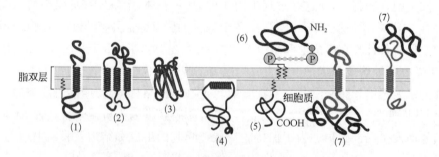

图 7-4　膜蛋白的存在方式

据以上七种存在方式,又可把膜蛋白分成三类:整合膜蛋白、周围膜蛋白和脂质锚定的膜蛋白。穿膜蛋白肽链上的疏水区段伸入脂双层内部,以一个或数个 α 螺旋或者 β 桶形式构成穿膜结构域,肽链的亲水区段则暴露于膜的两侧,成为胞外结构域和胞内结构域[如图 7-4 所示的第“(1)”“(2)”“(3)”种]。穿膜蛋白和锚入一个单层的膜蛋白[图 7-4 所示的第“(4)”种]均属于整合膜蛋白(integral membrane protein),只有用去垢剂或有机溶剂破坏脂双层,才能将这类蛋白质提取出来。以松散的方式与膜连接的膜蛋白叫作周围膜蛋白(peripheral membrane protein),如图 7-4 所示的第“(7)”种。分离提取这类蛋白质只需较轻柔的方法即可,如将膜置于高渗、低渗或极端 pH 的溶液中。这些溶液的作用力只破坏蛋白质与蛋白质的连接而不破坏脂双层。脂质锚定的膜蛋白指的是直接或间接通过脂质分子连接于脂双层上的膜蛋白[图 7-4 所示的第"(5)""(6)"种],其中通过寡糖链连接于磷脂酰肌醇上的膜蛋白又被叫作 GPI 锚定的膜蛋白[GPI 即糖基磷脂酰肌醇(glycosylphosphatidyl inositol)],需用特异的磷脂酰肌醇酶磷脂酶 C 切割才能被分离,有时也可归类于整合膜蛋白。

每一种穿膜蛋白在膜上的存在方式也反映出膜蛋白分子的不对称性。这种不对称包括:糖基化是不对称的——糖总是加在多肽链的非胞质面一端;巯基的分布也是不对称的——肽链中半胱氨酸上的巯基在胞质面总是呈还原状态的—SH,在非胞质面则形成链内或链间的二硫键(S—S)。这些非胞质面的二硫键能稳定肽链的折叠结构,或将相邻肽链联结,因而有重要的功能意义。另外,非跨膜的膜蛋白在膜上的定位也是不对称的,有些只连接在胞质单层上,另一些则只连接在非胞质单层上。膜蛋白在分子结构和分布上的这种不对称性,提示了膜两面在功能上的差异。

不同膜蛋白的存在方式与它们的不同功能有关。只有穿膜蛋白才能在膜两侧都有作用或将物质转运过膜。例如,细胞表面受体是穿膜蛋白,它们在细胞外侧与信号分子结合后,在内侧激活不同的信号分子。

2. 膜蛋白的结构

(1) α螺旋:如上所述,穿膜蛋白也像膜脂分子一样具有亲水脂特点。它们的亲水区段显露于膜两侧的水溶液中,疏水区段则埋于脂双层的内部,并与脂质分子的疏水尾部互相作用。疏水区段的肽链部分主要由非极性氨基酸组成。肽键本身是极性的,而且由于脂双层内部是无水的,肽键与肽键之间在此易于形成氢键。如果肽链穿越脂双层时形成规则的α螺旋,会使氢键结合力达到最大,因此,绝大多数穿膜蛋白在脂双层中都呈α螺旋结构。穿越脂双层的肽链在脂双层内部一般不改变方向,因为肽链要打破氢键之间规则的相互作用力才能弯折。DNA 克隆和测序技术揭示了许多穿膜蛋白的氨基酸序列,所以从肽链的序列可以容易地预测哪一段是作为穿膜的片段。一个片断,如果其高度疏水的氨基酸达 20～30 个,就可以以α螺旋的形式穿越脂双层。

(2) β桶:一部分穿膜蛋白在脂双层中形成β桶结构(β barrel)。多次穿膜蛋白的穿膜部分肽链如果形成β桶的结构[如图 7-4 中(3)所示],该蛋白质就较α螺旋更强硬,也较易结晶。因此,许多含β桶的穿膜蛋白的结构用 X 线晶体图像技术得到阐明。β桶大多为运输蛋白,分布主要限于线粒体、叶绿体的外膜和一些细菌的膜。

真核细胞和细菌的主要穿膜蛋白还是由穿膜α螺旋构成的。α螺旋可以滑动,可以造成较大的构象变化,从而产生将运输通道开放、关闭的效果,来运输特定的物质,或从而传导细胞外信号入细胞。与此相反,β桶通过氢键紧密地与周边结构相连,本身不易发生构象改变。

(3) 膜蛋白的糖基化:动物细胞的绝大部分穿膜蛋白是糖基化的。前已述及,膜蛋白和糖脂一样,其糖基是在内质网和高尔基体的腔内加上去的,所以寡糖链总是位于膜的非胞质面。换言之,穿膜蛋白的胞外结构域绝大多数有糖链结合。

(4) 膜蛋白复合体:许多重要的膜蛋白都是含多个亚基的复合体(complex),也就是说,只有多个亚基一起工作才能完成该膜蛋白分子的功能。例如,线粒体内膜上负责电子传递的呼吸链的第一个膜蛋白叫作复合体1(complex 1),含有多达 42 个亚基。在质膜上运输水的蛋白质叫作水孔蛋白,由 4 个相同的亚基组成,每个亚基都含有 3 对α螺旋,其中 2 对是穿越脂双层的。整合素是黏附分子,由一个 α 亚基和一个 β 亚基组成。

3. 膜蛋白功能与结构的关系举例　对膜蛋白的了解很大程度上来自对人类红细胞质膜蛋白的研究。从这种无核细胞膜上得出的结论,已逐步扩展到了各种有核细胞膜。用 SDS 聚丙烯酰胺凝胶电泳分析人红细胞质膜,能检出 15 条主要的电泳带,分子量在 $15\,000 \sim 250\,000$ Da。有三种蛋白质占质膜蛋白质总量的 60%,分别是血影蛋白、血型糖蛋白和带 3 蛋白。这三种膜蛋白在一定程度上反映了各种类型膜蛋白的情况。通过人类红细胞的上述三种膜蛋白和细菌视紫红质,可以认识膜蛋白的分子结构与功能的关系。

(1) 血影蛋白(spectrin):红细胞膜蛋白中含量最丰富的是血影蛋白。血影蛋白分子呈细长绳索状,长约 100 nm。每个分子由两条长的肽链形成异二聚体。两条肽链反向平行,松弛地互相缠绕。这样的二聚体分子头对头地互相连接,组成长 200 nm 的四聚体。它们联结于其他膜蛋白上,经肌动蛋白等数种蛋白质的固着,在整个质膜的胞质面上形成有利于细胞变形的网架。以血影蛋白和微丝为基础的骨架系统,对维持红细胞的双凹形状和穿行于毛细血管时的变形能力是至关重要的。临床上有遗传性血影蛋白缺陷的贫血患者,其红细胞失去双凹形而呈球形,易于受损,患者的贫血程度也随血影蛋白缺陷程度而加重。在有核细胞的质膜下胞质区域,也存在血影蛋白的同源物,并富含微丝,构成质膜下的细胞皮层(cell cortex)。

(2) 血型糖蛋白(glycophorin):是小分子穿膜蛋白。其有一个亲水氨基端位于质膜外表面,分子的大部分也都显露于质膜外表面,该处肽链呈高度折叠,上面伸出 16 个寡糖侧链,其上连接着 100 多个糖基。这部分占到分子总量的 60%。它的另一个亲水端(即羧基端)显露于胞质内。中间形成一段 α 螺旋穿越脂双层,为典型的单次穿膜蛋白结构。一个红细胞上存在上百万个分子的血型糖蛋白。然而,它在红细胞质膜上的功能尚未完全被了解,该蛋白质缺如的人在临床上可以表现为完全正常。只是有一点是清楚的,血型糖蛋白与人类血型有关。

不同个体的血型糖蛋白,其膜外寡糖链有着结构上的差异,肽链的氨基酸序列也可以有差异,由此,血型糖蛋白成为重要的膜抗原——血型抗原。有两种血型抗原系统与血型糖蛋白有关,即 ABO 系统和 MN 系统。ABO 血型抗原的差异是由血型糖蛋白在质膜外表面的寡糖链结构决定的(详见本节下文)。MN 血型的抗原性差异与血型糖蛋白的糖链和肽链两部分都有关系。

(3) 带 3 蛋白(band 3 protein):得名于它在 SDS 聚丙烯酰胺凝胶电泳中的区带位置。其肽链高度折叠,折返穿越质膜 12 次,因而是多次穿膜蛋白。对带 3 蛋白的功能已有清楚的了解,它是红细胞质膜上的阴离子运输蛋白。红细胞携带组织中的 CO_2,经过肺时将 CO_2 以 HCO_3^- 的形式排出,同时摄入 Cl^- 作为交换。这一离子进出的运输就由带 3 蛋白完成。许多有核细胞虽无携带 CO_2 的任务,其膜上也有与之类似的阴离子运输蛋白,进行着 $HCO_3^- - Cl^-$ 交换。它们的作用是维持细胞内 pH。可以想象,只有像带 3 蛋白这样的多次穿越脂双层的大分子穿膜蛋白,才能介导离子的跨膜运输,因为它的分子大部分在疏水的脂双层内部,可以造成一个环境,让带电分子不与脂双层疏水内部接触而经过膜。同理,单次穿膜蛋白就不大可能担负离子运输的任务。

（4）细菌视紫红质：是从一种嗜盐菌膜上的一些特化斑块（"紫膜"）上提取出来的。这种细菌生长在阳光充足的盐水池中,在进化过程中,它们的细胞膜上出现了多种能被光线激活的蛋白质。细菌视紫红质这种膜蛋白的分子中含有一个光吸收基团或发色基团,被称为视黄醛。该基团使细菌视紫红质呈紫色。视黄醛就是维生素 A 的醛类形式,与脊椎动物眼内光感受细胞的视紫红质中的发色成分是相同的。当该基团被光量子激活时,就引发分子微小的构象变化,导致一或两个质子从细胞内被运送至细胞外。在亮光下,每个视紫红质分子每秒可泵出几百个质子。如此造成的细胞内外质子的浓度和电压梯度,通过另一个膜蛋白的作用驱动了 ATP 的合成,由此将太阳能转化为细菌生存所需的能量。

细菌视紫红质可以作为一组膜蛋白的代表,其共同点首先是结构近似,都是折叠成 7 个 α 螺旋的穿膜蛋白;其次是执行功能的方式相同,即接收某种细胞外信号→自身发生构象变化→激活另一个膜蛋白→在细胞质内产生一个化学信号。因此,这组膜蛋白在功能上属于将细胞外信号转导到细胞内的膜受体。动物细胞质膜上普遍存在的 G 蛋白偶联受体就是这类膜蛋白。

从上述膜蛋白例子可见,膜蛋白的功能有维持细胞形状、提供被识别的信息、介导跨膜运输和信号转导等。此外,膜蛋白还负责将细胞锚定于细胞外基质或连接于相邻细胞,从而构建组织。膜蛋白也可以是催化膜两侧化学反应的各种酶。维持膜的曲度及修补膜的破损,也依赖膜蛋白的主导。图 7-5 示意主要的膜蛋白的功能：运输蛋白、黏附或连接蛋白、膜受体及酶。显然,前三种蛋白质必须是穿越脂双层的穿膜蛋白,含有一个或多个单次或多次穿膜的 α 螺旋,在分子结构上包含细胞外结构域、穿膜结构域和细胞内结构域。

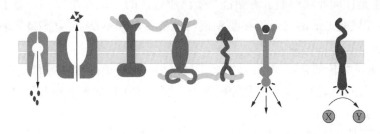

图 7-5　膜蛋白的结构和功能

4. 膜蛋白分子的移动性　膜蛋白在膜上是经常移动、扩散的。与脂质分子相比,膜蛋白移动的形式以旋转扩散和侧向扩散为主,没有翻转活动。侧向扩散是指膜蛋白在膜上向两侧移动。侧向扩散最早的直接证据来自 1970 年在体外用杂合细胞进行的一项实验。用细胞融合技术把一个小鼠细胞和一个人类细胞融合形成一个杂交的异核细胞,用不同抗体分别标记小鼠细胞和人类细胞的膜蛋白,发现两套膜蛋白在刚融合的细胞上,先是处于各自的一半质膜区域,随后在 0.5 h 内就扩散开,互相混杂地分布于整个质膜。

膜蛋白在脂双层中移动的情形可以在多种生理条件下发生,是细胞活动所必需的。例如,质膜上的生长因子受体一旦被细胞外生长因子结合,就会发生两个或数个受体靠拢,叫作二聚化或寡聚化,然后才能激活后续的信号转导步骤。细胞与细胞外基质发生黏附时,质膜上叫作整合素的黏附分子必须多个聚拢在一起,形成簇集效应,以增大黏附点的黏附力度。

然而,膜蛋白在脂双层中移动的情况并不像冰山在海水中自由漂浮那么简单。许多现象表明,膜蛋白在膜上往往局限于某一特定区域,并且这种局限分布往往有着重要的功能意义。例如,小肠上皮细胞属于有极性的细胞,其顶部质膜上有一些特殊的酶和运输蛋白;而在基底和侧面质膜上的酶和运输蛋白则与之不同,甚至这两个区域的膜脂成分也有所不同。这种分布差异显然与消化吸收有关。这一现象提示上皮细胞膜能阻挡膜脂和膜蛋白在不同结构域之间发生扩散。这种阻挡至少部分地通过特殊的细胞间连接(称为紧密连接,详见第八章)实现。构成细胞间连接的膜蛋白要发生侧向扩散显然也是受限的。

三、膜糖类位于膜的非胞质一侧,其功能是识别和保护

所有真核细胞表面都有糖类,总量占膜质量的 1%～10%。自然界存在的单糖及其衍生物有 200 多种,但存在膜上的糖类只是其中的 9 种。在动物细胞质膜上的主要是以下 7 种糖类:半乳糖、甘露糖、岩藻糖、半乳糖胺、葡萄糖、葡萄糖胺和唾液酸。它们以各种形式连接于膜蛋白和膜脂分子上,位置全部在膜的非胞质面,即在质膜上位于细胞外侧,在各种细胞器的膜上位于腔面。

1. 膜糖类的存在方式

(1) 以寡糖链共价结合于膜脂分子上,形成糖脂:1 个糖脂分子上只连接 1 条寡糖链。"寡"(oligo)的意思是数目较少,寡糖链是指含 15 个以下糖基的糖链。糖脂分子总是处于非胞质单层上,数目约占该层脂质分子的 1/10。

(2) 以寡糖链共价结合于膜蛋白分子上,形成糖蛋白:一个糖蛋白分子往往结合着多条寡糖链,糖链总是伸向非胞质面。寡糖链与蛋白质连接的方式有两种:N-连接是糖链与肽链中的天冬酰胺残基形成的,O-连接是糖链与肽链中的丝氨酸、苏氨酸或羟赖氨酸残基形成的(详见第五章)。

(3) 以聚糖链共价结合于膜蛋白,形成蛋白聚糖:聚糖链的糖基数目较多,一般为十余个或数十个。蛋白聚糖的糖链大多是糖胺聚糖。膜上的蛋白聚糖和糖胺聚糖往往构成细胞外基质的一部分。

图 7-6 显示膜糖类的存在方式。

在糖蛋白和糖脂的寡糖链上,糖的联结方式极其多样,糖基数目较少,但糖链常有分支,而且可以有多种共价结合,不像氨基酸在肽链中单一地以肽键联结。糖蛋白和糖脂的含糖量为 1%～60%。与此不同的是,蛋白聚糖的含糖量可高达 95%,大多是长而不分支的糖胺聚糖链。

"细胞外衣"(cell coat)或"糖萼"(glycocalyx)通常指真核细胞表面富含糖类的外围区域,这一区域在大多数细胞宽约 20 nm。这里的糖虽然大部分与膜蛋白或膜脂相结合,但也

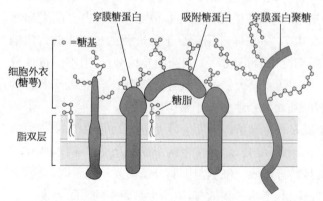

图 7-6 膜糖类的存在方式

有一部分是细胞分泌出来后又黏附于膜表面的糖蛋白和蛋白聚糖(图7-6),这部分实际上属于细胞外基质成分。从这一角度来说,细胞质膜与细胞外基质的分界实际上不易划定。这个区域所富含的长而不分支的糖胺聚糖链起到了笼络水分的作用,使质膜外的基质成分具有黏冻样性质,这也提示细胞外衣中的糖具有保护作用。

2. 膜糖类与凝集素　凝集素(lectin)是一类能与糖类特异结合的蛋白质。最初从植物种子中分离获得,能使细胞发生凝集,因而有些是剧毒的,对于种子起到免受动物侵食的保护作用。后来研究证明,凝集素广泛存在于包括哺乳动物在内的多种生物体的细胞表面,能与质膜糖蛋白、蛋白聚糖和糖脂结合,从而参与细胞之间的识别并介导一过性的细胞黏附。人类血细胞和内皮细胞等表面的黏附分子选择素(selectin)因含有凝集素结构域而能与其他细胞发生识别和黏附,该种黏附分子也因此又被译作"选凝素"。

某种凝集素能识别糖基的某个特异序列而与专一的糖类结合(如大豆凝集素识别α半乳糖,麦胚凝集素识别N-乙酰氨基葡萄糖),所以,在研究工作中,凝集素可用于定位和分离各种含糖的细胞膜分子。

3. 膜糖类的功能　在细胞外表面,膜糖类的功能之一是形成细胞外衣或糖萼。细胞外衣可能主要起保护作用,即保护细胞免受机械和化学的损伤,使细胞与外界物质和其他细胞保持一定距离,阻止不需要的蛋白质-蛋白质相互作用。膜糖的糖链也可以伸向细胞器的内腔,如溶酶体膜的腔面就富含糖链,可能起到保护溶酶体膜的作用。

连接在膜蛋白和膜脂上的糖链在组成上的复杂性及在分布上毫无例外地位于膜的非胞质面,说明膜糖类另一方面的功能涉及细胞与其他细胞或细胞外物质之间特异的相互作用,包括识别、物质交换、接触抑制等。

膜糖类参与细胞识别的例证之一就是前文述及的红细胞ABO血型抗原中糖类的作用。ABO血型系统有四种血型。A型红细胞有A抗原;B型红细胞有B抗原;AB型红细胞有A和B两种抗原;而O型红细胞上A和B两种抗原都不具有,只有H物质。四种血型抗原的差别是由血型糖蛋白在质膜外表面的寡糖链结构决定的:糖链末端半乳糖上加一个岩藻糖就是H物质,H物质的末端半乳糖上加一个α-N-乙酰氨基半乳糖就是A抗原,H物质的末端半乳糖上加一个α-半乳糖就是B抗原,H物质的末端半乳糖上加一个α-N-乙酰氨基半乳糖和一个α-半乳糖,即兼有A抗原和B抗原(图7-7)。MN血型系统有M型和N型两种红细胞,它们的抗原性与血型糖蛋白的糖链和肽链两部分都有关系。糖链的重要性表现在,唾液酸酶(能水解糖链)处理两种红细胞可使它们的抗原性丢失。当然,肽链序列可能

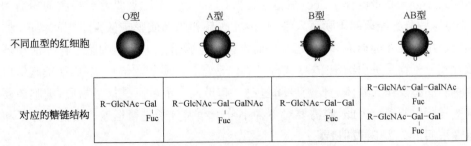

图7-7　ABO血型抗原及其对应的糖链

也对 MN 血型系统抗原性有影响：肽链的第 1 位和第 5 位氨基酸在 M 抗原是丝氨酸和甘氨酸，而在 N 抗原则是亮氨酸和谷氨酸。

四、脂筏是质膜上富含胆固醇、鞘磷脂、糖脂和特定膜蛋白的动态微区

当把膜脂从细胞上提取出来，用于制备人工膜时，鞘磷脂和胆固醇易于自身聚合形成一种直径 5～75 nm 的"微区"，比含其他磷脂的周围区域更呈胶冻状和更有序。鞘磷脂的脂肪酸链尾部主要是饱和脂肪酸，比其他磷脂的尾部更长、更直，因此这些微区显得比周围区域更厚而凸起于脂双层上。由于这些微区特殊的物理性状，它们仿佛漂浮在相对液态和无序的人工脂双层上，故而被称为"脂筏"（lipid raft）。当蛋白质被加入人工脂双层时，连接在糖基磷脂酰肌醇（glycosylphosphatidyl inositol, GPI）上的膜蛋白会集中于脂筏。很多研究证据表明，在真正的质膜上，鞘磷脂分布于细胞外单层，也有集中成斑块的倾向，而 GPI 连接的膜蛋白往往也集中分布于富含鞘磷脂和胆固醇的特定微区；但是这种微区大小不一，而且是临时性的、动态变化的。因此可以把脂筏定义为质膜上富含胆固醇、鞘磷脂、糖脂和 GPI 锚定膜蛋白及穿膜蛋白的动态微区。GPI 锚定膜蛋白和穿膜蛋白富集于脂筏，可能有利于这些蛋白质的运输和介导细胞外信号。

第二节 质膜的主要功能

从上述质膜的化学组成和结构可以看到，质膜首先是使细胞与外界环境有分隔的一个装置，这项作用是由脂双层这一膜的骨架形成的，因此它对水溶性分子是通透屏障。同时质膜使细胞内外保持着种种联系，这项作用主要依赖膜蛋白和膜糖。膜蛋白作为酶、运输蛋白、连接蛋白、黏附分子、抗原和受体等，赋予质膜相应的功能。膜糖类主要与抗原、受体和黏附分子作用有关。我们将质膜的功能归纳成下述四项，即物质运输、细胞信号转导、细胞识别和黏附、细胞连接和组织构建。必须提到的是，其中一些功能，如对小分子和大分子物质的运输，可以是细胞器的膜也具有的，而其他则是质膜在与细胞外环境接触中特有的。

一、膜运输蛋白介导小分子穿膜运输，而大分子的运输依赖膜泡形成

由于脂双层的特性，质膜对于脂溶性小分子允许其自由通过。但是，细胞生存和活动需要水溶性的小分子和带电离子进出细胞。比如，小肠上皮细胞吸收营养物质葡萄糖和氨基酸，需要将这些分子经顶部质膜运入细胞，再经底部和侧部质膜扩散至组织间液；又如钾离子必须能进出质膜才能形成离子梯度，从而维持细胞膜静息电位。细胞生存和活动还需要蛋白质等大分子物质进出细胞，这些大分子可以是营养物质的运输形式（比如细胞摄取胆固醇需要将胆固醇及作为载体的低密度脂蛋白一起摄入），也可以是信号物质；细胞还要分泌自身制造的蛋白质等。因此，膜需要对各种小分子和大分子进行运输。膜对小分子和大分子的运输采用了全然不同的机制。

1. 对小分子物质的运输　非脂溶性的小分子依靠膜运输蛋白来运输。膜运输蛋白显然

都是穿膜蛋白。根据运输蛋白特性和运输原理等,可将运输蛋白分成两类:转运体(transporter)和通道(channel)。表7-2显示了两种运输蛋白的比较。对小分子物质运输的内容详见第九章。

表7-2 两种膜运输蛋白

比较内容	转 运 体	通 道
运输原理	与所运物质结合,然后自身构象改变,将物质在膜的另一侧释放	形成跨膜的充水通道,让所运物质通过
运输特点	● 主动或被动运输 ● 与所运物质相互作用较强 ● 速度较慢	● 被动运输 ● 与所运物质相互作用较弱 ● 速度较快
所运物质	单糖、氨基酸、核苷酸、离子等	各种离子、水

2. 对大分子物质的运输 细胞对大分子的摄入和排出必须由膜形成运输小泡来完成,分别叫作胞吞作用(endocytosis)和胞吐作用(exocytosis)。这种小泡运输除了发生在大分子经质膜的运输中,也发生在内质网、高尔基体、溶酶体等细胞器之间的大分子运输中。

(1)胞吞作用:胞吞时质膜下陷形成胞吞小凹,小凹颈部质膜融合,把细胞外大分子装入胞吞小泡,胞吞小泡进一步在细胞内定向运输,使胞吞物质经由内体(endosome)到达溶酶体,在那里被消化降解,降解产物进入细胞质基质为细胞利用。

许多特异性大分子在膜表面有其受体(receptor),它们能与受体特异结合,因而这些大分子物质就叫作配体(ligand)。各种配体通过与相应受体的特异性结合吸附在细胞表面,然后一起通过胞吞作用被摄入,这种通过受体-配体结合而选择性地摄取大分子的胞吞作用称为受体介导的胞吞(receptor-mediated endocytosis)。被摄入的大分子主要有细胞外营养物质、异种蛋白和质膜蛋白等。不幸的是,受体介导胞吞也被病毒所利用:流感病毒、冠状病毒和引起获得性免疫缺陷综合征(艾滋病)的人类免疫缺陷病毒(HIV)都通过这条途径进入细胞。

(2)胞吐作用:细胞内蛋白质在高尔基体中得到加工后,需要将被分泌至胞外的蛋白质先经分选进入运输小泡并运送到细胞表面,运输小泡与细胞膜融合后再将蛋白质分泌到细胞外,称为胞吐作用。

必须注意,在小泡的形成和运输中,膜的不对称性是得到维持的。以胞吐作用为例,膜的脂双层中的非胞质单层在内质网或高尔基体芽生出小泡时位于小泡临腔的一面,而在小泡与质膜融合时就位于细胞外的一面。

二、膜受体接收和转导细胞外信号

细胞的生存和活动离不开细胞与外界环境的信息交流,其中包括细胞与细胞外基质之间相互作用,细胞与远处细胞或与相邻细胞之间通过信号分子的相互作用。由于膜的脂双层,当信号物质是脂溶性的小分子时,信号分子可以直接经质膜扩散进入细胞,例如类固醇激素。而大量的信号物质都是蛋白质或多肽,这些水溶性大分子无法透过脂双层进入细胞,它们对细胞的调控作用是通过激活细胞表面的特异受体,即膜受体,经过细胞信号转导而实现的(参见第十一章)。

膜受体的配体一般为蛋白质,如肽类和糖蛋白类激素、生长因子和细胞因子,也可以是一些活性小分子,如神经递质。膜受体是膜上的特殊穿膜蛋白,是细胞外信号的接收装置。它们对外感知细胞外信号,自身激活后再激活细胞内的下游信号蛋白,将信号传递下去。

三、黏附分子及其表面糖链提供了细胞识别和细胞黏附的基础

许多细胞活动依赖细胞之间的识别和一过性黏附,如免疫细胞及其产物攻击病变细胞和外来细胞,精子和卵细胞互相结合等。膜蛋白和膜糖,特别是膜糖形成的糖萼,可以在多细胞的生物体中用于体现某些细胞的特征,从而作为细胞的一种标识,在细胞识别中发挥作用。

大量事实表明,膜糖和膜蛋白是细胞之间互相识别和黏附的物质基础,并且现已知道,膜糖类所起的细胞标识作用通过一个细胞表面的糖类(以糖脂或糖蛋白的形式)与另一个细胞表面的蛋白质(往往以糖蛋白的形式)互相识别,进而互相结合来实现。也就是说,糖蛋白带有凝集素结构域,能够特异性地识别糖并与之作用。膜糖和膜蛋白与细胞识别的关系主要体现在以下方面。

1. 细胞黏附和迁移　细胞黏附分子是一类穿膜糖蛋白,能介导细胞之间或细胞与基质之间的选择性黏附,在作用过程中需要黏附分子与另一个细胞表面的糖基互相识别并且结合。其过程与配体-受体作用十分相似,但黏附分子与糖基的亲和力较低,因而被看作是一类特殊的受体分子。在细胞迁移中,细胞黏附分子发生构象改变,打破细胞与相邻细胞或细胞外基质贴附的状态,并发生黏附-去除黏附-再黏附的循环。黏附分子包括钙黏素、选择素、整合素和免疫球蛋白超家族等大类,它们是胚胎发育、组织构建、免疫反应等各种活动中细胞发生黏附和迁移的关键分子(参见第八章)。在机体的炎症反应中,选择素、整合素和免疫球蛋白超家族黏附分子发挥了重要作用。在炎症部位趋化因子刺激下,这些黏附分子在血管内皮细胞、白细胞(中性粒细胞)之间相互作用,使原来在血管中流动的白细胞贴附在内皮表面缓慢滚动,然后牢固结合,最终使这些细胞穿过内皮,从血流迁移进入组织局部,产生或促进局部炎症反应。又如,血流中的淋巴细胞要回流到淋巴器官并驻留,这叫作"归巢"。这个过程依赖淋巴细胞表面的选择素与淋巴器官中血管内皮细胞表面的寡糖链和糖蛋白相互识别和结合来介导。

2. 精卵识别和结合　精子和卵子之间的识别依赖精子和卵子膜表面的一些特异蛋白及其受体。获能精子先与卵子表面糖蛋白构成的透明带发生初级识别。透明带成分 ZP3 为初级精子受体,它和精子表面的初级卵子结合蛋白互相作用完成精卵之间的初级识别,并与精子结合诱发顶体反应。透明带另一成分 ZP2 为次级精子受体,与已发生顶体反应的精子互相作用,构成精卵之间的次级识别。在这些过程中,精子识别了卵子糖萼中的特殊糖基。精卵识别保证了受精的种属特异性,也保证了单精受精,并且是受精的启动步骤。

3. 抗原递呈与免疫应答　免疫细胞在体内不断循环,监视全身各种细胞是否带有非己

抗原,一旦发现非己抗原就启动免疫应答。这种监控是以 T 细胞对其他细胞表面递呈的抗原作出识别为前提的。对抗原的递呈由细胞膜表面的一些特异穿膜蛋白分子[称为主要组织相容性复合体(major histocompatibility complex，MHC)]进行，而 T 细胞上与它们发生识别和结合的也是膜表面的特异分子——T 细胞受体和黏附分子。

在同种或异种的不同个体之间进行组织或器官的移植，会引发机体的免疫应答，导致受者对移植物的排斥反应，这种反应由移植物和宿主细胞组织抗原的差异引起。这些抗原都是穿膜蛋白。

四、连接蛋白介导细胞连接和组织构建

质膜是细胞与相邻细胞和细胞外基质的连接中介。通过细胞连接，细胞将与相邻细胞的间隙形成相对的封闭，从而造成局部特异的微环境，或者加固与相邻细胞或细胞外基质的机械连接从而维持组织构建，或者与相邻细胞形成连接通道而实现细胞间的电化学通信联系。这些连接蛋白是穿膜蛋白。当形成细胞间连接时，相邻细胞上特定部位的穿膜蛋白通过各自的胞外结构域相互连接；而当形成细胞与细胞外基质的连接时，细胞上特定部位的穿膜蛋白与基质蛋白相互连接(详见第八章)。

第三节　膜　与　疾　病

质膜和内膜与疾病的关系可以归纳为两个方面。一是遗传性或非遗传性因素导致膜化学成分的异常，造成膜理化性质失常和功能缺陷，与机体疾病或病理状态密切相关；二是一些病原微生物能附着或锚定于质膜的特定成分而侵入机体，进而引发疾病。

一、膜脂成分和含量异常与疾病相关，膜脂也被病原体入侵所利用

膜脂组成的异常可见于各种疾病，例如糖尿病和癌症，但是某种膜脂的改变或膜脂组成的总体改变究竟是疾病原因还是疾病的伴随现象，常常不易断定。脂质相关基因的缺陷如果导致特定的遗传性疾病，或在动物模型看到基因敲除带来的疾病表型，那么可以明确该基因缺陷是疾病的原因。例如，磷脂翻转酶 ATP8A2 和 ATP10A 是负责磷脂在脂双层不对称分布的，这两个酶基因的缺陷可以因为膜脂不对称性的破坏而造成小脑共济失调和智力发育障碍等严重的儿童罕见病。脂类代谢相关基因缺陷所致的遗传性疾病多达百余种，其中很多是通过影响膜脂而产生效应的。

脂筏是质膜上富含胆固醇、鞘磷脂、糖脂和特殊膜蛋白的微区。免疫细胞膜上的脂筏与 T 细胞受体簇集和"免疫突触"形成有关，是免疫细胞活化、分泌和增殖等功能所必需的，而脂筏功能的实现有赖于一定丰度的胆固醇。基于临床分析和基因干预动物实验的研究表明：免疫细胞膜的胆固醇含量降低不利于免疫系统的正常功能，与感染、慢性炎症和肿瘤有关。

另一方面，脂筏又是一些病毒侵入宿主细胞的入口。包括冠状病毒在内的包膜病毒(enveloped virus)需要利用自身的包膜与宿主细胞膜上受体结合，然后发生膜融合，再通过

受体介导的胞吞作用让病毒核心进入宿主细胞质,进而进行复制、包装、释放等后续步骤。实验研究表明,人为减少宿主细胞膜上胆固醇含量,脂筏数目会减少,病毒进入宿主细胞的数量也会减少。

线粒体内膜和外膜及内质网膜的脂质成分异常也可与多种遗传性或非遗传性的疾病相关。例如,内质网的膜脂异常可以是内质网应激的原因之一,与糖尿病等代谢性疾病的炎症反应有关。

二、膜蛋白基因突变引发多种疾病,而正常膜蛋白也被病毒入侵所利用

膜蛋白是膜功能的主要执行者,数目巨大,种类繁多,其异常必然引发多种疾病。在几大类主要的穿膜蛋白(运输蛋白、受体、连接蛋白)中,有大量例子明确显示:基因突变导致膜蛋白功能异常从而引发疾病。在此简介氨基酸转运体与疾病的相关性。其他各类膜蛋白与疾病的相关性将在后续章节中提及。

氨基酸转运体是一大类介导氨基酸跨膜运输的膜蛋白,分布于全身各种组织,功能广泛,涉及营养物吸收、代谢废物排泄、细胞容积、酸碱平衡、能量转化、神经突触传导等,因而对各种脏器和系统的功能维持至关重要。已知这类膜蛋白的基因突变可造成蛋白质功能缺失或功能增强,与多种疾病相关,包括:精神分裂症、共济失调、癫痫、舞蹈病、肌萎缩症、老年性听力丧失、阿尔茨海默病、抑郁症、哮喘、慢性肠炎、肿瘤等。其中有些致病机制涉及溶酶体膜上的氨基酸转运体异常。

人类细胞的正常膜蛋白可以被病毒利用,从而成为致病相关因素。冠状病毒进入宿主细胞的第一步就是以自己突起的"王冠"膜上的刺突蛋白(spike protein)与宿主细胞质膜上的膜蛋白结合。在此情形下,这种膜蛋白就成为病毒刺突蛋白的受体,而它们本身则是各种具有正常功能的质膜蛋白。例如,SARS 冠状病毒(SARS-CoV)和新型冠状病毒(SARS-CoV-2)进入人体细胞的受体是 ACE2,即血管紧张素转化酶 2(angiotensin-converting enzyme 2)。ACE2 广泛存在于各种与调节血压有关的脏器(如心脏、血管、肾脏,以及小肠和肺的上皮细胞和免疫细胞)分布于质膜的脂筏上。可以想见,SARS-CoV-2 引起的 COVID-19,患者的受累脏器可以是全身性的。

ACE2 本身是一种羧基肽酶,负责切除底物蛋白羧基端的一个氨基酸,其生理功能是在机体的肾素-血管紧张素-醛固酮内分泌系统中催化血管紧张素转化。值得注意的是,ACE2 自身生理性的酶活性并不是病毒结合所需要的,能抑制 ACE2 活性的抗高血压药物也并不能阻止病毒的结合。

除 ACE2 以外,还有一些宿主细胞的膜蛋白可以作为 SARS-CoV-2 的受体,包括 C 型凝集素、CD147 等。

三、膜糖类相关遗传性疾病是膜蛋白和膜脂糖基化缺陷造成的,而正常膜糖类也被病原体入侵所利用

膜蛋白和膜脂糖基化的生化路径由多种酶催化完成,膜糖类相关的遗传性疾病就是由这些酶的基因突变造成的。先天性糖基化异常疾病有一百多种,累及全身多系统。这些疾

病自然涉及膜糖类的异常,但是各种非膜结合的糖蛋白和蛋白聚糖的异常显然对疾病的作用更为显著。其中那些专一影响 GPI 合成和膜脂糖化的疾病,才是真正的膜糖异常性疾病。

GPI 是特殊的糖脂,主要为膜蛋白提供锚定位点,它的异常可以有广泛影响。这类疾病多为常染色体隐性遗传的单基因病,但是研究最清楚的 *PIGA* 基因缺陷病倒是 X 染色体连锁的隐性遗传病。疾病表现为婴儿性痉挛、肌张力低下、脑异常、面容畸形,还可以伴随心、肝、肾等脏器的功能障碍。

糖鞘脂和神经节苷脂富集于神经元的膜和极性上皮细胞的顶部质膜上,其合成相关的基因异常可造成一些罕见而严重的疾病,如痉挛性截瘫、癫痫、智力低下等神经症状,以及骨骼发育不良、皮肤色素沉着等非神经症状。

就像膜脂和膜蛋白一样,膜糖类也可以被病原体入侵所利用。一些病毒和细菌毒素(蛋白质)需要结合到人体细胞质膜的神经节苷脂或其他糖脂,然后进入细胞,其起始步骤是与这些糖脂分子上的糖链发生结合。霍乱毒素是霍乱弧菌的关键致病因素,其 B 亚基与人体肠道上皮细胞膜上神经节苷脂的唾液酸发生识别和结合,介导其 A 亚基进入细胞,从而实现毒性作用。

本章小结

质膜与细胞内膜(即各种细胞器的膜)具有共同的化学成分、结构和相近的功能,统称为生物膜。生物膜都由脂类、蛋白质和糖类三种物质组成。生物膜结构的基本骨架是脂双层。

膜蛋白分子可以分成三类。有些以一个或数个 α 螺旋形式或者 β 桶形式穿越脂双层,或者部分锚入一侧单层,这些叫作整合膜蛋白;有些通过膜脂分子锚定于脂双层上,叫作脂质锚定的膜蛋白;还有一些较松散地结合于穿膜蛋白上,叫作周围膜蛋白。肽链穿越整个脂双层的膜蛋白叫作穿膜蛋白,其肽链上的疏水区段伸入脂双层内部构成跨膜结构域,肽链的亲水区段则暴露于膜的两侧,成为细胞外结构域和细胞内结构域。膜糖连接在膜脂和膜蛋白上,全部位于脂双层的非胞质一侧表面。质膜可以形成富含胆固醇、鞘磷脂、糖脂和膜蛋白的动态微区,叫作脂筏。

膜两侧的成分和结构是不对称的,膜脂和膜蛋白具有一定的流动性,膜脂不断经历更新。膜蛋白有些是运输蛋白,转运特殊的分子和离子出入细胞;有些是酶,催化与膜相关的代谢反应;有些是连接蛋白,将细胞骨架与相邻细胞或细胞外基质相连接;有些是黏附分子,介导细胞之间及细胞与基质之间的识别和黏附;还有些是受体,接受和转导细胞外的化学信号。膜糖主要与抗原、受体和黏附分子作用有关。

质膜的功能主要关乎跨膜物质运输、细胞信号转导、细胞识别和黏附、细胞连接。可见,质膜的功能是高度依赖膜蛋白的。

膜与疾病的关系可以归纳为两个方面。一是遗传性或非遗传性因素导致膜化学成分的异常所造成的功能异常,可以致病或与疾病相关;二是一些病原微生物能附着或锚定于质膜的特定成分而侵入机体并引发疾病。

(易 静)

参考文献

[1] Alberts B，Johonson A，Lewis J，et al. Molecular biology of the cell[M]. 6th ed. New York：Garland Science，2014.

[2] Bonacina F，Pirillo A，Catapano AL，et al. Cholesterol membrane content has a ubiquitous evolutionary function in immune cell activation：the role of HDL[J]. Curr Opin Lipidol，2019，30(6)：462 - 469.

[3] Chang IJ，He M，Lam CT. Congenital disorders of glycosylation[J]. Ann Transl Med，2018，6(24)：477.

[4] Ewers H，Helenius A. Lipid-mediated endocytosis[J]. Cold Spring Harb Perspect Biol，2011，3(8)：a004721.

[5] Harayama T，Riezman H. Understanding the diversity of membrane lipid composition[J]. Nat Rev Mol Cell Biol，2018，19(5)：281 - 296.

[6] Kandasamy P，Gyimesi G，Kanai Y，et al. Amino acid transporters revisited：new views in health and disease[J]. Trends Biochem Sci，2018，43(10)：752 - 789.

[7] Kočar E，Režen T，Rozman D. Cholesterol，lipoproteins，and COVID - 19：basic concepts and clinical applications[J]. Biochim Biophys Acta Mol Cell Biol Lipids，2021，1866(2)：158849.

[8] Lodish H，Berk A，Kaiser CA，et al. Molecular cell biology[M]. 8th ed. New York：W H Freeman，2016.

[9] Prinz WA，Toulmay A，Balla T. The functional universe of membrane contact sites[J]. Nat Rev Mol Cell Biol，2020，21(1)：7 - 24.

[10] Wang B，Tontonoz P. Phospholipid remodeling in physiology and disease[J]. Annu Rev Physiol，2019，81：165 - 188.

第八章
细胞黏附、细胞连接与细胞外基质

　　构建人体的细胞有 200 多种类型,细胞总数超过一百万亿(10^{14})。然而,人体并不是由细胞简单地堆积而成,而是按特定方式有序地集合起来构建成为组织(tissue)的。在人体组织的构建中,细胞外基质起着重要的作用。细胞外基质(extracellular matrix, ECM)是由细胞分泌的多种生物大分子组成的复杂网络结构,充填着细胞之间的大小间隙。它的主要功能是形成支撑性框架,使细胞有机地联系在一起;同时又为细胞提供外环境,使细胞能按一定方式移动和相互反应,行使各种生物学功能。不同类型的细胞与其特有的细胞外基质一起构建成不同的组织,如上皮组织、结缔组织、肌组织和神经组织,再由各种组织构建成功能各异的器官。在这一过程中,细胞与细胞之间、细胞与细胞外基质之间必须通过一些特殊的分子彼此识别和短暂结合,这一过程称为细胞黏附(cell adhesion);并且形成一些特殊的细胞连接(cell junction),使细胞与细胞之间及细胞与细胞外基质之间更稳定和紧密地连接在一起。

　　细胞连接、细胞黏附和细胞外基质三者在结构与功能上关系密切,在它们的共同配合下,众多细胞有序地构建成组织、器官和人体。三者在上皮组织和结缔组织各有特点:上皮组织具有特别丰富而多样的细胞之间的连接,将细胞组织成整体的上皮层,其中的细胞外基质成分则较少且以特化的基膜形式存在;结缔组织的细胞大多互不连接,而是黏附于细胞外基质,且发生迁移活动,其基质成分多样、含量丰富。在此,我们把细胞黏附、细胞连接和细胞外基质放在一起叙述,三部分内容不可避免地存在互相穿插和重叠。本章内容看似繁杂、名词众多,实际上要点是各种细胞黏附、细胞连接和细胞外基质的形态结构、化学成分、分布和功能。

　　介导细胞黏附、细胞连接的蛋白质及细胞外基质蛋白质大多都有一个特点:分别属于一个大的蛋白质家族,家族成员在氨基酸序列和三维结构上具有共性,但是由不同基因编码,或由相同的 mRNA 剪接产生不同的分子,分布于不同组织,因此在理化性状和功能上有一定的差异。家族成员的这种组织特异性是各种蛋白质得以满足组织功能需求的基础。

第一节 细胞外基质

　　机体的组织是由细胞和细胞外基质共同构成的。细胞外基质充满所有的细胞外间隙，形成一个错综复杂的网络。根据位置、成分、结构和功能上的显著不同，可以把上皮组织和结缔组织的细胞外基质视为两种类型。上皮组织的细胞外基质主要以纤薄的基膜形式存在于上皮细胞底部，将上皮与结缔组织隔开，而结缔组织的大量细胞外基质则将细胞包围其中，是组织的支撑结构。细胞外基质的成分、含量和存在形式的差异又赋予各种结缔组织截然不同的特性：基质钙化使骨组织坚硬如石；基质中大量成索的胶原纤维使肌腱、韧带具有强大的张力；基质中丰富的弹性纤维使主动脉能顺应心肌收缩射血和舒张带来的剧烈压力变化。因成分多样、含量丰富，细胞外基质的研究常以结缔组织为对象。

　　细胞外基质还能结合并释放生长因子、细胞因子等细胞通信的信号分子。以前认为，细胞外基质主要起着简单的支架作用，稳定组织的物理结构。现已清楚，细胞外基质在调节其接触的细胞行为方面起着主动而复杂的作用，不仅通过细胞表面受体介导的信号通路，而且通过细胞与基质的黏附和连接，影响细胞的活动和命运。

　　细胞外基质由细胞分泌，在细胞外被各种酶降解，因而在体量和种类上都处在动态变化的平衡中，并且在细胞内外因素的调控下不时发生重构以适应发育和组织稳态的需要。细胞外基质的异常与多种疾病相关，正日益受到更多的重视。

　　细胞外基质的成分众多，其中的蛋白质可多达 300 种。总体来说，可将细胞外基质的成分分为两大类：一类是纤维蛋白，包括胶原、弹性蛋白、纤粘连蛋白和层粘连蛋白等，具有组织构建和抵抗张力的功能；另一类是糖胺聚糖，多以共价键与蛋白质结合，形成蛋白聚糖，具有支撑、屏障、抵抗压力、选择性滤过等功能。图 8-1 显示了一些纤维蛋白（左、中列）和糖胺聚糖（右列上）、蛋白聚糖（右列下）的结构形状和相对大小。

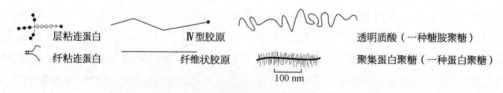

图 8-1　一些主要的细胞外基质大分子的形状和大小比较

一、细胞外基质中有四种主要的纤维蛋白

　　1. 胶原　胶原（collagen）是细胞外基质最主要的成分，也是人和哺乳动物体内含量最丰富的蛋白质，占人体蛋白质总量的 25％ 以上。胶原因其组装成纤维支架、条索或网络结构，发挥了搭建细胞外基质结构的作用，使组织和器官能抵抗各种张力。

　　（1）结构：胶原是细胞外基质中最重要、含量最高的纤维蛋白。胶原家族成员的分子基本结构单位是由三条肽链盘绕成的三股螺旋结构,直径 1.5 nm。胶原分子的每条肽链称为 α 链,含有丰富的脯氨酸和甘氨酸,在肽链分子中形成一系列 Gly - X - Y 重复序列(Gly 为甘氨酸,X 和 Y 可以是任何一种氨基酸,但 X 常为脯氨酸,Y 常为羟脯氨酸)。脯氨酸是环状结构,因而能使每条肽链保持稳定的螺旋构象。在肽链的中央区域每隔 2 个氨基酸有 1 个甘氨酸,由于甘氨酸是分子量最小的氨基酸,挤在三股螺旋内部,使三条 α 链能紧密地盘绕在一起。三股螺旋结构进一步组装成何种结构,在不同家族成员都是不同的。

(2)家族成员种类:人类基因组有 42 个基因负责编码胶原家族成员的 42 种 α 链。理论上,不同的 α 链经不同组合可装配成几千种三股螺旋胶原分子,但目前仅发现 28 种胶原分子。表 8-1 显示了其中一些主要的家族成员。有些胶原分子能通过头尾和侧向的连接而装配成胶原原纤维(collagen fibril),被叫作"形成原纤维的胶原"(fibril forming collagen)。装配可以自发发生,即在试管里也能发生。典型的胶原原纤维具有在电镜下可见的、距离为 64~67 nm 的周期性横纹,直径为 15~500 nm,长度从 150 nm 至数微米。Ⅰ、Ⅱ、Ⅲ、Ⅴ 和 Ⅺ 型胶原均属于形成胶原原纤维的胶原。各种组织中的胶原原纤维所含的主要胶原类型是不同的,如皮肤以 Ⅰ 型胶原为主而软骨以 Ⅱ 型胶原为主。并且,胶原原纤维在不同组织中以不同的方式排列。例如,同样是 Ⅰ 型胶原的原纤维,在皮肤中它们呈交织状,以抵抗不同方向的张力;在肌腱中则排列成平行的条索,与张力的主轴方向平行。有些胶原分子,如 Ⅸ 型和 Ⅻ 型胶原,本身并不装配成胶原原纤维,而是结合在原纤维表面,称为"原纤维相关胶原"(fibril associated collagen)。它们能介导胶原原纤维之间及胶原原纤维与基质中其他分子间的连接,从而确定原纤维在细胞外基质中的排列方式。还有些胶原分子,如 Ⅳ 型和 Ⅶ 型胶原,称为"形成网络的胶原"(network forming collagen)。其中 Ⅳ 型胶原分子能装配成片层网络状结构,是组成基膜的主要成分。而 Ⅶ 型胶原分子可形成二聚体,装配成"锚定原纤维"(anchoring fibril),辅助复层上皮附着在下面的结缔组织上。

表 8-1　胶原的主要类型及其特性

胶原类型	聚 合 形 式	组 织 分 布
形成原纤维的胶原		
Ⅰ 型胶原	原纤维,有横纹	骨、皮肤、肌腱、韧带、角膜、内脏
Ⅱ 型胶原	原纤维,有横纹	软骨、椎间盘、玻璃体、脊索
Ⅲ 型胶原	原纤维,有横纹	皮肤、血管、内脏
Ⅴ 型胶原	原纤维(与 Ⅰ 型一起)	同 Ⅰ 型胶原
Ⅺ 型胶原	原纤维(与 Ⅱ 型一起)	同 Ⅱ 型胶原
原纤维相关胶原		
Ⅸ 型胶原	结合在 Ⅱ 型胶原原纤维上	软骨
Ⅻ 型胶原	结合在 Ⅰ 型胶原原纤维上	肌腱、韧带等
形成网络的胶原		
Ⅳ 型胶原	片层网络	基膜
Ⅶ 型胶原	锚定原纤维	复层扁平上皮之下

（3）合成、加工、分泌和在细胞外装配成胶原纤维：结缔组织中的胶原分子主要由成纤维细胞、成软骨细胞和成骨细胞合成和分泌。对于形成原纤维的胶原的合成、加工和装配过程了解得较为清楚，主要步骤如下：首先在糙面内质网合成前 α 链，肽链两端各有一段不含 Gly - X - Y 序列的前肽（propeptide）；新合成的前 α 链相继在糙面内质网和高尔基体中进行修饰，肽链中脯氨酸和赖氨酸被羟基化，其中一些羟赖氨酸被糖基化。然后三条前 α 链的 C 端前肽借二硫键联系在一起，并从 C-末端向 N-末端聚合形成三股螺旋结构，而两端的前肽部分保持非螺旋状态；这种带前肽的三股螺旋胶原分子称为前胶原（procollagen），它们被包装在分泌小泡中分泌到细胞外。最后，前胶原分子的 N-末端和 C-末端前肽被特异蛋白酶切除，成为成熟的三股螺旋胶原分子。胶原分子可以自发地在细胞外基质中发生头尾连接和侧向共价交联，聚合成直径和长度不一的胶原原纤维，后者又进一步形成直径 0.5～3 μm 的粗大胶原纤维（collagen fiber）。

胶原原纤维在不同组织中具有不同的直径、长度和理化性状，除了取决于 α 链的类型，还受到细胞外因素（主要是张力和其他基质成分）的调控。根据组织受到张力的方向和力度来引导胶原原纤维装配的是另一种纤维蛋白——纤粘连蛋白。各种酶介导胶原分子的修饰，影响共价交联。

（4）与细胞的结合：胶原可通过纤粘连蛋白间接与细胞结合（详见下文），或直接通过几种细胞表面的黏附分子与细胞结合。能够作为胶原受体的细胞表面蛋白是整合素、免疫球蛋白超家族等黏附分子（详见下节）。

2. 弹性蛋白　弹性蛋白（elastin）是在有弹性的组织中含量丰富的纤维蛋白，是构成弹性纤维的主要成分，赋予组织以弹性。弹性蛋白主要分布于皮肤、血管和肺，是动脉中的主要蛋白质，占主动脉干重的 50%。

（1）结构：弹性蛋白单体只有一种，由一个基因编码。弹性蛋白是一种高度疏水性的蛋白质，约含 750 个氨基酸残基。弹性蛋白的氨基酸组成与胶原相似，富含脯氨酸和甘氨酸，含有少量羟脯氨酸，但不含羟赖氨酸。弹性蛋白的单体分子由共价键结合在一起，形成一个交联网络状的多聚物。弹性蛋白单体主要由两种短肽片断交替排列而成，一种是疏水性片段，倾向于内卷；另一种是富含丙氨酸和赖氨酸的 α 螺旋结构，可与相邻分子形成交联。疏水片段和交联作用使弹性蛋白单体形成网络，并且其中每个单体分子可随机卷曲产生构型变化，从而使弹性蛋白多聚物如橡皮筋一样能够伸展和回缩。

（2）合成、加工、分泌和在细胞外装配：弹性蛋白可由成纤维细胞、平滑肌细胞、软骨细胞等合成和分泌。胚胎和儿童时期是合成分泌的高峰。弹性蛋白前体（tropoelastin）在这些细胞的糙面内质网合成，然后肽链的信号序列被切除，经加工后成熟的弹性蛋白被分泌到细胞外，在细胞外一些酶的催化下发生广泛的交联，成为具有高弹性而又稳定的多聚物分子。弹性蛋白更新速度很低，分子半衰期可长达 40 年。

在细胞外基质中，弹性蛋白进一步与其他分子结合，装配成弹性纤维（也常称弹力纤维）。弹性纤维由弹性蛋白核心和微原纤维（microfibril）外壳构成。微原纤维直径约 10 nm，由一些不同的糖蛋白组成，其中有一种大的糖蛋白分子称为原纤维蛋白（fibrillin），它与弹性蛋白结合并对维持弹性纤维的完整性有重要作用。

3. 纤粘连蛋白　纤粘连蛋白(fibronectin)是在多种组织,特别是结缔组织中广泛分布的纤维蛋白,能与细胞表面特异性受体及细胞外基质中的其他大分子结合,因而发挥两方面的重要作用:一是作为支架蛋白来组建细胞外基质的有序结构,二是作为细胞黏附分子的配体来介导细胞外基质与细胞表面的贴附。此外,纤粘连蛋白还能与多种生长因子结合。

(1) 结构:纤粘连蛋白在结构上是二聚体糖蛋白,由两个基本相同的纤维状亚基组成,两个亚基在它们的 C-末端由二硫键结合在一起,使整个二聚体分子呈 V 形。每个亚基的分子量为 250~270 kDa,由大约 2 500 个氨基酸残基组成,含大量重复序列;其中一个名为重复序列Ⅲ的单位有 90 个氨基酸残基的长度,重复了至少 15 次。链内有多个二硫键。整条肽链通过 β 折叠形成 5~6 个功能不同的杆状结构域,每个结构域之间由对蛋白酶敏感的短肽相连。不同结构域分别能与胶原、肝素、血纤蛋白(fibrin)及不同类型的细胞表面受体结合(图 8-2a)。对与细胞表面受体结合的片段作进一步分析,发现一种三肽序列 Arg-Gly-Asp(简称 RGD 序列)是与细胞结合的位点。任何人工合成的肽链,只要含有 RGD 序列,都能与纤粘连蛋白竞争细胞上的结合位点,从而抑制细胞与纤粘连蛋白的黏附。细胞表面的黏附分子整合素家族成员是纤粘连蛋白的受体,整合素能识别和结合 RGD 序列。在与整合素结合时,纤粘连蛋白分子中的协同位点也参与作用,从而使结合更加牢固稳定(图 8-2b)。

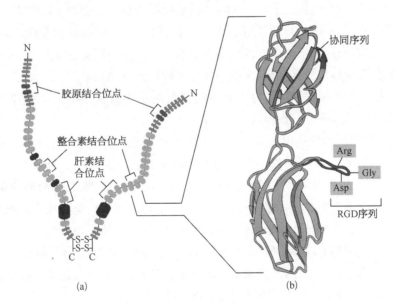

图 8-2　纤粘连蛋白分子结构

(a) 二维结构,显示各个结构域;(b) 其中整合素结合结构域的三维结构及 RGD 和协同序列

(2) 种类:人类基因组仅有一个编码纤粘连蛋白的基因。纤粘连蛋白不同亚基由该同一基因编码,但转录后 RNA 的剪接差异产生不同的 mRNA,使每种亚基的序列和结构上存在差异。目前已鉴定了 20 种不同的亚基。纤粘连蛋白分为两大类:一种类型以可溶性方式存在,称血浆纤粘连蛋白(plasma fibronectin),是二聚体蛋白质,循环于血液和其他体液内,能促进血液凝固和创伤愈合;另一种类型以不溶性形式存在于细胞外基质和细胞表面,称细胞纤粘连蛋白(cellular fibronectin),均以由二聚体交联而成的多聚物的形式存在,称纤

粘连蛋白原纤维(fibronectin fibril)。

(3) 合成、加工、分泌与细胞外装配：血浆纤粘连蛋白主要由肝细胞合成和分泌，也有少量来自内皮细胞。细胞纤粘连蛋白则可由各种细胞合成和分泌，包括成纤维细胞、上皮细胞、巨噬细胞等。肽链在糙面内质网合成后被运往高尔基体，其间接受多种翻译后修饰，包括糖基化、磷酸化和硫酸化，也形成多个链内二硫键，然后经质膜分泌到细胞外。

与胶原原纤维不同，纤粘连蛋白不能在试管中自我装配，只能在某些细胞的表面装配。这是因为纤粘连蛋白原纤维的形成需要其他蛋白质的参与，特别是整合素和微丝的参与。以成纤维细胞为例，纤粘连蛋白在细胞外与细胞表面的整合素结合，并通过整合素和其他黏附分子的介导与细胞内的微丝相连。细胞内微丝对细胞外纤粘连蛋白原纤维的装配和定向起着调节作用，微丝收缩时可经由整合素拉拽纤粘连蛋白所在部位的基质而产生张力，把纤粘连蛋白分子拉长，其肽链中的重复单位可以解除折叠，从而暴露出隐藏在分子中的结合位点，促进纤粘连蛋白发生聚合反应，在基质中装配成原纤维。

(4) 与细胞的结合：如上所述，纤粘连蛋白是细胞表面整合素的配体(详见下节)，其RGD序列可被整合素识别和结合。又由于纤粘连蛋白分子能与胶原纤维和肝素结合，它实际上介导了细胞外基质各种成分与细胞的黏附。

4. 层粘连蛋白　层粘连蛋白(laminin)也属于纤维蛋白，是基膜的主要成分之一。基膜是特化的细胞外基质，呈网络样薄层，位于上皮(包括内皮)组织与结缔组织之间，也包绕于肌细胞、脂肪细胞和神经鞘中的施万细胞周围。与纤粘连蛋白的多功能性质一样，层粘连蛋白既能与细胞表面特异性受体结合，又能与特化的细胞外基质(基膜中其他大分子)结合，因而发挥两方面的重要作用：一是作为支架蛋白来组建基膜的有序结构，二是作为细胞黏附分子的配体来介导基膜成分与细胞表面的贴附。

(1) 结构：层粘连蛋白是由 α、β、γ 三条肽链通过二硫键结合在一起的异三聚体分子，三条肽链等同于 3 个亚基，共同形成不对称的十字形结构。十字形分子由一条长臂和三条相似的短臂构成，三条短臂是 α、β、γ 三条肽链的 N-末端部分，长臂是三条肽链的螺旋-螺旋结构域相互盘旋形成的一个三股 α 螺旋长杆区。这一结构很像 3 枝花在枝干处被拧在一起而花朵处各自分开：分开的花朵是三条短臂，拧在一起的枝干是一条长臂。α、β、γ 三条链的 N-端和 α 链的 C-端都形成球形结构(图 8-3)。三个亚基各自的分子量在 100~400 kDa 数量级，加上包括糖基化在内的各种修饰，整个分子很大，分子量可达 800 kDa 余。层粘连蛋白是高度糖基化的蛋白，糖链可占分子总量的 15%。

像纤粘连蛋白一样，层粘连蛋白分子上有着与其他细胞外基质分子(胶原、蛋白聚糖)及细胞表面黏附分子(整合素和其他)的结合位点，与整合素结合的位点也含有 RGD 序列。这些结合位点都在十字形结构四个端点的球形结构上。α 链的 N-端和 C-端都有与整合素结合的位点。有些 α 链的 C-端还能与其他黏附分子结合，如分布于肌肉组织基膜的 α 链的 C-端还有与一个叫作"肌营养不良蛋白聚糖"(dystroglycan)的细胞表面黏附分子结合位点。α 链 C-端另一个重要的位点是与基膜蛋白聚糖(perlecan)结合的位点。β 和 γ 链的 N-端有与Ⅳ型胶原的结合位点。与纤粘连蛋白不同的是，层粘连蛋白分子可以自我装配。三条链的三个 N-端存在与其他层粘连蛋白的结合位点(图 8-3)，由此可以发生自我装配。

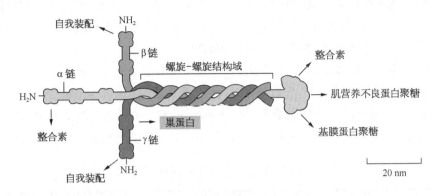

图 8-3　层粘连蛋白分子结构

（2）家族成员种类：人类基因组有 11 个基因负责编码层粘连蛋白的 3 条不同肽链：5 种 α 链（$\alpha_1 \sim \alpha_5$）、3 种 β 链（$\beta_1 \sim \beta_3$）和 3 种 γ 链（$\gamma_1 \sim \gamma_3$）。理论上不同亚基可装配成 50 多种三聚体分子，但已发现的只有 16 种。每种分子有组织分布特异性，也有发育阶段特异性。例如，α_1 在胚胎二细胞期就开始表达，却在发育到成人的过程中在大多数基膜中逐渐消失。相反，成体组织的基膜中普遍存在 α_5。层粘连蛋白 332（即 α_3、β_3 和 γ_2 的组合）主要分布于皮肤上皮组织基膜，层粘连蛋白 411（即 α_4、β_1 和 γ_1 的组合）主要存在于血管内皮基膜，而层粘连蛋白 211（即 α_2、β_1 和 γ_1 的组合）主要存在于骨骼肌和心肌的基膜。甚至同一组织基膜的不同区域也存在不同种类的层粘连蛋白。

（3）合成、加工、分泌与细胞外装配：表达层粘连蛋白的细胞种类繁多，主要有胚胎和成体各脏器的上皮细胞、血管内皮细胞、肌细胞、中枢神经细胞、周围神经细胞和神经肌接头的细胞等。α、β、γ 三条肽链在内质网-高尔基体系统中合成和加工（糖基化）后，是被分别分泌到细胞外再装配成三聚体，还是完成组装再被分泌，对此似尚未见确切的描述。

层粘连蛋白能在体外系统中自我装配成毛毡样片层结构，这主要是通过层粘连蛋白三条肽链的末端相连而成。在基膜中，层粘连蛋白分子除了自我相连外还与其他基膜成分互相结合（详见本节下文），最终形成基膜中的网状结构。

（4）与细胞的结合：如上所述，层粘连蛋白是细胞黏附分子的配体（详见下节），这些黏附分子主要是整合素，也有一些非整合素。又由于层粘连蛋白分子能与胶原纤维和基膜蛋白聚糖结合，它实际上介导了基膜各种成分与细胞的黏附。

二、细胞外基质中的糖胺聚糖和蛋白聚糖构成凝胶状物质

细胞外基质中除了上述纤维蛋白外，主要是以聚糖为成分的凝胶状基质，它们将纤维蛋白包埋在其中。聚糖成分主要有各种类型的糖胺聚糖、蛋白聚糖及两者共同形成的大分子多聚物复合体。

1. **糖胺聚糖**　糖胺聚糖（glycosaminoglycan，GAG）是富含水分的凝胶状基质的基本成分。

（1）结构：糖胺聚糖是一类由重复二糖单位构成的无分支聚糖链，二糖单位中一个糖

基是己糖醛酸(葡萄糖醛酸或艾杜糖醛酸),另一个糖基是氨基己糖(N-乙酰氨基葡萄糖或N-乙酰氨基半乳糖)。由于糖胺聚糖分子中含有己糖醛酸和硫酸基团,因此糖胺聚糖是酸性的、具有很强负电性的分子,能吸引水分子和阳离子。

(2)种类:根据糖胺聚糖的糖基组成、二糖的连接方式及硫酸基团的数目和位置的不同,可把人体中的糖胺聚糖分成 7 类(表 8-2):透明质酸(hyaluronan)、4-硫酸软骨素(chondroitin 4-sulfate)、6-硫酸软骨素(chondroitin 6-sulfate)、硫酸皮肤素(dermatan sulfate)、硫酸乙酰肝素(heparin sulfate)、肝素(heparin)和硫酸角质素(keratan sulfate)。

表 8-2　糖胺聚糖的组成和组织分布

糖胺聚糖	重复二糖单位	组 织 分 布
透明质酸	葡萄糖醛酸 + N-乙酰氨基葡萄糖	玻璃体、脐带、软骨、结缔组织
4-硫酸软骨素	葡萄糖醛酸 + N-乙酰氨基半乳糖	软骨、骨、皮肤、血管、角膜
6-硫酸软骨素	葡萄糖醛酸 + N-乙酰氨基半乳糖	软骨、肌腱、心脏瓣膜
硫酸皮肤素	葡萄糖醛酸 + N-乙酰氨基半乳糖或 艾杜糖醛酸 + N-乙酰氨基半乳糖	皮肤、血管、心脏瓣膜、韧带
硫酸乙酰肝素	葡萄糖醛酸 + N-乙酰氨基葡萄糖或 艾杜糖醛酸 + N-乙酰氨基葡萄糖	肺、血管、细胞表面
肝素	葡萄糖醛酸 + N-乙酰氨基葡萄糖或 艾杜糖醛酸 + N-乙酰氨基葡萄糖	肺、肝、皮肤、肥大细胞
硫酸角质素	半乳糖 N-乙酰氨基葡萄糖	角膜、软骨、椎间盘

糖胺聚糖是长而刚硬的伸展性结构,不能像多肽链那样折叠成为球状。如透明质酸含有 25 000 多个重复二糖单位。因此糖胺聚糖在基质中占据很大的空间(参见图 8-1)。糖胺聚糖表面有大量亲水基团,并带有高密度的负电荷,能吸引阳离子(Na^+ 等)进入而产生渗透压,使大量水分进入基质。糖胺聚糖与水分子结合形成凝胶,结果产生的膨胀压可抵抗外界压力,如膝关节软骨的基质能以此方式支撑几百个大气压。在结缔组织中,尽管糖胺聚糖按质量比,还不到纤维蛋白的 10%,但由于糖胺聚糖形成多孔的亲水性凝胶并充满了整个细胞外间隙,糖胺聚糖既能对组织起到机械性支撑作用,又允许一定大小的水溶性分子的扩散和细胞的移动。

透明质酸与其他糖胺聚糖有较大不同。除了糖链极长、分子量大,它独立存在,而不是与蛋白质共价结合成为蛋白聚糖的组成部分,但又易于被蛋白聚糖大量地非共价地结合成巨大的多聚物复合体(详见下文);它的合成也不像其他糖胺聚糖那样由细胞在胞内合成并分泌到基质,而是在细胞表面由质膜上的酶催化合成。透明质酸在早期胚胎中含量特别丰富,在成体的各种组织和体液中也大量存在。透明质酸的主要作用之一是对抗组织中(特别是关节中)的挤压力,在关节中作为润滑剂。它的另一个作用是作为空间填充物,在胚胎发育中,透明质酸形成组织间的无细胞空间,有助于胚胎器官形成中的变形和细胞迁移。在组织损伤愈合过程中,透明质酸也有类似作用。

2. 蛋白聚糖　蛋白聚糖（proteoglycan）是由糖胺聚糖与核心蛋白的丝氨酸残基共价结合而成的分子，广泛分布于各种组织的细胞外基质。在各类糖胺聚糖中，只有透明质酸不与蛋白质结合，而是能以自由链形式游离于细胞质基质中；其余 6 种糖胺聚糖都与核心蛋白以共价键结合形成蛋白聚糖。

（1）结构和种类：蛋白聚糖具有多样性和异质性，即使是单种核心蛋白，与其结合的糖胺聚糖种类和数量也很不相同。核心蛋白的序列分析表明，各种蛋白聚糖的核心蛋白也没有共同的特征。因此，每种蛋白聚糖都有其特有的结构，其功能由各自的核心蛋白和糖胺聚糖所决定。蛋白聚糖一般都有极高的分子量，可以单独存在，也往往与其他大分子结合形成多聚物复合体，拥有更大的分子量和空间体积（表 8-3）。

表 8-3　几种常见的蛋白聚糖

蛋白聚糖	核心蛋白分子量	糖胺聚糖类型	组织分布	功　　能
聚集蛋白聚糖（aggrecan）	210 kDa	硫酸软骨素＋硫酸角质素	软骨	与透明质酸形成多聚合体复合体，机械性支撑作用
β 蛋白聚糖（betaglycan）	36 kDa	硫酸软骨素/硫酸皮肤素	各种细胞表面	与转化生长因子 β 结合
核心蛋白聚糖（decorin）	40 kDa	硫酸软骨素/硫酸皮肤素	结缔组织	与 I 型胶原原纤维和转化生长因子 β 结合
基膜蛋白聚糖（perlecan）	600 kDa	硫酸肝素	基膜	基膜的结构和滤过功能
共结合蛋白聚糖（syndecan）	32 kDa	硫酸软骨素＋硫酸乙酰肝素	上皮细胞表面	细胞黏附、与成纤维细胞生长因子等生长因子结合

（2）与其他大分子的结合及其功能：有些蛋白聚糖还可以进一步与透明质酸以非共价结合方式形成多聚物复合体。核心蛋白的 N-末端氨基酸序列与透明质酸的二糖单位有很高的亲和性，许多条蛋白聚糖链 N-末端可同时结合在一条透明质酸长链上，两者的非共价结合可由连接蛋白加强和稳定。这类多聚物复合体的分子量可达 10^5 kDa 或更大，所占的空间可相当于一个细菌那样大。聚集蛋白聚糖（aggrecan）就是一种典型的可形成多聚物复合体的蛋白聚糖，在一条透明质酸分子上结合百余条聚集蛋白聚糖链，分子量高达 10^5 kDa。这样的多聚物复合体是软骨的主要基质成分。

有些蛋白聚糖可与细胞外基质中的纤维蛋白如胶原、纤粘连蛋白或层粘连蛋白结合，形成细胞外基质及基膜特有的网络结构。网络结构中不同大小的空隙和电荷强度不仅为细胞周围提供了亲水性环境，而且可选择性地调节不同大小的分子和带不同电荷的分子在细胞间转运，起到所谓"分子筛"的作用。基膜蛋白聚糖（perlecan）就属于这一类，它是基膜中最丰富的蛋白聚糖，也存在于其他细胞外基质中。基膜蛋白聚糖与层粘连蛋白、胶原等纤维蛋白结合，共同形成基膜的网络结构。

细胞外基质中的蛋白聚糖与细胞间一些分泌性蛋白质分子的功能有密切关系。蛋白聚糖能与一些生长因子结合，增强或抑制其活性，如共结合蛋白聚糖（syndecan）中的硫酸乙酰肝素可与成纤维细胞生长因子（fibroblast growth factor，FGF）结合，使生长因子发生寡聚化，激活细胞表面酪氨酸酶受体，从而刺激各种类型细胞的增殖。还有些蛋白聚糖作用正相反，如核心蛋白聚糖（decorin）的核心蛋白可与转化生长因子 - β（transforming growth factor - β，TGF - β）结合，抑制其活性。

还有些蛋白聚糖可被整合为质膜的成分，成为受体或辅助受体存在于细胞表面，参与细胞与细胞外基质的结合，或启动细胞对外界信号的反应。

上文介绍了广泛分布于各种组织的细胞外基质成分。需要指出的是，一些特殊的组织和细胞可以有不同于此的特殊细胞外基质成分。例如，血小板凝块中的主要细胞外基质叫作血纤蛋白（fibrin），它可形成弹性网络，在凝血过程中联结细胞与其他细胞外基质，如纤粘连蛋白。

三、基膜是上皮和其他组织的细胞外基质特化结构

基膜　基膜（basal lamina）是由细胞外基质特化而成的薄层网络状结构，厚度 60～100 nm。基膜位于大多数上皮细胞（包括内皮细胞）层的下面，也可包绕在肌细胞、脂肪细胞和神经鞘细胞的周围，将这些细胞与结缔组织的基质隔开。在肾小球中，内皮细胞的基膜和上皮细胞（足细胞）的基膜融合在一起，成为肾小球特殊的基膜，其厚度也为一般基膜的 2 倍。

（1）成分：一般认为，基膜中的细胞外基质是由基膜两侧的细胞合成和分泌的。不同组织，甚至同一组织不同区域的基膜成分可有差异。但是，各种基膜中必有的细胞外基质成分是层粘连蛋白、Ⅳ 型胶原、串珠状的基膜蛋白聚糖（perlecan）和棒槌状的连接分子巢蛋白（nidogen，或者 entactin）这 4 种。在上述成分中，层粘连蛋白和 Ⅳ 型胶原构成基膜的基本网架，巢蛋白可联结 Ⅳ 型胶原、层粘连蛋白和基膜蛋白聚糖，而基膜蛋白聚糖也与层粘连蛋白和 Ⅳ 型胶原相互联结，并且，层粘连蛋白、Ⅳ 型胶原和基膜蛋白聚糖都能自我结合。如此，多种分子之间的相互作用，使基膜的整个网络结构趋于稳定。层粘连蛋白和 Ⅳ 型胶原又与细胞质膜上的整合素 $\alpha_6\beta_4$ 在半桥粒部位结合，使细胞与基膜锚定连接在一起。

（2）功能：在不同组织中，基膜的结构与功能有所不同，主要是屏障和滤过及调控细胞活动。位于上皮下的基膜对分子和细胞的移动起着选择性屏障作用。例如，位于小肠上皮下的基膜对吸收营养物质进入血液有调节作用；位于表皮下的基膜能阻止结缔组织中的成纤维细胞与表皮细胞接触，却允许巨噬细胞、淋巴细胞和神经穿过基膜进入表皮层；位于肌细胞周围的基膜主要将相邻细胞联系在一起，形成完整的组织；而肾小球中一层厚厚的基膜起着分子滤膜作用，阻止大分子通过，只让某些小分子从血液进入原尿中。

基膜对组织的再生和创伤愈合起着重要作用。肌肉、神经和上皮组织损伤时，残存的基膜可为再生细胞提供框架，使细胞迁入，重建原先的组织结构。皮肤或角膜损伤后，基膜的成分发生变化，如纤粘连蛋白增加，使细胞迁移至损伤部位促进其愈合。

四、结缔组织含有特别大量的细胞外基质

结缔组织有多种类型，如连接不同器官、组织和细胞的疏松结缔组织，真皮、肌腱和韧带

这样的致密结缔组织及骨、软骨和血液等。无论哪种类型，结缔组织都与其他组织有很大不同，即它们的体积主要由细胞外基质而不是细胞构成。结缔组织的细胞外基质等同于组织学所称的细胞间质。虽然结缔组织中可以有多种细胞，但在大多数结缔组织中，细胞外基质成分是由成纤维细胞合成分泌的；在骨和软骨中，细胞外基质则分别由成骨细胞和成软骨细胞分泌。

（1）成分：结缔组织的细胞外基质包含纤维蛋白、蛋白聚糖和糖胺聚糖透明质酸。糖胺聚糖和蛋白聚糖及两者结合而成的多聚物复合体形成凝胶状基质，将纤维蛋白包埋在其中。

含量最丰富的纤维蛋白是胶原，组装成胶原纤维。在形状可变的器官也含有由弹性蛋白构成的可伸缩的弹性纤维。

结缔组织的胶原主要是形成原纤维的胶原（即Ⅰ型、Ⅱ型、Ⅲ型、Ⅴ型和Ⅺ型胶原）及原纤维相关胶原（即Ⅸ型和Ⅻ型胶原）。在不同结缔组织中，胶原种类又有所不同，如皮肤和骨组织以Ⅰ型胶原为主，软骨组织以Ⅱ型胶原为主。胶原原纤维在不同组织中的排列方式也不同，如在真皮呈交织状排列，在肌腱中呈平行条索状排列，在骨和角膜中呈胶合板样成层排列。

纤粘连蛋白二聚体形成独特的纤维，分布于大多数结缔组织中，既通过整合素与细胞相连接，又与胶原和蛋白聚糖等其他细胞外基质成分相结合。纤粘连蛋白与整合素结合可以触发其纤维装配，逐渐通过共价交联而形成成熟稳定的基质成分。纤粘连蛋白的纤维走向与成纤维细胞内微丝的走向往往是一致的，说明整合素在所在部位（黏合斑）形成了细胞内骨架和细胞外基质之间的桥梁。

结缔组织的凝胶样物质是由糖胺聚糖、蛋白聚糖及两者共同形成的大分子多聚物复合体所构成的，在软骨特别丰富。

结缔组织的不同细胞造成基质中纤维蛋白与蛋白聚糖的不同。例如，由成纤维细胞产生的细胞外基质主要是Ⅰ型胶原、纤粘连蛋白和核心蛋白聚糖等，由成软骨细胞分泌的细胞外基质主要是Ⅱ型胶原和聚集蛋白聚糖等。

（2）功能：结缔组织的细胞外基质总体上具有支撑细胞、抵抗压力、构建组织、形成细胞微环境并调控细胞活动的作用，在不同类型的结缔组织还具有一些不同的功能。各种蛋白聚糖和糖胺聚糖赋予基质特殊的理化性状，并且对细胞活动和行为产生影响。例如，硫酸肝素上的糖胺聚糖侧链基团发生某些修饰，可以调控生长因子与细胞表面受体的结合；透明质酸是软骨等多种细胞外基质中蛋白聚糖多聚物复合体的骨架，使相关结缔组织如关节软骨富于韧性、弹性和柔滑性；透明质酸也是正在迁移和增殖的细胞周围基质的主要成分，特别是在胚胎中，它能结合于细胞表面黏附受体，其含水和多孔的性质有利于细胞迁移和增殖。

五、细胞外基质与细胞功能和活动有着密切的相互关系

细胞外基质对细胞的各种生命活动有着重要的影响。两者相互依存、相互影响，共同决定着组织的结构与功能。

1. 细胞对细胞外基质生成和降解的控制　各种组织的细胞外基质的成分、含量和存在

形式不同,但都是由该组织的细胞(包括实质细胞和间质细胞)合成和分泌的。细胞除了产生基质成分外,还影响细胞外基质成分的组装和排列。例如,细胞在其分泌的胶原纤维上移动可使胶原纤维以一定方式排列;细胞内微丝的排列可影响细胞表面纤粘连蛋白的装配和排列。

细胞外基质成分的降解是由细胞分泌的蛋白水解酶催化的。这类蛋白水解酶主要有基质金属蛋白酶(matrix metalloprotease,MMP)和丝氨酸蛋白酶(serine protease)。基质金属蛋白酶是一类 Zn^{2+} 或 Ca^{2+} 依赖的蛋白酶,有多种类型,如胶原酶(collagenase)、明胶酶(gelatinase)、基质溶解酶(stromelysin)、弹性蛋白酶(elastase)、膜型基质金属蛋白酶(membrane type matrix metalloprotease)等。基质金属蛋白酶和丝氨酸蛋白酶协同作用,共同或分别降解胶原蛋白、层粘连蛋白、纤粘连蛋白、弹性蛋白等细胞外基质成分。基质金属蛋白酶的活性又是受细胞控制的,如细胞可分泌各种蛋白酶抑制剂,包括基质金属蛋白酶组织抑制剂(tissue inhibitor of metalloprotease)和丝氨酸蛋白酶抑制剂(serpin),控制蛋白酶的作用程度和范围。细胞对细胞外基质成分降解的控制和调节对创伤修复、组织重构及细胞迁移都有重要作用。

通过生成和降解两方面的平衡,细胞外基质在质和量上都处于动态变化中,从而有利于维持组织稳态和应答细胞内外信号。

2. 细胞与细胞外基质成分的结合　细胞与细胞外基质的相互作用是通过细胞表面受体与细胞外基质成分的特异性结合来实现的。这种细胞表面受体主要是整合素家族的各个成员(详见下节)。除了整合素外,不同组织的细胞表面还有其他穿膜蛋白作为细胞外基质受体,如胶原的糖蛋白Ⅵ受体和层粘连蛋白的"肌营养不良蛋白聚糖"等。

细胞表面受体与细胞外基质成分的结合不仅介导了细胞与细胞外基质的黏附,而且介导了细胞的信号转导,使细胞发生一系列的反应。

3. 细胞外基质对细胞结构与功能的影响　细胞外基质除了与细胞一起构建组织,具有支持和保护等功能外,还对细胞的结构与功能有重要影响。

(1)影响细胞的形态:体外实验表明,当一种细胞在不同的细胞外基质上黏附和铺展时,可呈现不同的形状,如果细胞脱离了细胞外基质就会成为游离的球形。覆盖管腔脏器内表面的上皮细胞只有黏附在基膜上才能显示其极性,并通过细胞连接成为柱状上皮。

(2)影响细胞的存活、死亡、增殖和分化:大多数细胞只有黏附和铺展在细胞外基质上才能存活和增殖。上皮细胞和内皮细胞失去对基膜的贴附将不能存活,而发生失巢凋亡(anoikis)。多种细胞离开细胞外基质变成球形时就不能增殖,这种现象称为锚定依赖性生长(anchorage dependent growth)。体外实验表明,不同类型的细胞对细胞外基质成分的需求是不一样的,如成纤维细胞在纤粘连蛋白基质上增殖快,在层粘连蛋白基质上增殖慢;而上皮细胞则相反。与正常细胞不同,肿瘤细胞可以在悬浮状态下增殖,丧失了锚定依赖性。不少实验表明,一些类型的细胞在特定细胞外基质成分作用下,可撤离细胞周期而进入分化。例如,成肌细胞在纤粘连蛋白基质上可进行增殖并呈未分化状态,而在层粘连蛋白基质上则停止增殖进行分化,融合成肌管;内皮细胞在胶原基质上培养时进行增殖,而在层粘连蛋白基质上也停止增殖进入分化,形成毛细血管样结构。

（3）影响细胞的迁移：细胞的迁移依赖细胞外基质成分分解的调控。细胞通过基膜迁移时，需要基质成分的局部降解，胶原酶等基质金属蛋白酶在这一过程中起重要作用，它们可使基质成分局部分解，开辟道路以促进细胞的迁移，蛋白酶抑制剂可阻止细胞迁移。这种情况可发生在白细胞穿过血管基膜迁移至炎症或创伤部位时，也可发生在肿瘤细胞浸润和转移时，即原发部位的肿瘤细胞经血液及淋巴管迁移至其他部位的组织和器官。

4. 细胞外基质对细胞微环境的贡献　细胞微环境（cell microenvironment）一般指干细胞、免疫细胞、肿瘤细胞等特定细胞群体生存并维持某些特征性行为所需要的微小区域的综合环境条件，由细胞和非细胞两方面因素构成。前者主要是指一系列被称为间质细胞（stromal cell）的细胞，包括成纤维细胞、免疫细胞、血管细胞（内皮细胞和周细胞）等。后者是指细胞外基质包括细胞外液的化学组成和物理性质、间质细胞释放的信号分子及主体细胞自分泌和旁分泌的信号分子。

细胞外基质作为微环境的非细胞因素，通过上文所述的各方面对细胞行为和命运施加影响，常见的变化参数包括基质成分种类、硬度、酸碱度、与信号分子的结合力等。例如，胎儿期的肌干细胞微环境中纤粘连蛋白的水平很高，出生前后则Ⅵ型胶原水平很高；胚胎期肌干细胞微环境含大量硫酸软骨素的蛋白聚糖，出生前后变为主要是硫酸皮肤素、硫酸软骨素、硫酸肝素这些糖胺聚糖的混合物。肿瘤微环境中多种胶原增多，如Ⅰ型、Ⅲ型、Ⅴ型、Ⅵ型、Ⅸ型胶原，由被肿瘤激活的肿瘤相关成纤维细胞（cancer-associated fibroblast，CAF）分泌，具有促进肿瘤细胞增殖和迁移的作用。肿瘤细胞转移的微环境中还可检测到Ⅰ型胶原的赖氨酸氧化增多，氧化促进胶原纤维之间发生交联，一方面表现出基质硬度增加，另一方面通过激活肿瘤细胞的整合素信号通路促进其恶性行为。

第二节　细　胞　黏　附

细胞黏附（cell adhesion）包括细胞间或细胞与细胞外基质间的黏着贴附。细胞与细胞或基质的黏附可以是短暂的、一过性的，如血细胞之间；也可以是相对长时间的、稳定的，例如结缔组织中成纤维细胞与细胞外基质之间的黏合斑；还有些从细胞黏附转变为稳固的细胞连接，例如上皮组织的黏合带、半桥粒（详见下节）。

一、细胞黏附主要基于一对细胞黏附分子间的相互识别和结合

1. 细胞黏附分子　细胞黏附分子（cell adhesion molecule，CAM）是一类细胞表面的穿膜蛋白，包括细胞间黏附分子（cell-cell adhesion molecule）和细胞-基质黏附分子（cell-matrix adhesion molecule），它们广泛存在于各种细胞表面，能与其他细胞表面的黏附分子或细胞外基质成分结合，从而介导细胞之间或细胞与细胞外基质之间产生黏附。细胞黏附分子有多种类型，最主要的是整合素家族、选择素家族、免疫球蛋白超家族黏附分子、钙黏素家族四大家族。整合素家族主要介导细胞与细胞外基质的黏附和连接，其余3类均介导细胞之间的黏附；其中，选择素家族形成的是短暂的一过性黏附，钙黏素家族能形成细胞之间

的稳定连接,而免疫球蛋白家族则既能介导短暂的黏附,又能形成稳定的连接。整合素、选择素和钙黏素发挥作用时依赖二价阳离子 Ca^{2+}（和 Mg^{2+}）的结合,免疫球蛋白超家族成员则不依赖(表 8-4)。

表 8-4　主要的细胞黏附分子家族及其黏附特点

黏附分子家族	介导的黏附	分子结合方式	Ca^{2+}/Mg^{2+} 依赖性	可形成的细胞连接
整合素家族	细胞与基质 细胞与细胞	嗜异性结合 嗜异性结合	+	黏合斑、半桥粒 无
选择素家族	细胞与细胞	嗜异性结合	+	无
免疫球蛋白超家族黏附分子	细胞与细胞	嗜同性结合 或嗜异性结合	−	突触
钙黏素家族	细胞与细胞	嗜同性结合	+	黏合带、桥粒、突触

2. **黏附分子的受体特性**　黏附分子与其他细胞表面的黏附分子或细胞外基质成分的结合是特异性的,这种膜蛋白与特异性蛋白质的相互结合相当于膜受体与其配体的结合。因此,我们在前述对于细胞外基质的介绍中总是把整合素称为受体,把基质中的纤维蛋白(特别是纤粘连蛋白和层粘连蛋白)称为配体。但是,细胞黏附分子与一般的细胞膜受体有所不同。一般的膜受体与激素、生长因子等配体具有很高亲和性,而细胞黏附分子与相应配体结合的亲和性较低,必须通过多受体和多配体的结合才能有足够的结合力,而且还需要细胞骨架的帮助:黏附分子通过细胞内锚定蛋白与细胞骨架成分相连,细胞骨架可维持黏附分子侧向簇集,以形成多位点结合来增强亲和力。

细胞与细胞或与基质黏附的强弱主要取决于黏附分子的数量和与配体的亲和力。

3. **细胞黏附与选择性识别**　细胞通过黏附聚集在一起并不是被动的过程,而是黏附分子选择性识别和结合的过程,以主动构建组织并保持组织结构的不同特征。最早注意到细胞黏附存在选择性识别机制是在一个海绵细胞的实验中。将源于不同颜色海绵的细胞分离分散,静置后再混合,当海绵细胞重新聚集黏附成团时,来自黄色海绵和紫色海绵的细胞分别形成新的黄色海绵和紫色海绵,而不会形成杂合的海绵。动物胚胎实验中,将胚胎组织中的肝细胞和视网膜细胞分离后再混合,也看到同一类型的细胞会彼此黏附在一起。可见细胞间存在着一种相互识别的系统,使已分化成同一组织的细胞优先黏附聚集。这种细胞的选择性黏附,对胚胎发育中细胞的定向迁移并形成复杂的组织起着重要的作用。胚胎细胞在迁移过程中通过细胞表面和细胞外基质中的黏附分子和排斥分子的作用,沿着正确的路径迁移。细胞一旦迁移至目的地,就通过严格的识别与其他细胞结合,或者也可与其他迁入的细胞结合,形成有序的组织结构。

4. **黏附分子的结合方式**　细胞黏附分子与其他细胞的黏附分子之间的结合主要有两种方式:① 嗜同性结合(homophilic binding),即某个细胞表面黏附分子与相邻细胞同类黏附分子结合,钙黏素主要以这种方式介导细胞黏附。② 嗜异性结合(heterophilic binding),即某个细胞表面黏附分子与相邻细胞不同类黏附分子结合,整合素和选择素主要以这种方式介导细胞黏附。而免疫球蛋白超家族黏附分子介导的黏附则既可以是嗜同性的,也可以是嗜异性的(表8-4)。有些情况下,双方黏附分子之间的结合还需要中介分子。

前述细胞之间选择性黏附的现象,其本质在于不同细胞群体的黏附分子的嗜同性和嗜异性强弱。用简化的4种极端情况来说明:当两群细胞的黏附分子都是很强的嗜同性的,两群细胞就分别黏附成独立的两个细胞团;当两群细胞的黏附分子都是嗜异性的强于嗜同性的,两群细胞就混合黏附成一个杂合细胞团;当两群细胞的黏附分子都是嗜同性的强于嗜异性的,两群细胞就黏附成既是分隔的两部分但又在界面上互相贴附的一个细胞团;当两群细胞中A群的黏附分子是嗜同性的强于嗜异性的,而B群的黏附分子是嗜异性的强于嗜同性的,结果就会出现A群在内、B群贴附在外的一个夹心细胞团。这里所谓的强弱应由各种黏附分子的数量和与配体的亲和力综合决定。

二、细胞黏附与细胞连接和细胞迁移相辅相成

1. *细胞黏附与细胞连接的关系*　细胞间或细胞与细胞外基质间的结合可采用连接性黏附和非连接性黏附两种机制。换言之,有些细胞先是黏附进而形成细胞连接,而有些则止于黏附。连接性黏附主要见于上皮细胞,其特点是在电镜下可以观察到特化的连接装置,这种黏附使细胞间的结合非常牢固;非连接性黏附主要见于非上皮细胞,在电镜下看不到特化的连接装置,相邻细胞间有10~20 nm间隙隔开,这种黏附不使细胞牢固锚定,适宜于细胞的运动。

在胚胎发育期的组织和器官形成及在成体组织中损伤的修复过程中,非连接性黏附与连接性黏附是互相关联的,换言之,细胞黏附与细胞连接是互相关联的。首先,在细胞间或细胞与细胞外基质间形成非连接性黏附,黏附部位相邻质膜或质膜与基质靠近又有间隙,使黏附分子相互反应,但又不使细胞牢固锚定,从而使细胞能够移动。然后,更多黏附分子被募集到接触部位的质膜处,产生连接性黏附,黏附分子成为细胞连接的组成成分,通过形成完整的细胞连接装置,使细胞间或细胞与细胞外基质间定向黏附并使之牢固稳定。例如,在胚胎发育过程中,钙黏素均匀地分布在神经元轴突的生长性末梢(叫作"生长锥")表面,帮助生长锥在延伸过程中与其他细胞黏附。当延伸到靶细胞特定部位时,位于质膜下的钙黏素库释放大量钙黏素到细胞表面,从而与靶细胞(神经元或肌细胞)形成稳定的化学突触。

2. *细胞黏附与细胞迁移的关系*　细胞迁移(cell migration)指细胞通过改变自身与其他细胞和与细胞外基质的联系而发生定向的位置移动的行为,伴随细胞变形,在细胞外信号作用下的细胞骨架、细胞黏附分子和细胞外基质的精细协调下完成。在很多情况下细胞迁移也叫细胞爬行(cell crawling)。迁移或爬行的细胞需要在表面伸出各种伪足,与细胞外基质发生非连接性黏附。细胞爬行过程包含三个步骤。首先是"伪足前伸"。接着是"伪足黏附":当伪足接触到合适的表面时就黏附在上面,形成一种细胞连接装置——点状黏附,也叫黏合斑,这时质膜表面的黏附分子整合素与贴附面的细胞外基质成分相结合,同时整合素在细胞内与微丝结合,这就是伪足能够黏附的原因。最后是"整体前移":细胞通过内部的

收缩产生拉力,利用点状黏附把自己的身体拉向前。在不断爬行的过程中,细胞前端不断形成新的点状黏附,同时,原来贴附的后端需要解除黏附。

可见,细胞迁移伴随着旧的黏附解除和新的黏附建立。正是在黏附-失去黏附-再黏附的循环中,细胞实现了迁移。所以,细胞迁移与黏附是相辅相成的。

在正常情况下,成体动物中上皮组织、肌肉和神经组织中终末分化的上皮细胞、肌细胞和神经元不发生迁移。它们通过细胞连接将自己的位置相对固定下来,迁移受到限制。这些组织中的其他细胞包括上皮干细胞会发生迁移。成体结缔组织中的各种细胞都会发生迁移。血细胞在动脉-组织毛细血管-静脉中游走,迁移伴随着血流或组织液的力学改变。其中的白细胞出于自身成熟或执行功能的需要,会穿越血管或淋巴管内皮进入组织。那些分化成熟不再迁移的细胞类型,在胚胎发育中也都经历过迁移。因此可以说,每一种细胞都能够或曾经能够迁移。不迁移的细胞是因为形成了连接性黏附而停止了迁移,或暂时失去了迁移能力。

下面对 4 个黏附分子家族作介绍,从中也反映出黏附分子的上述特性。

三、整合素家族是最重要的细胞外基质受体,介导细胞与基质或与其他细胞的黏附或连接

整合素(integrin)又译为整合蛋白、整联蛋白,是一个介导细胞与细胞外基质间或与其他细胞间黏附的黏附分子大家族,广泛存在于多种细胞表面,因为能与多种细胞外基质成分结合而成为最重要的细胞外基质受体(基质成分作为配体),介导连接性黏附。整合素也能和其他细胞表面的黏附分子结合,介导非连接性黏附(参见表 8-4、表 8-5)。

1. 分子结构和种类

(1) 分子结构:整合素是一类穿膜异二聚体糖蛋白,由 α 和 β 两个亚基经非共价结合而成。α 和 β 亚基都是单次穿膜蛋白,各自都有一个大的 N-末端胞外段、一个疏水穿膜段和一个短的 C-末端胞内段,整体形状就像一个大头加上两条长腿(图 8-4a)。α 和 β 亚基的胞外段含有多个结构域,结构域之间由连接段联结。这些结构域有的负责两个亚基之间的结合,有的负责识别配体的特殊序列而与之结合,并提供二价阳离子(Ca^{2+} 或 Mg^{2+})结合位点。二价阳离子的类型和浓度可影响整合素胞外结构域与相应配体结合的亲和性和特异性。整合素胞外结构域可发生构象改变:其非活化或失活状态呈现为"弯折-关闭"构象,活化状态呈现为"伸直-开放"构象(图 8-4b)。整合素 β 亚基的胞内段可与细胞内一些锚定蛋白结合,后者又与细胞骨架成分结合(图 8-5)。由此,整合素得以介导细胞骨架与细胞外基质成分之间的锚定连接,即黏合斑和半桥粒。整合素也能与其他细胞的黏附分子结合,从而介导细胞与细胞之间的黏附。

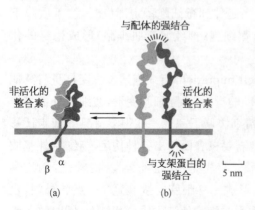

图 8-4　整合素分子的结构和功能
(a) 非活化的整合素;(b) 活化的整合素

（2）家族成员种类：哺乳动物的各种整合素分别由 18 种 α 亚基（$\alpha_1 \sim \alpha_{11}$、$\alpha_{IIb}$、$\alpha_D$、$\alpha_E$、$\alpha_L$、$\alpha_M$、$\alpha_V$、$\alpha_X$）和 8 种 β 亚基（$\beta_1 \sim \beta_8$）组成 24 种异二聚体。每种不同组合的二聚体都具有独特的性质、分布和功能。不同的整合素二聚体的胞外结构域与配体的结合具有特异性。如：含 β_1 的整合素可以与细胞外基质组分纤粘连蛋白、层粘连蛋白和胶原结合，含 β_2 的整合素可以与其他细胞的黏附分子结合。胞外结构域能识别的配体序列有多种，其中被了解得最为清楚的就是纤粘连蛋白和层粘连蛋白的 RGD 序列。整合素与细胞骨架的锚定也有一定的特异性：24 种整合素中仅一种（$\alpha_6\beta_4$）是与中间丝锚定的，其余都与微丝锚定。表 8-5 列举了人体常见的几种整合素及其主要配体和分布。

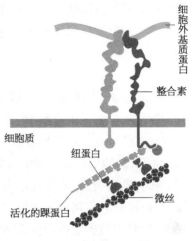

图 8-5　整合素分子与细胞骨架相连

表 8-5　整合素的几种常见类型

整合素异二聚体	相应配体（部分）	连接或黏附	分布
$\alpha_5\beta_1$	纤粘连蛋白	细胞-基质连接	广泛分布于各种组织
$\alpha_6\beta_1$	层粘连蛋白	细胞-基质连接	广泛分布于各种组织
$\alpha_7\beta_1$	层粘连蛋白	细胞-基质连接	肌细胞
$\alpha_6\beta_4$	层粘连蛋白	细胞-基质连接	上皮细胞（半桥粒）
$\alpha_{IIb}\beta_3$	血纤蛋白原、纤粘连蛋白	细胞-基质黏附	血小板
$\alpha_L\beta_2$	免疫球蛋白超家族细胞间黏附分子（ICAM）	细胞-细胞黏附	白细胞（中性粒细胞、单核细胞）

整合素 β_1 亚基至少与 12 种不同的 α 亚基形成二聚体，这些整合素二聚体作为多种类型的细胞表面受体，其配体是多数细胞外基质成分如纤粘连蛋白、层粘连蛋白和胶原（参见上节），介导细胞与细胞外基质的黏附或连接。β_4 亚基与 α_6 亚基形成的二聚体也以层粘连蛋白为配体，介导上皮细胞与基膜的特殊连接——半桥粒。

至少有 8 种整合素能与纤粘连蛋白结合，形成结缔组织细胞与基质的连接；也至少有 5 种整合素可与层粘连蛋白结合，形成上皮和其他细胞与基膜的连接。

β_2 亚基至少与 4 种不同的 α 亚基形成二聚体，这些整合素二聚体是白细胞表面受体，其配体可以是内皮细胞表面免疫球蛋白超家族细胞间黏附分子（ICAM）（参见本节下文）。所形成的一过性细胞-细胞黏附能使白细胞与感染部位的血管内皮细胞相贴附并得以进一步迁移出血管，进入炎症部位发挥抗感染作用。

β_3 亚基与 α_{IIb} 亚基形成的整合素二聚体见于血小板和其他类型细胞，它们的配体是血液中的血纤蛋白原（fibrinogen）和血浆纤粘连蛋白。在血液凝固过程中，血小板通过 $\alpha_{IIb}\beta_3$ 整合素与血纤蛋白原和纤粘连蛋白结合，实现血小板的相互聚集并黏附于血管内皮细胞表面。

2. 调控

（1）数量：与细胞的其他表面受体相比，整合素与配体的结合力通常较低，但可以 10～100 倍的表达量出现在细胞表面，并且在黏附时发生整合素的侧向簇集，以增强亲和力。这种以较弱结合方式介导的黏附可使细胞与细胞或与细胞外基质的结合不致过于紧密，从而能产生移动，以满足其功能的需要。

作为质膜蛋白，整合素由高尔基体成熟面生成的运输小泡经胞吐途径送到膜上（"上膜"），也经胞吞途径进入细胞（"下膜"）（参见第十章）。小泡可以持续在胞吞-胞吞两条途径之间循环，造成细胞内整合素的储存池，让整合素在质膜上与细胞内两个区室之间周转，从而保障细胞能顺应内外环境因素的变化而快速实现对质膜上整合素数量的动态调控。

（2）活性：在胚胎上皮细胞沿着基膜移行或穿越基膜的过程中，以及成体中的成纤维细胞或白细胞在组织内爬行的过程中，细胞与细胞外基质的黏附需要不断被快速地打破和形成。同样的，白细胞"奔赴"炎症场所，先黏附于血管内皮细胞，再穿过内皮细胞层，也需要打破和形成细胞与细胞的黏附。分散流动的血小板变为聚集和黏附于血管内皮，需要同样的动态变化。在这些变化中，细胞内部的骨架装配也在发生快速的打破和形成。因此，整合素的构象经常在"活化"和"失活"之间转变，以形成黏附的"开"和"关"。其中，非常重要的变化是整合素分子胞外结构域的变化可以经穿膜段而连锁胞内结构域的变化，这样，外部变化可以偶联内部变化；反之亦然，从而调控整合素的活化和失活（图 8-4b）。

调控整合素的因素来自细胞内外两个方向，被称为"外向内"和"内向外"的信号转导。当整合素胞外结构域与基质蛋白接触，α 与 β 亚基结合，胞外结构域的构象进入活化状态，胞内结构域就会调节锚定蛋白和细胞骨架（微丝）组装，以在此形成附着点，这就是一次外向内的信号转导。反之，某些细胞内信号可引起整合素活化，使其胞内结构域发生构象改变，从而使之招募细胞内的锚定蛋白与之结合；这一结合诱导胞外结构域发生构象变化成为活化状态，从而与基质蛋白结合，同时微丝组装并通过锚定蛋白对整合素胞内段施加拉力，诱发整合素的簇集，在局部形成更加密集的与基质蛋白的结合点，即形成成熟的点状黏附（黏合斑），这就是一次内向外的信号转导。

以血小板为例，可理解整合素的信号调控。造成内向外的信号通常来自 G 蛋白偶联受体和受体酪氨酸激酶等其他膜受体的激活引起的细胞内信号转导。例如，血小板被凝血酶（thrombin）激活时，通过内向外信号转导途径迅速使血小板膜上 $\alpha_{IIb}\beta_3$ 整合素活化，使其与配体血纤蛋白原结合，导致血小板聚集和黏附；而血小板与损伤的血管壁接触时，可以因为细胞外配体通过外向内信号途径而激活 $\alpha_{IIb}\beta_3$ 整合素，同样导致血小板聚集和黏附。

3. 功能　整合素分布广泛，种类繁多，因而具有复杂多样的功能。在此将其简要地归纳为两方面：一是在全身各种组织形成细胞与细胞外基质的连接（半桥粒和黏合斑），维持组织的结构，并通过自身的信号转导调控组织中细胞的活动；二是形成各种细胞与细胞或基质间的黏附，参与机体抗感染、凝血、组织损伤修复等生理活动。

整合素与细胞外基质中相应配体结合后，其胞内结构域可通过细胞内锚定蛋白与细胞骨架成分相连接，所连接的细胞骨架成分在半桥粒中是中间丝，在黏合斑中是微丝（图 8 - 5）。

半桥粒是由 $\alpha_6\beta_4$ 整合素介导的上皮细胞底部与基膜的连接装置，整合素的胞外段与层粘连蛋白直接结合，胞内段与上皮细胞中间丝角蛋白纤维间接结合，从而将上皮层锚定在基膜上。除了半桥粒，其他整合素也可以在上皮细胞的底部以外区域存在，其中某些类型的整合素所介导形成的黏合斑对上皮组织的完整性也有贡献。上皮细胞通过整合素黏附于基膜，是上皮细胞存活和保持极性所必需的。

与上皮细胞和肌细胞或神经细胞通过半桥粒锚定于基膜不同，结缔组织的细胞（成纤维细胞、巨噬细胞等）是必须或可以在基质中变形和迁移的，这些细胞与基质之间的贴附依靠黏合斑这种细胞连接装置，显然，黏合斑会在细胞迁移中发生解离和再形成。血细胞之间及血细胞与血管内皮细胞间的黏附也同样会发生黏合斑结构的解离和再形成。所以，整合素需要在这些过程中经历活化和失活状态的转换。

在血小板和白细胞的质膜上，整合素平时处于非活化状态，使血小板和白细胞在血液中畅通地循环而不发生黏附，一旦有信号刺激整合素即可活化，与配体结合而发生黏附，从而参与凝血、抗感染和其他免疫相关事件。例如，T 淋巴细胞与抗原提呈细胞表面特异性抗原分子作用时，促使 T 细胞内信号转导途径激活含 β_2 的整合素，进而介导 T 细胞与抗原提呈细胞的黏附，使 T 细胞得到充分的抗原刺激，随后整合素回复到非活化状态，使 T 细胞与抗原提呈细胞分开（失去黏附）。

与其他细胞表面受体一样，整合素活化所启动的细胞内信号转导途径能引起整个细胞的反应，除了细胞骨架的变化，更有基因表达的变化，从而影响细胞的形态及迁移、分泌、增殖、分化、凋亡等一系列生物学功能。

如前一节所述，细胞外基质可影响细胞活动。实际上，这些影响主要因细胞外基质成分与细胞表面整合素的结合而产生。上皮细胞、内皮细胞和肌细胞脱离了细胞外基质就会发生"失巢凋亡"，这主要是由于整合素与细胞外基质结合后可通过细胞信号转导途径刺激细胞存活。大多数细胞具有"锚定依赖性生长"的特性，是因为生长因子刺激细胞进入增殖周期时，不仅需要其本身的受体激活下游信号传递，同时也需要整合素激活其信号转导。细胞外基质成分影响细胞分化和迁移也是通过整合素、细胞骨架和信号转导系统来实现的。

整合素通过细胞黏附激活下游信号的一个关键节点在于其与中间丝或微丝时锚定所需要的锚定蛋白的装配。以黏合斑［点状黏附（focal adhesion）］为例，锚定蛋白既与整合素胞内结构域结合，又与微丝结合。例如，踝蛋白（talin）活化后与整合素 β 亚基胞内段尾部结合，纽蛋白（vinculin）再把踝蛋白与微丝肌动蛋白桥接在一起（图 8 - 5）。桩蛋白（paxillin）则可以与某些整合素 α 亚基胞内段尾部结合。称为"点状黏附激酶"（focal adhesion kinase, FAK）的酶受到这些锚定蛋白的招募而与它们结合，从而大量结合到整合

素 β 亚基胞内段。FAK 分子催化彼此的酪氨酸位点的磷酸化,在此处形成磷酸化酪氨酸的停靠点,不仅对此处的锚定蛋白进行磷酸化修饰,也为细胞内其他激酶(如介导生长因子信号的 src 激酶)的活化提供了平台。这就是整合素和细胞外基质调控细胞骨架和信号转导的基础。

四、选择素家族介导血流中异型细胞之间的黏附

选择素(selectin)又译作"选凝素",是一类依赖 Ca^{2+} 的、能与特异糖基识别并结合的细胞黏附分子,介导发生于血流中的细胞之间黏附,即白细胞与血管内皮细胞或血小板的识别和黏附。

1. 分子结构与种类

(1) 结构:选择素是一类高度糖基化的单次穿膜糖蛋白,其胞外 N-末端有一个凝集素(lectin)结构域、一个与表皮生长因子(EGF)同源的结构域,以及一个与补体调节蛋白同源的结构域。N-末端凝集素结构域可识别特异的寡聚糖基,是选择素参与细胞间选择性黏附的活性部位。表皮生长因子和补体调节蛋白结构域可能具有加强分子间黏附及参与补体系统调节等作用。选择素的 C-末端胞内结构域可通过锚定蛋白与细胞内微丝结合(图 8-6)。

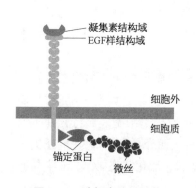

图 8-6　选择素分子结构

(2) 家族成员种类:选择素家族至少有 3 个成员,其命名是根据所在组织细胞的类型。① L-选择素(L selectin):最早是在淋巴细胞上作为归巢受体被发现,后来发现在其他白细胞上都有表达。② P-选择素(P selectin):存在于血小板的 α 颗粒和内皮细胞的 Weibel-Palade 小体中,当这些细胞受刺激而活化时可在数分钟内表达于质膜上。③ E-选择素(E selectin):表达于活化的内皮细胞上。

2. 功能　白细胞的成熟和功能需要它们从血管中频繁出入免疫器官和发生炎症的组织,血小板发挥凝血功能也需要停止流动而贴附于血管壁,这就首先要求血流中的白细胞和血小板与血管内皮细胞黏附。选择素对白细胞和血小板与血管内皮细胞间的黏附起着重要作用,通过这种黏附使白细胞和血小板从血液迁移至组织内。例如,淋巴细胞表面的 L-选择素通过识别内皮细胞表面的糖基,介导淋巴细胞归巢于淋巴器官(淋巴结和脾脏)。在炎症部位,活化的内皮细胞表面的 E-选择素通过识别白细胞和血小板上的寡聚糖基,诱导这些细胞驻留于血管局部进而迁移入组织,产生或促进炎症反应。这一过程需要选择素和整合素的协作,两者都以嗜异性结合的方式先后介导白细胞与内皮细胞的黏附。首先,内皮细胞 E-选择素的凝集素结构域与白细胞表面糖基产生低亲和性结合,介导白细胞与内皮细胞间较弱的可逆性黏附,使白细胞能在血流的推动下沿血管壁滚动。随后,白细胞在持续性滚动过程中激活了自身的整合素($\alpha_L\beta_2$),整合素与内皮细胞表面的另一类黏附分子(免疫球蛋白超家族黏附分子)结合,介导白细胞与内皮细胞之间更紧密牢固的结合,白细胞停止滚动并伸展,变得扁平而紧密贴附于血管内皮,最终使白细胞经

内皮细胞间隙迁移至血管外,进入炎症组织。

五、免疫球蛋白超家族黏附分子介导同型或异型细胞之间的黏附或连接

免疫球蛋白超家族黏附分子[immunoglobin (Ig) superfamily cell adhesion molecule, IgSF CAM 或 Ig CAM]是一大类不依赖 Ca^{2+} 的细胞黏附分子,包含多个亚家族,是细胞黏附分子中成员数目最庞大的超家族。这类黏附分子的名称源于其结构,实际上其分布不限于免疫细胞,大多数功能也并不涉及免疫反应。它们分布于各种组织,尤其在神经组织中大量存在,介导多种细胞间的黏附。它们与其他细胞黏附分子的结合既可以是嗜同性的也可以是嗜异性的,这是因为有些家族成员是嗜同性的,而另一些是嗜异性的,甚至个别成员可以同时兼具嗜同性和嗜异性。

1. 分子结构与种类

(1)结构:大多数为单次穿膜蛋白,有胞外段、穿膜段和胞内段。胞外段有一个或多个免疫球蛋白(Ig)样结构域,具有抗体分子的特征,因而得名(图 8 - 7)。每个 Ig 样结构域含有 90～110 个氨基酸残基,形成两个 β 折叠,其间有链内二硫键。胞外段往往有糖基化修饰。与对方细胞表面相同的或不同的黏附分子的结合就发生在 β 折叠形成的相互作用界面上。胞内段可以像整合素和选择素一样,与微丝结合,从而可以在细胞黏附发生时改变细胞形状、位置和信号转导。

(2)家族成员种类:免疫球蛋白超家族黏附分子的成员极其众多,在人类基因组有 765 个基因编码这些成员。主要的亚家族有:神经细胞黏附分子(neural cell adhesion molecule,NCAM)、细胞间黏附分子(intercellular adhesion molecule,ICAM)、血管细胞黏附分子(vascular cell adhesion molecule,VCAM)等。超家族成员分布广泛,但是其中大约一半表达于神经组织的各种细胞。

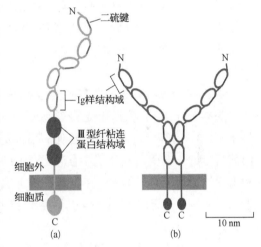

图 8 - 7 免疫球蛋白超家族黏附分子结构

(a) 神经细胞黏附分子;(b) 细胞间黏附分子

NCAM 是一类单次穿膜糖蛋白,其胞外区有 5 个 Ig 样结构域和 1～2 个Ⅲ型纤粘连蛋白结构域(图 8 - 7a)。Ig 样结构域上有多聚唾液酸组成的聚糖链修饰。NCAM 由单一基因编码,但由其 mRNA 剪接不同和糖基化的差异而存在 20 多种不同的 NCAM,主要亚型按分子量(千道尔顿)分为 3 种:NCAM - 120、NCAM - 140 和 NCAM - 180。多聚唾液酸修饰对 NCAM 亚型的黏附能力有影响。NCAM 可通过嗜同性结合机制与相邻细胞的同类分子结合,从而将细胞黏附在一起。NCAM 表达于中枢和周围神经系统的大多数细胞,介导神经组织的细胞间黏附,与神经系统的发育、轴突的生长和再生及突触的形成有密切关系。除神经组织外,NCAM 也在肌肉和胰腺等器官的上皮组织中表达。

ICAM 是单次穿膜糖蛋白的二聚体,存在于淋巴细胞、粒细胞和血管内皮细胞中,它们

通过嗜异性结合介导不同细胞黏附。白细胞上整合素可以识别内皮细胞上的 ICAM 从而与之结合，介导白细胞从血管中迁移到组织。

专一分布于神经突触的亚家族叫作突触细胞黏附分子（synaptic cell adhesion molecule，Syn CAM），有 4 种亚型（1、2、3 和 4 型），自身可形成同源二聚体，在突触后膜上与突触前膜的黏附分子发生嗜同性或嗜异性结合，有诱导突触前膜特化和调节突触活动等作用。

2. 功能　IgSF CAM 成员分布广泛，负责各种细胞之间的黏附和一些细胞的连接，从而参与胚胎发育中的器官形成，特别是神经系统的发育，同时也在成体中参与炎症应答等生理活动。在这些事件中，它们常与其他 3 大黏附分子家族成员共同表达于相同细胞，协作完成细胞黏附。

IgSF CAM 成员与钙黏素常在一些细胞上共表达，其中钙黏素介导的细胞黏附作用较强，IgSF CAM 介导的细胞黏附作用较弱。例如，在胚胎大鼠胰腺中胰岛的形成需要细胞黏附与聚集，这种黏附有钙黏素和 NCAM 的参与，如果抑制钙黏素的功能，就能阻止细胞聚集和胰岛形成，而 NCAM 缺陷只使细胞分群聚集过程受影响，导致胰岛结构排列紊乱。

生长锥（growth corn）是胚胎神经系统发育中的神经元轴突和树突生长末端的不规则形钉头样膨出结构，实际上是微丝装配而成的丝状伪足和片状伪足，后方有微管支撑。生长锥不断向前爬行，前端不断延伸，从而形成朝向靶细胞不断生长的轴突和树突。生长锥向前爬行的方向受所经环境中信号分子的影响——吸引或排斥。神经钙黏素（N-cadherin）和 IgSF CAM 成员 NCAM 在生长锥膜上表达，也在胶质细胞和肌细胞膜上表达，这两种黏附分子分别介导嗜同性黏附，引导生长锥到达目标神经细胞或外周肌细胞，并最后建立突触。

白细胞膜上有 IgSF CAM 成员与整合素的共表达。这两种黏附分子分别与其他黏附分子发生嗜异性结合，在炎症部位白细胞迁移出血管的过程中协同发挥作用。继白细胞选择素与内皮细胞表面糖基发生较弱结合之后，内皮细胞表面的黏附分子 ICAM 或 VCAM 被白细胞的整合素 $\alpha_L\beta_2$ 识别并形成较强的结合，使白细胞最终迁移至血管外并参与炎症反应。

六、钙黏素家族是一类依赖 Ca^{2+} 的黏附分子，介导同型细胞间的黏附和连接

钙黏素（cadherin）是一类 Ca^{2+} 依赖的细胞黏附分子，广泛存在于各种组织，主要介导同型细胞间的黏附，能够既作为受体又作为配体，按嗜同性方式相互结合。它们介导的细胞间黏附往往最后成为细胞连接，这些连接因而被称为"黏合连接"（adherens junction）。

1. 分子结构与种类

（1）结构：钙黏素的典型结构为单次穿膜糖蛋白，由 700～750 个氨基酸残基组成。每个钙黏素分子有一个 N-末端胞外段、一个穿膜段和一个 C-末端胞内段。胞外段约由 110 个氨基酸残基组成，常折叠成 5～6 个胞外钙黏素结构域（extracellular cadherin domain），简称"EC 结构域"。当 Ca^{2+} 结合到 EC 结构域之间的铰链区时，可使整个胞外段从松软的倒

伏状变成直立微弯的强硬棒状(图 8-8a),Ca^{2+} 越多,棒状结构越牢固。直立的钙黏素的 EC 结构域表面就是与相邻细胞表面的同类钙黏素的 EC 结构域结合的界面(图 8-8b)。若去除 Ca^{2+},胞外段就变得松软,与相邻细胞的钙黏素结合减弱。钙黏素的胞内段与细胞骨架成分相结合,这对钙黏素的黏附和连接作用是不可或缺的。胞内段缺损的钙黏素无法将双方细胞黏附在一起。在黏合连接部位,钙黏素通过锚定蛋白与微丝或中间丝相结合,因此,在细胞连接的功能性分类中,黏合连接属于锚定连接(参见下节)。

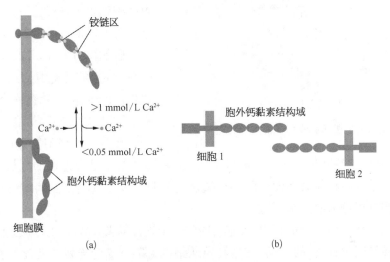

图 8-8　钙黏素分子结构

(a) 胞外钙黏素结构域与 Ca^{2+} 结合引发构象改变;(b) 相邻细胞胞外钙黏素结构域相互结合示意图

有些种类的钙黏素的胞外段特别长,也有些种类的钙黏素是多次穿膜的。

(2)家族成员种类:人类钙黏素有 180 多种,构成钙黏素超家族,分经典钙黏素和非经典钙黏素两大类。每种钙黏素都有其特定的组织分布。最早发现的 3 种钙黏素就是按其最初发现的组织命名的:上皮钙黏素(epithelial cadherin,E-cadherin),主要分布于上皮组织中;神经钙黏素(neural cadherin,N-cadherin),主要分布于神经组织和肌肉;胎盘钙黏素(placental cadherin,P-cadherin),主要见于胎盘、乳腺和表皮;血管内皮钙黏素(vascular endothelial cadherin,VE-cadherin),主要分布于内皮细胞。上述几种最常见的钙黏素属于经典钙黏素(classical cadherin),在分子的序列和结构上高度相似。还有许多非经典钙黏素,序列相似度较低,在脑内有 50 多种,在上皮组织桥粒中的钙黏素也属于非经典钙黏素。

2. 调控　钙黏素与同型钙黏素的亲和力虽然受到钙离子结合的增强,但总体上仍属于较弱的。细胞通过侧向簇集作用,让同一细胞质膜区的多个钙黏素分子集中,以增强胞外段的结合力。与细胞对整合素的调控相似,钙黏素的簇集作用也依赖细胞内微丝在黏附局部的装配。在黏附起始部位,作为锚定蛋白的两种连环蛋白(catenin)——p120-连环蛋白和 β-连环蛋白结合到钙黏素的胞内段尾部,第三种连环蛋白 α-连环蛋白一头结合于 β-连环蛋白,另一头通过纽蛋白的桥接而结合于肌动蛋白纤维即微丝。此处微丝的装配及使微丝具有收缩力的肌球蛋白 II 的加入,在所在一侧细胞产生拉力(图 8-9),促使对侧细胞更多钙黏素分子集中到该处,同时微丝装配以平衡两侧拉力,黏附点扩大。在此过程中。钙黏素胞

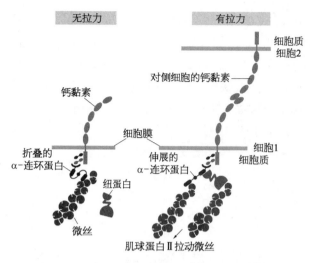

图 8 - 9 机械力促进钙黏素分子形成的黏附连接

内段、连环蛋白、肌动蛋白和肌球蛋白等组成的复合体能感应细胞外的牵拉力而强化装配。例如 α - 连环蛋白的构象受拉力传导而打开，暴露其上的纽蛋白结合位点，连接更多微丝（图 8 - 9）。结果导致拉开两侧细胞的力量越大，黏附结构就越大、越强。这就是机械力促进黏附连接形成的机制。

假如拉力太大，并有其他调控因素存在，如组织更新中的细胞增殖、分化和死亡信号存在，钙黏素介导的相邻细胞连接可以被分开，仿佛尼龙搭扣的两个面被撕开。细胞分裂时的变圆和一分为二、死亡细胞被清除出上皮层，都有拉力的改变，造成细胞黏合连接的增加或减少、形成和打破。这里就存在机械力促使黏附连接重建的机制。因此，黏合连接装置被视为细胞感知并传导细胞外机械力的一个平台。

在胚胎发育和成体组织更新中，细胞之间的黏合连接需要动态变化，这必然会引发细胞骨架和信号转导变化；同样的，细胞信号转导通路也会影响黏合连接的变化。实际上，黏合连接是与多种信号转导通路之间发生交互调控的一个平台。E - 钙黏素主要作用是维持上皮细胞锚定，通过辅助 PI3K - AKT 信号促进细胞存活，也通过拮抗 EGFR、Rho 等信号通路阻止上皮细胞增殖和迁移。β - 连环蛋白自身是 Wnt 信号通路的组成成分，它被上游信号激活后可以从黏合连接进入细胞核，作为转录因子的共激活分子调控基因表达，促使细胞增殖周期的推进。N - 钙黏素在神经元等细胞表达，介导细胞黏附、运动和迁移，通过 FGFR 信号通路促进神经突起生长和细胞迁移。

3. 功能　钙黏素的主要功能是介导细胞与细胞之间的嗜同性黏附，其中有些细胞之间进而形成连接。由此在胚胎发育中发挥重要作用，也在成体中为维持组织架构完整性、组织更新和创伤修复，以及细胞活动调控中发挥重要作用（参见下节"细胞连接"）。

1950 年代的胚胎学实验让人们注意到细胞黏附中的选择性识别：将两栖类胚胎组织细胞分散成游离细胞，混合静置后，细胞会重新按正常胚胎构架黏附成有序的组织，即细胞会自动分群聚集黏附并与其他群黏附。后来发现，这种选择性识别现象的基础主要是表达不同钙黏素的胚胎细胞之间的嗜同性黏附。在这样的嗜同性黏附中，表达不同家族钙黏素的细胞分别黏附在一起，并且，表达同种家族钙黏素的细胞还根据表达水平的高低分别黏附在一起。

特定的钙黏素按照胚胎细胞分化程序表达在质膜上然后消失，胚胎细胞形成新的细胞黏附并失去原来的黏附，是与发育中出现新的组织结构直接相关的。胚胎发育早期的神经组织形态发生（morphogenesis）中，一开始外胚层上皮细胞均一地表达 E - 钙黏素，后来在某个区域的一排细胞开始停止表达 E - 钙黏素转而表达 N - 钙黏素，这部分细胞就成为神经管的起源细胞。这些均一表达 N - 钙黏素的细胞在神经管形成后又出现了一部分停止表达

N-钙黏素转而表达钙黏素 7 的细胞,它们又成为神经嵴细胞,聚集在一起迁移后将最后成为周围神经的神经节细胞,此时它们又重新表达 N-钙黏素。

钙黏素介导的细胞连接也是胚胎发育的形态发生所必需的。神经管是从外胚层局部下凹并断离形成的。与此相似,各种管腔脏器的形成需要上皮层的特定区域逐步下凹并断离形成上皮管。在凹陷卷曲和断离过程中,需要细胞内微丝和肌球蛋白 II 收缩提供拉力,这些骨架纤维通过 E-钙黏素在大片细胞之间形成广泛的黏合连接,保障上皮的完整性不受牵拉破坏,从而完成形态发生。

胚胎神经系统发育过程中,N-钙黏素均匀地分布在神经元轴突和树突的生长锥表面,在轴突和树突延伸过程中与其他同样表达 N-钙黏素的细胞发生黏附,从而引导生长锥的延伸。当延伸到靶细胞(神经元或肌细胞)所在位置时,大量钙黏素在细胞表面出现,进而与靶细胞形成稳定的细胞连接——化学突触。

在成体,钙黏素与质膜下皮质区的微丝和肌球蛋白 II 所形成的黏合带,在每个小肠上皮细胞侧面近管腔处环绕细胞,像一圈尼龙搭扣一样将相邻上皮细胞连接在一起,保证上皮层的完整性不会被肠道蠕动的牵拉力所破坏。钙黏素与另一种细胞骨架(中间丝)形成桥粒,像纽扣一样分散分布于小肠上皮细胞的黏合带下方,加固相邻上皮细胞的连接。桥粒主要分布于承受较大机械力的组织和部位,以抵抗牵拉,保障组织完整性。所以,桥粒除了出现于小肠上皮,还多见于心肌细胞之间、表皮细胞之间等。

不同组织细胞特有的钙黏素表达代表了该种组织的分化表型。实验中将编码 E-钙黏素的 DNA 转染至不表达 E-钙黏素也无细胞间黏附作用的成纤维细胞,可使后者通过 Ca^{2+} 依赖机制与同类细胞黏附结合。成体细胞钙黏素的组织特异性表达如果发生异常,即错误表达钙黏素的亚型,提示细胞的分化异常。该现象常在肿瘤发生和转移过程中出现,但是,一如前述,这种钙黏素亚型转换对正常胚胎发育过程也是必需的。

综上所述,本节介绍了广泛分布于各种组织的细胞黏附分子——整合素、选择素、免疫球蛋白超家族、钙黏素四大家族。需要指出的是,并不是所有黏附分子都能被归纳到这四大家族中;还有多种特殊的黏附分子,它们可以与四大家族成员表达于同一组织的不同细胞,或同一细胞的不同质膜区域,也可以共同表达于同一质膜区域。例如,骨骼肌细胞表面存在名为"肌营养不良蛋白聚糖"(dystroglycan)的黏附分子,其胞内结构域与微丝(细肌丝)相连,胞外结构域与基膜中层粘连蛋白相连,与整合素介导的细胞-基膜连接相配合。肌营养不良聚糖复合体的结构细节及其与遗传性肌萎缩症的关系已被了解(参见本章第四节)。

第三节　细　胞　连　接

细胞连接(cell junction)是多细胞生物中细胞与细胞之间、细胞与细胞外基质之间的一些特化的连接装置,对机体的构建和功能都非常重要。细胞连接的结构很小,对于它们的发现和对其结构的了解早先依赖于电镜技术,尤其是冷冻蚀刻技术的应用。也因此,通常只有在电镜下可以被观察到形态和电子密度特征的连接装置才被称为"细胞连接"。后来,随着其他细胞生物学、分子生物学、结构生物学和基因敲除动物等技术的应用,人们对各种细胞连接的分子基础、理化性状、功能和遗传缺陷有了不断深入的认识。

本节对于细胞连接的介绍除了像组织学那样讲述形态结构和组织分布外,更侧重讲述构成连接的蛋白质结构和特性,以帮助理解细胞结构的分子基础。

一、细胞连接可从功能的角度分为紧密连接、锚定连接和通信连接三大类

根据功能不同,人类细胞的细胞连接可分为三个大类,其中每一大类又可根据结构和分布部位的不同进行进一步分类(表8-6)。

表8-6　细胞连接的分类和对象

功能性分类	结构性分类	连接对象
封闭连接	紧密连接	细胞与细胞
锚定连接	微丝附着	
	● 黏合带	细胞与细胞
	● 黏合斑	细胞与细胞外基质
	中间丝附着	
	● 桥粒	细胞与细胞
	● 半桥粒	细胞与细胞外基质
通信连接	间隙连接(电突触)	细胞与细胞
	化学突触	细胞与细胞

上皮组织是细胞连接最多的部位,因此有关细胞连接的研究大多以上皮组织为对象。上皮组织覆盖于人体的外表面及所有内腔的内表面,组成上皮的细胞可以是单层的,也可以是多层的,其游离面(即顶部)暴露于体表的空气或内腔的液体中,而其基底部则坐落在一层基膜上,与结缔组织为邻。

在上皮组织中,细胞与细胞之间、细胞与细胞外基质之间通过各种细胞连接联系在一起(图8-10)。以小肠上皮为例,在相邻细胞之间可以看到紧密连接、黏合带和桥粒,三者共同

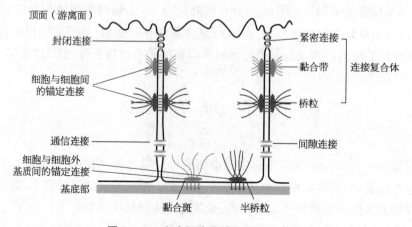

图8-10　上皮细胞间的各种细胞连接

形成连接复合体(junctional complex),使上皮细胞互相连接在一起;在上皮细胞与基膜之间可见半桥粒,把上皮层牢固地附着在基膜上。

从本章上节和本节下文我们可以看到,细胞连接与细胞黏附有着密切的关联。在胚胎发育和成体组织更新的过程中,锚定连接需要在细胞黏附的基础上发生,细胞的增殖和局部迁移则需要细胞连接的解体。在肿瘤病变中,肿瘤细胞从上皮向基质的浸润及向远处组织的转移,都同时伴随细胞连接的解体和细胞黏附的异常。

二、锚定连接将细胞骨架与相邻细胞的骨架成分或细胞外基质锚定在一起

锚定连接(anchoring junction)是一类能将一个细胞的骨架成分与相邻细胞的骨架成分或细胞外基质锚定在一起的结构(图8-11),广泛分布于动物的各种组织内。在上皮、肌肉等需要承受机械压力的组织中尤为丰富。"锚定"一词用来强调这类连接装置像船锚一样将细胞骨架纤维固着于质膜上。

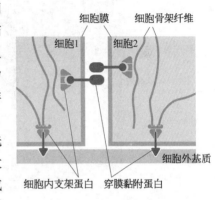

图8-11　锚定连接模式

细胞间或细胞与基质间形成锚定连接时,必须首先发生细胞黏附,然后在细胞黏附的一些特定部位附着大量细胞骨架成分,最后形成细胞连接。在细胞连接形成的早期阶段,细胞彼此黏附相连,此时在电镜下看不到特殊的连接结构,只看到相邻细胞质膜间有一狭窄的间隙,但功能测试和生化分析表明,细胞间黏附分子介导细胞间黏附。这种细胞黏附不仅是锚定连接形成的基础,同时也在细胞迁移和组织构建中起重要作用。

锚定连接主要由两类蛋白质构成:一类是穿膜黏附蛋白(transmembrane adhesion protein),又称穿膜连接糖蛋白,是一类黏附分子(详见上节),其胞外段与相邻细胞的黏附分子胞外段或细胞外基质结合,胞内段与一个或多个细胞内锚定蛋白相连;另一类是细胞内锚定蛋白,可以在质膜的胞质面形成一个独特的斑,除了让黏附蛋白的胞内段结合,也是细胞骨架成分(微丝或中间丝)附着的部位(图8-11)。

根据参与锚定连接的细胞骨架成分不同,锚定连接分为两类:一类与微丝相连,主要包括黏合带和黏合斑;另一类与中间丝相连,包括桥粒和半桥粒。如果根据连接对象来分类,锚定连接又可分为另外两类:一类介导细胞之间的连接,另一类介导细胞与细胞外基质的连接(表8-6)。

(一) 黏合带

1. 形态结构和分布　黏合带(adhesion belt)是上皮细胞之间连续的带状黏附连接,常位于上皮细胞靠顶部的侧面,紧密连接的下方(图8-12a),也常被称作黏合连接。在透射电镜下观察超薄切片,相邻细胞质膜之间可以看到黏合连接的存在,在横切面上表现为局部两侧质膜之间电子密度增高和各自胞质一侧有骨架纤维附着。不过,"带"的形态并不容易辨认。

2. 黏附蛋白和锚定蛋白　黏合带部位的黏附蛋白为上皮钙黏素(E-cadherin),相邻细

胞的钙黏素胞外段互相结合，其胞内段与细胞内锚定蛋白结合。黏合带部位的细胞内锚定蛋白有连环蛋白（catenin）、纽蛋白（vinculin）等，它们将细胞内的微丝锚着于质膜上（图 8 - 12b，图中微丝处于锚定和装配过程中）。由此，相邻细胞的微丝束通过细胞内锚定蛋白和穿膜黏附蛋白连成跨细胞的网络，使上皮组织连成整体片层。

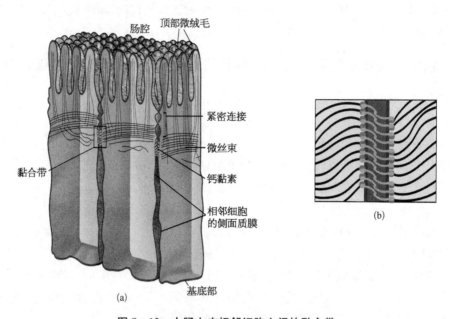

图 8 - 12 小肠上皮相邻细胞之间的黏合带

（a）示意图；（b）局部放大，微丝处于锚定和装配过程中

3. **功能** 在成体，黏合带的作用是维持上皮细胞之间的连接，保障上皮组织的完整性和抵抗牵拉力，同时也对维持上皮细胞的极性有贡献。在胚胎发育中，由于微丝束具有收缩性，黏合带在早期胚胎中使上皮细胞片层内陷形成管状或泡状器官原基，从而对器官形态发生起重要作用。

（二）黏合斑

1. **形态结构和分布** 黏合斑（adhesion plaque）是间质细胞通过局部的点状黏附（focal adhesion）与细胞外基质之间形成的斑点状黏合连接。例如，肌细胞与肌腱形成的肌腱连接属于这种方式；体外培养的成纤维细胞与含细胞外基质成分的培养基之间也是通过黏合斑方式相连，从而贴附于培养容器表面的。对于黏合斑的蛋白质成分、调控及在细胞迁移中的动态变化的认识，主要来自体外培养的成纤维细胞。

2. **黏附蛋白和锚定蛋白** 黏合斑部位的黏附蛋白为整合素，整合素的胞外段与细胞外基质成分纤粘连蛋白相连，在胞内通过锚定蛋白与微丝相连。黏合斑部位的细胞内锚定蛋白有踝蛋白（talin）、α 辅肌动蛋白（α - actinin）等，它们将细胞内的微丝束锚着于质膜上（图 8 - 13）。

3. **功能** 除了肌细胞与肌腱之间的稳定连接，对于需要迁移的间质细胞，黏合斑是一种短暂的细胞与细胞外基质间的连接，是细胞迁移的基础。如前所述，细胞爬行过程包含伪足

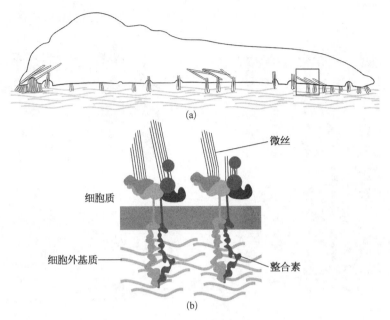

图 8-13 成纤维细胞与基质之间的点状黏附

(a) 示意图;(b) 局部放大

前伸、伪足黏附和整体前移三个步骤。当伪足接触到合适的表面时,它们就黏附在上面,形成点状黏附,即黏合斑。此处黏附分子整合素与细胞外纤粘连蛋白结合,同时在细胞内与微丝结合,使伪足能够黏附。在爬行的过程中,细胞前端不断形成新的点状黏附,同时解除后端的黏附,这两处的黏合斑也不断发生着结合-解离的变化。

(三) 桥粒

1. **形态结构和分布** 桥粒(desmosome)是相邻细胞之间一种纽扣状的点状黏附连接,能牢固地将相邻细胞扣合在一起,可以分布于上皮、肌肉等多种组织。在透射电镜下观察超薄切片,桥粒部位的相邻细胞质膜之间电子密度增高,而在胞质面各有一个致密的斑块状结构,称为桥粒斑。因桥粒斑较大和附着的细胞骨架纤维较粗且密集,有电子密度的显著差异,易于辨认。在受到较大机械力的组织(如子宫颈和皮肤的复层扁平上皮)中含量丰富因而多见。

2. **黏附蛋白和锚定蛋白** 桥粒处的黏附蛋白属于非经典钙黏素家族成员,为桥粒芯糖蛋白(desmoglein)和桥粒芯胶蛋白(desmocollin),其胞外部分与相邻细胞的同源钙黏素相连,胞内部分与锚定蛋白相连。主要有两种细胞内锚定蛋白——桥粒珠蛋白(plakoglobin)和桥粒斑蛋白(desmoplakin),它们在桥粒斑内组成的复合体,是细胞内中间丝的附着部位。在不同类型细胞中附着的中间丝也不同,如上皮细胞中是角蛋白丝而心肌细胞中是结蛋白丝(参见第六章)。这些细胞内锚定蛋白将中间丝锚着于质膜上,从而使相邻细胞的中间丝通过桥粒连成广泛的细胞骨架网络(图 8-14a 和 b 上图)。

3. **功能** 桥粒对上皮组织结构的维持非常重要,在管腔上皮细胞之间是连接复合体的重要组成。

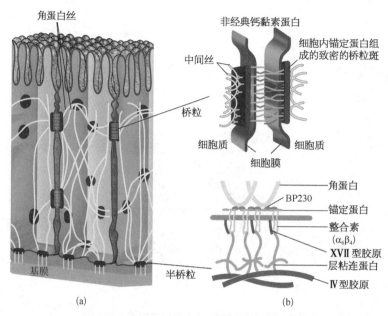

图 8-14　小肠上皮相邻细胞之间的桥粒和细胞与基质之间的半桥粒

(a) 整体示意图；(b) 桥粒和半桥粒局部放大图

(四) 半桥粒

1. **形态结构和分布**　半桥粒(hemidesmosome)是上皮细胞与细胞外基质之间的一种点状黏附连接,把上皮细胞基底面与下面的基膜铆合在一起。半桥粒部位的桥粒斑只存在于上皮细胞胞质面,即只有桥粒的一半结构。电镜下在切面上可观察到该部位质膜与基膜之间电子密度增高,胞质一侧有斑块结构,其上附着纤维。

2. **黏附蛋白和锚定蛋白**　半桥粒部位的黏附蛋白主要是整合素,其胞外段与基膜成分层粘连蛋白发生黏附性结合,胞内段与锚定蛋白结合,从而将细胞与基膜牢固地连接在一起(图 8-14b 下图)。此处的细胞内锚定蛋白是网蛋白(plectin)。网蛋白也被归为中间丝结合蛋白(参见第六章),将细胞内的中间丝锚着于质膜上。XVII 型胶原是一种特殊的胶原种类,不像其他胶原那样作为细胞外基质存在,而是一种穿膜蛋白,与整合素共同作为半桥粒中的黏附分子。

3. **功能**　半桥粒是使肠上皮细胞底部坐落在基膜上的连接装置,也大量存在于皮肤等复层扁平上皮与基膜连接处,对上皮及其下方的结缔组织所承受的机械张力起到分散作用。

三、紧密连接封闭了相邻上皮细胞间隙,并将上皮细胞质膜分隔为顶部和底侧部

在人和脊椎动物体内,封闭连接(occluding junction)只有一种,就是紧密连接(tight junction)。

紧密连接位于上皮细胞近管腔的侧面或表皮细胞的侧面,呈带状在侧壁上环绕细胞一圈,封闭了细胞间隙,阻止管腔或表皮上皮层内外物质的自由进出,是上皮细胞选择性通透作用的物质基础。

1. **形态结构和分布** 透射电镜下观察小肠上皮组织的超薄切片,可见紧密连接是微绒毛"根部"下方相邻上皮细胞间近管腔部位质膜外层的一系列点状接触,接触部位的细胞外间隙消失,相邻质膜紧贴(参见图 8 – 10)。在冷冻蚀刻标本中观察相邻质膜之间的断面,可见紧密连接是一种带状网络(图 8 – 15a)。紧密连接的结构模式是:相邻质膜上各有许多穿膜蛋白颗粒,每一个穿膜蛋白与相邻质膜的穿膜蛋白在对应位置上互相连接,封闭了该处的细胞间隙(图 8 – 15b)。一长排穿膜蛋白与相邻质膜上对应的等膜蛋白接触,就构成了一条封闭索(sealing strand)。紧密连接一般由数条交错成网的封闭索组成。

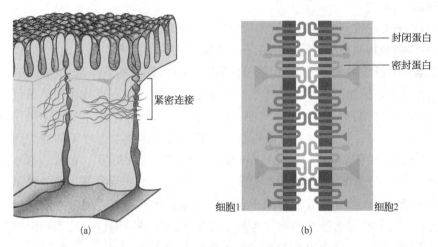

图 8 – 15 小肠上皮相邻细胞之间的紧密连接

(a) 整体示意图;(b) 局部结构模式图

2. **紧密连接蛋白** 目前已分离出多种参与紧密连接的蛋白质,主要有作为穿膜黏附蛋白的封闭蛋白(claudin)和密封蛋白(occludin)家族等,还有作为胞内支架蛋白的 ZO 家族。

(1) 封闭蛋白和密封蛋白:都是 4 次穿膜蛋白,其胞外结构域有两个襻环,与相邻细胞的封闭蛋白或密封蛋白胞外结构域形成头对头的对接(图 8 – 15b),使该处相邻细胞间隙封闭;其胞内结构域中的 C-端尾部则与支架蛋白 ZO 相连。

构成封闭索的穿膜蛋白主要是封闭蛋白。它们与相邻细胞封闭蛋白的对接使两个细胞的质膜紧密相贴,甚至双方质膜非胞质单层的脂质分子可以融为一层。封闭蛋白家族至少有 24 个成员,以不同组合分布于不同器官的上皮组织,在形成封闭性细胞连接的同时造成一定程度上有差异的离子通透性。不同封闭蛋白家族成员对离子通透的选择性可能与胞外结构域的两个襻环上氨基酸侧链的电性有关。

(2) 连接黏附分子(junctional adhesion molecule, JAM):常见的紧密连接蛋白还有一种连接黏附分子,属于免疫球蛋白超家族黏附分子(IgSF CAM)。JAM 的胞外段含两个 Ig 结构域,与对方细胞 JAM 的 Ig 结构域横向连接,因此它们形成的连接可能不如封闭蛋白对接处那样紧密。

(3) ZO 家族:ZO 是名为"封闭带"(zonula occluden)的大型支架蛋白,家族成员有

ZO-1、ZO-2和ZO-3三个,位于紧密连接细胞质一面的质膜下。ZO分子是长条形的,上有成串排列的多种结构域,是分别与封闭蛋白、密封蛋白、其他ZO分子、信号蛋白及肌动蛋白的结合位点。因此,ZO蛋白是像衬垫一样在细胞质支撑紧密连接的结构,协调连接蛋白与细胞骨架等组装成复合体。

3. 功能 作为管腔脏器上皮细胞之间连接复合体(紧密连接、黏合带和桥粒)的重要组分,紧密连接位于细胞侧面最靠近管腔的位置。除了像黏合带和桥粒这两种锚定连接一样将相邻细胞连接成整体的上皮层,紧密连接更重要的功能是形成跨上皮层物质运输屏障和维持上皮细胞的极性。

各种组织的上皮细胞层在功能上有一个共同点,就是作为有选择性通透作用的屏障,能维持上皮层两侧的物质成分差异。存在于上皮细胞之间的紧密连接对此起了重要的作用。例如,小肠上皮对肠腔内大部分物质起了阻隔作用,只允许其中的一部分物质如葡萄糖、氨基酸进入,并将它们输送到上皮下结缔组织的毛细血管中。这一吸收作用是通过小肠上皮质膜上的两组转运蛋白完成的:将葡萄糖从肠腔主动运输至细胞内的转运体蛋白存在于细胞顶部(apical portion)质膜上,而将葡萄糖从细胞内被动运输至上皮下结缔组织的转运体蛋白则位于细胞的底侧部(basolateral portion)质膜上(参见第九章)。位于相邻细胞近腔面的紧密连接封闭了细胞间隙,阻隔了大分子和水溶性小分子及带电离子在此跨越上皮层流动,保证大分子及绝大部分小分子和离子经由上皮细胞而非它们之间的空隙进出体内("漏入"或"漏出")。同时,紧密连接的存在也使上皮细胞质膜被分隔成结构和功能都有差别的顶部和底侧部两个区域,造成了肠上皮细胞的极性(polarity;意指顶部和底侧部为两极)和两处膜蛋白的不对称分布,防止了不同转运体蛋白的位置互换,从而保障上皮的吸收功能(图8-10,并参见第九章图9-7)。

紧密连接对上皮层两侧的封闭作用最早是用低分子量的高电子密度物质镧离子(La^{3+})作为示踪剂在透射电镜样品中证明的:在管腔注入的示踪剂不会出现于紧密连接下方的细胞间隙中;反之,分布于肠壁底部的示踪剂也不会通过紧密连接漏到管腔中。然而,紧密连接的封闭作用并不绝对,它们对某些离子和小分子可以有一些通透,并且这种通透性具有器官特异性。例如,小肠上皮的紧密连接对Na^+的通透性要比膀胱上皮的紧密连接大得多。兔实验显示示踪剂镧盐不能通过膀胱上皮层而可以通过空肠上皮层。紧密连接通透性的大小与封闭索的数目呈正相关:允许离子和小分子"漏过"的紧密连接可以只有一条而不是多条交错成网状的封闭索。通透性也受紧密连接蛋白种类的影响,前述封闭蛋白家族不同成员和JAM显然会造成通透性的差异。

四、通信连接在相邻细胞之间形成信号交流的连接装置

生物体大多数组织中相邻细胞存在着特殊的连接装置,可以实现细胞间电信号和化学信号的通信联系,从而完成群体细胞间的合作和协调。这种连接形式称为通信连接(communication junction;曾称为"通讯连接"),动物组织中包括间隙连接和化学突触。

(一)间隙连接

间隙连接(gap junction)又译作"缝隙连接",是普遍存在于各种组织的一种细胞之间的

通信连接，此处相邻细胞质膜贴近而又留有微小间隙，由双方穿膜蛋白形成通道横穿质膜和细胞间隙从而实现相邻细胞的物质交流。

1. 形态结构和分布　在小肠上皮，间隙连接位于相邻细胞侧面的连接复合体的下方。但是，间隙连接的存在并不仅限于上皮细胞，而是广泛分布于各种组织。动物细胞除少数（如骨骼肌细胞和血细胞）外，全都存在间隙连接，体外培养细胞中也可有这种连接。

回顾间隙连接被逐渐认识的过程，可知其通信连接的本质及当时的命名未能反映其本质。在 1950～1970 年代，各种电镜技术被用于观察细胞膜及其相关结构。在形态学上，人们在透射电镜超薄切片上发现小肠、肝脏、神经、心肌等各种细胞都存在相邻质膜之间极其靠近的结构：相邻质膜之间的接触不是像此前发现的紧密连接处的点状，而是连续成片的，并且双方质膜非胞质单层贴近造成的合并宽度也略大于紧密连接中点状接触处。同时期，在电生理上发现相邻神经细胞之间和心肌细胞之间存在电偶联（electrical coupling），推测在细胞之间存在局部电阻降低的装置并称其为“电突触”（electrical synapse）。心肌纤维具有导电性，闰盘位于相邻心肌细胞纵向连接部位。在用镧盐浸染心肌组织块使示踪剂深入细胞间隙再制备超薄切片后，看到高电子密度的镧分布于闰盘横切面上，并将此处双方细胞质膜的非胞质单层染成互相融合样；而在相当于剖开闰盘两侧质膜的切面上，则观察到质膜上密集存在六边形结构，由此推测闰盘处存在允许镧盐横穿相邻质膜的装置。当不用镧盐而用铀盐浸染心肌组织块再制备超薄切片，发现在闰盘处紧贴的相邻质膜的非胞质单层并不融合，而是存在约 2 nm（15 Å）的间隙。为了强调与不久前发现的“紧密连接”的差别，这种连接被命名为“间隙连接”（gap junction）。在冷冻蚀刻技术中观察此处质膜断面，看到成簇的或分散的蛋白颗粒，这些膜蛋白组成后来被称为“连接子”（connexon）或“连接小体”的结构。连接子成簇集中分布，就形成大小不一的斑块，其上连接子数目不等，可为数个或成千上万个。如果斑块足够大，就会在超薄切片横切面上被辨认为一个间隙连接装置。由于斑块中连接子的密集存在，切面上看到的间隙连接不会是间断的点状接触。连接子簇集的斑块实际上处于动态变化中，可以装配或解聚。

1980～1990 年代，在间隙连接在形态结构上得到确认后，将连接子从膜上分离再采用负染色、X 线晶体衍射等技术，连接子的结构和蛋白质组成进一步被揭示，最终发现双方质膜蛋白在连接子中共同形成了沟通相邻细胞的“通道”，可以让带电离子通过，这才为心肌和神经的电突触找到结构基础。后来染料运输等实验又显示小分子物质可以横穿通道，证明这是一种让相邻细胞之间发生物质流通的细胞连接。因命名时尚未发现这种连接本质上的“通道”属性，只是使用“间隙”（gap）强调了与紧密连接（点状接触处双方质膜融合无间隙）的差别，间隙连接的功能未能从名称上体现。实际上，一直有人建议直接用“通信连接”（communication junction）称呼这种细胞连接。

2. 连接子蛋白　在脊椎动物，构成连接子的蛋白质叫作连接子蛋白（connexin，Cx）。每个连接子由 6 个 Cx 分子形成六聚体环绕而成，中央形成直径约 1.5 nm 的亲水性孔道；相邻细胞膜上的两个连接子互相对接而连在一起，使中央孔道连通相邻细胞的细胞质（图 8-16）。因此，一个连接子常被叫作半通道（hemichannel）。作为连接子六聚体亚基的连接子蛋白是一类 4 次穿膜蛋白，属于一个蛋白质家族，其下有 α、β、γ、δ、ε 五个亚家族，成员

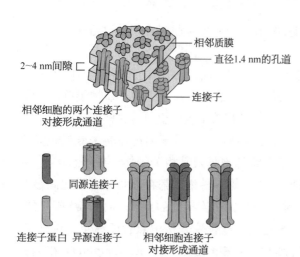

图 8-16 相邻细胞之间的间隙连接

以 Cx 加上一个代表其分子量（千道尔顿）的数字为名称，各自以不同比例分布于不同组织。每种细胞一般都会表达数种 Cx。一个连接子可以由 6 个相同的 Cx 构成同源连接子，也可以由不同 Cx 构成异源连接子，如 Cx46/50。相邻细胞形成通道时，各自一侧半通道的连接子也可彼此相同或不同。

近年来采用冷冻电镜等结构生物学技术研究 Cx 分子的结构，达到很高的分辨率，揭示了间隙连接通道的开关构象及其调控。

3. 功能 从上述间隙连接的结构和分子组成可见，间隙连接是一种在相邻细胞间形成沟通渠道的连接。由双方细胞的连接子形成的细胞间通道，可使无机离子和其他小分子物质直接从一个细胞进入另一个细胞的细胞质内，从而将两个细胞从电化学和代谢上偶联在一起。染料注射实验表明，连接子中直径 1.5 nm 的通道可让无机离子、葡萄糖、氨基酸、核苷酸、维生素、cAMP 等小分子通过，但蛋白质、核酸等大分子不能通过。

在由电兴奋性细胞构成的组织中，间隙连接的主要功能是让电信号通过间隙连接通道快速传递，形成细胞间电偶联，即利用间隙连接部位的低电阻使电冲动能迅速传导到相邻细胞，因此又称电突触。例如，在心肌中，通过位于闰盘的间隙连接的电偶联使心肌细胞同步收缩，保证心脏正常跳动；在小肠中，通过间隙连接电偶联协调平滑肌收缩，控制小肠有规律地蠕动。

在非电兴奋性细胞的组织中，间隙连接的主要功能是起代谢偶联作用。间隙连接通道允许分子量小于 1 kDa 的离子和小分子自由通过，使这些物质（特别是一些信号分子，如 Ca^{2+} 和 cAMP 等）为相邻细胞分享，从而实现代谢偶联。例如，在肝脏中，当血糖浓度降低时，交感神经末梢反应性释放去甲肾上腺素，刺激肝细胞增加糖原分解，将葡萄糖释放到血液中。但是并不是所有的肝细胞都有交感神经分布，肝细胞通过间隙连接把信号分子从有神经分布的肝细胞传递到没有神经分布的肝细胞，使肝细胞共同对刺激作出反应。当肝细胞中表达连接子蛋白的基因发生突变，在血糖水平降低时就不能动员肝细胞分解糖原。在一些腺体中，细胞接受外界信号作用后，作为第二信使的 Ca^{2+} 和 cAMP 同样通过间隙连接传播到整个腺体，协调腺体的分泌作用。

间隙连接的细胞偶联作用在胚胎发育中也起着重要作用。例如，小鼠早期胚胎从 8 细胞阶段开始，细胞之间普遍建立了细胞间隙连接的电偶联。随着细胞群的发育和分化，不同细胞群之间的电偶联逐渐消失，使这些细胞群向着不同的方向发展，而同一细胞群之间仍然保持着电偶联，以协同作用方式向同一途径发育。

间隙连接的通道并不是持续开放的，它们可在不同条件下开启或关闭。实验表明，降低细胞内 pH 或增加细胞内 Ca^{2+} 浓度可使间隙连接的通透性迅速降低。因此，间隙连接通道是一种动态变化的结构，在条件发生变化时呈可逆性地开放或关闭。当大量 Ca^{2+} 涌入受损细胞时，Ca^{2+} 可作为一种调节机制使间隙连接通道迅速关闭，阻断细胞间偶联，防止损伤蔓延至相邻细胞。

（二）化学突触

在电兴奋性细胞之间除了通过间隙连接这样的电突触进行冲动传导外，更主要的是通过化学突触（chemical synapse）传递信号。

1. 形态结构和分布　化学突触简称突触（synapse），存在于神经细胞之间及神经细胞与其他细胞之间的接触部位，由突触前细胞（presynaptic cell）、突触后细胞（postsynaptic cell）和两者质膜之间 20 nm 宽的突触间隙（synaptic cleft）组成，广泛分布于中枢和周围神经系统及肌组织。与前述各种细胞之间连接（如紧密连接、桥粒和间隙连接）都是两侧对称的不同，突触是非对称的。在透射电镜下观察神经组织超薄切片，突触前细胞的细胞质充满了突触小泡，在突触间隙另一侧的突触后细胞没有突触小泡。这种非对称性结构，加上突触前膜和突触后膜有大量蛋白质而具有较高电子密度，使突触结构易于辨认。突触前细胞都是神经元，通过释放突触小泡所含的神经递质发放信号；突触间隙不允许电信号通过而是传递了神经递质的化学信号；突触后细胞可以是神经元，也可以是其他电兴奋细胞或者胶质细胞，它们接收信号。

运动神经元与骨骼肌之间形成的特化突触叫作神经肌接头。对于突触结构和调控的认识大量来自对这种特化突触的研究。

如本章上节"细胞黏附"所述，胚胎发育中神经元的轴突和树突以生长锥的形式延伸，在到达靶细胞（如肌细胞）时建立突触。在神经肌接头形成中，生长锥分化成神经末梢（突触前细胞），内含大量装载神经递质乙酰胆碱的突触小泡，而 N 型乙酰胆碱受体则集中分布于骨骼肌细胞（突触后细胞）质膜表面处。神经肌接头的形成基于生长锥和肌细胞双方的分子能够互相识别和结合并交互调控对方的细胞行为。

2. 突触黏附分子　在突触形成中和形成后，多种突触黏附分子在突触前膜和后膜上表达。迄今所知，分布于突触前膜的突触黏附分子可归为 5 大类，主要包括轴突蛋白（neurexin）、N-钙黏素、pantaxin、Ephrin 等；突触后膜的突触黏附分子数量要远多于突触前，主要有神经连接蛋白（neuroligin）、NCAM、L1、N-钙黏素、Syn CAM、Ephrin 受体等，至少有 50 种。其中轴突蛋白（neurexin）与神经连接蛋白是突触特有的黏附分子搭档，其他很多突触黏附分子也分布在神经和肌以外的组织。与多数介导细胞连接的黏附分子都是嗜同性的不同，突触黏附分子大多为嗜异性的，甚至典型的嗜同性黏附分子钙黏素，在突触也可以与不同突触黏附分子和其他蛋白质结合。

与各种黏附分子结构相似，突触黏附分子由胞外段、单次穿膜段和胞内段组成。NCAM、Syn CAM 和 L1 都是 IgSF CAM 家族成员，以胞外段的 Ig 结构域与其他突触黏附分子相互作用，胞内段可以与细胞骨架及其相关蛋白质结合。轴突蛋白是突触前膜主要的黏附分子，由 3 个基因编码，形成轴突蛋白 1、2 和 3，又因启动子的不同产生一个长的 α-轴突蛋白和一个短的 β-轴突蛋白，胞外段含 1 个或多个结构域，能与其他蛋

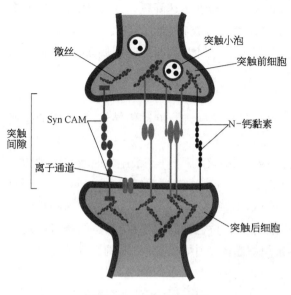

图 8-17　突触黏附分子

白质结合，也有硫酸肝素和钙离子结合位点。轴突蛋白因 mRNA 剪接不同而产生多达数千个变异体，主要是在胞外段的各个结构域有差异。作为突触前膜蛋白，轴突蛋白的胞外段伸向突触间隙，可以与突触后膜上相应的配体黏附分子结合，形成跨突触的桥接，并作为平台招募多种蛋白质与之结合，也可以结合一些突触间隙中的可溶性蛋白质。其胞内段较短，与一些大型支架蛋白结合，后者可以与细胞骨架微丝结合。作为轴突蛋白配体的突触后膜蛋白种类极其繁多，最主要的是神经连接蛋白。图 8-17 简化显示了一些突触黏附分子的分布和功能。

这些突触黏附分子不但启动突触形成、维持突触结构，更调控突触前后细胞的活动。在人工突触形成的实验中，将待鉴定的黏附分子表达在一个非神经元的培养细胞膜上，与一个分离的神经元共培养，将后者诱导成突触前细胞或突触后细胞，可以分析这些黏附分子的功能。实验发现，神经元表达内源性的 NCAM 是各种黏附分子诱导其特化为突触前或突触后细胞所必需的，这就说明黏附分子在突触形成中的作用超越黏附：不光是把突触前后两个细胞拉到一起并正确排列，更作为信号传递者协调突触前后细胞活动和突触可塑性。名为 pantaxin 的突触前膜黏附分子与神经元上的 AMPA 受体结合，就能促使后者集中于此处并招募更多蛋白质，使后者所在的神经元质膜特化成为突触后膜。不同的突触黏附分子可以决定突触是兴奋性的还是抑制性的，改变这些黏附分子可以改变兴奋-抑制平衡。

3. 功能　突触是神经元之间或神经元与肌细胞之间发生通信的细胞连接。在神经细胞与肌细胞之间，突触特化为神经肌接头装置，是神经调控肌组织的通信方式。突触前神经元发生冲动后，为了把信号传递到突触后细胞，电信号首先转化为化学信号。这种化学信号是一种小的信号分子，即神经递质，由突触前细胞释放到突触间隙内。当神经递质与突触后细胞上相应受体结合后，可导致突触后细胞局部膜电位改变，引发突触后细胞产生动作电位或开放肌质网钙库，进而使突触后神经元发生冲动，或突触后肌细胞发生收缩。可见，在化学突触的信号传导过程中，存在一个将电信号转化为化学信号，再将化学信号转变为电信号的过程，因此，信号传递速度要比电突触慢。

中枢神经系统的兴奋性突触和抑制性突触及其平衡是形成神经环路的基础，不但与感觉、运动等周围神经参与的活动密切关联，也是学习、记忆、情感等高级复杂神经活动的控制节点。

第四节　细胞连接、黏附和细胞外基质相关疾病

鉴于细胞连接、细胞黏附和细胞外基质在个体发育、成体组织构建和再生以及细胞调控中的重要性，不难想象，相应蛋白质分子的异常将累及发育和各种生理活动，从而表现为疾病。

一、细胞连接蛋白和黏附分子及细胞外基质分子异常可引起多种疾病

（一）基因缺陷引起的先天性疾病

很多细胞连接蛋白、黏附分子和基质蛋白在机体发育、组织稳态和生理活动中的功能通过基因干预的模式生物得以揭示。在描述基因缺陷相关疾病的时候，来源于基因干预的模式动物的疾病表型，因果关系较为清晰，而真正在人类单基因遗传疾病中被查明作为病因的基因突变，情况相对复杂。重要的是，那些敲除基因后死于胚胎时期的个体，自然没有疾病表型可见，却证明了该基因对生物体的极端重要性。累及多个器官和系统的病症表现为"综合征"（syndrome），并常以发现人的名字命名。由于细胞连接蛋白、黏附分子和基质蛋白的广泛分布和功能，它们的缺陷常常表现为综合征。

无论是从基因干预的模式动物表型，还是从真正的人类疾病，都可以看到细胞连接蛋白、黏附分子和基质蛋白基因缺陷作为病因可引起多种疾病。表 8-7 罗列了一部分基因相关表型和疾病。纤粘连蛋白、大部分钙黏素和一部分整合素敲除的小鼠都是胚胎致死的，所以未在表内提及。

表 8-7　部分细胞连接、黏附和基质蛋白基因缺陷相关表型和疾病

蛋白质名称	主要组织分布	基因缺陷的主要表型或疾病
细胞外基质蛋白		
Ⅰ型胶原	骨、皮肤、肌腱、韧带	骨骼发育障碍、骨折、成骨不全（脆骨症：遗传性骨病，反复骨折并畸形愈合造成肢体残疾，巩膜蓝色）
Ⅱ型胶原	软骨、椎间盘、玻璃体液	软骨发育不全（软骨发育不全性侏儒症：四肢短小、脊柱畸形）
Ⅲ型胶原	皮肤、血管	皮肤易破损、血管易破裂（Ehlers-Danlos 综合征：遗传性结缔组织病，皮肤松弛易损、皮下出血、血管瘤等）
Ⅳ型胶原	基膜	肾小球肾炎、耳聋（Alport 综合征）
Ⅴ型胶原	骨、皮肤、肌腱、韧带	关节松弛、皮肤易破损、血管易破裂
Ⅶ型胶原	复层扁平上皮下	皮肤起疱
Ⅸ型胶原	软骨	骨关节炎
Ⅺ型胶原	软骨、椎间盘、玻璃体液	近视、眼盲

续　表

蛋白质名称	主要组织分布	基因缺陷的主要表型或疾病
弹性蛋白	疏松结缔组织、软骨、平滑肌	主动脉狭窄、肺发育不良、肺气肿、皮肤松弛皱褶、关节松弛[Williams-Beuren 综合征：遗传性结缔组织病，特征复杂，包括主动脉瓣上狭窄、周围肺动脉狭窄、婴儿高钙血症和牙畸形等；皮肤松弛(cutis laxa)综合征：遗传性疾病，表现为皮肤和关节松弛、智力低下等]
原纤维蛋白(fibrillin；与弹性蛋白组成弹力纤维的成分之一)	疏松结缔组织、软骨、平滑肌	体型瘦高、肢指(趾)细长、晶体异位、主动脉瘤、主动脉夹层(Marfan 综合征：遗传性结缔组织病，累及富含弹性纤维的组织，严重者死于主动脉破裂)
血纤蛋白原[fibrinogen；血纤蛋白(fibrin)的前体]	血液	凝血障碍[遗传性无纤维蛋白原血症(congenital afibrinogenemia)]
聚集蛋白聚糖(aggrecan)	软骨	长骨发育不良、矮小症
细胞黏附蛋白和连接蛋白		
整合素 $\alpha_6\beta_1$	广泛分布于各种细胞	敲除 α 亚基：严重的皮肤起疱和其他上皮组织缺陷 敲除 β 亚基：胚胎早期死亡
整合素 $\alpha_7\beta_1$	肌细胞	敲除 α 亚基：肌萎缩、肌-肌腱连接障碍 敲除 β 亚基：胚胎早期死亡
整合素 $\alpha_6\beta_4$	上皮细胞(半桥粒)	敲除 α 或 β 亚基：严重的皮肤起疱和其他上皮组织缺陷
整合素 $\alpha_{IIb}\beta_3$	血小板	敲除 α 或 β 亚基：出血、血小板不凝聚(Glanzmann 血小板功能不全：遗传性血小板病，体表和内脏出血、凝血障碍)
整合素 $\alpha_L\beta_2$	白细胞	敲除 α 亚基：白细胞募集障碍 敲除 β 亚基：白细胞黏附障碍、炎症应答障碍、反复严重感染[白细胞黏附缺陷综合征(leukocyte adhesion deficiency, LAD)：遗传性血液病，黏膜和皮肤反复细菌或真菌感染]
XVII型胶原	上皮细胞(半桥粒)	皮肤起疱
封闭蛋白(claudin)	管腔脏器上皮、皮肤表皮	肾脏对 Mg^{2+} 重吸收障碍、表皮失水造成新生小鼠死亡
轴突蛋白-1	中枢神经突触	精神分裂症、孤独症、癫痫
神经连接蛋白(neuroligin)	中枢神经突触	焦虑、孤独症谱系障碍、智力低下

　　有些遗传性疾病的基因缺陷不在于细胞连接蛋白、黏附分子和基质蛋白本身，而在于它们的相关蛋白质。这方面的著名例子就是假性肥大性肌营养不良[或称杜氏肌萎缩营养不良(Duchenne muscular dystrophy)]。该病为性连锁遗传病，累及男孩，在 5～20 岁发病，因骨骼肌细胞膜损坏进而萎缩，可发生假性肌肥大，严重者呼吸衰竭。其分子机制是：骨骼肌细胞黏附分子"肌营养不良蛋白聚糖"(dystroglycan)的胞内结构域与胞内锚定蛋白"肌营养

不良蛋白"(dystrophin)所形成的复合体中,肌营养不良蛋白或其他成分发生突变,或者肌营养不良蛋白聚糖胞外结构域所结合的层粘连蛋白发生突变,使肌细胞膜与其基膜失去稳定的黏附,肌丝无法锚定于质膜,因而发生伴随肌肉收缩的质膜损坏。

（二）蛋白质表达水平、加工、降解和活性异常相关的疾病

胶原蛋白装配成胶原纤维需要以维生素 C 为辅酶的羟化酶。营养性维生素 C 缺乏会造成胶原纤维异常,表现为血管、肌腱、黏膜和皮肤等组织脆弱,即所谓的"航海病"。

胶原发生交联是肿瘤间质变硬和肿瘤细胞外基质重构的重要原因,与肿瘤恶性表型维持直接相关。肿瘤细胞生存和转移的微环境中可检测到 I 型胶原的赖氨酸氧化增多,使胶原纤维之间交联增多,基质硬度增加,并通过激活肿瘤细胞的整合素信号通路促进其恶性行为。抑制赖氨酸氧化酶可减少胶原纤维交联、纤粘连蛋白装配和整合素激活,从而促进癌细胞死亡。

慢性或严重的组织损伤会引发修复所带来的细胞外基质合成和堆积过度,并且降解不足,造成器官的纤维化病变,常在肝脏(肝硬化)和肺(肺纤维化)多见,后果是脏器功能受损和癌变风险增加。相反,过度的细胞外基质降解,如金属蛋白酶表达过多或活性过强,可发生于骨关节炎。破骨细胞过度活跃使骨基质被过度降解,造成骨质疏松。

在多种神经精神疾病患者的脑脊液中可检测到 NCAM 水平的异常增高或降低,包括阿尔茨海默病、双向情感障碍、精神分裂症和多发性硬化。NCAM 表达水平的改变常常反映上述疾病的进展,因此已有靶向 NCAM 的治疗思路在研发中;但是 NCAM 异常是否为发病原因,尚不清楚。

红斑型天疱疮患者体内产生抗桥粒钙黏素抗体,这种自身抗体可与桥粒结合,破坏皮肤角质上皮的桥粒连接功能,使体液渗漏到上皮组织内,形成严重的皮肤疱疹。

二、黏附分子亚型改变反映细胞的分化类型,与肿瘤细胞行为相关

结缔组织细胞起源于胚胎中胚层的间充质细胞(mesenchymal cell),具有分散、不相贴附的特点。上皮细胞则来源于外胚层,是互相黏附和连接的。在实验条件下,通过人为启动特定的黏附分子的表达,可以把分散的间充质细胞组织成互相连接的上皮组织;相反,上皮细胞可以被解散为分离的单个细胞,迁移离开上皮组织。后一个过程中,相当于上皮细胞转变为间充质细胞,被称为"上皮-间充质转变"(epithelial-mesenchymal transition, EMT),实际上是指上皮细胞变得具有间充质细胞的特性。这一过程由 Snail、Twist 等一些转录因子启动,它们促进 EMT 的作用机制之一就是抑制 E-钙黏素的表达和促进间充质细胞型的钙黏素(N-钙黏素、钙黏素 6 等)的表达。EMT 在胚胎发育中是真实存在的,并起到非常重要的作用,如神经嵴的起源。

EMT 也可以在成体的病理条件下发生,即癌症。大多数癌症起源于上皮,只有当细胞倾向于分散,变得离开上皮侵入其他组织,才变成真正"恶性"。在体外培养的癌细胞阻断 *Twist* 基因表达,可以令癌细胞朝非恶性状态转变。相反,在体外培养的正常上皮细胞强制表达 *Twist* 基因,可以令它们发生 EMT,表现出恶性细胞的行为。

癌症主要源于上皮细胞的恶变。E-钙黏素介导的黏合带作为维持上皮细胞极性和上

皮组织完整性的重要结构,在上皮细胞癌变中失去功能,其原因是 Snail、Twist 之类转录因子的过度表达和活化,造成 E-钙黏素表达下调,同时也确实存在 E-钙黏素基因的突变或表观遗传修饰的异常。E-钙黏素基因突变可见于弥散性胃癌、乳腺癌、甲状腺癌、膀胱癌等。无论是基因突变或表达下调所致,E-钙黏素丧失功能使得本来在上皮细胞受到抑制的多条信号通路发生激活,这些通路主要有生长因子-受体酪氨酸激酶通路、Wnt-β连环蛋白通路、Rho GTP 酶-微丝组装通路,从而使上皮细胞获得增殖和迁移能力。并且,E-钙黏素丧失功能往伴随间充质细胞型的钙黏素在上皮细胞的表达,N-钙黏素通过成纤维细胞生长因子等信号通路的作用,使细胞运动、迁移和不依赖锚定存活。

实验研究和临床病理诊断中常用 E-钙黏素表达水平下降伴随 N-钙黏素表达水平升高作为癌侵袭转移能力增强、患者预后不良的指标。

另一种广泛分布于全身各种组织的黏附分子——IgSF CAM 也在癌变过程中发生改变,有些表现为上调,有些表现为下调,而且同一种 IgSF CAM 在不同组织的肿瘤可以分别表现为上调或下调。例如,NCAM 在神经母细胞瘤表现为上调,在胰腺癌和结肠癌则表现为下调。NCAM 在上皮细胞的改变还表现在亚型的改变:从成人型的 NCAM-12 转变为胚胎型的 NCAM-180 和 NCAM-140。虽然 NCAM 亚型改变如何促进肿瘤进展尚不完全清楚,NCAM 亚型在多聚唾液酸修饰上的差异对黏附能力的改变应该是影响因素之一。

本章小结

细胞连接、细胞黏附和细胞外基质对人体组织的正常结构和功能至关重要。细胞外基质主要含有四种纤维蛋白和多种糖胺聚糖及蛋白聚糖,其中含量最丰富的是纤维状的胶原。胶原为肌腱和真皮提供了力度,也是形成骨和软骨的基础。组织的弹性依赖以弹性蛋白为主要成分的弹力纤维。上皮细胞所黏附的基膜,其主要成分是层粘连蛋白和IV型胶原,不同组织的基膜可因分子组成的不同而具有不同特性。结缔组织含有丰富的胶原和纤粘连蛋白,也含有多种糖胺聚糖和蛋白聚糖。聚糖是带负电荷的多聚物,吸收水分,抵抗挤压,尤其在软骨中作用重要。细胞外基质可以对细胞的形态、功能和活动产生影响,作为细胞微环境的重要组分参与对细胞行为和命运的调控。大多数细胞外基质具有半永久性的性质,只有血凝块及其中的基质是在对血管损伤发生应答时快速形成的。

细胞黏附由整合素、选择素、免疫球蛋白超家族黏附分子、钙黏素四大黏附分子家族介导。黏附分子可以在细胞连接处簇集,其胞外结构域与相同或不同的其他黏附分子相互作用,它们介导的细胞黏附有些帮助细胞之间或细胞与细胞外基质之间一过性地结合,有些则变成稳定的细胞连接。细胞锚定连接中,钙黏素在桥粒和黏合带部位介导细胞与细胞连接,而整合素则在半桥粒和黏合斑部位介导细胞与细胞外基质连接,从而将细胞和细胞外基质一起构建为组织。紧密连接控制了上皮层的通透性和上皮细胞的极性,而间隙连接和突触在连接相邻细胞的同时还介导了细胞间的通信。除了参与细胞连接和黏附,黏附分子还传导信号,调控许多细胞行为,包括运动、增殖、分化和存活。细胞黏附是个动态过程,因而也是一个受细胞内外因素调控的过程。

　　介导细胞连接和黏附的蛋白质和细胞外基质蛋白质基因改变、表达水平和加工修饰的改变都与人类疾病相关。

（汤雪明　易　静）

参考文献

[1] Alberts B, Johonson A, Lewis J, et al. Molecular biology of the cell[M]. 6th ed. New York: Garland Science, 2014.

[2] Aumailley M. The laminin family[J]. Cell Adh Migr, 2013, 7(1): 48 - 55.

[3] Bonnans C, Chou J, Werb Z. Remodelling the extracellular matrix in development and disease[J]. Nat Rev Mol Cell Biol, 2014, 15(12): 786 - 801.

[4] Campbell ID, Humphries MJ. Integrin structure, activation, and interactions[J]. Cold Spring Harb Perspect Biol, 2011, 3: a004994.

[5] Cavallaro U, Christofori G. Cell adhesion and signalling by cadherins and Ig-CAMs in cancer[J]. Nature Reviews Cancer, 2004, 4: 118 - 132.

[6] Chamma I, Thoumine O. Dynamics, nanoscale organization, and function of synaptic adhesion molecules[J]. Mol Cell Neurosci, 2018, 91: 95 - 107.

[7] Gnanapavan S, Giovannoni G. Neural cell adhesion molecules in brain plasticity and disease[J]. Mult Scler Relat Disord, 2013, 2(1): 13 - 20.

[8] Honig B, Shapiro L. Adhesion protein structure, molecular affinities, and principles of cell-cell recognition[J]. Cell, 2020, 181(3): 520 - 535.

[9] Lodish H, Berk A, Kaiser CA, et al. Molecular cell biology[M]. 8th ed. New York: W H Freeman, 2016.

[10] Mancioppi V, Prodam F, Mellone S, et al. Retrospective diagnosis of a novel ACAN pathogenic variant in a family with short stature: a case report and review of the literature[J]. Front Genet, 2021, 12: 708864.

[11] Mezzenga R, Mitsi M. The molecular dance of fibronectin: conformational flexibility leads to functional versatility[J]. Biomacromolecules, 2019, 20(1): 55 - 72.

[12] Oshima A. Structural insights into gap junction channels boosted by cryo-EM[J]. Curr Opin Struct Biol, 2020, 63: 42 - 48.

[13] Otani T, Furuse M. Tight junction structure and function revisited[J]. Trends Cell Biol, 2020, 30(10): 805 - 817.

[14] Pastushenko I, Blanpain C. EMT transition states during tumor progression and metastasis[J]. Trends Cell Biol, 2019, 29(3): 212 - 226.

[15] Ricard - Blum S. The collagen family [J]. Cold Spring Harb Perspect Biol, 2011, 3(1): a004978.

[16] Robertson JD. Membrane structure[J]. J Cell Biol, 1981, 91(3 Pt 2): 189s - 204s.

[17] Saatci O, Kaymak A, Raza U, et al. Targeting lysyl oxidase (LOX) overcomes chemotherapy resistance in triple negative breast cancer[J]. Nat Commun, 2020, 11(1): 2416 - 2433.

[18] Südhof TC. Towards an understanding of synapse formation[J]. Neuron, 2018, 100(2): 276 - 293.

[19] Wolfenson H, Lavelin I, Geiger B. Dynamic regulation of the structure and functions of integrin adhesions[J]. Dev Cell, 2013, 24(5): 447458.

第三篇

细胞的物质运输、
信号转导与基因表达调控

第九章
小分子物质的穿膜运输

　　细胞质膜和各种内膜的脂双层因其内部的疏水性质而构成了一道屏障,不允许大多数极性和水溶性分子透过,可以经膜自由扩散的只有极少数脂溶性、非极性或不带电的小分子。膜的这一特性有重要的功能意义,正因为这种屏障作用,细胞内外、各细胞器内外的物质浓度差异才得以维持。但是,细胞要摄取营养物质、排泄代谢废物,要调节细胞内外离子浓度,要造成某些特殊物质在某个细胞器内外的浓度差异,因此必须有一些特殊的机制把水溶性的、带电的营养物质及代谢产物和离子运送进出细胞或细胞器。膜对无机离子和小分子有机物质的运输是靠特化的穿膜蛋白(transmembrane protein)来完成的。膜对大分子的运输有着另一种机制,将在第十章予以讨论。

　　膜运输蛋白的分子数在所有膜蛋白中占 15%～30%,有些特化的哺乳动物细胞甚至将全部代谢能量付诸膜运输活动,可见膜运输对生物体的重要性。本章将介绍小分子穿膜运输(transmembrane transport)的一般形式,然后举例介绍两大类运输蛋白——转运体蛋白和通道蛋白,以及它们分别介导的运输的特点和功能,最后简介膜运输蛋白相关疾病。

第一节　穿膜运输的原理

　　由于生物膜是以脂双层为基本骨架的,如果没有膜蛋白,膜将对非脂溶性物质不允许通透。正因为生物膜存在膜蛋白,如何进行穿膜运输就取决于小分子物质的性质了。

一、绝大多数小分子物质的穿膜运输由膜运输蛋白介导

　　有些物质可以完全不需要膜蛋白的作用而自由透过生物膜的脂双层,这种穿膜运输形式叫做单纯扩散(simple diffusion)。如果不考虑扩散时间的长短,可以说任何不带电小分子都可以顺其浓度梯度而扩散通过脂双层。但因为它们的扩散速度有极大差异,实际上可以自由通过膜的物质有两类:① 疏水的(脂溶性的)小分子,如氧、氮、苯等,其中脂溶性越弱的分子扩散越慢;② 不带电的极性小分子,如水(分子量为 18 Da)、二氧化碳(分子量为

44 Da)、乙醇(分子量为 46 Da)、尿素(分子量为 60 Da)、甘油(分子量为 92 Da)等,其中分子量越大的扩散就越慢。所以,像葡萄糖(分子量为 180 Da)这类不带电的极性分子因分子量太大,几乎不能自由扩散过膜;各种离子则因它们的带电及水合性,虽然分子量很小,也完全不能通过膜。

需要注意的是,水作为不带电的小的极性分子是可以由单纯扩散缓慢地运输过膜的。但是,当细胞需要快速而大量运输水的时候,如红细胞被放入低渗溶液时,或大量饮水者的肾小管需要重吸收原尿中的水分时,单纯扩散显然不能满足需要。

生物膜与人工合成的脂双层之间的重要不同是:生物膜对各种极性、带电分子,如离子、单糖、氨基酸、核苷酸等,均允许通过。上述不为脂双层所容的物质是靠膜蛋白来运输的,而这些膜蛋白称为膜运输蛋白(membrane transport protein)。可以将膜运输蛋白看作是发挥了以下的作用:它们在脂双层上形成孔道并覆盖在孔道的壁上,让所运输的非脂溶性物质可以不与脂双层接触而穿越过膜。

所有结构已知的膜运输蛋白都是多次穿膜蛋白,其肽链经多次折叠,在脂双层内形成穿越膜层的蛋白通道以运送特异物质。每种蛋白质只运送某一特定类别的分子,如离子、糖或氨基酸,并且常常主要针对该类别中的某一种分子,如 Na^+ 或 Ca^{2+},葡萄糖或半乳糖。

二、膜运输蛋白分为转运体和通道两类

根据膜运输蛋白介导运输的特点,将它们分为两类:转运体(transporter)和通道(channel)。转运体能与所运输的特异物质结合,经本身构象改变而运送该物质穿过膜。通道蛋白则形成贯穿脂双层的水性孔道,当这些孔道在特异信号控制下打开时,能让特异物质(一般是无机离子或水)经过而穿越膜(图 9-1)。就运输蛋白与所运分子的关系而言,转运体蛋白必须与所运物质结合,有较强的互相作用,而通道蛋白与所运分子作用较弱。就运输速度而言,通道蛋白介导的运输要比转运体蛋白介导的快得多。

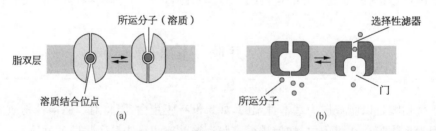

图 9-1 两类膜运输蛋白(所运小分子常被称为"溶质")
(a) 转运体;(b) 通道蛋白

膜蛋白介导的穿膜运输又因有无能量偶联而存在主动运输和被动运输两种形式(图 9-2 和图 9-3)。

被动运输(passive transport),又称易化扩散(facilitated diffusion),即膜运输蛋白使扩散变得容易。采用这一形式的是所有通道蛋白和一部分转运体蛋白(图 9-2)。它们"帮助"所要运送的物质顺其电化学梯度跨越过膜("下坡"),因此不需要能量供应。若所运的分子

不带电,其运输方向由其在膜两侧的浓度差决定;若所运分子带电,运输方向就由跨膜浓度差和电位差一起决定,浓度差和电位差构成了所谓的电化学梯度(electrochemical gradient)。几乎所有质膜都存在电位差,又称电压梯度,通常膜内比膜外更负,所以细胞的静息膜电位通常有利于带正电离子进入而不利于带负电离子进入。

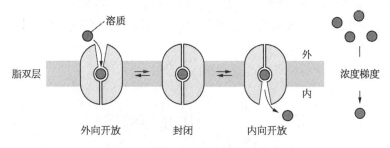

图 9 - 2 转运体介导被动运输的原理

主动运输(active transport)是对抗所运送物质的电化学梯度,"逆势"地把物质运送过膜("上坡")的运输形式(图 9 - 3)。采用这一形式的全部是转运体。转运体的主动运输是定向的,并且总是偶联于一个能源,如离子梯度或 ATP 水解(图 9 - 3)。

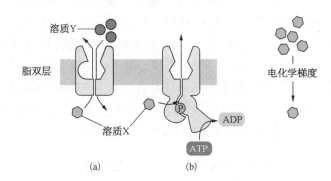

图 9 - 3 转运体介导主动运输的原理
(a) 偶联转运体;(b) ATP 驱动泵

可以看出,转运体蛋白介导的运输有些是主动的,有些是被动的,而通道蛋白介导的运输都是被动的。

三、膜运输蛋白的活性和数目受到多种因素调控

膜运输蛋白的活性受到许多细胞内外因素的调控。首先,被运物质的电化学梯度可以影响运输,特别是对离子通道而言。其次,细胞外因素包括激素、神经递质,细胞内因素包括酶、小分子信使、信号蛋白等,都是常见的调控因素。膜运输蛋白活性调控的本质是膜运输蛋白的构象改变,此过程往往依赖蛋白质翻译后化学修饰,如磷酸化、乙酰化、甲基化、泛素化、类泛素化等,也伴随其他蛋白质与膜运输蛋白相互作用的改变。转运体蛋白的构象改变影响它们与所运物质的结合和开放朝向;通道蛋白的构象改变则决定它们的开放和关闭。

质膜对小分子运输的速度显然要受膜上膜运输蛋白数目的影响,这是通过膜泡在细胞

内和质膜之间的穿梭运输而受到调控的。不管是转运体还是通道,膜运输蛋白都是整合于高尔基体成熟面的膜泡的膜上,然后经胞吐途径被运输到质膜的(详见第十章)。所以,膜运输蛋白可以停留在细胞内的运输小泡上,在受到某种信号调控时被送到质膜表面,这是一个"上膜"或"入膜"的过程。相反,位于质膜的运输蛋白也可以通过胞吞被收回入细胞,然后停留在胞吞小泡或被送到内体-溶酶体途径实施降解,这种"下膜"的机制被细胞用来负性调控质膜上运输蛋白的数目。许多细胞内外因素通过改变这两条途径的平衡,实现对质膜上运输蛋白数目的调控。

下面分别讨论转运体蛋白和通道蛋白各自介导的运输。

第二节　转运体介导的运输

转运体(transporter)指的是作为膜运输蛋白的一类穿膜蛋白,能通过易化扩散或主动运输将物质(主要是小分子,可被统称为"溶质")运输过生物膜。转运体又被称为溶质载体(solute carrier,SLC),简称载体(carrier),在细菌上也曾被叫作通透酶(permease)。

转运体介导的小分子穿膜运输是全身各种细胞摄取营养物质、排出小分子代谢物的方式,是细胞赖以存活的基本活动。转运体介导的小分子穿膜运输也是各种组织功能的基础,如小肠上皮细胞为机体吸收营养、肾小管上皮细胞重吸收葡萄糖和氨基酸、神经细胞把神经递质装入突触小泡等。转运体介导的小分子穿膜运输也在细胞内部的各种细胞器膜上广泛存在,是细胞器功能的基础。例如,溶酶体是降解各种大分子的酸性囊泡,这一功能依赖在溶酶体膜上的质子泵主动运入质子(H^+)以维持内部的低 pH 环境,而降解产物小分子也依赖膜上的葡萄糖转运体、氨基酸转运体等被释放到细胞质基质。

一、转运体介导运输的特点是必须与所运物质结合并可进行偶联运输

1. 转运体介导运输的特点　转运体介导运输的一个特点是,其运送一个特异性小分子的过程与酶促底物反应有许多类似之处。首先,每种转运体对其所运分子有一个或多个特异性结合位点,某种转运体饱和时,意味着所有结合位点被占满,此时运输速度为最大,该速度(V_{max})在特定转运体是具特征性的。其次,每种转运体对其所运物质有一特征性的结合常数,即运输速度为其最大值的一半($1/2\,V_{max}$)时所运物质的浓度(K_m),可用来表征该转运体对所运物质的亲和力。再次,像酶促反应一样,所运物质与转运体的结合可被竞争性抑制物特异地阻断(竞争同一位点并且被或不被转运体运输),也可被非竞争性抑制物阻断(在转运体的别处结合并特异地改变转运体的构象)。与酶促反应的不同之处是,转运体蛋白并不对所运分子作共价修饰,也就是说,物质是毫无改变地从膜的一侧被送到另一侧的。

因所运物质必须与转运体蛋白上位点结合而带来的运输饱和现象,是转运体介导的运输显著不同于简单扩散和通道介导的运输之处。

转运体介导运输的另一个特点是可以进行偶联运输。有些转运体只运送一种物质,这是单一运输(uniport),另一些转运体则进行偶联运输(coupled transport),即一种物质的运

输依赖第二种物质的同时运输;这两种物质的运输可以方向相同,称为同向运输(symport),也可以方向相反,称为反向运输(antiport)。不管所运的两种物质是同向或者反向的,偶联运输利用其中一种物质的电化学梯度所贮存的能量对另一种物质进行了主动运输。

2. 转运体介导运输的机制　转运体介导运输的机制是:转运体蛋白经历了一个构象变化的循环,先后交替地把所运物质的结合位点暴露于膜的两侧,从而完成运输。如图 9-2 所示,在转运体蛋白处于左侧"外向开放"状态时,结合位点暴露于膜外侧,X 物质结合上去,当构象转变为右侧"内向开放"状态时,结合位点暴露于膜内侧,X 物质被释放下来,这样 X 物质就从膜外到了膜内。由于转运体的构象变化是随机的、可逆的,当 X 物质的电化学梯度是膜外高而膜内低时,从膜外结合至转运体的 X 分子必然多于从膜内结合的,从而 X 物质得以顺其梯度从膜外进入膜内;反之则运输方向相反。这就是转运体进行被动运输的原理。当转运体介导主动运输的时候,转运体蛋白与一种能源相连接,从而能够将物质逆其浓度梯度运送过膜。所谓能源,在哺乳动物细胞主要有两种形式,如图 9-3 所示。

(1) 离子梯度驱动力:即通过偶联运输,利用一种物质(离子)的电化学梯度所蕴含的能量对另一种物质进行主动运输,也就是用一种物质的"下坡"带动另一种物质的"上坡"。这样利用能源进行主动运输的转运体蛋白就是偶联转运体(coupled transporter, co-transporter),因此,偶联转运体对所运两种物质的一种是主动运输的,另一种是被动运输的。

图 9-3a 的偶联转运体是反向转运体。X 物质的电化学梯度是驱动其从细胞外进入细胞内的,但 Y 物质电化学梯度则相反(图中未显示),为了对 X 物质进行从内向外的主动运输,该偶联转运体就同时反向运输了 Y 物质,让 Y 物质被动地从外向内被运输,这样,Y 物质的电化学梯度所蕴含的能量就成为 X 物质的主动运输的能源。

(2) ATP 驱动力:即转运体能利用 ATP 水解产生的能量进行主动运输。这样进行主动运输的转运体蛋白叫作 ATP 驱动泵。图 9-3b 的转运体就是 ATP 驱动泵。对 X 物质进行从内向外的主动运输所需要的能量来自转运体分子所结合的 ATP 的水解。

在细菌中存在以光作为能源的转运体,如细菌视紫红质。这样进行主动运输的转运体蛋白叫作光驱动泵。

3. 转运体蛋白的结构　因"溶质载体"(solute carrier, SLC)这一曾用名,编码转运体蛋白的基因大家族叫作 SLC 家族。SLC 家族下分 65 个亚家族,有 400 多个基因,亚家族之间基因序列约有 25% 的差异。从氨基酸序列比较来看,介导主动运输和被动运输的转运体蛋白在分子构造上存在极大的相同性,提示两类转运体在分子进化上关系密切。转运体都是由 10 个或 10 个以上 α 螺旋穿越脂双层构成的,穿膜螺旋之间存在 SLC 家族共有的所谓反向重复序列和假对称结构。穿膜螺旋可分为若干组,组之间的螺旋具有反向重复序列,并且氨基端的若干个穿膜螺旋与羧基端的若干个穿膜螺旋折叠成互为镜像的结构,叫作"假对称"。其中一些穿膜 α 螺旋在脂双层中间的位置发生改变,在氨基酸侧链或肽链骨架上形成离子和/或其他小分子物质的结合位点。在外向开放和内向开放两种构象中,这些结合位点只允许膜一侧的离子或小分子进入并结合,而另一侧的物质则无法进入并结合。在两种构象之间还有一个短暂的关闭构象,这对于偶联转运体的功能极其重要,可以确保偶联转运体只有在所结合的两种物质都结合到了各自的位点后才进入另一种构象,从而避免偶联运输的物质梯度所含的能量未被利用。

本节举例介绍三类转运体。先介绍单一转运体,即进行被动运输的转运体;再介绍偶联转运体,即利用离子梯度驱动主动运输的转运体;最后讨论 ATP 驱动泵,即利用 ATP 水解驱动主动运输的转运体。

二、单一转运体介导全身细胞对葡萄糖等亲水小分子的被动运输

单一转运体介导运输的特点是:① 运输对象主要是葡萄糖、其他单糖和一些亲水小分子,每种转运体特异地运输一种分子或一类密切关联的分子;② 属于被动运输,但是其速度大大高于被动扩散;③ 所运物质(溶质)需要与转运体蛋白上的位点结合,转运体运输会因位点结合达到饱和而不再增加。

了解最多的单一转运体就是葡萄糖转运体(glucose transporter,GLUT)。

1. 葡萄糖转运体家族的基本结构　编码 GLUT 蛋白的基因家族是 SLC 大家族里的 SLC2,蛋白质成员有 14 个,即 14 种异构体,名为 GLUT1～GLUT14。所有 GLUT 蛋白都由 12 次穿膜 α 螺旋所构成,氨基端的 6 个穿膜螺旋(TM1～TM6)与羧基端的 6 个(TM7～TM12)互为镜像,形成"假对称"分子结构。并且,12 个螺旋可分为 4 组三聚体,组之间的螺旋具有反向重复序列,即 TM1、2、3 与 TM4、5、6 是反向重复的,TM7、8、9 与 TM10、11、12 也是反向重复的。这样,4 组相似的穿膜螺旋之间可以发生相对位置变化。分子中还有保守的并为 GLUT 家族特有的结构域或模体,可专一识别戊糖类。像所有转运体一样,蛋白质构象变化是运输的基础:葡萄糖(或其他戊糖)结合位点在一种构象下向细胞外开放,而在另一种构象下向细胞质开放。近年的结构分析显示,在位点内向开放的构象中,物质从外侧进入的裂隙是完全关闭的;反之亦然。

葡萄糖是机体各种细胞的主要能量来源。血糖和细胞外液糖浓度一般高于大多数细胞内部。所以,大多数细胞摄入葡萄糖是由 GLUT 家族介导的被动运输实现的。GLUT1 转运体首先被发现分布于红细胞质膜上,后来证明哺乳动物绝大多数细胞都表达该转运体,因为细胞都需要从血液摄取葡萄糖作为基本能量来源。GLUT1 的 K_m 约为 2 mM(1 M△1 mol/L),远低于血糖浓度(基础水平为 5 mM),因此 GLUT1 通常造成葡萄糖从细胞外向细胞内的净流入。当然,在葡萄糖浓度差相反的情况下,GLUT1 也可以操作从内向外的运输,这正是血糖浓度极低时红细胞会有葡萄糖输出的原因。

2. 葡萄糖转运体家族成员的差别和协调　家族成员 GLUT1～GLUT14 之间的差别可以体现在糖种类的特异性,即 GLUT1～GLUT4 所运物质主要是葡萄糖,其余成员所运物质可以有果糖、尿酸、二聚糖等。成员之间更重要的差别在于组织分布、亚细胞分布、运输动力学及调控上的特异性。例如,GLUT6 和 GLUT8 分布于溶酶体或晚期内体,GLUT10 分布于线粒体。

对于机体细胞摄入葡萄糖而言,正是 GLUT 不同成员对同一种物质运输的差异性,既保障了不同的体细胞独立进行葡萄糖运输,又维持了血糖水平的动态稳定。例如,GLUT1 分布于红细胞和大部分普通细胞,对葡萄糖的 K_m 约为 2 mM,而 GLUT2 主要分布于肝脏、

胰岛 β 细胞和小肠上皮细胞底侧面，对葡萄糖的 K_m 约为 20 mM。在特定葡萄糖浓度下，这两种 GLUT 表现出运输动力学的差异。在一般的餐前血糖浓度下，GLUT2 与糖的亲和力低于 GLUT1，但 GLUT2 在较高血糖浓度时运输速率大大增加；而 GLUT1 则是在血糖浓度轻微升高时运输速率就增加，却在更高血糖浓度时会因转运体结合位点趋于饱和而表现为摄入速率增加不多。结果，当进食之后血糖从基础水平（5 mM）升至餐后水平（10 mM）时，肝脏和胰岛 β 细胞 GLUT2 运入葡萄糖的速度翻了一倍，而全身大多数普通细胞的 GLUT1 只略微增加葡萄糖摄入速度。肝脏摄入的葡萄糖作为糖原储存起来以备饥饿时分解使用，而胰岛 β 细胞被糖浓度的升高触发了胰岛素的分泌。GLUT4 分布于骨骼肌、心肌和脂肪组织细胞，对胰岛素敏感，升高的胰岛素促进这些细胞中原来位于运输小泡膜上的 GLUT4 更多地插入质膜，通过增加质膜上转运体数目而加强了葡萄糖的被动运输，从而加速细胞对葡萄糖的摄取，实现餐后血糖的回落。

GLUT1 在脑血管内皮细胞膜上有大量分布，保证脑组织的葡萄糖供应。在低血糖状态下，这些 GLUT1 在内皮细胞膜上会有数目增多。GLUT3 主要分布于脑内神经元，因其 K_m 约为 1.5 mM，对于透过脑血管内皮细胞（血-脑屏障）进入脑组织的葡萄糖能快速摄取，使得神经元即使在饥饿状态也能获得能量供应。

三、偶联转运体同时运输一对物质，以实现葡萄糖、氨基酸等小分子和离子的主动运输

偶联转运体分布于全身各种组织的细胞膜和细胞器膜上。

全身绝大多数细胞的氨基酸跨质膜梯度都是胞内高于胞外。葡萄糖梯度虽然在大多数细胞是胞内低于胞外，但是在小肠上皮和肾小管上皮组织的细胞则常常是胞内高于胞外的。小肠上皮细胞需要为全身细胞摄入葡萄糖和氨基酸作为营养物质，肾小管上皮细胞需要把肾小球滤液中的葡萄糖和氨基酸重吸收进入体液。因此，这些细胞需要逆电化学梯度摄入氨基酸和葡萄糖，依赖的是偶联转运体介导的主动运输。同样依赖偶联转运体的细胞活动还有神经细胞摄取突触间隙的神经递质，以及心肌细胞为降低细胞内 Ca^{2+} 浓度而用 Na^+ 输入换取 Ca^{2+} 输出，等等。

偶联运输使得转运体可以利用一种物质（典型的是无机离子）的电化学梯度中贮存的能量来运输另一种物质。在动物细胞质膜上，钠离子（Na^+）往往是被偶联送入细胞的离子。因为细胞外 $[Na^+]=145$ mM，细胞内 $[Na^+]=12$ mM，而且静息膜电位是细胞内负于细胞外，这样，Na^+ 的跨膜电梯度和化学梯度都是外高内低的。这为同向转运体进行第二种物质的外向内主动运输提供大量能量，是肠道、肾脏上皮细胞等摄入葡萄糖及全身细胞摄入氨基酸和其他亲水小分子的主要能源。依赖 Na^+ 的同向运输偶联转运体在运输过程中，溶质和 Na^+ 结合于转运体蛋白的不同位点上，Na^+ 顺其电化学梯度欲进入细胞，而糖或氨基酸，在某种意义上可以说是被一起"拽"了进来。Na^+ 的电化学梯度越大，溶质进入的速度也就越大；如果细胞外液 Na^+ 的浓度降低，梯度变小，溶质的进入就会减少。图 9-4 示由 Na^+ 电化学梯度驱动的葡萄糖转运体的工作原理：转运体在两物质结合位点外向开放和内向开放的构象间变换，从前者到后者，中间有"占位关闭"的构象过渡；从后者再回到前者，中间有"空

位关闭"的构象过渡。Na⁺和葡萄糖在转运体上的结合是协同的,即其中一个的结合诱发转运体构象改变,大大增加对另一个的亲和力。因为 Na⁺ 的细胞外液浓度很高,葡萄糖也就很容易在外向开放状态结合于转运体,这样,Na⁺ 和葡萄糖两者经转运体状态的外向开放→内向开放的变换中进入细胞,比经内向开放→外向开放的变换中离开细胞要容易发生,所以总的结果是 Na⁺ 和葡萄糖的净入。由于两者结合有协同作用,缺一种则另一种无法结合上转运体,因而只有在两者俱备的情形下,即形成"占位关闭"的构象后,转运体才会发生外向开放→内向开放的构象变换。

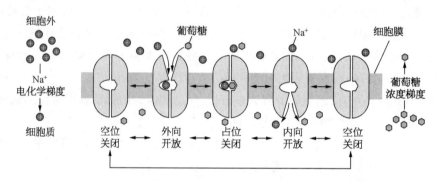

图 9-4 钠-葡萄糖偶联转运体介导葡萄糖主动运输的原理

除 Na⁺ 外,驱动外向内偶联运输的其他离子还有同样是外高内低梯度的 H⁺ 和 Cl⁻,驱动内向外偶联运输的离子是具有内高外低梯度的 K⁺。

依赖 Na⁺ 的偶联转运体在运输过程中改变了 Na⁺ 梯度,而膜两侧正常 Na⁺ 梯度的维持要依靠膜上的钠-钾泵。钠-钾泵是依靠 ATP 水解供能的主动运输转运体,因此,利用 Na⁺ 梯度的葡萄糖或氨基酸同向运输转运体被称为次级主动运输转运体。

1. 钠-葡萄糖偶联的同向转运体家族 钠-葡萄糖偶联转运体(sodium-glucose cotransporter, SGLT)又被叫作钠-糖同向转运体(sodium-sugar symporter, SSS),它们利用 Na⁺ 梯度对葡萄糖和半乳糖进行主动运输,将糖摄入细胞内。人类 SGLT 家族有 6 个成员,其中 SGLT1 主要分布于小肠上皮细胞(负责从肠腔吸收全部葡萄糖),也少量分布于肾小管上皮细胞(负责从肾小管腔重吸收少量葡萄糖),还在心、肝、肺等脏器有存在。SGLT2 主要分布于肾小管上皮细胞,负责从肾小管腔重吸收 90% 的葡萄糖(其余 10% 由 SGLT1 负责)。

钠-葡萄糖偶联的同向转运体的结构和工作原理:SGLT1 和 SGLT2 属于 SLC 家族的 SLC5A 亚家族,两者序列有 60% 的同源性,都含有 14 个穿膜螺旋(TM0~TM13),其中 TM1~TM5 与 TM6~TM10 形成反向重复。在运输中,Na⁺ 和葡萄糖结合到 SGLT1 上的比是 2:1,即每运输一个糖分子需要 2 个 Na⁺,而结合到 SGLT2 上的比是 1:1。

新近对 SGLT1 分子结构的发现有助于理解这一家族的偶联转运体的工作原理和研发对应的抑制剂药物。结构解析显示,TM1/TM3/TM5/TM6/TM8 围成一个前庭区,表面的氨基酸残基高度保守,形成一个亲水环境,有利于 Na⁺ 和葡萄糖结合。人为突变该处相关氨基酸将使转运体对 Na⁺ 和葡萄糖的亲和力和运输能力受损。前庭区朝向细胞外的开口呈负电性。前庭区的一端存在 1 分子葡萄糖结合位点,另一端存在 1 个 Na^+ 的结合位点。推测第二个 Na^+ 的结合位点位于葡萄糖结合位点的更远端,靠近细胞质基质。突变该位点相关氨基酸可以导致转运体对 Na^+ 和葡萄糖的结合比变成 1:1。

小儿严重腹泻引起脱水时,临床上采用口服补液糖盐水,就是利用 SGLT1 这个钠-葡萄糖偶联转运体的工作原理。让肠上皮细胞同时从肠腔摄入葡萄糖和 Na^+,由此造成跨上皮层的渗透压,随后再让水顺着浓度梯度从肠腔被运入,起到为机体补充水分的作用。反之,假如单纯饮水,则水将因为渗透压的缘故很快排回肠腔。

2. 钠或氯-氨基酸偶联的同向转运体家族　氨基酸是蛋白质合成的原料,但是细胞对氨基酸的主动运输除了满足自身合成生物大分子所需,还是机体多种生理活动的基础;涉及小肠和肾小管上皮细胞进行的营养物(特别是营养必需氨基酸)吸收和重吸收,神经细胞进行的神经递质再摄取,内分泌细胞的激素合成,各种细胞的氧化还原平衡、渗透压稳定和信号转导等。这些摄取氨基酸的功能由离子-氨基酸偶联的同向转运体实现。

SLC 的 65 个亚家族中有 11 个编码氨基酸转运体。例如,SLC6 主要是依赖 Na^+ 和 Cl^- 的氨基酸转运体;SLC7 主要是依赖 H^+(质子)的氨基酸转运体;SLC36 最初被发现分布于溶酶体膜上,依赖质子的跨膜梯度把作为蛋白质降解产物的氨基酸运出溶酶体;SLC38 主要是依赖 Na^+ 的中性氨基酸转运体,大量分布于脑内和血-脑屏障血管内皮细胞。虽然一些氨基酸转运体亚家族的结构尚待解析,从已有的结构解析信息可知,氨基酸转运体大多具有保守的反向重复结构,即 10 个或 10 多个穿膜螺旋中的 5 个与另 5 个形成反向重复。在运输中,离子和氨基酸结合比在 1:1～3:1,即每运输 1 个氨基酸分子需要 1 或 2 或 3 个 Na^+(或 H^+、Cl^-)。对依赖 Na^+ 的氨基酸转运体而言,第一个 Na^+ 的结合触发让氨基酸进入其中央结合位点的构象形成,氨基酸结合后的关闭状态则有利于从外向开放构象向内向开放构象的转变。

按照偶联的离子种类、氨基酸种类选择性、序列和结构关联性,氨基酸的转运体有复杂的分类和命名。在此简介属于 SLC6 亚家族的依赖 Na^+ 的氨基酸转运体。因其所运的氨基酸有很多都是神经递质,这类偶联转运体又被叫作神经递质-钠同向转运体(neurotransmitter-sodium symporter, NSS)。

神经递质是突触前神经元通过突触小泡释放的活性物质,它们的作用强度在很大程度上取决于它们在突触间隙中存在的时间长短,即被神经元和胶质细胞再摄取而得到清除的快慢。1960～1980 年代发现突触间隙神经递质再摄取是由神经元和胶质细胞膜上转运体介导的,具有高亲和性和可饱和性,依赖离子的跨膜梯度。后来克隆了第一个 NSS,即兔脑的 GABA(γ 氨基丁酸)转运体,以及第二个 NSS,即人的去甲肾上腺素转运体。从基因序列的同源性推断它们同属一个亚家族,分别归为 SLC6A1 和 SLC6A2。NSS 也被归为 SLC6 家族。SLC6 家族已被发现有 20 个成员,在人类基因组编码转运体的家族里是最大的一个亚家族。它们编码的蛋白质都有 12 个穿膜螺旋,肽链的氨基端和羧基端尾位于细胞内,第 3 和第 4 螺旋之间的细胞外大襻环有糖基化修饰。Na^+ 的跨质膜电化学梯度是该转运体的能源,Na^+ 的结合是该种转运体工作的绝对前提。

SLC6 亚家族又分为若干分支,这些依赖 Na^+(或 Cl^-)的同向偶联转运体总体上负责多种氨基酸（主要是中性和带正电氨基酸）的主动运输，也负责 GABA、去甲肾上腺素、多巴胺、5-羟色胺等神经递质的再摄取，还涉及一些含氮物质如肌酐的摄入。各个转运体的运输对象可以有重叠，差别在于分布的组织特异性。例如，执行中性氨基酸运输的两个转运体分支（B^0AT1 和 B^0AT3）特异性地分别分布于肾小管和小肠上皮细胞的顶部质膜，把氨基酸从管腔运入细胞；又如，甘氨酸是脊髓的抑制性神经递质，全部由一个位于脊髓的甘氨酸转运体 GlyT2 负责摄入。

3. 胱氨酸-谷氨酸反向转运体　该反向转运体从细胞外摄入含硫氨基酸胱氨酸（cystine），同时运出细胞内的谷氨酸（glutamate，Glu）作为交换。谷氨酸的细胞内高、细胞外低的浓度梯度成为细胞主动运入胱氨酸的能量来源。胱氨酸进入细胞后很快被还原成半胱氨酸（cysteine，Cys），成为细胞内抗氧化三肽（谷胱甘肽）合成的限速性原料。因此，该反向转运体有两方面的重要作用：一是保障细胞的抗氧化能力，二是维持细胞外谷氨酸水平。

胱氨酸-谷氨酸反向转运体属于一类异二聚体的氨基酸转运体，有两个亚基（SLC7A11 和 SLC3A2），都含有 12 个穿膜螺旋。

该转运体主要分布于成体脑组织和脊髓。细胞外谷氨酸水平升高能抑制该转运体，从而引发神经元、胶质细胞等高表达该转运体的细胞的谷胱甘肽耗竭、氧化应激乃至细胞死亡。这种以氧化应激为特征的神经元死亡也是谷氨酸的神经毒性表现。一些谷氨酸拟似物，如同型半胱氨酸（homocysteine）、erastin 等也能抑制该转运体。该转运体在胶质瘤、肝细胞癌等实体肿瘤常发生表达上调，与肿瘤转移和耐药正相关，而在一些血液恶性病变会发生表达下调。总体上，肿瘤细胞都高度依赖该转运体对半胱氨酸的供应来抗衡自身升高的活性氧。

4. 钠-钙反向转运体　Ca^{2+} 浓度在细胞质基质中快速升高将触发多种生化反应和信号转导事件。为了确保作为信号事件的 Ca^{2+} 升高的一过性，或为了亚细胞区室 Ca^{2+} 水平的稳态，细胞需要快速输出 Ca^{2+}。细胞外 $[Ca^{2+}]$ 约为 $1×10^{-3}$ M，而细胞内 $[Ca^{2+}]$ 约为 $1×10^{-7}$ M，即跨质膜的 $[Ca^{2+}]$ 梯度是外高内低的，且达到 10 000 倍的浓度差，所以，把 Ca^{2+} 输出到细胞外需要主动运输。质膜上的钠-钙反向转运体（sodium-calcium antiporter）通过 $[Na^+]$ 外高内低的梯度所蕴含的能量，将 $[Ca^{2+}]$ 主动运出细胞。人类钠-钙反向转运体属于 SLC8 和 SLC24 亚家族，含有 12 个穿膜螺旋，在运入 3 或 4 个 $[Na^+]$ 的同时运出 1 个 $[Ca^{2+}]$。

钠-钙反向转运体分布于几乎所有组织的细胞，在肌细胞、神经元和分泌细胞特别丰富。肌肉收缩需要 Ca^{2+} 浓度在细胞质基质中快速升高从而触发肌丝滑动，神经元末梢的突触小泡释放和腺细胞或内分泌细胞的分泌颗粒（小泡）释放也都是 Ca^{2+} 水平升高触发的。因此，利用膜上的钠-钙反向转运体快速运出 Ca^{2+}，心肌细胞可以避免细胞内高钙导致的心肌收缩力过强，神经元和分泌细胞可以确保小泡释放的精确可控。

各种细胞的线粒体内膜上也分布着钠-钙反向转运体。靠近质膜和内质网的线粒体经常受到质膜的钙内流和内质网钙库释放所带来的影响，而使线粒体基质的 Ca^{2+} 水平升高。线粒体基质的钙浓度与柠檬酸循环等代谢反应的脱氢酶活性调控密切相关。线粒体内膜的钠-钙反向转运体通过运出 Ca^{2+}，对维持线粒体稳态发挥作用。钙过载会造成线粒体肿胀，引发线粒体途径的细胞凋亡。

四、ATP 驱动泵保障大多数离子的跨膜电化学梯度并泵出药物和胆汁等多种物质

在上述同向或反向的偶联转运体中，Na^+ 的跨膜电化学梯度为另一种物质的主动运输提供能量，进入细胞的 Na^+ 过后需要被逆着其电化学梯度运输出去，从而使其细胞外高内低的 Na^+ 梯度得以维持，这就需要钠-钾泵来实现。推而广之，离子梯度在驱动细胞的许多基本运输活动中起到了关键作用，而建立和维持这些离子梯度却有赖于利用 ATP 水解供能的各种离子泵。为此才有这样的说法：偶联转运体介导了次级的主动运输，而离子泵介导了初级的主动运输。

ATP 驱动泵（ATP-driven pump），即利用 ATP 水解供能驱动主动运输的转运体，也被叫作"运输 ATP 酶"（transport ATPase），因为它们将 ATP 水解为 ADP 和磷酸，利用释放的能量驱动物质的主动运输。运输的物质主要是离子，因而常被等同于离子泵，但实际上还涉及胆汁酸、毒素、药物等各种小分子物质，甚至肽和小蛋白的主动运输。依据结构的不同，ATP 驱动泵可以分为 P 型运输 ATP 酶、V 型运输 ATP 酶和 ABC 转运体三类。

（1）P 型运输 ATP 酶：该家族成员具有的共同特征是水解 ATP 让自身发生可逆的磷酸化（phosphorylation，P）-去磷酸化（dephosphorylation）修饰。所运物质从膜的一侧与转运体结合引发转运体蛋白的磷酸化并引起构象变化，导致所运物质在膜的另一侧被释放，后续引发转运体蛋白的去磷酸化，最后循环回复到初始构象。

P 型运输 ATP 酶家族负责泵运离子，所以又被称为"P 型离子泵"。最早发现的是钠-钾泵，后来又发现了钙泵和质子泵。对钙泵的结构解析揭示了 P 型离子泵共有的结构特征。它们都含 10 个穿膜 α 螺旋，并在胞质面形成 3 个结构域，分别是核苷酸结合结构域（nucleotide-binding domain，NBD）、磷酸化结构域和活化结构域。ATP 水解带来的转运体磷酸化和去磷酸化造成这 3 个细胞质基质结构域相对位置的改变，并造成穿膜螺旋排列位置的改变，从而完成运输所需要的构象循环。

（2）V 型运输 ATP 酶：该家族像 P 型离子泵一样可以水解 ATP，但运输对象是 H^+。"V"意为囊泡型，因为这类转运体分布在溶酶体、内体、突触小泡、植物和酵母的液泡等酸性膜泡的膜上，为此也被称为"V 型质子泵"。V 型质子泵将 H^+ 从细胞质基质泵入细胞器，造成这些细胞器内部的酸化，保障了特殊细胞器内部的酸性环境和细胞器功能。后来发现 V 型质子泵也存在于一些特殊细胞的质膜上，如肾小管上皮细胞、破骨细胞、巨噬细胞、中性粒细胞等，起到泌酸的作用，与尿液酸化、骨基质吸收和吞噬细胞内部 pH 稳定有关。

V 型质子泵由一个亲水组分 V_1 和一个穿膜组分 V_0 组成，两个组分各包含多个亚基，一起组装成棒棒糖形状的结构：V_1 是头部和茎干上部，凸出于细胞质基质；V_0 是茎干的基部，埋在膜中。V_1 有 ATP 结合位点，多个亚基装配成涡轮状的结构，可以旋转；V_0 的主要功能是在膜上形成质子通道。当 V_1 上发生 3 分子 ATP 的结合-水解-ADP 释放的催化反应循环时，相应的构象变化产生的扭矩使"涡轮"旋转，将质子经 V_0 的若干亚基组成的复杂通道泵入细胞器内腔或泵到细胞外。V_0 各亚基进行质子运输的结构基础及其如何与 V_1 上

的 ATP 水解供能相偶联,迄今仍是 V 型质子泵研究的热点。V 型质子泵的运输过程中转运体自身不发生磷酸化,这与 P 型离子泵不同。ATP 与质子的比是 1:2 或 1:4。

与此结构相关的一类 ATP 酶位于线粒体内膜,叫作 F 型 ATP 酶,它们与 V 型质子泵作用相反,利用跨内膜的质子电化学梯度蕴含的能量驱动 ADP 和 Pi 合成 ATP,因此更常用的名称是 F 型 ATP 合酶(ATP synthase),就是线粒体内膜生成 ATP 的装置——F_0-F_1 复合体。

(3) ABC 转运体:该家族得此名是因为每一成员都含两个高度保守的 ATP 结合匣(ATP binding cassette,ABC),即 ATP 结合结构域(也叫核苷酸结合结构域)。分子的典型结构是两个核苷酸结合结构域(NBD)和两个穿膜结构域(transmembrane domain,TMD),每个 TMD 含 6 个穿膜螺旋,决定运输选择性,也构成运输通路;NBD 位于连接穿膜螺旋的两个细胞内襻环上,被 ATP 结合后把 ATP 水解释放的能量传递给 TMD,完成构象变化。目前已有约 50 个哺乳动物 ABC 转运体被鉴定出来,归于 7 个亚家族(ABCA~ABCG)。它们存在于各种细胞,主要是肝、肾、肠、胆道上皮细胞,位于顶面质膜上,专一运出一种或一类底物。整个家族所运输物质的种类是极其丰富的,可包含氨基酸、糖、胆固醇、无机离子、胆汁酸、磷脂和外源的毒素和药物,甚至一些肽和小蛋白。

以下以一些重要的 ATP 泵为例,说明 ATP 驱动泵这类转运体的分布、结构和功能。

1. 钙泵　如前文所述,游离$[Ca^{2+}]$在细胞质基质中很低,在细胞外则很高。肌细胞的肌质网是一种特化的内质网,是 Ca^{2+} 的储存池,其腔内$[Ca^{2+}]$也大大高于细胞质基质。质膜或肌质网膜两侧的这种陡峭的 Ca^{2+} 梯度有十分重要的意义,因为当某些细胞外信号作用于细胞时,Ca^{2+} 顺其浓度梯度进入细胞质基质可以是细胞对细胞外信号应答和传导的一种方式。例如,神经末梢的去极化(即改变原来内负外正的电位差极化)可引发 Ca^{2+} 内流,导致末梢释放乙酰胆碱;肌细胞的去极化可引起肌质网中 Ca^{2+} 释放至胞质,导致肌纤维收缩。

肌细胞中 Ca^{2+} 梯度的维持除了依赖前述被 Na^+ 梯度驱动的钠-钙反向转运体,在更大程度上依赖肌质网膜上属于 P 型离子泵的 Ca^{2+} 泵(calcium pump)。在细胞受外界信号刺激而升高胞质 Ca^{2+} 浓度后,肌质网膜上的大量 Ca^{2+} 泵负责将胞质中的 Ca^{2+} 泵回肌质网。

肌质网膜上的 Ca^{2+} 泵是最早被阐明结构的 P 型离子泵。该蛋白质占肌质网膜蛋白质量的 90%,因而易于被提纯用于研究。Ca^{2+} 泵分子含 10 个穿膜 α 螺旋,并在细胞质基质一面形成 NBD、磷酸化结构域和活化结构域这 3 个结构域。10 个中的 2 个穿膜螺旋上的氨基酸侧链形成 2 个 Ca^{2+} 结合的中央位点。Ca^{2+} 泵在泵运过程中经历了磷酸化和去磷酸化的变化,每水解 1 分子 ATP 就把 2 个 Ca^{2+} 从细胞质基质中泵入肌质网腔,伴随 2 个 H^+ 和 1 个 H_2O 进入细胞质基质。结构解析显示这一过程由 3 个细胞质基质结构域的移动偶联了穿膜螺旋的位置移动,包含如下 5 个步骤形成的循环:① 在 ATP 结合到 NBD 但尚未水解的构象下,3 个细胞质基质结构域的相对位置和穿膜螺旋的排列允许 2 个 Ca^{2+} 从细胞质基质一侧结合到的中央位点;② Ca^{2+} 结合触发了一系列构象变化,离子从细胞质基质一侧进入的路径被关闭,并使 ATP 水解后的磷酸基团转移到磷酸结构域上一个天冬氨酸残基上(磷酸化);③ ADP 解离后,新的 ATP 结合到 NDB,造成新的构象改变,3 个细胞质基质结构域的相对位置发生变化;④ 穿膜螺旋的位置变化打开了 2 个 Ca^{2+} 进入肌质网腔的路径,

Ca^{2+} 离开所空出的结合位点即被 2 个 H^+ 和 1 个 H_2O 分子占据,随后离子从肌质网腔一侧进入的路径被关闭;⑤ H^+ 的结合伴随磷酸化结构域上磷酸基团从天冬氨酸上被水解而脱落(去磷酸化),整个转运体回复到初始构象,H^+ 和 H_2O 分子从细胞质基质一侧被释放,Ca^{2+} 从细胞质基质一侧结合到中央位点。简化描述上述过程,就是钙泵发生了依赖 Ca^{2+} 结合的磷酸化和依赖 H^+ 结合的去磷酸化循环,完成了离子的主动运输。也可以说,钙泵是一种 ATP 驱动的钙-氢反向转运体。

虽然所泵运的离子不同,P 型离子泵的工作原理基本上与此相同,发生可逆磷酸化的天冬氨酸残基在 P 型离子泵家族中也是保守的。

非肌肉细胞的内质网膜上也存在类似的钙泵,但数量较少。

2. 钠-钾泵　钠-钾泵是第一个被鉴定为 P 型离子泵家族的成员,其结构和工作原理与后来发现的钙泵相似。大多数细胞的细胞内[Na^+]是细胞外 $1/20 \sim 1/10$,[K^+]则是细胞内高于细胞外 $10 \sim 30$ 倍,这样一种奇特的离子梯度对于细胞的许多活动至关重要,其维持正是依靠钠-钾泵(sodium-potassium pump,$Na^+ - K^+$ pump)的作用。因为它将 Na^+ 逆着极高的电化学梯度运出细胞,而把 K^+ 逆着极高的电化学梯度运入细胞,所以称为钠-钾泵,又因为它的能量来源是自身进行 ATP 水解获得的,又把它叫作 $Na^+ - K^+ - ATP$ 酶。

钠-钾泵分子在把细胞质基质的 Na^+ 运出细胞和把细胞外的 K^+ 运入细胞的过程中,发生了细胞质基质结构域上 ATP 结合、水解、磷酸基团转移的事件,过程可简化表述为依赖 Na^+ 结合的磷酸化和依赖钾 K^+ 结合的去磷酸化循环,从而完成了两种离子的主动运输。钠-钾泵每水解 1 分子 ATP,同时泵出 3 个 Na^+,泵入 2 个 K^+(图 9-5)。

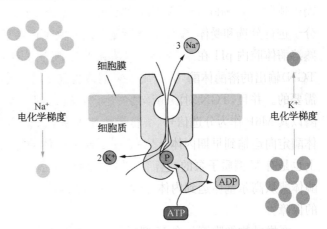

一种名为乌本苷(ouabain)的箭毒苷可以抑制钠-钾泵,就是因为

图 9-5　钠-钾泵介导两种离子主动运输的原理

它从细胞外侧与 K^+ 竞争结合至中央位点,抑制了依赖 K^+ 的去磷酸化这一步,使构象循环不能完成。

所有动物细胞质膜上都存在钠-钾泵。一般动物细胞能量需求的 1/3 耗费于钠-钾泵,在神经细胞,这种消耗可达 2/3,可见该蛋白质对细胞生存的重要性。

钠-钾泵产生的直接效应是细胞外高钠、细胞内高钾的特殊离子梯度,并带来以下间接效应。

(1) 保证一些物质的主动运输:Na^+ 浓度梯度中储存的能量使很多偶联转运体可以以同向运输或反向运输的形式,主动把葡萄糖和氨基酸运入细胞,或把质子运出细胞。

(2) 调节细胞容积:因细胞内有固有阴离子,又有为平衡固有阴离子而伴随存在的许多阳离子,它们共同形成一个要把水"拉"进来的渗透压;与之对抗的是细胞外渗透压,这主要

由 Na^+、Cl^- 等无机离子造成。但细胞外高钠使 Na^+ 有顺其梯度流入细胞的倾向。钠-钾泵把流入的 Na^+ 不断泵出，维持了膜内外渗透压的平衡。

（3）参与形成膜电位：详见下节。

3. 氢-钾泵　人和其他哺乳动物的胃腔含有 0.1 M 盐酸，对饮食中的细菌起到杀菌作用，对蛋白质起到变性作用，并为需要酸性 pH 的胃蛋白酶提供合适环境。盐酸是由胃上皮层一种名为"壁细胞"（parietal cell）的特化上皮细胞分泌到胃腔的，这些细胞邻近胃腔顶部的质膜含有氢-钾泵，把 H^+ 泌入胃腔，同时，把 K^+ 泵入细胞。胃上皮细胞的这一氢-钾泵造成百万倍的跨膜 H^+ 梯度，即胃腔内 pH 约为 1，而细胞内 pH 约为 7。这个泵常被简称为质子泵，实际上是 H^+ - K^+ - ATP 酶，与上述 Na^+ - K^+ - ATP 酶一样属于 P 型离子泵。

4. 溶酶体质子泵　属于 V 型运输 ATP 酶，即 V 型质子泵，在结构上完全不同于 P 型离子泵，由 V_1 和 V_0 两个组分组成，各包含多个亚基。运输过程中不发生磷酸化。1 分子 ATP 的消耗可泵运 2 或 4 个质子。

V 型质子泵最先在酵母和植物细胞的液泡（vacuole）膜上被发现而得名，后来被证明存在于所有真核细胞的内体和溶酶体膜上，将质子从细胞质基质泵入内体和溶酶体腔内。早期内体（early endosome）腔内环境的 pH 略低于细胞质基质，这种酸性环境是内体对胞吞大分子进行分选和受体-配体解离所需要的。晚期内体（late endosome）腔内的 pH 在 5～6，成熟溶酶体腔内 pH 在 4.5～5。内体接受了高尔基体反面管网结构（trans Golgi network, TGN）输出的溶酶体酶，V 型质子泵创造的更低 pH 是晚期内体和溶酶体酸性水解酶活性所需要的。并且，TGN 对溶酶体酶的定向运输也依赖 V 型质子泵：在 TGN，糖基化的溶酶体酶以其 M6P 作为分选信号，被特异地装入膜上插着 M6P 受体的运输小泡，运输小泡将溶酶体酶定向运输到早期内体，是后者变成晚期内体的标志之一。这些 TGN 形成的运输小泡膜上也是有 V 型质子泵的，它们创造的酸性环境是 M6P 与其受体解离所需要的，因而也是溶酶体酶从高尔基体运到内体-溶酶体系统所需要的。因此，V 型质子泵是内体-溶酶体功能的保障。

脊椎动物细胞第一个 V 型质子泵是在肾上腺髓质嗜铬细胞的嗜铬颗粒膜上发现的，后来发现各种神经递质的突触小泡膜上都有 V 型质子泵。它们所建立的小泡内高于腔外的质子电化学梯度，直接或间接地为各种转运体将神经递质从突触前细胞质基质运入突触小泡提供了能量，是神经突触功能所必需的。V 型质子泵也存在于分泌胰岛素之类蛋白质激素的分泌颗粒膜上，所造成的分泌颗粒（小泡）内部酸性环境，是蛋白质激素的加工和膜泡融合所需要的。

5. 多药耐药蛋白和其他 ABC 转运体　多药耐药蛋白[multidrug resistance（MDR）protein]是在真核细胞发现的第一个 ABC 转运体，泵出多种透过质膜进入细胞的脂溶性药物。该蛋白在肿瘤细胞高表达，使细胞对肿瘤化学治疗中常用的、化学上无关联的多种细胞毒药物同时发生抵抗，减轻了药物的细胞毒作用，并造成固有的或获得性的耐药。

肝、肾和肠是机体清除代谢废物和进入体内的天然毒素的脏器，其上皮细胞顶部质膜常常高表达各种 ABC 转运体，以将外源的和代谢过程中产生的毒素排入胆汁、尿液和肠液。

ABC 转运体在质膜的脂质运输中也非常重要。肝细胞面向胆管一面的质膜上存在一种 ABC 转运体，能将质膜胞质半层的磷脂酰胆碱"翻转"(flip)运输至细胞外半层，为磷脂酰胆碱随后与胆固醇和胆汁酸结合在一起进入胆汁汁了准备。

胚胎和成体干细胞的一个特征是质膜上高表达多种 ABC 转运体，可能用于自我保护性地排出内外源毒素和药物。

在一些免疫细胞的内质网膜上，ABC 转运体将蛋白质降解产生的各种肽不停地从胞质输入至内质网腔。这是机体免疫系统对细胞进行监控的一种重要机制的第一步。进入内质网的蛋白质片断最终将被递呈在细胞质膜表面。如果这些片断来源于病毒或其他有害微生物，这一递呈抗原将被 T 淋巴细胞识别。

五、转运体在上皮细胞的不对称分布确保小分子物质的吸收和排出

上文在介绍转运体的时候，常常提到转运体在一些上皮细胞的分布位置，如顶部质膜和底侧部质膜。从中可注意到，特定的转运体在上皮细胞质膜上必须分布于特定的位置。这种"转运体的不对称分布"为小分子穿膜运输的精确进行提供了保障。

胃肠道和肾小管上皮细胞需要有吸收功能和分泌功能，这些细胞是所谓有极性的细胞，即细胞被其侧面的紧密连接装置分为面向管腔的顶部(apical portion)及面向底部基膜和相邻细胞的底侧部(basolateral portion)。质膜也因此被分为顶部质膜和底侧部质膜两个区域。

转运体的不对称分布是营养物质跨越整个上皮细胞层被吸收进入体内的基础（图 9-6）。就葡萄糖和氨基酸这样的基本营养物质的吸收而言，Na⁺ 梯度驱动的同向运输

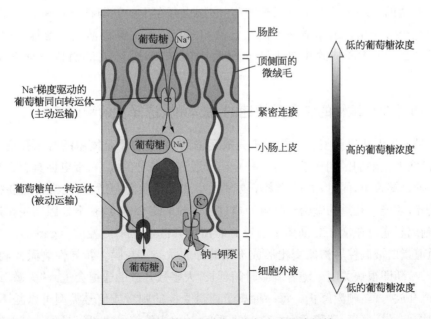

图 9-6　转运体的不对称分布与上皮细胞极性

转运体分布于上皮细胞顶部质膜（即吸收面结构域），由此对抗营养物质的浓度差，主动地将葡萄糖和氨基酸等营养物质从肠腔或肾小管腔摄入细胞。而不依赖 Na^+ 的被动运输转运体则分布于细胞底侧面质膜，由此允许营养物质顺其浓度差被动地离开细胞进入肠壁和肾间质的组织间液。许多上皮细胞通过在吸收面形成大量如指状突起的微绒毛而大大增加质膜面积，增加运入的容量。如小肠的纹状缘和肾小管的刷状缘。

转运体的不对称分布也是上皮细胞泌出小分子物质功能的基础。胃黏膜上皮的壁细胞通过顶部质膜的氢-钾泵，把 H^+ 泌入胃腔，造成百万倍的跨膜 H^+ 梯度。为了避免壁细胞大量泌酸造成的细胞内酸碱平衡紊乱，壁细胞底侧部质膜上的 $Cl^- - HCO_3^-$ 反向转运体把 HCO_3^- 从胞质运入血液，配合顶部质膜氢-钾泵运出 H^+ 的活动。值得指出的是，上述两个转运体还需要壁细胞质膜上特殊的 K^+ 通道和 Cl^- 通道的配合才能正常工作，其 K^+ 通道的特殊性在于它不受电压调控，而是对 pH 敏感。可见细胞对小分子的运输还常常需要转运体和通道两种运输蛋白协同工作。

第三节　通道介导的运输

作为一种膜运输蛋白，通道蛋白（channel protein）是指一类形成孔道的穿膜蛋白，在各种因素作用下开放，允许所运物质顺着自身电化学梯度快速穿越生物膜。通道运输的对象是离子（主要是 Na^+、K^+、Ca^{2+}、Cl^- 等）和水，所以这些运输蛋白又叫离子通道（ion channel）或水通道（water channel）。目前已知的离子通道有 100 多种。离子通道介导各种离子的运输，在神经元、肌细胞、内分泌细胞和卵细胞等所谓电兴奋细胞有特别重要的意义，它们应答并介导了各种电信号，是神经冲动传导、肌肉收缩、蛋白质分泌的物质基础。但是离子通道的作用不仅限于电兴奋细胞，它们也存在于所有动物细胞膜上，并且在植物和微生物上也有作用。水通道是人们久已熟知的红细胞在高渗溶液中皱缩、在低渗溶液中涨破的基础，也是肾脏的小管上皮重吸收水的基础，现已被证明普遍存在于大多数细胞。

一、通道介导运输的特点是快速的、被动的、选择性的和门控的

通道是通过形成贯穿膜层的孔道来完成运输的，但通道不是简单的含水孔道。对离子通道而言，两者主要的区别在于两点。一是离子通道对离子的大小、带电性具有选择性。通道孔径必须足够狭小，同时，通过的离子必须大小和带电状况合适，而且常常需要把所带的水分子丢弃，才能与孔道的壁密切接触而通过通道的最狭窄处；该狭窄处因而叫作选择性滤器，可限制离子通过速度。二是离子通道并非持续开放，而是"门控的"（gated）。"门控"的实质是通道蛋白被调控后构象变化形成不同的开放状态。在膜上特异性刺激控制下，闸门短暂地开放，随即很快关闭。随着刺激时间延长，大多数开放的通道会进入"失敏"或"失活"状态，不再开放，直至刺激停止。每一种离子通道受控的刺激或信号类型可以是不同的，最常见的门控信号是电压，即膜两侧电位差的改变；其他门控信号也可以是配体结合或机械牵

张力。与通道结合的配体可以是细胞外的,常见的是神经递质,也可以是细胞内的,如
cAMP(图 9 - 7)。

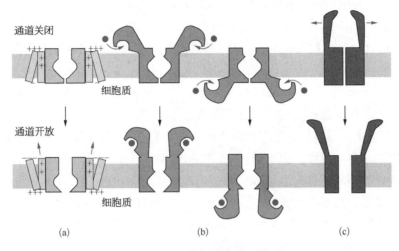

图 9 - 7　离子通道的门控
(a) 电压门控;(b) 递质门控;(c) 机械门控

本节我们将在介绍钾漏通道后,举例简介三类门控离子通道:电压门控通道(voltage-gated channel)、配体门控通道(ligand-gated channel)中的递质门控通道和机械门控通道
(mechanically-gated channel)。

水通道也同样具有选择性,即让水分子而不让离子通过。对水通道的门控性尚不清楚。
对水通道的调控了解较清楚的机制主要是:激素通过对于细胞内膜泡上水通道蛋白插入质
膜的影响,调控细胞表面水通道数目。

通道介导的运输不同于转运体之处在于:通道运输的速率很高,平均高出转运体运输
速率的 100 倍以上,每秒可有百万个离子或千百万个水分子通过一个通道;所有通道运输都
是被动运输,不直接消耗能量。鉴于离子通道的被动运输特性,在讨论特定离子通道开放后
的效应时必须谨记:是膜两侧该离子的电化学梯度而不是通道,决定了其运输方向和速率。

20 世纪 80 年代发展起来的膜片钳记录法(patch clamp recording)在离子通道研究中引
起了革命性作用。这种技术用一玻璃微吸管吸住一小片膜,因管口边缘与膜完全封闭,当有
电流流经覆于吸管口这一小片膜上的通道时,在吸管中可以记录到电流,从而测知单个通道
的离子运输情况。

二、钾通道为细胞静息膜电位的形成和维持提供主要保障

膜电位即膜两侧的电位差,是由紧贴膜两侧的电荷差异形成的,即一侧比另一侧带更多
正电荷或负电荷。这种差异可以由离子的主动泵运造成,也可以由离子的被动移动造成。
对于典型的动物细胞质膜,被动的离子移动是生成膜电位的主要力量,而离子移动的条件是
特定离子的跨膜电化学梯度和允许该种离子穿膜的通道。

静息膜电位(resting membrane potential)是指没有刺激时质膜两侧的电位差,简称静

息电位(resting potential)，为膜外正值膜内负值。各种细胞的静息电位数值不一，范围在
$-120\sim-10$ mV。神经元和肌细胞这样的电兴奋细胞的静息电位负值较大，为$-90\sim$
-50 mV；非电兴奋细胞静息电位负值较小，如红细胞的约为-10 mV。细胞处于静息电
位时，膜内外离子的净流动为零。当受到刺激时，静息电位可以减小(膜内负值变小甚至
变为正值)，也可以增大(膜内更负)。此时静息电位内正外负的"极化"(polarization)状态
发生改变，负值变小直至变为正值的过程叫作"去极化"(depolarization)，负值变大的过程
叫作"超极化"(hyperpolarization)，从去极化恢复到静息电位的过程叫作"复极化"
(repolarization)。可以想见，膜电位的上述变化都是离子流动造成的。

　　K^+的跨膜电化学梯度是决定静息电位形成的关键因素，而特殊的钾通道对静息电位的
形成和维持提供了主要保障。由于钠-钾泵作用，细胞内Na^+是低浓度的，为平衡细胞内固
有阴离子所需要的阳离子就只能是K^+。K^+内高外低的浓度梯度驱使其逸出，但固有离子
造成的电梯度又吸引其留在细胞内，当这两种力量平衡时，K^+停止流动，这时的膜电位就是
钾平衡电位，数值等于静息膜电位。所有细胞的质膜上都有的一种非门控的钾通道
(potassium channel)，几乎始终保持开放，为K^+自由穿越质膜提供了途径，使它们能被固有
阴离子吸收入细胞，然后在钠-钾泵的作用下维持在细胞内的高浓度。这种钾通道不需要特
异刺激即可打开，因而被叫作钾漏通道(K^+ leak channel)。这一钾通道的特点可以说明为
什么质膜对K^+的通透性要比对其他离子大得多，也能说明为什么$[K^+]$对膜电位起关键
作用。

　　钠-钾泵也对静息电位的形成有所贡献，这不止因其对K^+内高外低的跨膜电化学梯度
的贡献，而且由于它们每泵出3个Na^+只泵入2个K^+，结果造成膜内相对负于膜外的电位
差，这一效应对膜电位的形成有10%的作用。

　　细菌的钾通道蛋白是第一个通过冷冻结晶和X线衍射得到结构研究的通道蛋白，由此
得到的资料极大地增进了我们对离子通道工作原理的认识。

　　长期以来，人们对离子通道为什么具有离子选择性迷惑不解。例如，K^+和Na^+两种离
子都呈球状，大小几乎没有差别(分别为0.133 nm和0.095 nm)，而钾通道对K^+的通透量是
对Na^+通透量的10 000倍。这个问题在细菌钾通道蛋白的结构被解析后得到了解答。钾
通道由4个相同的穿膜亚基组成，每个亚基各贡献2个穿膜α螺旋，形成K^+通过的中央孔
道。带负电的氨基酸排布于通道的胞质面入口处和胞外入口处，吸引阳离子，排斥阴离子，
从而赋予通道对阳离子的选择性。将两个穿膜螺旋相联结的那段肽链形成一个短的α螺旋
(孔道螺旋，不穿膜)和一个向通道较宽部位突起的襻环，这样的4个环构成一个选择性滤
器。肽链骨架上的羰基氧原子以规则的间隔距离排布于其表面，成为选择性滤器的内壁，作
为K^+的一过性结合位点。K^+必须丢弃所结合的所有H_2O分子才能进入这个滤器，与滤器
表面的羰基氧发生作用(这些羰基氧的排布形式极其精确，刚好接纳一个无水K^+)。与此相
反，一个Na^+就不能进入这个滤器，因为它尺径较小，羰基氧的位置距其太远，不能提供能耗
平衡。这样，易于通过钾通道的就是K^+而非Na^+。

　　这个结构被解析的细菌钾通道是一个门控的通道。对其结构的解析还显示了这类门控
通道开放和关闭的结构基础。形成选择性滤器的襻环位置较为固定，在通道启闭时不发生

构象变化。但构成通道其余部分的穿膜螺旋能发生倾斜、旋转或弯曲等各种形式的位置改变,造成通道关闭时其在胞质面的开口变小。入口变小加上排布于表面的疏水氨基酸,阻断了离子的进入,造成通道关闭的效果。

三、电压和递质门控的阳离子通道是神经元和肌细胞生理功能的基础

在神经元、肌细胞、内分泌细胞和卵细胞这样的电兴奋性细胞,适当刺激可以使膜电位在静息电位基础上产生一个快速波动的、可传播的电位,称为动作电位(action potential)。动作电位包含去极化和复极化两个过程,是电兴奋性细胞功能的基础。

1. 电压门控的阳离子通道　存在于神经元和肌细胞质膜上的钠通道(sodium channel)是一种电压门控通道,它们在动作电位的形成过程中起决定性作用。动作电位是由膜部分去极化启动的。起初,引起部分去极化的刺激使静息状态的膜上的电场发生轻微改变,电压门控的钠通道对电场变化高度敏感,随即发生构象变化,从稳定的关闭状态变成开放状态,使小量 Na^+ 进入细胞。正电荷的流入造成进一步去极化,直至 $-50\sim90$ mV 的静息膜电位转变成 $+50$ mV 的 Na^+ 平衡电位。在此去极化过程中,每个钠通道开放后就有同样强大的传送能力,每秒钟可让 8 000 个 Na^+ 流入细胞,随后很快自动转变为失活状态,这时膜开始回复到原有膜内负值电位,等到 Na^+ 通道转变成活化但不开放的关闭构象时,膜才能重新对刺激有反应而形成下一次动作电位(图 9-8)。这样关闭-开放-失活三种构象的循环反映

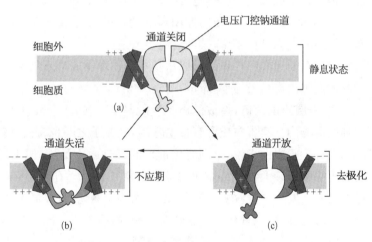

图 9-8　电压门控钠通道的三种构象
(a) 通道关闭;(b) 通道失活;(c) 通道开放

了钠通道的"全或无"工作方式,也说明了动作电位"全或无"性质的本质。

细菌的电压门控钠通道像钾通道一样有 4 个亚基,而动物细胞的电压门控钠通道由 1 条肽链折叠而成,含 24 个穿膜螺旋,形成 4 个基本上相同的组分(各含 6 个穿膜螺旋)。每个组分(亚基)各贡献 2 个穿膜螺旋,构成 Na^+ 通过的中央孔道。连接这 4 对穿膜螺旋的襻环伸向孔道中央,构成选择性滤器。每个组分的氨基端第 4 个穿膜螺旋(S4)是感应电压的重要结构,富含带正电荷的精氨酸。当引起部分去极化的刺激使静息电位发生轻微改变时,这些感应电压的 S4 穿膜螺旋发生位置改变,进而导致中央孔道的穿膜螺旋位置改变(如图 9-8 从 a 到 c 所示意),使钠通道开放。钠通道的失活由一个连接第 3 和第 4 组分穿膜螺旋的襻环实施,该襻环位于细胞质一侧,像活塞那样堵住中央孔道的出口,让钠通道在膜电位仍处于去极化状态时自动失活(图 9-8b)。

　　通过上述对单个电压门控钠通道的结构与功能的认识，我们可以理解动作电位在整个细胞形成和传播的本质。神经元的基本功能——接收和传导信号，正是通过各种离子通道的活动实现的。神经元有多个树突和一个伸长的轴突。通过突触，树突和胞体接收其他神经元的信号。无论信号源于何处、性质为何，在神经元都会整合成膜电位的改变，即由电压门控的钠通道产生的动作电位，也就是神经冲动（nerve impulse）。它沿着长长的轴突传播到末梢分枝，从而将信号同时传递给多个靶细胞。这些靶细胞可以是神经元、肌细胞和腺细胞等。神经冲动在神经元内部传播的过程中，局部质膜的去极化引起的电场改变足以使得相邻区域质膜去极化，即从局部钠通道开始到邻近钠通道依次发生关闭-开放-失活的构象循环。由此，动作电位的自我扩大形成了从局部到轴突末梢的波浪式连续的钠电流。去极化的播散方向不会倒转，因为刚刚开放的钠通道会失活而不感应电场。

　　电压门控阳离子通道除了上述钠通道和钾通道，还包括钙通道。在一些肌细胞、卵细胞和内分泌细胞上，动作电位的产生依赖钙通道而非钠通道。在动作电位的形成中，钠通道和钙通道开放后的 Na^+ 和 Ca^{2+} 内流介导了去极化，而钾通道开放后的 K^+ 外流介导了复极化。钾通道还介导超极化。动作电位的发生频率在不同电兴奋细胞或者同一种细胞的不同状态下是不同的，这与三种电压门控阳离子通道的表达数量有关。电压门控的阳离子通道还分布于许多非电兴奋性细胞，其功能尚不清楚。

　　电压对通道的门控作用可以从基本的物理学原理来理解。处于静息状态的神经元或肌细胞的质膜内电位比质膜外负 $50\sim90$ mV，虽然这一差异不大，但这种差别存在于仅厚 5 nm 的一层膜的两侧，造成的电梯度就是 100 000 V/cm，所以膜上蛋白质实际上处于一个很强的电场内。膜蛋白质含有带电基团，其原子之间也有极性键，电场就对分子结构发生作用。对许多膜蛋白来说，电场变化带来的影响微不足道，但电压门控的通道蛋白不同，它们的若干穿膜螺旋上含有特征性的带正电氨基酸，作为电压感应装置能对膜的去极化作出灵敏的反应而发生位置改变，进而引发更大构象变化，打开通道。如果周围电场的随机热运动给予足够的震荡，一种构象会翻转至另一种，而关闭、开放和失活这三种构象相对更稳定。

　　电压门控的钠、钾或钙通道这 3 类通道蛋白在结构和功能上存在很大差异，可以由多个基因编码，也可以由一个基因的 RNA 转录物拼接不同而产生。然而，所有已知的这 3 类蛋白质在氨基酸序列上都惊人地相似，这表明它们源于进化上相关的一个超家族。

　　2. 递质门控的阳离子通道——乙酰胆碱受体　乙酰胆碱受体（acetylcholine receptor）是受乙酰胆碱这种递质门控的阳离子通道，大量分布于骨骼肌细胞的神经肌接头处。神经肌接头是运动神经元和骨骼肌之间的一种特化的化学突触。乙酰胆碱受体位于突触后细胞即肌细胞质膜上，在突触前神经末梢释放的乙酰胆碱作用下一过性地开放，将细胞外（来自神经末梢）的化学信号快速转化为（肌细胞）膜局部的电信号。

　　该通道蛋白是一个由 5 条肽链组成的糖蛋白五聚体（图 9-9a），形成穿越脂双层的阳离子通道。当两个乙酰胆碱分子结合上五聚体中的一对亚基时，就引发了其构象变化，通道打开，直至神经肌接头处的乙酰胆碱酯酶将乙酰胆碱水解，乙酰胆碱浓度下降。一旦乙酰胆碱与其受体（即五聚体）解离，受体构象恢复至原来的状态，通道关闭。如果神经兴奋过度，乙酰胆碱作用持续，受体将发生失活（图 9-9b）。

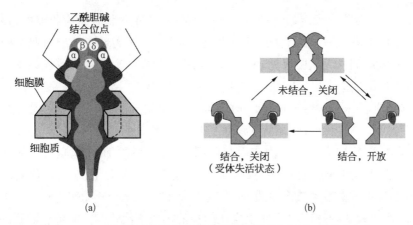

图9-9　乙酰胆碱门控的阳离子通道的结构(a)和三种构象(b)

五聚体中每个亚基的1条肽链折叠成4个穿膜螺旋,其中1个穿膜螺旋参与了阳离子通道的构成,也就是说5个穿膜螺旋围成中央孔道。五聚体中的一对相同亚基(α亚基)除了各自形成4个穿膜螺旋外,还各自形成一个复杂的胞外结构域,其上有一个乙酰胆碱结合位点。

通道对阴离子排斥而对不同阳离子选择性不高的结构基础在于:穿膜螺旋构成的孔道两端开口处排布着成簇的负电性氨基酸,使阴离子受到排斥,而阳离子只要直径<0.65 nm就可通过。一般可通过的阳离子是Na^+、K^+和Ca^{2+},对这三种离子的选择主要取决于这些离子各自的电化学梯度。当膜处于静息电位时,K^+的驱动力近乎为0。相反,Na^+很高的电压梯度和浓度梯度都作用于同一方向,驱动离子进入细胞。Ca^{2+}的电化学梯度虽然也如Na^+的一样,但它的细胞外浓度与Na^+相比无足轻重,所以,乙酰胆碱受体通道开放导致一次Na^+的大量内流,最高速度约为每个通道每毫秒30 000个离子。这一Na^+内流最终引起肌细胞膜的去极化。

通道的递质门控的结构基础在于:围成中央孔道的5个穿膜螺旋各有一个亮氨酸,其侧链的疏水基团在孔道中部凸向管腔,在静息状态下像一道关闭的"门"。当一对α亚基的胞外结构域上乙酰胆碱结合位点被2分子乙酰胆碱占据时,这5个有此亮氨酸的穿膜螺旋发生向外旋转,这一构象改变导致原来关闭的"门"被打开。

突触有兴奋性和抑制性两类,这是由突触前膜释放的神经递质种类和突触后膜上相应受体决定的。兴奋性递质打开阳离子通道,让Na^+或Ca^{2+}内流,使突触后膜去极化进而引发动作电位。抑制性递质则打开钾通道或氯通道,让K^+外流或Cl^-内流,从而阻碍去极化,制约兴奋性递质的效应。与上述神经肌接头处的乙酰胆碱受体不同,有些乙酰胆碱受体亚型可以打开钾通道或氯通道,所以乙酰胆碱并不总是作为兴奋性递质工作的。总体而言,乙酰胆碱、谷氨酸和血清素(多巴胺)属于兴奋性递质,GABA(γ-氨基丁酸)和甘氨酸属于抑制性递质。

每一种递质门控的离子通道都有其多种亚型,它们可以由不同的基因编码,也可以由同一基因产物的不同RNA拼接产生。各个变种的不同组合就产生了极其多样的亚型,其配体不同、通道导电性不同、开关速度不同、对药物和毒素的敏感性不同。例如,脊椎动物神经元的乙酰胆碱门控离子通道与肌肉细胞的就有不同。又如,脑内乙酰胆碱受体的不同亚型具有不同的功能。

3. 神经肌接头传导中激活的多种离子通道　在神经冲动刺激肌肉收缩的过程中,至少有 5 组门控离子通道在短短数毫秒的时间内依次激活,从而实现了神经对肌细胞的控制和肌细胞的兴奋-收缩偶联。从中可见,电压门控和递质门控的离子通道是电兴奋细胞功能的基础。① 神经冲动到达末梢,其质膜去极化,使其上的电压门控钙通道一过性打开,Ca^{2+} 从细胞外大量流入神经末梢细胞质内,启动了末梢乙酰胆碱突触小泡与突触前膜融合,释放乙酰胆碱;② 释放的乙酰胆碱与突触后的肌细胞质膜上乙酰胆碱受体结合,一过性地打开了受体的阳离子通道,所造成的 Na^+ 内流引起局部膜去极化;③ 肌细胞质膜局部去极化打开了该膜上的电压门控钠通道,使更多的 Na^+ 进入,膜进一步去极化;这又促使更多的电压门控钠通道开放,导致一次波及整个质膜的、自我扩大的去极化——动作电位;④ 肌细胞质膜的动作电位引起质膜的特殊部位 T 管上电压门控的钙通道活化;⑤ 相邻于 T 管的肌质网膜上的钙通道被开放,肌质网内贮存的 Ca^{2+} 大量进入胞质,胞质[Ca^{2+}]的突然升高引发了肌纤维的收缩。

四、机械门控的离子通道造成机体听觉和触觉等多种感觉的产生

细胞能感知外环境施加在质膜上的各种机械力,包括压力、牵拉力、剪应力等,并作出应答,这是从细菌到哺乳动物的各种生物体都存在的保守行为。将质膜上的机械力刺激转化为细胞内的电信号,依赖机械门控离子通道(mechanically gated ion channel,常简化为 mechano-gated channel)。在人体,这些通道存在于几乎所有细胞,尤其集中分布于皮肤和其他部位的感觉神经系统的神经元膜上,将外界机械刺激转化成神经冲动传入大脑,让我们产生听觉、触觉、痛觉、重力感、本体感和内脏感觉,此外也产生不被意识感知的生理反应,如血管平滑肌根据心率调控血压。

产生机体视觉、嗅觉和味觉的是 G 蛋白偶联受体,各种 G 蛋白偶联受体在结构上高度相似。与此不同,产生听觉、触觉等机械力相关信号的离子通道,在结构上有很大差异,唯一的共同之处在于:至少含有 2 个穿膜螺旋构成离子运输的孔道,一般还存在横排在质膜脂双层的一个半层或一侧、亲水又亲脂的“兼性”螺旋作为膜的机械力感受器。

1. 机械门控离子通道的主要类型

(1) TMC1 和 TMC2:最早测量到机械力诱导产生的电流是在听觉和前庭系统的毛细胞(hair cell)上。毛细胞顶端静纤毛(stereocilia)排列成高低有序的阶梯状,感受压力波的震动。分布于静纤毛膜上的 TMC1 和 TMC2 作为机械门控的离子通道,将静纤毛所受到的机械压力转化为电信号,使毛细胞去极化,产生听觉和前庭位置觉的神经冲动传导。TMC1 和 TMC2 都含有多个亚基,每个亚基含 6 个穿膜螺旋。它们是非选择性的阳离子通道,但主要运输钙离子。完成机械力感受和离子运输需要 TMC1/2 以外其他多个蛋白质组成的复杂的多蛋白质复合物,包括结合在静纤毛顶部的钙黏素 23 和与细胞内细胞骨架相关的蛋白质,其整体结构尚未得到阐明。

(2) TRP 离子通道家族:TRP 离子通道家族得名于“瞬时受体电位”(transient receptor potential,TRP),按序列同源性分为 7 个亚家族,是非选择性的阳离子通道。TRP 家族的多个成员的结构已得到冷冻电镜等技术的解析,研究结果提示它们与电压门控的离子通道

的结构有相似性。TRP 家族分子都是四聚体，每个单体（亚基）含有 6 个穿膜螺旋，其中第 5 和第 6 螺旋与连接两者的襻环参与孔道构成。TRP 家族的一部分成员为机械门控离子通道，除了分布于背根神经节等感觉神经系统，也存在于肾小管上皮和血管内皮细胞的静纤毛膜上，感受管腔液体的剪切力而触发 Ca^{2+} 内流。其余 TRP 成员则受温度、电压和小分子物质门控。例如，其中的 TRPV1 是辣椒素受体，能被辣椒素和 42℃ 以上的高温激活，介导 Ca^{2+} 内流，引起痛觉和温觉。

（3）PIEZO 家族：PIEZO 是最早得到确认的一个机械门控离子通道家族，在哺乳动物有 PIEZO1 和 PIEZO2，广泛分布于各种细胞，在肺、肾、膀胱、结肠、皮肤、背根神经节等处特别丰富，是非选择性的阳离子通道。PIEZO1 是先被发现的成员，在体外培养的源于神经母细胞瘤的细胞系 N2A 上通过基因筛查发现，后续发现基因编码的是一个离子通道，质膜下陷和牵拉可以引发该通道开放产生电流，因此用希腊语"压力"（piezo）的词源命名。PIEZO2 在体内背根神经节的神经元上发现。PIEZO 在感觉神经元作为机体的触觉受体，产生动作电位即神经冲动，并将其传导到大脑皮层，是皮肤触觉、肺牵张感觉、肌梭本体感觉的来源；PIEZO 也在红细胞和血管内皮细胞之类非电兴奋细胞感应血流剪切力，并相应地调整细胞活动，对红细胞容积控制，对胚胎发育中的心血管内皮细胞正确迁移和排列及对成体血管张力的维持都是需要的。这说明这些不同的细胞感知的刺激在本质上是相同的，就是机械力。

PIEZO1 和 PIEZO2 都是三聚体，3 个亚基装配成三叶螺旋桨状，每个亚基含有多达 38 个穿膜螺旋，总共有 114 个穿膜螺旋，是迄今所知最大的膜蛋白。每个亚基的 N-端 36 个穿膜螺旋形成 9 个重复组分，叫作 piezo 重复子或单位；每个重复子由 4 个螺旋组成的。9 个重复子在质膜上以一定的曲度排列，形成非平面的叶片样结构。来自 3 个亚基的 3 个叶片样结构使局部质膜形成由外向内凸起的"穹顶"状。每个亚基的 C-端 2 个穿膜螺旋参与孔道构成。另有一些螺旋横排在质膜的细胞质半层，属于亲水又亲脂的兼性螺旋。在细胞外一侧存在一个帽结构域。C-端结构域在细胞内一侧形成通道的前庭。在细胞内一侧还有横卧的小梁螺旋，将贴近孔道的 3 个重复子连接起来。PIEZO 的机械力门控的原理可能在于：当质膜受到牵拉等机械力作用时，局部曲度变形，小梁螺旋、兼性螺旋与 C-端结构域等发生相互作用，通过杠杆效应改变了孔道螺旋的排列，从而打开通道，而细胞外一侧的帽结构域作用于通道的失活。

2. 机械门控的离子通道的机制　对于机械门控离子通道的门控机制研究主要产生两种解释，一是通道的附属蛋白受到机械力作用而与通道蛋白相互作用，触发通道开放（"附属蛋白模式"）；二是脂双层受到机械力作用而引起通道开放（"脂双层模式"）。两种模式的差别在于前者主要基于哺乳动物听觉和前庭系统的毛细胞研究，强调机械力必须通过细胞外基质成分或细胞骨架传递给通道；后者基于原核细胞研究，强调机械力作用于脂双层本身就足以引发通道开放。按"脂双层模式"的解释，当机械力作用于质膜时，脂双层发生曲度或横向张力改变，进而发生膜脂和膜蛋白疏水基团的错配，通道蛋白的某些与脂双层有直接作用的螺旋就可以感知这些变化而发生位置改变，最终导致通道打开。这一模式目前也从某些真核的例子得到支持。不过，在很多机械门控离子通道的工作原理中，两种模式同时存在。

质膜上富含胆固醇和鞘磷脂并位于黏着斑的脂筏，常常是机械力的作用焦点。例如，神经胶质细胞上的 PIEZO1 就位于黏着斑的脂筏中。机械牵拉可以打破脂筏结构，激活离子通道开放。

像其他门控的离子通道一样，机械门控离子通道也存在关闭-开放-失活的三种构象循环。TRP 和 PIEZO 都是阳离子通道，开放后的 Na^+ 或 Ca^{2+} 内流导致质膜去极化，进而产生动作电位，因而都是电兴奋性的。但是，也存在机械门控的钾通道，它们开放后的 K^+ 外流将导致超极化，因而能拮抗兴奋性。

五、水通道介导水的穿膜和跨上皮运输

水占据细胞容积的 70%，水的穿膜运输是所有细胞的基本活动，对于一些组织则更是细胞功能的基础。如果用半透膜分隔溶液，水倾向于从溶质浓度低的地方流向浓度高的地方，这叫作"渗透"，这其实相当于水的"扩散"——从自身浓度高的地方流向浓度低的地方。纯粹的脂双层对水通透性很低，单纯扩散无法完成水的快速穿膜运输。然而，红细胞放在高渗溶液中会因水的迅速流出而皱缩，放在低渗溶液中则因水的迅速流入而涨破；肾小管上皮层对流过的肾小球滤液中的水快速重吸收，造成尿液的浓缩；唾液腺等腺体可以快速大量分泌液体……很久以来人们对这些现象背后的原理迷惑不解，直至 1980 年代以后逐渐认识了膜上运输水的通道蛋白——水孔蛋白（aquaporin，AQP）。像运输葡萄糖的转运体蛋白 GLUT 家族一样，哺乳动物细胞的水孔蛋白也有一个家族，分布于各种组织，尤其是需要快速通透水的组织，如肾小管上皮、外分泌腺导管上皮。这些组织会有水孔蛋白的高表达。所以，细胞因为水孔蛋白构成的水通道（water channel）而能够让水快速渗透、进出细胞。一个水通道每秒钟可让 10^9 个水分子通过。水通道对水的运输是双向的，决定水的运输方向和速度的是跨膜的渗透压梯度。

水孔蛋白家族有 13 个成员（AQP0～AQP12），其中 AQP0～AQP2、AQP4～AQP6 和 AQP8 是专一运输水的，成员间的差别主要在于分布的组织，其余的成员运输甘油、尿素、氨水、双氧水等小分子代谢物和一些气体。AQP1 广泛分布于各种组织和器官，除了在红细胞和肾近曲小管有非常丰富的表达，也存在于肺、眼、肌肉和脑等。AQP2、3 和 4 分布在肾小管集合管，AQP0 分布于眼晶体。AQP5 主要分布于唾液腺、汗腺、泪腺及肺和气道。AQP4 主要分布于脑内胶质细胞和脑室管膜细胞。邻近脑室的室管膜细胞和邻近蛛网膜下腔和毛细血管的星形胶质细胞所在位置是脑组织和脑脊液的接触面，因此 AQP4 对于脑组织非常重要。AQP4 还分布于脑内渗透压感受区——视上核，位于分泌血管加压素的神经元外周胶质细胞，可能与调控水代谢有关。蛙卵母细胞和卵的膜上因为没有水孔蛋白而对水不通透，因而可以被置于低渗的池塘水中而不会破裂。这个现象是导致 Agre 等研究者发现水孔蛋白的线索之一。

与离子通道相反，水通道面临的问题是如何只让水分子快速通过而不让各种离子和质子通过。由于水通道介导的是受渗透压梯度影响的被动运输，水通道需要杜绝离子通过。对 AQP1 的结构解析揭示了它的运输原理和对水分子的选择性。水孔蛋白是由 4 个相同亚基构成的，每个亚基单体各形成一个水通道。图 9-10a 显示了一个亚基构成的一个水通道的结构。每个亚基的肽链含 6 个穿膜螺旋和 2 个不完全穿越脂双层的螺旋片段。穿膜螺旋

在细胞质一端和细胞外一端各形成一个前庭区,在中部则形成一个缩窄部位以作为通道的选择性滤器,其 0.28 nm 的狭小孔径只比水分子略大,允许单个水分子排队通过。通道的一侧表面排列着疏水氨基酸,另一侧表面排列着一些亲水氨基酸。就是这些亲水氨基酸的羧基氧伸向通道,与水分子的氢原子形成短暂的氢键,从而完成对水的运输。运输过程中,水分子像接力一样,以自身一个氢原子与这些羧基氧依次短暂结合,又以另一个氢原子与相邻水分子形成氢键,由此得以单列地、像一条水分子链一样通过(图 9-10b)。选择性滤器可以阻挡 Na^+、K^+、Cl^- 等带电离子的进入,因为离子水化后直径过大无法通过,离子脱水后亦无法与此处的疏水氨基酸相互作用,并且受到此处电场的排斥。水通道对于质子(H^+)的阻挡基于另一种机制。原本质子在水溶液中扩散是依赖水分子之间的氢键不断被质子打破又重建的过程的。在孔道中央,那两个部分穿膜的螺旋片段末端在此上下相对而遇,它们的肽链末端各有一个天冬酰胺残基(Asn)与水分子链中央的那个水分子发生相互作用,即两个天冬酰胺的氨基与水分子的氧原子分别形成两个氢键(图 9-10b)。该中央水分子因氧原子被占用而不能与相邻水分子之间形成氢键,所以氢键被打破-重建的效应在此处不能发生,从而能阻挡质子流过。

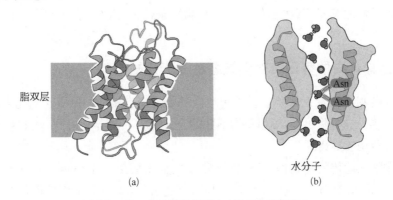

图 9-10 水通道的结构(a)和工作原理(b)

与肠上皮细胞对葡萄糖的吸收类似,肾小管集合管主细胞(principle cell)对流过的原尿中水的重吸收依赖不同 AQP 在质膜上的不对称分布,并受到机体调控。AQP2 分布于顶部质膜而 AQP3 和 AQP4 分布于底侧部质膜。像 GLUT 家族中 GLUT4 受机体激素胰岛素调控一样,AQP2 受下丘脑垂体分泌的抗利尿激素血管升压素(arginine vasopressin,AVP)调控。AVP 作用于肾小管主细胞底侧部质膜上的 AVP 受体,通过细胞内信号转导,促进胞质内插有 AQP2 膜蛋白的囊泡与顶部质膜融合(AQP2"上膜"),快速增加顶部质膜上 AQP2 的数量,从而增加水从集合管管腔的运入;进入细胞的水随后再被位于底侧部质膜的 AQP3 和 AQP4 运入肾组织。抑制 AVP 可以导致顶部质膜 AQP2 被内吞进入胞质的溶酶体降解途径("下膜"),从而减少顶部质膜上 AQP2 的数量,阻止水的运入。

跨越整个上皮层的水运输不仅需要分布在上皮细胞顶部和底侧部质膜的水孔蛋白协同参与,并且需要特定的跨上皮渗透压梯度,而后者则是由多种转运体和通道进行离子运输建立起来的。那些大量泌出液体的外分泌腺导管上皮细胞的工作方式很能说明这点。胰腺、肝、乳腺、唾液腺和汗腺导管细胞都需要大量分泌液体。分布在上皮细胞顶部和底侧部质膜的离子泵和离子通道的协同工作将 Na^+ 和 Cl^- 大量运到管腔,造成了管腔相对周围的高渗透压梯度。密集分布在上皮细胞顶部和底侧部质膜的水孔蛋白使水顺其梯度渗透到管腔,从而完成这些腺体的分泌活动。

由于水通道对水的运输方向和速度由渗透压决定,水通道的细胞效应受各种转运体和离子通道的影响。红细胞膜富含水通道,对水快速通透,会很快在低渗溶液中涨破或在高渗溶液中皱缩。用钠-钾泵抑制剂乌本苷处理细胞,造成 Na^+ 不能被泵出,水随渗透压流入,红细胞也将很快肿胀破裂。红细胞膜上的 PIEZO1 受血流剪切力牵拉而开放,所介导的 Ca^{2+} 内流会激活某种 Ca^{2+} 门控的钾通道,引发 K^+ 外流,水也随之外流,造成脱水皱缩。

第四节　转运体和通道相关疾病

转运体和通道对各种组织的细胞和细胞器功能十分重要,这些蛋白质发生结构和数量的异常时,自然与疾病的发生和发展相关。这方面疾病的原因主要是编码这些膜运输蛋白的基因存在先天性突变,其次是各种后天的病理条件下蛋白质表达水平的改变和膜上数量的改变。

一、膜运输蛋白的基因突变引起各种先天性缺陷

1. 转运体基因突变相关疾病　各种转运体基因突变直接和间接引起的先天性疾病多达数十种,均属于罕见病,除了糖、氨基酸代谢和水-电解质平衡异常表现,还有脑和体格的发育异常及多脏器功能障碍。

常染色体隐性遗传的葡萄糖-半乳糖吸收不良症主要由位于小肠上皮细胞顶部质膜的钠-葡萄糖偶联的同向转运体基因 SLC5A 基因突变引起,少数可由将转运体蛋白定向运输上膜的相关蛋白质基因突变引起。患者表现为婴儿期严重腹泻和脱水,可危及生命。

GLUT1 缺陷综合征(GLUT1 deficiency syndrome)是一种罕见的常染色体隐性遗传疾病,源于编码 GLUT1 的基因 SLC2A1 发生各种形式的突变,导致 GLUT1 在脑内毛细血管内皮细胞和星形胶质细胞表达减少或功能受损。患者从儿童时期表现出智力障碍、共济失调、肌无力、偏瘫、癫痫等。脑脊液葡萄糖水平低是用于诊断的一个标志。生酮饮食可改善一部分症状。

编码 GLUT2 的基因 SLC2A2 发生突变可造成肝和肾的糖原贮存缺陷,还可与一种罕见的遗传性疾病范可尼-比克综合征(Fanconi - Bickel syndrome)相关。这些缺陷表现为肝糖原累积导致的肝大、葡萄糖不耐受、饥饿性低血糖、肾小管肾病及生长紊乱等。

常染色体隐性遗传性疾病胱氨酸尿症是由氨基酸偶联转运体 SCL7A9 或 SLC3A1 突变造成的。这两个转运体分布于小肠上皮细胞和肾小管上皮细胞顶部质膜,功能是将食物中和肾小管滤液中的胱氨酸吸收或重吸收进细胞。突变造成转运体功能缺陷,使尿液中胱氨酸含量很高,又因胱氨酸不易溶解而形成尿路结石,是泌尿道感染、阻塞和慢性肾功能衰竭的病因之一。另一种常染色体隐性遗传性疾病赖氨酸尿蛋白不耐受症(lysinuric protein intolerance)由运输带正电氨基酸的 *SLC7A7* 突变引起,该转运体也分布于小肠上皮细胞和肾小管上皮细胞顶部质膜,摄入 L-鸟氨酸、L-精氨酸和 L-赖氨酸,突变造成尿液中赖氨酸等 3 种氨基酸水平增高,血浆中的水平则降低。这些氨基酸的缺乏导致尿素循环紊乱,在高蛋白质饮食条件下易发生高血氨症,而高血氨症可导致昏迷甚至死亡。

　　SLC66A4 基因编码的蛋白质是分布于全身细胞溶酶体膜上的一种与 H^+ 运入偶联的反向转运体,将溶酶体腔内蛋白质降解产生的胱氨酸运出到细胞质基质。该转运体突变造成常染色体隐性遗传性溶酶体贮积症"胱氨酸贮积症"(cystinosis),也是肾性范可尼综合征的常见原因,严重的表现为婴儿型肾病,尿中流失氨基酸、葡萄糖、磷酸及水和电解质,伴随肾小管酸中毒和机体发育障碍。

　　SLC1A3 编码神经胶质细胞膜上谷氨酸转运体,清除突触间隙中的谷氨酸,调控兴奋性突触的递质水平。该基因突变引起广泛的神经系统异常,包括发作性共济失调、抽搐、偏头痛、智力低下等。

　　囊性纤维化(cystic fibrosis)是在白种人中相对高发的一种常染色体隐性遗传性疾病,源于 ABC 转运体家族成员 *ABCC7* 基因突变。*ABCC7* 基因编码的转运体名为 CFTR,即"囊性纤维化跨膜转导调节蛋白",分布于气道、肠道、胰腺、汗腺导管等多种上皮细胞的顶部,受 cAMP 调控而结合 ATP,主要运出 Cl^- 和 HCO_3^- 离子,影响多个脏器的盐和水的跨上皮转运。常见突变是 3 个核苷酸残基缺失导致的 CFTR 蛋白序列 508 位点苯丙氨酸缺失。突变的 CFTR 可因错误折叠被降解而数目减少,也可功能减弱或丧失,使相应脏器管腔表面分泌物变得黏稠而潴留甚至阻塞管腔,患者表现为呼吸道感染、肠梗阻、胰腺外分泌功能不良、汗液黏稠、雄性不育等,常死于肺部感染。

　　胆固醇运输和代谢高度依赖多个 ABC 转运体家族成员。ABCA1 负责将胆固醇和磷脂从细胞内运出,胆固醇和磷脂与脂蛋白结合形成血浆高密度脂蛋白。*ABCA1* 的基因缺陷造成血浆高密度脂蛋白水平低下或完全缺如,是为丹吉尔病(Tangier diseases)。ABCG5 和 ABCG8 共同表达在小肠上皮细胞顶部和肝细胞的胆小管膜上,将胆固醇和植物固醇从小肠细胞运到肠腔并排入粪便,或在肝脏泌入胆汁。*ABCG5* 或 *ABCG8* 的基因突变造成胆固醇和植物固醇吸收过多而清除减少,血浆中植物固醇水平极大升高和胆固醇水平中度升高,是常染色体隐性遗传的谷甾醇-胆固醇血症(sitosterolemia)的原因,患者在成人前即可罹患心血管疾病。

　　位于线粒体内外膜的多个 ABC 转运体家族的 B 族成员是负责线粒体 Fe^{3+} 稳态的。ABCB7 将细胞内 Fe^{3+} 纳入线粒体内膜呼吸链的铁硫簇和血红素,其基因突变导致一种 X 染色体连锁的疾病,患者出生后早期发作小脑共济失调、微小细胞性贫血,其线粒体铁水平异常升高。

　　2. 离子通道基因突变相关疾病　遗传了编码电压门控离子通道蛋白的基因突变的人可以根据基因表达部位的不同,罹患神经、肌肉、脑或心脏疾病。例如,肌强直症,肌肉在主动收缩后的松弛发生障碍,造成疼痛性肌肉痉挛。有时候这是因为突变的通道不能正常失活,以至于在动作电位结束后仍有 Na^+ 持续内流,不断激发膜的去极化和肌肉收缩。如果突变发生在脑内的钠通道和/或钾通道,就引起癫痫。

发生心源性猝死的年轻人有三分之一存在先天性心脏离子通道病,大多为编码心肌细胞钠通道、钙通道和钾通道的基因突变,导致心肌动作电位异常(去极化或复极化时间和电位的异常),表现为各种心电图异常、心律失常和危及生命的心室颤动。

机械门控离子通道基因突变在模型小鼠中表现多种疾病表型,如毛细胞 TMC1 突变造成耳聋,该表型被称为"贝多芬"。人类 *PIEZO1* 或 *PIEZO2* 基因突变引起多种遗传性综合征(即全身性疾病)。*PIEZO1* 功能丧失型(loss-of-function)突变可导致人常染色体隐性遗传的全身性淋巴管发育不良,表现为肢体水肿,面部肿胀、牙龈肥大、小口畸形等外观异常,并多数伴随肠道淋巴管扩张、发育迟缓、癫痫、智力低下等。*PIEZO1* 功能获得型(gain-of-function)突变则与一种常染色体显性遗传的溶血性贫血症——脱水性口型红细胞增多症相关。*PIEZO2* 的双等位基因缺失作为功能丧失型突变,造成常染色体显性遗传的先天性远端关节挛缩综合征,表现为下肢肌肉萎缩、双足挛缩、脊柱后凸畸形、远端肢体本体感觉缺陷等;奇特的是,*PIEZO2* 功能获得型突变造成隐性遗传的先天性远端关节挛缩综合征,症状相似,多了眼肌麻痹、上睑下垂等表现。

3. 水孔蛋白基因突变相关疾病　水孔蛋白基因突变引起的先天性疾病极其少见。偶见 *AQP2* 基因突变的病例,突变造成蛋白质错误折叠,滞留于内质网或高尔基体而无法插入质膜,从而不能应答抗利尿激素的调控。患者发生肾性尿崩症,排出大量稀释的尿液。令人意外的是,*AQP1* 基因缺失的人在日常生活中表现正常,只是部分丧失浓缩尿液的功能,在口渴或病理因素造成的体液高渗条件下依然排出稀释尿液,从而带来脱水危险。*AQP0* 基因突变可能与遗传性白内障相关。*AQP54* 基因突变与哮喘有关,也与眼角膜的水化和损伤修复异常有关。

二、膜运输蛋白的表达水平或功能改变与多种疾病相关

相较于正常人,2 型糖尿病患者在小肠上皮细胞的钠-葡萄糖偶联的同向转运体 SGLT1 的 mRNA 水平有高出数倍的上调。鼠类模型显示 2 型糖尿病治疗药物二甲双胍口服后,小肠上皮细胞顶面 SGLT1 转运体表达减少。阿尔茨海默病及脑卒中的鼠类模型中都观察到脑内多个区域存在 GLUT1~GLUT4 和 SGLT1 的表达水平改变。

肿瘤细胞具有依赖谷氨酰胺的代谢特点,谷氨酰胺分解反应的下游代谢产物如谷氨酸、丙酮酸、乳酸等,是肿瘤细胞生存和增殖需要的。肿瘤细胞谷氨酰胺分解反应的增加是与 SLC1A5、SLC7A5/LAT1 等多种氨基酸转运体蛋白的表达上调相关联的。

AQP2 表达下调见于血管加压素基因缺陷、药物或创伤引起的中枢性尿崩症。AQP2 表达上调则发生于诸如心力衰竭、肝硬化、抗利尿激素水平过高甚至妊娠等体液潴留的病理条件下。一种自身免疫性视神经髓鞘炎的患者可产生针对中枢神经系统星形胶质细胞膜上 AQP4 的自身抗体,阻断 AQP4 功能,导致神经纤维脱髓鞘病变,患者发生失明、瘫痪乃至死亡。

叫作"铁死亡"(ferroposis)的细胞死亡形式以 Fe^{3+} 过载引起的脂质氧化为特征,也是氧化应激的后果。触发铁死亡的物质 erastin 就是通过抑制胱氨酸-谷氨酸反向转运体带来氧化应激的。可以理解,铁死亡可以造成神经损害;而另一方面,肿瘤细胞存在铁死亡不足。

显然,从神经保护和促进肿瘤细胞死亡这两个角度而言,铁死亡需要被抑制或被诱导,胱氨酸-谷氨酸反向转运体因而成为一个重要的干预靶点。

三、特定种类的离子通道和转运体是重要的药物靶点

递质门控的离子通道很久以来就是药物作用的重要靶点。外科医生为了让手术期间肌肉松弛可以使用箭毒,这种药取自南美土著人用作箭毒的植物,能阻断骨骼肌的乙酰胆碱受体。治疗失眠、焦虑、抑郁和精神分裂症的大多数药物都作用于化学突触,其中许多都与递质门控的离子通道结合。例如,巴比妥类药和镇静药结合于 GABA 门控的离子通道,导致低浓度的 GABA 就能打开 Cl^- 通道,从而增强 GABA 的抑制性作用。

离子通道极其多样的分类使人们可以针对较小范围的神经元或突触种类来设计药物,对脑功能施加特异性的影响。

靶向特定钠-葡萄糖偶联的同向转运体的化合物已成为常用降糖药。达格列净等 SGLT2 抑制剂旨在减少肾脏对葡萄糖的重吸收,同时也减少了钠的重吸收,因而特别适合伴有高血压的糖尿病患者。胃上皮壁细胞上的氢-钾泵是 P 型质子泵,靶向该转运体的化合物被称为质子泵抑制剂,主要是奥美拉唑等拉唑类药物,能抑制胃酸分泌,是治疗消化性溃疡、胃食管反流等疾病的常用药。

针对肿瘤细胞依赖多种氨基酸转运体的特点开发靶向 SLC1A5 和 SLC7A5/LAT1 等蛋白质的小分子抑制剂,已成为新型抗癌药物的设计思路。这些基于高通量筛选获得的合成或提取自天然产物的小分子化合物,有些已投入应用,有些则尚处于动物模型的体内外试验阶段。另一方面,根据神经退行性病变中存在兴奋性氨基酸谷氨酸在突触间隙累积的情况,开发谷氨酸转运体的增强剂从而促进细胞对谷氨酸的摄取和清除,成为神经保护药物研发的一种思路。通过高通量筛选得到的某化合物可以促进 SLC1A2 表达水平上调达 6 倍,也有一些化合物作为别构性调节物直接与谷氨酸转运体 SLC1A1、SLC1A2 和 SLC1A3 相互作用,促进谷氨酸的摄取。

本章小结

膜的脂双层因其内部的疏水性质而构成了一道屏障,经膜自由扩散的只有极少数脂溶性、非极性或不带电的小分子。细胞必须依赖膜运输蛋白把水溶性的、带电的营养物质或代谢产物小分子和离子运送进出细胞或细胞器。按照运输方式、与所运物质的关系的特点,膜运输蛋白被分成两类——转运体和通道。转运体蛋白介导的既有被动运输(也叫易化扩散),又有主动运输;主动运输的能量既可以是离子梯度驱动力,又可以是 ATP 泵;运输对象是葡萄糖、其他单糖、氨基酸、无机离子等。通道蛋白介导的都是被动运输,运输速度比转运体快得多,运输对象限于各种无机离子和水。这些穿膜小分子运输保障了所有细胞自身的营养物摄取、代谢物转移,以及容积、渗透压和酸碱度的稳定,也保障了细胞的电性质和电活动,如静息膜电位和动作电位。同时,各种特殊细胞的穿膜小分子运输构成了许多人体生理功能的基础,包括小肠的营养物吸收、胃的泌酸、肾脏的水的重吸收、神经冲动的传导和肌肉

的收缩等。因此,膜运输蛋白的基因变异与许多人类疾病有关,其中与单糖、氨基酸和水吸收相关的多表现为代谢异常,而与离子运输相关的就会表现为神经、骨骼肌和心脏病变,通道蛋白因而也是神经、精神药物作用的靶点。

(易 静)

参考文献

[1] Agre P, King LS, Yasui M, et al. Aquaporin water channels — from atomic structure to clinical medicine[J]. Journal of Physiology, 2002, 542(1): 3 - 16.

[2] Alberts B, Johonson A, Lewis J, et al. Molecular biology of the cell[M]. 6th ed. New York: Garland Science, 2014.

[3] Garcia-Elias A, Benito B. Ion channel disorders and sudden cardiac death[J]. Int J Mol Sci, 2018, 19(3): 692 - 722.

[4] Han L, Qu Q, Aydin D, et al. Structure and mechanism of the SGLT family of glucose transporters [J]. Nature, 2022, 601(7892): 274 - 279.

[5] Harrison MA, Muench SP. The vacuolar Atpase — a nano-scale motor that drives cell biology[M]// Harris JR, Boekema EJ. Membrane protein complexes: structure and function. Singapore: Springer, 2018: 409 - 459.

[6] Holman GD. Structure, function and regulation of mammalian glucose transporters of the SLC2 family [J]. Pflugers Arch, 2020, 472(9): 1155 - 1175.

[7] Kandasamy P, Gyimesi G, Kanai Y, et al. Amino acid transporters revisited: New views in health and disease[J]. Trends Biochem Sci, 2018, 43(10): 752 - 789.

[8] Kefauver JM, Ward AB, Patapoutian A. Discoveries in structure and physiology of mechanically activated ion channels[J]. Nature, 2020, 587(7835): 567 - 576.

[9] Koepsell H. Glucose transporters in brain in health and disease[J]. Pflugers Arch, 2020, 472(9): 1299 - 1343.

[10] Koepsell H. Glucose transporters in the small intestine in health and disease[J]. Pflugers Arch, 2020, 472(9): 1207 - 1248.

[11] Liu J, Xia X, Huang P. xCT: a critical molecule that links cancer metabolism to redox signaling[J]. Mol Ther, 2020, 28(11): 2358 - 2366.

[12] Liu X. Transporter-mediated drug-drug interactions and their significance[J]. Adv Exp Med Biol, 2019, 1141: 241 - 291.

[13] Lodish H, Berk A, Kaiser CA, et al. Molecular cell biology [M]. 8th ed. New York: W H Freeman, 2016.

[14] Murthy SE, Dubin AE, Patapoutian A. Piezos thrive under pressure: mechanically activated ion channels in health and disease[J]. Nat Rev Mol Cell Biol, 2017, 18(12): 771 - 783.

[15] Szczot M, Nickolls AR, Lam RM, et al. The form and function of PIEZO2[J]. Annu Rev Biochem, 2021, 90: 507 - 534.

[16] Wang L, Zhou H, Zhang M, et al. Structure and mechanogating of the mammalian tactile channel PIEZO2[J]. Nature, 2019, 573(7773): 225 - 229.

[17] Yahyaoui R, Pérez - Frías J. Amino acid transport defects in human inherited metabolic disorders[J]. Int J Mol Sci, 2019, 21(1): 119 - 146.

第十章
细胞内蛋白质的分选和运输

蛋白质是细胞的主要成分，一个哺乳动物细胞含有上万种、约 10^{10} 个蛋白质分子。除了少数线粒体基因组编码的蛋白质在线粒体合成外，绝大部分蛋白质是由细胞核基因组编码并在细胞质完成合成的，它们合成后再通过定向运输进入细胞的各个区室，发挥各自特有的功能。这种蛋白质的定向运输对于维持细胞的结构与功能、完成各种细胞生命活动至关重要。例如，感受外界信号的膜蛋白必须被送到细胞膜上作用；DNA 和 RNA 聚合酶必须被送到细胞核中参与核酸的合成；酸性水解酶必须被送到溶酶体以催化溶酶体内大分子的降解。

细胞内蛋白质运输的重要特点是蛋白质自身带有的特定氨基酸序列或某些修饰方式作为信号，被识别分选后运输到达特定的目的地，这个过程称为蛋白质分选和定向运输，也被叫作蛋白质靶向运输（protein targeting）。蛋白质中特异氨基酸序列的有无或性质是蛋白质分选和定向运输的基础，这些特异氨基酸序列和在此基础上形成的结构和修饰，称为蛋白质分选信号（protein sorting signal）。

第一节　蛋白质的分选信号和在细胞内运输的方式

细胞内各种蛋白质能够有条不紊地被运送到目的区室，关键是蛋白质在合成时带有分选信号，就像行李贴上标签一样注明了要到达的目的地；而在目的地有着能识别分选信号的分选受体（sorting receptor），分选信号与相应受体的特异识别就引导蛋白质到达特定的功能区室。细胞内蛋白质的分选和运输常常是多步骤的，有时要经过多次分选和运输才能完成。同时，合成的蛋白质或胞吞的蛋白质运输的途径不一样，进入特定功能区室的方式也不一样。

一、蛋白质分选首先是在人工合成的分泌性蛋白质中被发现的

蛋白质分选是在研究中被发现的。1972 年，C. Milstein 在蛋白质人工合成系统中进行抗体这种分泌性蛋白质的合成，当合成系统中有"微粒体"（离心分离后得到的小囊泡，主要为糙面内质网，且保留着原有功能）存在时，所合成的蛋白质与体内合成的相同；如果在合成系统中

去除微粒体,合成蛋白质的 N-端会多出一段短肽。基于此和更多的研究结果,G. Blobel 等科学家在 1975 年提出了信号假说(signal hypothesis),即在核糖体上某些新合成蛋白质的 N-端可能有一段短肽,可作为信号序列引导肽链在合成过程中插到内质网膜上,然后才能在内质网上附着的核糖体上继续完成肽链的合成,合成的肽链进入内质网,而那段信号序列短肽将被内质网内的信号肽酶切除。这一段短肽被称为引导蛋白质进入内质网的信号序列。该假说后来得到证实,即细胞的分泌蛋白都因有这样的信号序列而被引导进入内质网,G. Blobel 因发现了蛋白质依靠自身信号在细胞内定向运输的秘密而获得 1999 年诺贝尔生理学或医学奖。

目前已证实,不止输入内质网的蛋白质有信号序列,在游离核糖体上合成的蛋白质也带有各自的信号序列,引导它们在合成后输入细胞核、线粒体或过氧化物酶体。那些输入到内质网的蛋白质则将面临进一步的分选:由内质网运输到高尔基体,再由高尔基体输送到细胞表面、细胞外或溶酶体,或驻留在内质网、高尔基体腔内,其间每一步都由分选信号决定。

二、蛋白质的分选依赖其自身的信号序列和分选受体蛋白质

蛋白质的分选信号可以是信号序列,也可以是特定形式的加工修饰。信号序列(signal sequence)是位于蛋白质上的一段连续的氨基酸序列,一般为 15~60 个氨基酸残基,引导蛋白质到达目的地,完成其分选任务后,可能从蛋白质上被切除。信号序列通常引导蛋白质进出细胞核或进入内质网、线粒体和过氧化物酶体,也引导误送至高尔基体的内质网驻留蛋白质回输到内质网。有时信号序列形成的特定空间结构也可能成为被识别的对象,介导定向运输,但因空间结构更为复杂,研究尚无更多进展。另外,溶酶体酶在高尔基体加工修饰形成 M6P,在 TGN 中被 M6P 受体识别,并分选进入运输小泡最终送到溶酶体,因而 M6P 这种修饰形式也是蛋白质定向运输的分选信号。在这个过程中,蛋白质在合成中进入内质网、合成后继续运输到高尔基体,都由相应的分选信号引导,同时在高尔基体又加工修饰而形成新的分选信号,以便进一步分选运输。

引导蛋白质到达细胞内特定目的区室的分选信号序列见表 10-1。值得注意的是,信号序列中氨基酸的物理特性,如疏水性和带电状态,往往很重要。

表 10-1　几种典型的信号序列

运输的目的地	信号序列的氨基酸特征
输入细胞核	- Pro - Pro - Lys - Lys - Lys - Arg - Lys - Val -
输出细胞核	- Met - Glu - Glu - Leu - Ser - Gln - Ala - Leu - Ala - Ser - Ser - Phe -
输入线粒体	N - Met - Leu - Ser - Leu - Arg - Gln - Ser - Ile - Arg - Phe - Phe - Lys - Pro - Ala - Thr - Arg - Thr - Leu - Cys - Ser - Ser - Arg - Tyr - Leu - Leu -
输入过氧化物酶体	- Ser - Lys - Leu - C
输入内质网	N - Met - Met - Ser - Phe - Val - Ser - Leu - Leu - Leu - Val - Gly - Ile - Leu - Phe - Trp - Ala - Thr - Glu - Ala - Glu - Gln - Leu - Thr - Lys - Cys - Glu - Val - Phe - Gln -
驻留内质网	- Lys - Asp - Glu - Leu - C

在蛋白质定向运输中,识别信号序列的是分选受体。要运输的蛋白质就像货物一样,被像交通工具一样的分选受体蛋白质结合、携带和运输,到达目的地后货物蛋白质与受体蛋白质分离。受体重新回到运输起点,在下一次的运输中继续完成其识别和携带的功能。大部分分选受体识别的通常是含有信号序列的蛋白质家族,而非单一的蛋白质。

三、蛋白质根据分选信号以四种方式在亚细胞区室间运输

细胞内蛋白质靶向运输到目的区室的机制显然既需要蛋白质带有特异的信号序列,也需要目的区室对信号序列的识别。蛋白质在细胞内的运输和进入目的区室的方式有四种:门控运输、穿膜运输、小泡运输和包裹运输(图 10 - 1)。前两种方式中,蛋白质及分选信号可直接被识别并进入目的地。而在小泡运输中需两个过程实现定向运输:蛋白质分选信号被识别后首先形成特异的小泡,小泡再通过膜上的标记被目的区室的膜识别。包裹运输是将要运输的货物蛋白质包围在双层膜的自噬小体中运输,通过自噬小体与溶酶体融合的方式实现蛋白质的靶向运输。这些细胞质的蛋白质或细胞器可以是带有选择性的被包裹信号的,也可能为非选择性的无包裹信号的,通过包裹膜的性质和货物受体实现特异包裹和靶向运输。

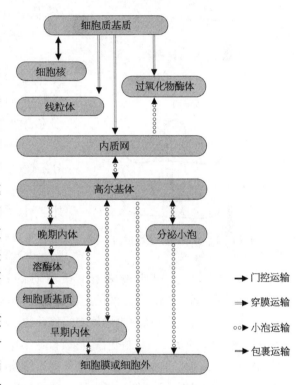

图 10 - 1 不同区室之间蛋白质的运输路线和方式

1. 门控运输 从细胞质进出细胞核的蛋白质运输是通过核膜上的核孔复合体进行并受其调控的,核孔复合体像一扇能选择性开放的门,这种蛋白质运输称为门控运输(gated transport)。细胞核内行使功能的蛋白质在细胞质中的游离核糖体上合成后再运送到细胞核,这些蛋白质带有输入细胞核的分选信号,且核孔复合体具有识别分选信号和分选受体的机制。输出细胞核的机制与输入类似,核孔复合体识别蛋白质的核输出信号和受体而实现运输,因而门控运输具有选择性和双向性的特征。

2. 穿膜运输 已合成完毕的蛋白质或正在合成的新生肽链穿过目的细胞器的膜,从细胞质基质进入细胞器内,称为穿膜运输(transmembrane transport)。蛋白质进入内质网、线粒体和过氧化物酶体都采用穿膜运输方式。目的细胞器膜上具有蛋白质移位子(protein translocator),能够识别蛋白质的分选信号和分选受体,并形成一过性的水性通道以帮助蛋白质穿过膜。一般情况下,要穿膜的蛋白质必须呈非折叠状态才能穿膜运输,但也有一些蛋白质可以在折叠状态下穿膜。

3. 小泡运输　蛋白质通过运输小泡（transport vesicle）进行的运输称为小泡运输（vesicular transport）。运输小泡从一个细胞器以芽生（budding）方式形成，小泡内装着运输

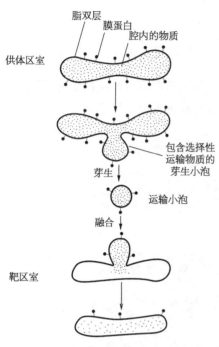

的蛋白质，小泡膜上含有膜脂和膜蛋白，当它到达目的细胞器时即与其融合，将蛋白质从一个细胞器运送到另一个细胞器，同时也完成了膜蛋白和膜脂的运输和更新（图 10 - 2）。小泡运输的路线包括从内质网到高尔基体、从高尔基体的一个膜囊到另一个膜囊、从高尔基体到内体或细胞膜、细胞表面并分泌到细胞外、从细胞表面到细胞内的溶酶体。

从细胞的"宏观"层面看，小泡运输出现在两段运输路线中。第一是蛋白质由细胞内送往细胞外的路线，即蛋白质在内质网膜附着的核糖体上合成，在内质网初步加工，并在高尔基体完成加工后运输，到了细胞表面进行胞吐（exocytosis）的过程，其间各个"站点"之间的运输都由小泡来完成。这条运输途径称为分泌途径（secretory pathway），通过此途径，新合成的蛋白质，也包括脂质和多糖被运输到细胞膜和细胞外空间。第二是蛋白质由细胞外进入内部的路线，即细胞通过胞吞作用摄入的细胞外蛋白质从质膜进入胞吞小泡再进入早期内体，并可进一步到达晚期内体

图 10 - 2　小泡的芽生和融合

或溶酶体，在那里蛋白质被降解。蛋白质的这段"旅程"叫作"胞吞途径"（endocytic pathway），其间每一"站点"之间的运输也都由小泡来完成。

4. 包裹运输　蛋白质在细胞器之间移动的第四种方式是最近才被归类的方式，主要为双层膜对一些胞质的蛋白质进行包围，形成自噬小体。自噬小体在细胞内运输，与晚期内体或溶酶体融合。这条始自细胞质、终于溶酶体的运输路线和运输方式称为"包裹"（engulfment）运输（图 10 - 1）。在包裹的过程中，蛋白质有的具有特异的被包裹的信号及双层膜对其的识别机制，有的则是没有明确信号的非选择性包裹过程，也就是前文提到的选择性自噬和非选择性自噬（参见第五章）。另外，与胞吞蛋白质的命运类似，通过自噬包裹运输的蛋白质最终也被溶酶体酶降解。通过包裹运输和自噬而消化降解的还有细胞器及侵入细胞质的病原体。

蛋白质运输与蛋白质合成（翻译）存在时间上的关联。带有内质网分选信号的蛋白质，在核糖体上翻译过程尚在进行时，新生肽链就转移到内质网，在糙面内质网继续完成合成，这种运输被称为"共翻译转运"（co-translational translocation），意即边翻译边转运，从细胞质基质移到另一亚细胞区室——内质网。这类蛋白质包括驻留在内质网、高尔基体和溶酶体的蛋白质，也包括最终送到细胞膜的质膜蛋白质、细胞外基质蛋白质和分泌性蛋白质。另外尚有一些带有内质网分选信号的蛋白质，或带有细胞核、线粒体、过氧化物酶体分选信号的蛋白质，在游离核糖体完成合成后释放到细胞质基质中再转运到目的区室，这种运输为翻译后转运（post-translational translocation）。

第二节 蛋白质进出细胞核的门控运输

细胞核内行使功能的蛋白质在细胞质基质的游离核糖体上合成后运送到细胞核,而RNA等在细胞核内合成后被运送到细胞质基质,与此同时,也有一些蛋白质穿梭于细胞质和细胞核。这种经核孔的双向物质运输十分繁忙。例如,在DNA合成期的细胞中,需要每3分钟从细胞质基质输入10^6个组蛋白分子到细胞核内,以便与新合成的DNA一起组装成染色体,这意味着平均每个核孔复合体每分钟输入100个组蛋白分子;又如,在快速生长的细胞中,为满足大量合成蛋白质的需要,平均每个核孔复合体每分钟需要输出多个新装配的核糖体亚基进入细胞质基质。本节将简介蛋白质通过核孔复合体进出细胞核的分选运输机制。

一、进出细胞核的蛋白质分别具有核输入信号和核输出信号作为分选信号

从细胞质输入到细胞核的蛋白质及从细胞核输出到细胞质的大分子或核糖体亚基都带有分选信号,它们被相应的受体识别和结合,形成的复合物又被核孔复合体结合,核孔通道因而选择性地开放,这些大分子被转运。进入细胞核的蛋白质带有的信号序列称为核输入信号(nuclear import signal),而输出细胞核的蛋白质的分选信号序列称为核输出信号(nuclear export signal,NES)。

核输入信号最初是在一种SV40病毒编码的蛋白质"T抗原"中被发现的。T抗原是病毒在细胞内复制所必需的,正常情况下在细胞质中合成后很快进入细胞核,但其中一段序列的1个氨基酸具有不同的突变,所产生的T抗原就不能进入细胞核而留在细胞质中,因此认为这段信号序列具有"定向"或"定位"作用,称为核定位信号(nuclear localization signal,NLS)。后来证明,T抗原的核定位信号由7个氨基酸构成Pro - Lys - Lys - Lys - Arg - Lys - Val,位于肽链的内部区域。这段信号序列就是入核的蛋白质共有的核定位信号序列。

核定位信号的特征包括富含正电荷氨基酸的理化特性、每个核蛋白可含有1段或2段信号序列的数量特征、可位于肽链的任何部位的位置特征、有时也形成"环"或"斑"的空间结构特征。另外,信号序列引导蛋白质输入细胞核后,并不被切除,可能是由于细胞核内的蛋白质在细胞分裂时与细胞质混合,但分裂完成后需再次输入子代细胞的核,此时仍需核定位信号。

大分子从细胞核输出到细胞质,如各种RNA分子的输出,依靠大分子与蛋白质形成复合物,而这些蛋白质上带有核输出信号。目前还不清楚核输出信号是否有共同的特征。

二、门控运输需要核输入(出)受体对分选信号的识别和与核孔复合体的结合

蛋白质和其他大分子物质通过核孔复合体的运输是识别分选信号的过程,识别和结合核定位信号的受体称为核输入受体(nuclear import receptor)。这类受体由相关的基因家族

编码,每一个家族成员编码一种核输入受体,一种受体识别一组具有相似核定位信号的细胞核蛋白质。

核输入受体是可溶性的细胞质基质蛋白质,既能与输入蛋白的核定位信号结合,又可与核孔复合体的核孔蛋白结合,介导蛋白质通过核孔复合体通道的运输。核孔复合体由核孔蛋白组成,有些核孔蛋白形成触须状纤维从核孔复合体的边缘伸向细胞质,还有些核孔蛋白排列在整个核孔通道上。这些核孔蛋白上与核输入受体结合的位点是苯丙氨酸和甘氨酸组成的短的氨基酸重复序列(Phe－X－Phe－Gly 和 Gly－Leu－Phe－Gly),称 FG 重复序列。在细胞质基质中,核输入受体识别蛋白质的核定位信号,与蛋白质结合形成复合体,这些复合体通过与核孔蛋白的 FG 重复序列结合、解离、再结合、再解离的方式沿着核孔通道移动,一旦进入细胞核,核输入受体与结合的蛋白质解离,蛋白质留在细胞核内,受体则返回到细胞质。

核输入受体有时不直接与核定位信号结合,依赖接头蛋白(adaptor)作为连接桥梁。接头蛋白在结构上与核输入受体相似,它们在进化上可能是同源的。

核输出受体与核输入受体相似,能同时与运输蛋白质的核输出信号和核孔结合,介导大分子通过核孔通道进入细胞质。它们由同样的核运输受体(nuclear transport receptor)基因家族编码,单从氨基酸序列较难区分,因此核输出运输系统与核输入运输系统以同样的方式工作,只是方向相反。

三、Ran GTP 酶赋予蛋白质进出细胞核的方向性

蛋白质有序地输入细胞核的门控运输需要消耗能量,这种能量是由一种称为 Ran 的单体 GTP 酶水解 GTP 来供应的。Ran GTP 酶在细胞核和细胞质都存在,核输入和核输出系统都需要它。像其他 GTP 酶一样,Ran 以两种构型状态存在,分别为 GDP 结合状态和 GTP 结合状态。两种状态之间的转换又由两种特异的调节蛋白启动:一种为位于细胞质的 GTP 酶激活蛋白(GTPase-activating protein, GAP),负责水解 GTP,将 Ran－GTP 转换成 Ran－GDP;另一种为鸟嘌呤交换因子(guanine exchange factor, GEF),负责 GDP 到 GTP 的变换,将 Ran－GDP 转换成 Ran－GTP。

因 GAP 位于细胞质,GEF 位于细胞核,因此细胞质内主要含有 Ran－GDP,而细胞核内主要含有 Ran－GTP。正是细胞核和细胞质之间两种构型 Ran 的梯度,赋予大分子物质通过核孔通道的方向。在蛋白质从细胞质到细胞核的输入过程中,带有核定位信号的蛋白质与核输入受体结合,然后沿着核孔通道移动直至到达细胞核一侧,蛋白质与核输入受体解离并释放到细胞核内,核输入受体与 Ran－GTP 结合,并从细胞核向细胞质运输(图 10－3)。与 Ran－GTP 结合的核输入受体被运回到细胞质后,在 GAP 的作用下 Ran 激活,将 GTP 水解为 GDP,Ran 成为 Ran－GDP 的构型,而 Ran－GDP 便与核输入受体解离,完成一个循环。大分子从细胞核输出到细胞质也以相似的机制进行。在细胞核内核输出受体、Ran－GTP 及大分子三者结合在一起形成复合体,从细胞核一侧移动到达细胞质一侧。在细胞质,Ran 水解 GTP 为 GDP 后,核输出受体释放与其结合的大分子和 Ran－GDP,三者解离,而游离的核输出受体回到细胞核,完成一个循环(图 10－3)。综上,Ran－GTP 位于细胞核内决定了蛋白质向细胞质运输的方向。

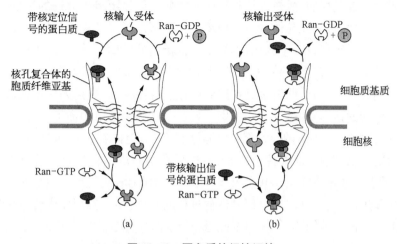

图 10 - 3　蛋白质的门控运输

(a) 输入细胞核；(b) 输出细胞核

四、门控运输受到精细的调控

门控运输作为一种重要的核质交换与信息交流活动，受到多种因素的综合调节，当蛋白质的 NLS 被翻译后修饰所遮盖，或被某些"胞质滞留因子"结合而不能自由活动，门控运输的效率受到影响。有的蛋白质在细胞核和细胞质之间穿梭，究竟在细胞核还是细胞质定位可能也取决于输入和输出的相对速度。调控基因转录的转录因子穿梭于细胞核内外，有的通过分选信号附近氨基酸的磷酸化而调控进出，也有的转录因子被胞质的抑制性蛋白质结合而扣留在细胞质，但合适的刺激信号会使其与抑制性蛋白质解离，进入细胞核后发挥其功能。在胆固醇缺失时，促进胆固醇摄入和合成的基因表达上调，研究者发现调控基因表达的转录因子就是通过复杂的调控机制增加了门控运输效率而实现功能的。

snRNA、miRNA 和 tRNA 与 mRNA 的出核依赖不同的机制而调控。snRNA、miRNA 和 tRNA 结合于相同的核输出受体家族，利用 Ran - GTP 的梯度出核，但 mRNA 运输时涉及更多的蛋白质和更大的复合物形式，这些核糖核蛋白复合物出核除了与 Ran - GTP 的梯度有关，也依赖 ATP 的水解，同时也与复合物在核孔附近时进行结构的重塑有关，但具体机制尚不完全清楚。

第三节　蛋白质进入细胞器的穿膜运输

如前所述，蛋白质从细胞质基质向内质网、线粒体和过氧化物酶体三种细胞器的运输以穿膜运输的方式进行。穿膜运输中，蛋白质带有分选信号，而目的细胞器上存在相应的蛋白质移位子识别分选信号和分选受体并帮助蛋白质穿膜。蛋白质穿膜进入线粒体、过氧化物酶体和内质网的机制有所不同，首先，因线粒体具有双层膜结构，蛋白质需要分别插入外膜、内膜及进入膜间腔或基质腔,故进入线粒体的蛋白质可能经历多步分选的过程,需要多个不同的信号序列。其次,进入线粒体的蛋白质需要伴侣蛋白保持其未折叠构象穿膜,而进入过氧化物酶体的蛋白质则保持折叠构象,不需要伴侣蛋白的帮助。最后,进入内质网的蛋白质运输是共翻译转运,N-端信号序列刚被合成即可被受体和内质网识别;新生肽链和核糖体整体被引导至内质网上,新生肽链边延长边穿膜,进入内质网腔或插入内质网膜。以穿膜运输方式进入内质网的蛋白质,其另一个特别之处在于这些蛋白质的命运,以这种方式合成的蛋白质除一部分驻留在内质网外,大部分将运送到高尔基体,在那里作进一步分选和运输,最终到达细胞的其他部位。需要注意的是,合成后在细胞质基质释放并进行穿膜运输的蛋白质,在几分钟内即被送往线粒体和过氧化物酶体,达到运输的终点。但那些边合成边转运到内质网并穿膜进入的蛋白质,却仅仅是运输过程的开始,在内质网完成合成后还可能进一步运输到其他细胞器甚至细胞外,中间经过多个步骤,因此运输需要较长的时间,一般要 1 小时或更长。本节将主要介绍蛋白质进入线粒体和内质网的穿膜运输。

一、蛋白质穿膜进入线粒体的不同亚区室

线粒体内的大部分蛋白质是由细胞核基因编码并从细胞质基质输入的,在信号序列的引导下,约 1 500 种蛋白质选择性地进入线粒体的不同亚区室,如线粒体外膜的孔蛋白、内膜的 ATP 合酶亚基、膜间腔的腺苷酸激酶和基质腔中参与三羧酸循环的酶。尽管线粒体有自己的基因组和蛋白质合成系统,但只能合成自身需要的 13 种蛋白质,它们需与从细胞质基质输入的蛋白质共同发挥功能。

1. 线粒体蛋白质的分选信号、分选受体与线粒体膜上的移位子　输入到线粒体基质腔蛋白质的信号序列被研究较多,它们位于 N-端,由 20～80 个氨基酸残基构成,特点是带正电荷氨基酸和疏水氨基酸交替排列,形成兼性的 α 螺旋结构,带正电荷氨基酸位于 α 螺旋的一侧,而疏水氨基酸位于 α 螺旋的另一侧。这种序列和构象是被相应受体识别的基础,且这种特征性结构有利于蛋白质穿过线粒体双层膜到达基质腔,到达后信号序列通常被腔内的蛋白酶切除。用分子生物学手段把这种序列接到任何细胞质基质的蛋白质上,都可引导它们进入线粒体基质腔。

插入线粒体内、外膜或进入膜间腔的线粒体蛋白质通过多种不同的机制转运。这些蛋白质都存在第二信号序列,紧随 N-端的第一信号序列之后,在引导蛋白质到达正确的目的地后有的被切除,有的不被切除。一部分插入线粒体内膜的蛋白质,其第二信号序列位于蛋白质内部,不被切除,既是进入线粒体的运输信号,也是蛋白质最终定位于线粒体膜的定位信号。

线粒体外膜和内膜上存在复杂的蛋白质移位子,在线粒体蛋白质穿膜运输中发挥识别信号和帮助转运的功能。这些移位子都是多亚基蛋白质复合体,包括线粒体外膜转位酶(translocase of outer mitochondrial membrane, TOM)复合体和线粒体分选组装复合体(sorting and assembly machinery complex, SAM complex)、两个线粒体内膜转位酶(translocase of inner mitochondrial membrane, TIM)复合体和一个线粒体细胞色素氧化酶活性复合体(cytochrome oxidase activity complex, OXA complex)。在 TOM 和 TIM 上,它们的一些组分是线粒体蛋白质的分选受体,另一些则构成蛋白质的转运通道。TOM 复合体能够帮助蛋白质穿过线

粒体外膜,也帮助蛋白质进入膜间腔,并帮助进入膜间腔的蛋白质再插入线粒体外膜。而TIM复合体(TIM23和TIM22)使蛋白质穿过线粒体内膜;TIM23复合体可帮助蛋白质进入基质腔和线粒体内膜;TIM22复合体则介导一组多次穿膜蛋白插入线粒体内膜,如内膜上转运ADP、ATP和磷酸盐的转运体蛋白。OXA复合体帮助蛋白质通过TOM和TIM输入到线粒体基质腔后再插入线粒体内膜。

2. 线粒体蛋白质的穿膜运输方式　蛋白质插入线粒体内、外膜或进入膜间腔均为穿膜运输,与分选信号序列、穿膜信号数量和终止穿膜信号有关。

(1)蛋白质到线粒体基质腔的运输:蛋白质在细胞质基质的核糖体上合成后很快会输入到线粒体,N-端信号序列被外膜的TOM复合体识别后,通过TOM复合体的转运通道进入膜间腔,并立即与内膜的TIM复合体结合,通过TOM与TIM23偶联的开放通道进入线粒体基质腔或进一步插入内膜(图10-4)。TOM和TIM23在功能上通常是偶联的,使蛋白质通过TOM/TIM复合体一次穿过线粒体外膜和内膜而进入基质腔。

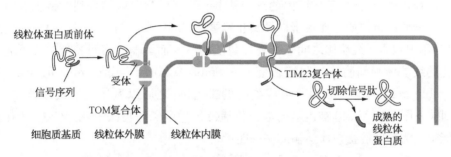

图10-4　蛋白质从细胞质基质到线粒体基质腔的运输

(2)单次穿膜蛋白经基质腔定位于内膜:这类蛋白质经过TOM/TIM复合体进入基质腔后,N-端信号序列被基质腔中信号肽酶切除,紧随N-端信号序列之后的一段疏水序列暴露而成为第二信号序列,即可引导蛋白质从基质腔通过OXA复合体插入线粒体内膜。由线粒体自己编码的蛋白质也是通过OXA复合体从基质腔插入线粒体内膜的。

(3)单次穿膜蛋白经膜间腔定位于内膜:这些蛋白质含有的一段疏水氨基酸有作为终止穿膜信号的作用,与TIM23复合体结合后即停止转运,剩下的肽链从TOM复合体被拉入膜间腔,疏水序列插在线粒体内膜中,成为内膜蛋白质。

(4)可溶性蛋白质定位于膜间腔:有些蛋白质先通过第二种或第三种方式插入线粒体内膜,然后被膜间腔内的信号肽酶切除固定于内膜的疏水序列,蛋白质成为能够游离于膜间腔内的可溶性蛋白质。

(5)多次穿膜的膜蛋白经膜间腔定位于内膜:线粒体内膜上的某些蛋白质是多次穿膜的,负责运输三羧酸循环产生的中间代谢产物。这些转运体蛋白的信号序列位于蛋白质内部,而N-端并没有可被切除的信号序列。它们穿过线粒体外膜的TOM复合体后,通过TIM22复合体插入线粒体内膜,而TIM22复合体是专门用来转运多次穿膜蛋白的蛋白质移位子。

线粒体蛋白质运输时的特别之处是蛋白质以非折叠状态(即伸展的肽链形式)穿膜。这些蛋白质与热休克蛋白70(hsp70)家族成员的伴侣蛋白结合,或通过一些能与信号序列结合的蛋白质,保证其在与 TOM 复合体作用前不发生自发折叠或聚集。一旦线粒体蛋白质的信号序列被 TOM 复合体中的分选受体亚基识别并结合,这些相互作用的蛋白质就脱离,使非折叠的蛋白质进入转运通道而穿过外膜进入线粒体。

3. 线粒体蛋白质穿膜运输需要的能量　在蛋白质输入到线粒体基质腔的过程中,有三个地方需要能量,分别由 ATP 水解、线粒体内膜电位和氧化还原势能来提供。第一个需要能量的地方在于保持蛋白质的未折叠状态。非折叠的线粒体蛋白质与胞质 hsp70 伴侣蛋白一起结合到 TOM 复合体,而两者解离时需要能量。这种能量是由 ATP 水解来提供的。线粒体蛋白的信号序列通过外膜 TOM 复合体后即与内膜 TIM23 复合体结合,进一步通过 TIM 复合体。这是第二个需要能量的地方,这种能量是由跨内膜的 H^+ 电化学梯度提供的。线粒体内膜的电子传递过程释放的能量驱动 H^+ 从线粒体基质腔泵入膜间腔,从而维持了跨内膜的 H^+ 电化学梯度。跨内膜的 H^+ 电化学梯度不仅用来帮助 ATP 生成,也用来驱动蛋白质通过 TIM 复合体的转运,但其具体机制还不清楚。当线粒体蛋白质通过 TIM 复合体露出到线粒体基质腔时,基质腔内的线粒体 hsp70 伴侣蛋白就结合到肽链上并将其拉入基质腔内。线粒体蛋白质与伴侣蛋白解离也需要由 ATP 水解提供能量。对于膜间腔的蛋白质,可利用细胞质和线粒体之间氧化还原势能的不同而运输。膜间腔蛋白质可通过与此地的氧化的线粒体膜间腔输入和组装蛋白 40(mitochondrial intermembrane space import and assembly protein 40,Mia40)形成临时的二硫键,之后以氧化的形式保持在膜间腔,Mia40 则被还原。当 Mia40 被内膜的电子传递链传递电子时再次氧化,Mia40 储存的氧化还原势能就成为膜间腔蛋白质运输的一种能量。

二、新生肽链以共翻译转运的形式穿膜运输到内质网腔内或内质网膜上

带有内质网信号序列的蛋白质是在合成过程中即开始运输的,一旦信号序列被翻译出来即开始穿膜运输。穿膜运输是在核糖体、蛋白质分选信号、信号识别颗粒及其受体、蛋白质移位子等多种大分子和亚细胞结构的协同作用下完成的。

1. 输入内质网蛋白质的分选信号、信号识别颗粒、受体与内质网膜上的移位子　内质网信号序列位于肽链的 N-端,虽然各种内质网蛋白质的信号序列可有很大的不同,但它们具有共同的物理特征,即在信号序列的中心有一段连续的 8 个以上的疏水氨基酸。内质网蛋白质在核糖体上合成时,首先合成其 N-端信号序列,一旦信号序列从核糖体露出,即与信号识别颗粒(signal recognition particle,SRP)结合,形成核糖体-蛋白质信号序列-SRP 复合体,并很快与位于内质网膜上的 SRP 受体结合,使核糖体附着到内质网膜上。

SRP 是由 6 个蛋白质亚基结合在一个小的 7S RNA(约 300 个碱基)分子上组成的核糖核蛋白复合体,能够识别和结合蛋白质的 ER 分选信号,发挥了类似分选受体的功能。除了信号序列结合位点,SRP 也有另外两个结合位点:核糖体结合位点和 SRP 受体结合位点。当 SRP 识别新合成的 ER 信号序列时,通过不同的结合位点与新生肽链和核糖体结合,形成 SRP-核糖体复合体。核糖体的 A 位被 SRP 所占据,影响了下一个氨基酰-tRNA 进入,蛋白质合成暂停。

SRP 受体是一种内质网膜上的整合蛋白,位于内质网的细胞质基质面,它识别和结合

SRP,与 SRP -核糖体复合体结合,并把它们引导至内质网膜上的蛋白质移位子处。一旦核糖体与蛋白质移位子结合,SRP 即与 SRP 受体解离。SRP 和 SRP 受体都有 GTP 结合位点,在 GTP 结合和水解过程中,可引起 SRP 和 SRP 受体构象变化,从而导致两者解离。SRP 不识别正在合成的无信号序列的其他蛋白质,因此游离核糖体也就不能附着到内质网膜上。

内质网的蛋白质移位子叫作 Sec61 复合体,由 3～4 个蛋白质复合体组成,每一个蛋白质复合体又包含 3 个穿膜蛋白,中间形成一个水性孔道,让肽链通过这一孔道穿越内质网膜。Sec61 复合体不仅可以开放中央孔道,而且可以侧向开口。当核糖体与 Sec61 蛋白质结合后,Sec61 的中央孔与核糖体大亚基的中央通道对齐,肽链就可从孔道中穿入内质网腔(图 10 - 5)。Sec61 的中央孔是一个动态结构,只有在核糖体附着时才短暂开放,此时肽链中的信号序列与 SRP 解离,而与 Sec61 的特殊部位接触,启动中央孔的开放,蛋白质开始穿膜,也重新开始合成。

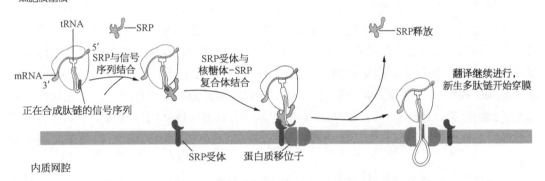

图 10 - 5　信号识别颗粒引导核糖体及新生肽链附着到内质网膜

2. 新生肽链的穿膜运输　进入内质网的蛋白质有两类:一类是穿膜蛋白,它们穿膜时插入内质网膜中;另一类是可溶性蛋白质,在穿膜之后进入内质网腔。这些蛋白质穿膜进入内质网的机制是类似的。

(1)可溶性蛋白质到内质网腔的运输:可溶性蛋白质的 N-端信号序列有两种功能,既能在细胞质基质被 SRP 识别,引导蛋白质到内质网膜,也能在内质网膜上被蛋白质移位子识别,作为起始穿膜信号与蛋白质移位子结合,让肽链的其余部分通过移位子中央孔。当肽链 C-末端通过移位子中央孔时,膜上的信号肽酶将信号序列切除,使肽链释放到内质网腔内。

(2)穿膜蛋白插入内质网膜的运输:内质网穿膜蛋白的运输过程要比可溶性蛋白质复杂,其中一段肽链埋在膜脂双层内。穿膜蛋白运输过程的前半部分,即从细胞质基质到内质网膜的运输,与可溶性蛋白质一样,也是由 SRP、SRP 受体及内质网蛋白质移位子协同完成的;运输过程的后半部分与穿膜蛋白的另一些分选信号——穿膜信号有关,且穿膜蛋白的穿膜信号的位置和数目不同,运输过程也不同。大多数穿膜蛋白有起始穿膜信号(start-transfer signal)和终止穿膜信号(stop-transfer signal),它们都是肽链中的疏水氨基酸序列,形成一段疏水核心,位置可以在肽链的 N-端或内部,与移位子结合在内质网膜上。若穿膜蛋白有一个 N-端起始穿膜信号和一个内部终止穿膜信号，N-端穿膜信号将被膜上的信号肽酶切除，但内部穿膜信号不被切除，形成穿膜的 α 螺旋而留在内质网膜上，该蛋白就成为单次穿膜的膜蛋白。如起始穿膜信号和终止穿膜信号都位于内部，根据穿膜信号的数目是 2个或多个，这些蛋白质成为二次或多次穿膜的膜蛋白。

内质网膜蛋白也因 N-端还是 C-端面向内质网腔而呈现两种方位。决定这种方位的分选信号是肽链上内部穿膜信号两侧的氨基酸电荷状况：富含正电荷氨基酸的区段先于疏水核心序列出现，则肽链 N-端位于细胞质基质而 C-端位于内质网腔。穿膜蛋白的穿膜次数和方位在经小泡运输转至其他细胞器或细胞膜时会一直得到保持，因此穿膜蛋白插入内质网膜的方式决定了小泡运输后续站点的膜蛋白的结构。

第四节　细胞内蛋白质的小泡运输

细胞与外环境之间不断地进行着物质交换，细胞摄取蛋白质等大分子物质，同时分泌自身合成的蛋白质作为重要的功能分子，如细胞外基质成分、蛋白类激素、酶、细胞因子等。这种大分子的双向运输是细胞活动的重要组成部分：一方面，细胞通过胞吞途径把细胞外的蛋白质等大分子摄入到细胞内，经内体运送到溶酶体进行消化降解，消化产物进入细胞质基质为细胞所利用；另一方面，细胞将自己合成的蛋白质和其他大分子通过分泌途径从高尔基体运送到细胞膜，以胞吐方式分泌到细胞外。在细胞内，蛋白质从内质网到高尔基体进行正向和逆向的双向运输，同时，溶酶体酶和膜蛋白经高尔基体运送到溶酶体，参与了溶酶体的形成。

不论质膜上的胞吞和胞吐，还是胞内内质网、高尔基体、溶酶体之间的物质运输，都是小泡运输。小泡从一种细胞器芽生形成，沿微管位移运输，到达目的区室（即靶细胞器），小泡膜与靶细胞器的膜（下称"靶膜"）融合，蛋白质释放入靶细胞器。小泡运输的重要特点包括被转运物质的高度特异性和运输小泡的高度靶向性。被转运物质的特异性表现在不同出发地的蛋白质被分选、识别并包装入不同的运输小泡；靶向性则体现在小泡膜表面带有特异标记，能够被靶细胞器识别，从而使小泡只能与特异的靶细胞器融合。

值得注意的是，小泡运输在实现货物蛋白质靶向运输的同时，小泡膜的芽生和与靶膜的融合也让质膜和内膜发生了流动，这也是真核细胞区室化的特征之一。细胞的各种膜相结构虽然有各自的空间位置，但它们彼此按一定的方式相互联系，构成统一的整体。伴随着蛋白质在细胞内的运输和分泌过程，可看到细胞内的膜流（membrane flow）。由内质网芽生出的小泡，不断转移到高尔基体的顺面扁平囊形成新的膜囊。与此同时，在高尔基体的反面膜囊膨大形成分泌泡并向细胞表面移动，最后与细胞膜融合。以上过程，高尔基体的扁平囊不仅接受来自内质网的内容物，也使扁平囊膜不断更新增添；分泌泡不但自扁平囊带走了分泌物，而且也使扁平囊膜不断消耗，使细胞膜得到不断补充。这种膜流现象表明活细胞是处于活跃的生命运动状态，保证了细胞中各种膜结构成分的稳定分布，并与内外环境相互联系，维持着一个活细胞的动态平衡。同时，胞吐和胞吞所进行的数量和速度几乎是相等的，胞吐和胞吞的偶联使质膜得到更新（turnover），质膜的面积得以维持，在神经末梢等特定的细胞区域或细胞类型中，这种偶联甚至是极其严格的。另外，在质膜损伤后或受到机械力应激，受到调控的胞吞和胞吐也是质膜修复和质膜扩大的机制之一。

一、运输小泡是高度特异的，小泡运输是高度靶向性的

在小泡运输过程中，首先从出发地细胞器膜或质膜（叫作"供膜"）通过芽生方式形成运输小泡，把要运输的可溶性蛋白质选择性地装在运输小泡内部，把要运输的膜蛋白插在运输小泡膜上。这些要运输的物质仍然具有特异的信号序列，并在小泡芽生时就被小泡膜上的分选受体识别。运输小泡在细胞内高度有序地定向运输，直到其膜表面的特异标志被靶膜表面相应的受体识别，运输小泡停靠（docking）到靶膜，小泡膜与靶膜融合（fusion），把小泡内容物输送到靶细胞器或细胞外，也把膜蛋白送到靶膜上。

1. 四种有被小泡的形成和"货物"的筛选　当小泡从供膜形成时，膜的运动使其向外凸起或向内凹陷，形成伪足或小凹，将需要运输的蛋白质（也称为货物）等大分子包围，颈部膜融合后小泡从供膜脱落，这个过程称为小泡芽生。大多数运输小泡从供膜的衣被区域形成和芽生，这种衣被由衣被蛋白复合物组成，它们不仅在小泡形成上，也在对所运货物的筛选上起重要作用。

衣被蛋白复合物在小泡芽生处膜片区域表面装配，覆盖在膜的细胞质基质面，组装的篮状网格使膜片变形和下陷，形成有被小凹。当小凹颈部两侧的膜融合，并从起始膜断裂后，有被小泡（coated vesicle）完成芽生。衣被蛋白的另一个重要功能是结合分选受体，将定位于膜上的受体集中到有被小凹处，通过分选受体对货物的信号序列进行识别和结合，将货物特异地包围在有被小泡中。芽生过程一旦完成，衣被蛋白的功能即结束，有被小泡的衣被蛋白便会消失。此时小泡膜表面的其他标记得以暴露，以便在后续的运输中被目的区室靶膜识别。综上，小泡膜上有多种蛋白质共同实现小泡运输的特异性和靶向性，包括分选受体、衣被蛋白结合蛋白质、靶膜识别的标记蛋白质。

从不同靶膜上芽生的有被小泡的衣被蛋白不同，结合的分选受体和运输蛋白质的信号序列不同，运输目的地也不一样（表 10 - 2），目前了解比较清楚的有以下四种（图 10 - 6）。

表 10 - 2　几种有被小泡上的分选受体能够识别的信号序列和运输途径

有被小泡的类型	分选受体所在的起始细胞器	分选信号序列	靶细胞器
网格蛋白包被小泡	高尔基体 TGN	M6P	溶酶体
	质膜	如 LDL 上的- Asn - Pro - X - Tyr（NPXY）	溶酶体
COP Ⅰ包被小泡	高尔基体 CGN	- Lys - Asp - Glu - Leu -（KDEL）	内质网腔
	高尔基体	- Lys - Lys - X - X -（KKXX）	内质网膜
COP Ⅱ包被小泡	内质网	二酸（如 Asp - X - Glu）	高尔基体

注：改自丁明孝等，2020。

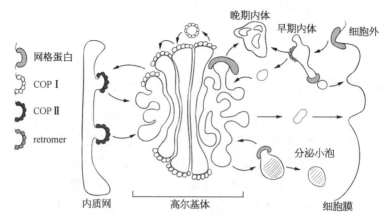

图 10-6 四种有被小泡

（1）网格蛋白包被小泡（clathrin-coated vesicle）：它们是表面包被有网格蛋白的运输小泡，出现在质膜和高尔基体 TGN 膜上，参与胞吞过程、溶酶体形成过程和分泌颗粒形成过程。网格蛋白分子呈现三腿结构，每个"腿"状结构为一条重链和一条轻链构成的二聚体，3个二聚体自组装为多角形网格结构，驱动此处膜的弯曲和下陷。在这种膜泡中，小泡膜与网格蛋白之间的蛋白质为接头蛋白（adaptor protein，AP），既可以结合膜上的分选受体，也可结合网格蛋白，发挥了特异选择运输物质的作用，并增加已装配好的网格蛋白衣被的稳定性（图 10-7）。网格蛋白/接头蛋白结合的分选受体包括质膜处的低密度脂蛋白（low density lipoprotein，LDL）受体、高尔基体 TGN 处 M6P

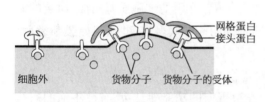

图 10-7 网格蛋白包被小泡的分选和组装

受体（溶酶体酶分选受体）等，因而这类小泡在细胞从外界胞吞 LDL 和其他蛋白质、在细胞内溶酶体酶的运输等活动中发挥功能。

（2）COP I 包被小泡（COP I - coated vesicle）：它们是表面包被有 COP I 衣被蛋白的运输小泡，出现在高尔基体各层膜囊，参与分泌途径中从高尔基体到内质网的逆向运输、高尔基体膜囊之间的运输和高尔基体到细胞表面的运输。COP I 可结合的分选受体包括内质网驻留蛋白 KDEL 信号的受体，也包括内质网膜蛋白分选信号的受体。

（3）COP II 包被小泡（COP II - coated vesicle）：它们是表面包被有 COP II 衣被蛋白的运输小泡，出现在糙面内质网，可结合的分选受体是糙面内质网运输到高尔基体的蛋白质信号序列的受体。

（4）retromer 包被小泡（retromer-coated vesicle）：retromer 是逆向运输的小泡表面的衣被蛋白名称，它们形成的衣被包被于内体表面，并负责从内体到高尔基体的蛋白质的逆向运输。

小泡的芽生需要多种蛋白质协同配合，完成膜的运动和衣被蛋白的装配/去装配。衣被蛋白复合物均包含 GTP 结合蛋白，如 Sar1 和 ARF。GTP 结合蛋白在结合 GTP 的状态下触发衣被的组装,同时在装配完成后通过 GTP 酶活性,转换为结合 GDP,引发衣被的去装配和从膜泡的释放。在网格蛋白包被小泡芽生时,除网格蛋白复合物、接头蛋白、膜受体外,还有发动蛋白。

2. 运输小泡的靶向运输　运输小泡在细胞内的运输是高度有序的,虽可通过简单的弥散方式转运,但大部分情况下运输小泡沿着微管或微丝提供的轨道运行。小泡运行的动力和对方向的决定来自三类马达蛋白:向微管负端移动的动力蛋白(dynein)、向微管正端移动的驱动蛋白(kinesin)和向微丝两端移动的不同的肌球蛋白(myosin)。

每一种运输小泡均能够通过特异识别靶细胞器的膜而实现靶向运输。在运输小泡表面,按其来源和运送货物的类型有着不同的标志,而在靶膜上有相应的受体,负责识别小泡膜表面的标志,最终使小泡到达正确的目的地。小泡卸载正确的货物蛋白质要经过对靶细胞器膜的识别、停靠和膜融合的过程,这种特异的过程主要由两类蛋白质来执行:Rab 蛋白引导小泡到达正确的靶膜,保证运输小泡在靶膜上停靠和融合的专一性;SNARE 蛋白介导小泡膜和靶膜的特异融合(图 10-8)。

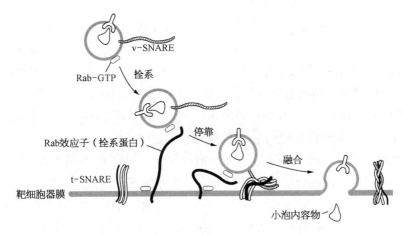

图 10-8　小泡膜与靶膜的拴系、停靠和融合

(1) Rab 蛋白与小泡识别和停靠的专一性:Rab 蛋白是一类单体 GTP 酶,它们是 GTP 酶最大的亚家族,在人类基因组中有 60 多个成员,在小泡运输的特异性中扮演了中心角色。Rab 蛋白的 C-末端氨基酸序列有很大差异,决定了每一种 Rab 蛋白在细胞内的特征性分布。每种 Rab 蛋白与一种或几种分泌途径或胞吞途径中的膜泡相关,每种亚细胞结构的细胞质基质面至少有一种 Rab 蛋白(表 10-3)。

表 10-3　一些 Rab 蛋白的细胞内定位

Rab 蛋白	细 胞 器
Rab1	内质网与高尔基体
Rab2	高尔基体顺面管网结构
Rab3A	突触小泡、分泌小泡

Rab 蛋白	细　胞　器
Rab4/Rab11	循环内体
Rab5	早期内体、细胞膜、网格蛋白包被小泡
Rab6	高尔基体中间膜囊、反面膜囊
Rab7	晚期内体
Rab8	纤毛
Rab9	晚期内体、高尔基体反面管网结构

　　Rab 蛋白可以在运输小泡膜上，也可在靶膜上。另外，Rab 蛋白与 GTP 和 GDP 交替结合，分别为活性和无活性状态，在膜与细胞质基质之间循环，而只在活性状态下与运输小泡膜或靶膜结合。同时，结合于膜上的活性状态 Rab 才能与相应的 Rab 效应子（Rab effector）结合和解离，在调节小泡拴系和停靠的过程中发挥作用。

　　Rab 效应子结构和功能非常多样，一些效应子是马达蛋白，而其他是拴系蛋白（tethering protein）。马达蛋白 Rab 效应子，可驱动运输小泡沿着微丝或微管移动，以到达靶膜的合适部位。拴系蛋白 Rab 效应子可以是一种长丝状蛋白质，可与较远处的运输小泡上的 Rab 蛋白结合，将运输小泡拉向靶膜。另一些拴系蛋白 Rab 效应子形成大的蛋白质复合物，连接相互靠近的小泡膜和靶膜。尽管 Rab 蛋白与它们的效应子采用不同的方式结合，但都能够把小泡拴系在靶膜上，为小泡的停靠和膜融合做准备。

　　（2）SNARE 与膜的融合：膜融合可在小泡停靠后立即发生，也可以停留一段时间再发生，如受调分泌过程中，膜融合要待胞外信号作用时才触发。因此，小泡的停靠和融合是两个分开的过程：停靠只需要小泡膜与靶膜足够靠近，使突出于脂双层的膜蛋白能相互作用；而融合需要两膜更加靠近，当两个脂双层靠近到 1.5 nm 以内时，脂分子可从一个脂双层流到另一个脂双层，水分则从两膜的亲水表面离开。

　　可溶性 N-乙基马来酰亚胺敏感性因子附着蛋白受体［soluble N-ethylmaleimide-sensitive fusion protein attachment protein（SNAP）receptor，SNARE］是一类穿膜蛋白，在动物细胞中的 20 多种 SNARE 蛋白中，每一种都与一种细胞器或细胞区室相联系。每一种 SNARE 都以一对互补的形式存在，其中一个存在于运输小泡膜上，称 v-SNARE（vesicle-SNARE）；另一个存在于靶膜上，称 t-SNARE（target-SNARE）。v-SNARE 和 t-SNARE 都有特征性的螺旋形结构域，两者相互作用时 v-SNARE 的单股螺旋结构域环绕 t-SNARE 的 3 股螺旋形结构域，形成稳定的 4 股螺旋束，把两层膜锁在一起。SNARE 相互作用的专一性决定了小泡运输的专一性。在小泡芽生过程中，v-SNARE 装配在运输小泡膜中，当运输小泡到达靶膜时即与 t-SNARE 互相结合，使小泡膜与靶膜融合，而 v-SNARE 和 t-SNARE 解离后可再循环使用。Rab 蛋白除了介导小泡的停靠，也可帮助 v-SNARE 与 t-SNARE 相配（图 10-8）。

　　神经组织中的 SNARE 是某些细菌毒素的靶蛋白，人体被破伤风梭菌、肉毒杆菌感染时,细菌中的神经毒素会特异地亲和 SNARE 并使其水解,抑制神经细胞中神经递质小泡运输中的膜融合和向突触的释放,严重时可危及生命。

总结膜泡运输特异性的影响因素,既包括特异的衣被蛋白、Rab 家族及互补的 SNARE 蛋白,也有研究注意到不同细胞器膜或者同样细胞器但不同区域的膜上存在磷脂酰肌醇磷酸化形式的不同,而这些不同也与膜泡运输的特异性有关。

二、胞吞途径是从细胞表面经由内体到溶酶体的小泡运输途径

细胞通过胞吞作用来完成对细胞外大分子的摄入。胞吞时细胞膜局部下陷形成胞吞小凹,小凹颈部细胞膜融合,把细胞外大分子和颗粒物质装入胞吞小泡。胞吞小泡进一步在细胞内定向运输,使胞吞物质经由内体到达溶酶体并被溶酶体酶消化降解,细胞内这条以小泡运输的方式完成的由外向内的运输途径,称为胞吞途径(endocytotic pathway)。

在胞吞过程中,要吞入的物质逐渐被小块的质膜包围,该区域质膜下陷脱落,形成胞吞小泡(endocytotic vesicle)。大部分真核细胞不断地摄入细胞外的溶液及其中的可溶性分子,形成的胞吞小泡直径<150 nm,这个过程称为吞饮或胞饮(pinocytosis),而一些特化的细胞也具有吞入固体大颗粒的功能;胞吞小泡的直径>250 nm,这个过程称为吞噬(phagocytosis)。本节主要介绍吞噬和吞饮的小泡运输过程,尤其是吞饮中特异的受体介导胞吞的小泡运输过程。

1. 吞噬作用　当机体中特化的吞噬细胞摄入细菌、无机尘粒、红细胞或细胞残片等大的固体颗粒状物质时,经过了胞吞过程形成的胞吞小泡称吞噬小体。这个过程是受激发的过程,由吞噬细胞表面存在的各种特异性受体被相应配体结合而激活,并将信号传入细胞内启动反应,触发微丝的装配和细胞膜伸出伪足,把细胞外物质包围起来形成吞噬小体,吞噬活动就开始了。吞噬小体进入细胞后的运输过程很短,很快与晚期内体或溶酶体融合,形成异噬溶酶体,溶酶体酶把吞噬物质消化分解。这种吞噬作用和小泡运输是中性粒细胞和单核巨噬细胞等特化细胞的重要功能。

2. 吞饮作用　当细胞吞入液体及其中的蛋白质、激素、毒素等水溶性分子时,形成的胞吞小泡称为吞饮体或吞饮小泡(pinocytic vesicle)。与吞噬不同的是,哺乳动物所有的细胞都有吞饮功能。

根据吞饮小泡形成的不同机制,细胞中主要有 3 种吞饮方式,分别为网格蛋白依赖的胞吞(clathrin dependent endocytosis)、巨胞饮(macropinocytosis)和胞膜窖依赖的胞吞(caveola dependent endocytosis)。在上述 3 种吞饮方式中,除了吞饮小泡形成机制不同外,吞饮是否受到信号而激发及进入细胞后经由的运输路径也不尽相同。

(1) 网格蛋白依赖的胞吞作用:是从质膜的网格蛋白包被小凹(clathrin-coated pit)起始。这片特殊的区域约占整个细胞膜面积的 2%,但寿命很短,小凹出现后在 1 分钟内会内陷形成网格蛋白包被小泡。在一个培养的成纤维细胞表面,估计每分钟可形成 2 500 个网格蛋白包被小泡。有被小泡的寿命比有被小凹更短,形成后几秒钟内即可脱去衣被,与早期内体(early endosome)融合。内体这种细胞内小的、膜包围的不规则细胞器,是吞饮过程中经由的区室,并且从早期内体到晚期内体经过不断成熟的过程最终演变为溶酶体。因而溶酶体的形成除了细胞内溶酶体酶的从头合成外,还与吞饮有关(见"高尔基体"和"溶酶体的形

成"部分)。另外,根据吞饮物质是否具有特异性,又可将网格蛋白依赖的吞饮作用分为非特异的胞吞和受体介导的胞吞(receptor-mediated endocytosis)(下文详细介绍)。

(2) 巨胞饮:巨胞饮发生时,质膜向外突起,形成质膜皱褶,包围要吞饮的物质。这个过程吞入大量的液体和其中的可溶性分子,形成的胞吞小泡较大,称为巨胞饮体(macropinosome)(图10-9)。所有的动物细胞均存在这种吞饮方式,但并非持续发生,吞饮的物质包括生长因子、部分细胞外基质成分、凋亡细胞的残余碎片等,只有当这些物质与它们的膜受体结合时才快速激发巨胞饮,且激活微丝和发动蛋白而形成质膜皱褶和巨胞饮体。巨胞饮体与晚期内体融合,膜受体和吞饮的大分子降解。虽然巨胞饮体较大,与吞噬体类似,但与吞噬体不同的是,巨胞饮体吞入的物质仍然为液体及其可溶性分子,而非固体;吞入的膜受体也为大部分细胞均有的受体类型,而非特化细胞才有的受体。巨胞饮对细胞摄取营养物质有一定的作用,对膜受体的降解也非常重要。

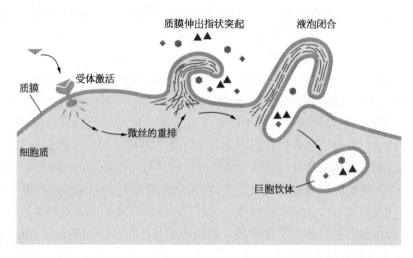

图10-9 巨胞饮

(3) 胞膜窖依赖的胞吞作用:主要发生于膜的脂筏区域,电镜下可观察到瓶状的质膜下陷,在细胞内形成的膜泡为膜窖体(cavesome)。窖蛋白(caveolins)是该过程主要涉及的蛋白质,靠近胞质一侧结合了微丝相关的大的复合物,负责质膜的弯曲。这种质膜的弯曲有助于细胞应对剪切力。另外,这种胞吞作用所在的脂筏部位含有较多负责信号转导的受体,可能也是调控信号转导的平台。因而,胞膜窖依赖的胞吞作用除了摄取细胞外物质的功能外,与冠状动脉内皮细胞应对血流的剪切力有关,与信号转导的调节也有关。

3. 受体介导胞吞 除了非选择性的吞饮作用外,重要生物大分子物质的胞吞往往是特异的膜受体介导的选择性胞吞过程。细胞外大分子作为配体,其上的信号序列被细胞膜特异的受体识别和结合。受体所在的质膜芽生出网格蛋白包被小泡,之后再脱衣被后成为胞吞小泡,此后胞吞小泡会与早期内体融合,再经晚期内体到达溶酶体,此过程称为受体介导的胞吞。受体介导的胞吞是选择性的浓缩机制,成百倍地增加配体的吞入,是特异、高效地摄取细胞外大分子的胞吞方式。受体介导的胞吞是细胞摄取胆固醇-低密度脂蛋白(low density lipoprotein, LDL)和转铁蛋白-铁离子、胎儿肠上皮细胞摄取母乳中的分泌抗体,以及流感病毒和人类免疫缺陷病毒进入细胞等的方式。这个精细的运输过程如下。

（1）从质膜到早期内体的运输：当细胞外大分子配体与质膜上的受体结合，聚集在网格蛋白包被小凹内，并很快形成网格蛋白包被小泡。小泡形成后，快速脱去衣被，并与质膜附近的早期内体融合，物质进入早期内体腔内，受体也位于早体内体膜上。

（2）在早期内体中，胞吞物质和受体的分选：早期内体被认为是小泡运输的主要分选站，当胞吞小泡与早期内体融合，外来大分子进入细胞，最终主要运输到溶酶体进行降解，而小泡膜上的膜受体在早期内体中被分选，循行不同的去向。受体类型不同，分选命运不同。① 受体与配体解离后受体送回质膜再循环利用，如 LDL 受体；② 受体与配体最终均被送到溶酶体降解，受体没有再循环，如表皮生长因子（EGF）及其受体的降解；③ 转铁蛋白受体-转铁蛋白-铁的分选：在血液中运载铁的转铁蛋白与细胞表面的受体结合，在早期内体中铁释放，但转铁蛋白和受体以结合的状态一起回收到细胞膜；④ 穿胞吞吐中的分选：具有极性的细胞将大分子-受体在细胞的一侧吞入细胞，受体-配体始终保持结合，经过早期内体、循环内体和运输小泡在细胞内运输，最终转移至另一侧细胞表面，通过胞吐作用，受体留在细胞膜，大分子转移到另一侧的胞间间隙。这种将胞吞和胞吐作用相结合，跨细胞转运物质的穿胞吞吐（transcytosis），是新生动物的肠上皮细胞吸收母乳中分泌型抗体的方式。

（3）从早期内体、晚期内体（多泡体）到溶酶体的运输：胞吞物质如何从早期内体到晚期内体并最后到达溶酶体，涉及早期内体到晚期内体的成熟机制。这个成熟过程中内体的形状和位置、生化成分、腔内的酸化程度及消化功能发生了改变。由 ESCRT 负责的多泡体形成也使膜蛋白得到了降解和更新（详见第五章）。胞吞的物质随内体的成熟而最终运输到溶酶体并降解。

现以细胞摄取胆固醇为例，一方面描述靶向运输中信号序列和分选受体的机制，另一方面理清运输的路线（图 10-10）。在机体内，胆固醇主要在肝细胞中合成，不溶于水，在血液中与磷脂和蛋白质形成低密度脂蛋白（LDL）颗粒进行运输。LDL 是一种球形颗粒的脂蛋白，直径为 22～25 nm，核心是被长链脂肪酸酯化的 1 500 个胆固醇酯，表面则是 800 个磷脂构成的单层，500 个游离胆固醇分子和载脂蛋白 ApoB-100 镶嵌在磷脂单层。

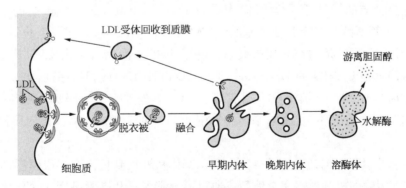

图 10-10　受体介导胞吞 LDL 的过程

当细胞摄入胆固醇时，细胞膜上的 LDL 受体作为分选受体识别了 LDL 颗粒表面的 ApoB-100 的分选信号 Asn-Pro-X-Tyr（NPXY），受体胞外结构域因此与 ApoB-100 结合，而受体的胞内结构域与接头蛋白 AP2 结合，再招募和结合网格蛋白，此处质膜弯曲下陷,形成了包含 LDL 颗粒和受体的网格蛋白包被小泡。小泡在运输中脱去衣被后与早期内体融合,在早期内体中 LDL 颗粒与受体分离,受体被分选回到细胞膜,而 LDL 颗粒在早期内体、晚期内体和多泡体运输直至溶酶体。在溶酶体中,LDL 颗粒水解为游离的胆固醇。

流行病学调查结果表明,正常人中有 1/500 的个体带有先天性 LDL 受体基因缺陷,导致其数目减少、胞外侧结构域缺陷或胞内侧与衔接蛋白结合部位的结构缺陷。这些缺陷均造成 LDL 靶向运输的障碍,影响细胞对 LDL 的摄取,导致血中 LDL 升高并沉积于动脉壁,最终发展成为动脉硬化,也因冠状动脉硬化影响心脏的供血而危及生命。

胞吞是细胞持续进行的功能活动,这条靶向运输途径的正常运行对于细胞摄入胞外大分子和定向运输至溶酶体中降解后再利用有重要的意义,对于膜蛋白向细胞内的流动和更新也具有重要的意义。因本部分内容与内体和溶酶体关系密切,请参考第五章。

三、细胞内新合成的蛋白质在内质网、高尔基体和溶酶体之间进行小泡运输

1. 内质网到高尔基体的前向小泡运输　除了内质网驻留蛋白(即留在内质网腔内和膜上的蛋白质),内质网新合成的蛋白质有输出内质网的信号并可被相应受体识别而分选进入 COP Ⅱ 包被小泡,内质网输出信号可能为两个酸性氨基酸,如 Asp‑X‑Glu。小泡从内质网输出部位芽生后,很快脱去衣被,并彼此融合形成管泡状结构,这些管泡状结构在马达蛋白作用下沿着微管从内质网移向高尔基体,最后与高尔基体顺面管网结构融合,把蛋白质送到高尔基体。

2. 高尔基体到内质网的逆向小泡运输　内质网驻留蛋白没有输出信号,且因这些蛋白质在内质网聚集的高浓度和形成的大体积复合体,大多不能进入运输小泡和继续运输到高尔基体。但是一部分内质网驻留蛋白也会慢慢地漏入 COP Ⅱ 包被小泡,被运送到高尔基体。这些逃逸蛋白质会再回输到内质网。

在管泡状结构移动过程中及与 CGN 融合后,这些结构上可芽生 COP Ⅰ 包被小泡,把逃逸的内质网驻留蛋白及膜蛋白运回到内质网,这种回输过程也称为逆向小泡运输。逆向小泡运输蛋白质的分选信号为回输信号(retrieval signal),其中膜蛋白的回输信号为 C‑末端的 2 个赖氨酸和 2 个其他氨基酸组成的序列(KKXX)或位于任何位置的双精氨酸序列,能与 COP Ⅰ 衣被蛋白结合而被装入 COP Ⅰ 包被小泡回输到内质网;可溶性蛋白质的回输信号序列是 C‑末端的 Lys‑Asp‑Glu‑Leu(KDEL)或相似序列,需要先与 KDEL 受体结合才能与 COP Ⅰ 衣被蛋白作用后装入 COP Ⅰ 包被小泡。KDEL 受体不断地在内质网与高尔基体之间循环,在高尔基体中捕获低浓度的逃逸蛋白质,在内质网中把它们卸掉。

3. 高尔基体膜囊之间的蛋白质运输　高尔基体从顺面到反面有多层膜囊,但蛋白质在膜囊之间如何运输的机制尚不完全清楚。通过形态学观察和推测,目前的两种假设是小泡运输模式和膜囊成熟模式。

4. 从高尔基体到内体和溶酶体的小泡运输　一些蛋白质从内质网送到高尔基体,它们的多个甘露糖基经磷酸化修饰形成 M6P,这种修饰作为溶酶体酶的分选信号被高尔基体 TGN 膜上的分选受体 M6P 受体识别,受体被接头蛋白/网格蛋白识别和结合,溶酶体酶即

被包围进入网格蛋白包被小泡,运输至早期内体及内体成熟过程中的各个区室,与之融合,参与溶酶体的形成。另外溶酶体膜蛋白也经靶向运输从高尔基体到达溶酶体,它们既可通过直接从高尔基体到内体的运输,也可通过间接的途径从高尔基体分泌到质膜,再通过胞吞到达溶酶体。

　　TGN 与内体到溶酶体的每个成熟阶段的结构都存在双向的囊泡运输途径,前向运输使各阶段内体均接受 TGN 转运来的溶酶体酶,而逆向运输又能将内体膜上的 M6P 受体及腔中的可溶性成分运往高尔基体。逆向运输中,M6P 受体在 pH 为 6 的内体中,会与溶酶体酶分离,受体会被装入内体芽生的运输囊泡中运返 TGN。一些质膜蛋白或鞘糖脂结合的志贺毒素和霍乱毒素等毒素通过胞吞作用进入内体之后,也可借逆向转运小泡运往 TGN,甚至再从 TGN 逆向运往内质网,并从那里进入细胞质基质而发挥作用。内体芽生逆向转运小泡的分选机制可能与 retromer 包被小泡有关。

　　一个关于溶酶体酶的有意思的分选运输过程是有的标记有 M6P 的溶酶体酶没有被运入内体或溶酶体,而是在 TGN 的分选过程中发生了逃逸,被“默认”运输到细胞表面,并被分泌至胞外。与此同时,一些 M6P 受体也会随分泌到达质膜。到达质膜的 M6P 受体仍然能够重新捕获逃逸在外的溶酶体酶,再通过定向运输运回溶酶体。这对于缺失溶酶体酶的遗传病患儿来说,增加了从外界获取溶酶体酶到溶酶体以治疗疾病的机会。

四、分泌途径是高尔基体到细胞外的小泡运输途径

　　分泌性蛋白质是一类由细胞合成的,通过胞吐作用释放到细胞外的蛋白质,分泌的途径就经由内质网、高尔基体和一系列运输小泡到细胞膜而完成,而从高尔基体到细胞外的胞吐过程则是分泌的最终阶段。细胞分泌的途径有两种(图 10 - 11):一种是分泌性蛋白质加工

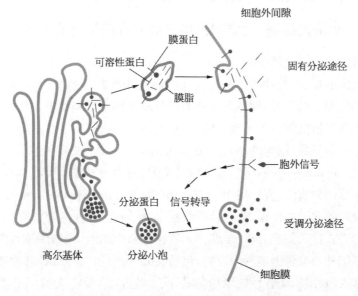

图 10 - 11　从高尔基体到质膜的分泌途径

之后立即包装入高尔基体的分泌颗粒中，不需要细胞内外因素的调控而不断进行从高尔基体到细胞表面的运输，称为固有分泌途径（constitutive secretory pathway）或持续分泌途径；另一种是将分泌物质装在分泌颗粒中，蛋白质在其中浓缩，只有在细胞接到胞外信号（如激素）的刺激时，分泌颗粒移到细胞膜处，与其融合后再向细胞外间隙释放分泌物，称受调分泌途径（regulated secretory pathway）。固有分泌途径几乎存在于所有的细胞中，但受调分泌途径主要存在于特化的分泌细胞中，能特异地按需要快速分泌其产物，如激素、神经递质、消化酶等（参见第五章）。

分泌小泡从高尔基体 TGN 部位芽生，小泡筛选货物时，有的货物具有特异的分选信号，也有的小泡内货物无分选信号，直接运输到细胞表面。除了可溶性蛋白质作为货物运输外，膜蛋白和膜脂也因小泡膜与质膜融合而到达质膜，这些膜蛋白可能也有其分选特征，因而运输到质膜的不同部位。

（1）固有分泌途径：哺乳动物绝大多数的细胞都有这种固有分泌功能，多数细胞的固有分泌途径是非选择性的，即蛋白质不需要分选信号，从高尔基体到细胞表面的运输是自动进行的。但是在一些有极性的细胞，如上皮细胞，顶部和底侧部细胞表面的物质不同，膜蛋白和膜脂也不同，这些成分的分选和运输可能不同。现在已经知道一些膜蛋白的分选机制，送到底侧部的膜蛋白分选信号位于蛋白质的胞质侧尾部，在高尔基体的 TGN 中可被相应受体识别，被选择性地装入有被小泡，送往底侧部细胞膜。顶部膜蛋白的分选可能与蛋白质能够被 TGN 膜上脂筏区域富含的 GPI 锚定的特性有关。对于极性细胞的膜表面物质的分选和运输，目前尚不清楚其机制。

（2）受调分泌途径：在一些特殊的分泌细胞，除了固有分泌途径外，还存在受调分泌途径。胞外信号刺激下引起细胞质内 Ca^{2+} 浓度瞬时增高，升高的 Ca^{2+} 启动了胞吐作用，分泌性蛋白质分泌到细胞外。分泌性蛋白质被包围入分泌小泡的分选机制可能与形成聚集物有关（参见第五章），但分选和聚集的分选信号的具体性质还不清楚。

五、细胞外小泡的运输、生成和分泌可能介导细胞间的物质交流

近年研究者注意到细胞外膜泡（extracellular vesicle，EV）的存在，这类小泡分泌到细胞外却仍保留膜包围的形式，与经典的分泌时小泡膜与质膜融合的方式并不相同。目前对于这类小泡生成的机制、内容物的种类和选择的机制及生物学功能均了解较少，但因其可推测的重要生理功能和体液能够检测的重要特征，对其进行的研究正在快速深入。

根据生成方式的不同，细胞外小泡主要分为两类：一类为质膜直接向外突起和芽生而成的囊泡，直径在 50 nm～1 μm，可以是微粒或囊泡，被称为外泌体类囊体（ectosome）；另一类为多泡体直接分泌的囊泡，直径在 40～160 nm，被称为外泌体（exosome）。外泌体作用于周围细胞或入血后到达远处作用，这些接收细胞可通过膜融合使内容物直接进入细胞，也可使小泡以完整的方式进入细胞，经过早期内体后再遵循晚期内体或溶酶体的胞吞途径。

目前发现细胞外小泡包围多种内含物，包括核酸、蛋白质、脂质、氨基酸和代谢物。小泡膜蛋白也包括糖蛋白、组织相容性抗原和黏附分子，糖蛋白 CD9、CD81 可作为外泌体的膜表面标记。小泡作用于局部细胞或远处细胞，因而接收细胞与生成小泡的细胞实现了细胞间

的物质和信息交流,如小泡中的 miRNA 可到达接收细胞中发挥基因表达调控的功能。另外,外泌体的功能也被推测为对细胞内多余的或不需要成分的清除,即细胞维持稳态的一种机制。

　　无论原核细胞还是真核细胞,均被观察到具有释放细胞外小泡的功能,构成了生理环境的一部分,而病理条件下,无论细胞间交流功能的异常还是清除功能和稳态的异常,可能均与疾病的发生相关,同时分泌的特性也可能使其成为疾病诊断的标志物,能够被接收细胞胞吞的特性又使其成为可能的治疗载体,如在炎症、肿瘤、阿尔茨海默病中潜在的诊断和治疗作用。

第五节　蛋白质通过自噬小体进入溶酶体的包裹运输

　　细胞处于饥饿时、细胞器损伤或衰老时、细胞质基质中出现病原体或大量未能通过蛋白酶体降解的蛋白质聚集物时,这些大的物质和蛋白质会通过自噬活动而被消化降解,且产生的小分子物质被细胞再循环利用,因而自噬具有维持细胞稳态、实现自我更新和应对营养不足的功能(参见第五章)。自噬过程中要降解的物质,也就是"货物",招募特定的起始双层膜结构(phagophore),并被包裹形成自噬小体(autophagosome),此后自噬小体与晚期内体或溶酶体融合为自噬溶酶体(autolysosome),货物被运输到溶酶体。因这个过程中货物有固定的运输路线,故也是物质靶向运输的过程。这条运输路线和运输方式与小泡运输不同,首先以包裹方式装入体积更大的货物,故命名为"包裹"运输(engulfment);其次运输物质的终点只有一种细胞器——溶酶体。

　　包裹运输靶向性的机制首先是货物与包裹膜的识别。虽然要运输物质并不像门控运输、穿膜运输和小泡运输蛋白一样具有自身氨基酸信号序列,但包裹运输的蛋白质也有一些特征。要运输的蛋白质具有聚集的特点可成为识别机制,被包裹的细胞器表面蛋白质或细胞质基质蛋白质带有的特定修饰也可成为识别机制,它们均能够被特异的受体识别,这些受体被称为货物受体(cargo receptor)或自噬受体(autophagy receptor)。这些受体除了识别运输物质外,同时也能够识别包裹膜,故受体桥接了货物和包裹膜,实现了包裹运输的靶向性和特异性。

　　在包裹运输过程,也就是自噬发生的过程中,尤其是起始的过程中,几个特异的蛋白质复合体发挥了核心的作用,被称为自噬核心复合体(core complex)或核心的分子机器。自噬小体与溶酶体融合的过程类似运输小泡与细胞器的融合,仍是 Rab 家族蛋白和 SNARE 家族成员发挥作用。同时,膜磷脂,包括磷脂酰肌醇、磷脂酰乙醇胺,也是包裹运输过程的重要分子,它们与核心复合体蛋白质协同作用,实现了起始膜的形成、膜的生长和闭合及膜的融合。

一、包裹运输或自噬的起始是运输物质招募双层膜和被包裹的过程

　　自噬起始膜是双层膜,但起源并不清楚。双层膜本身为压扁的盘状,并卷成杯状结构,

或称为"C"型结构。自噬核心复合体介导自噬起始膜结构的形成。ULK1 复合体由 ULK1、FIP200、ATG13 和 ATG101 构成，负责自噬的起始；第Ⅲ类磷脂酰肌醇 3-激酶复合体 PI3KC3 由 VPS34、VPS15、Beclin1 和 ATG14 构成，催化形成 PI(3)P，而富含 PI(3)P 的膜能够招募自噬起始的下游分子并激活由多个 ATG 分子组成的两个类泛素系统。类泛素系统的作用是使一种自噬特定分子微管相关蛋白 1-轻链 3(microtubule-associated protein 1-light chain 3，LC3)与膜上的磷脂酰乙醇胺(PE)结合，而 LC3 的这种脂化(lipidation)是自噬小体膜形成的标志。

货物被包裹可以是随机的，也可以是特异的，前者为非选择性自噬，多为细胞器和细胞质基质中的蛋白质在细胞饥饿时被随机包裹，后者为选择性自噬，如特定的受损细胞器、多余的脂滴或同类蛋白质的聚集物被特异包裹。在两类自噬中，货物被包裹膜识别的机制不同。

在选择性自噬中，货物发生的泛素化修饰成为被识别和被包裹的信号。损伤线粒体表面蛋白质 Pink1 招募泛素连接酶 Parkin，Parkin 使线粒体外膜蛋白质发生泛素化修饰。异常折叠的蛋白质聚集形成的聚集物(aggregate)带有泛素化修饰。目前发现的货物受体蛋白质具有泛素结合结构域，识别货物的泛素化修饰，包括 p62、NBR1、NDP52、OPTN、TAX1BP1 等。侵入细胞质基质的病原体也是包裹运输的货物，但病原体并非以泛素化修饰而被识别，而是其表面的聚糖被半乳糖凝集素家族分子 Galectin 识别，Galectin 又能够被货物受体 NDP52 识别，成为介导胞内病原体选择性自噬和降解的重要机制。

货物受体的第二个功能是必须能够招募自噬核心复合物，p62、NDP52 均能够结合 FIP200，并因此招募 ULK1 复合体和起始膜到货物及受体周围。受体的第三个功能是将自己的 LC3 相互作用区域(LC3-interaction region，LIR)与自噬起始膜的 LC3 结合，加速了自噬小体的形成，并影响自噬小体的大小。通过货物受体的作用，招募 ULK1 自噬起始复合物、招募 LC3 阳性的起始膜，并选择性包围货物，完成了包裹运输的第一步。

在非选择性自噬中，起始膜形成的机制尚不清楚，可能与这部分膜的弹性和 p62 的浓集有关。p62 发生的多聚泛素化修饰使其聚集，而这种聚集的 p62 能够招募 ULK1 复合体。

二、双层包裹膜的延伸和闭合将货物包围在自噬小体中

起始膜包裹货物的同时逐渐延伸生长，直至杯口逐渐闭合。膜的延伸快速完成，据估计，每秒转运 4 000 个磷脂分子才能够满足需要。ATG2A 是脂质转运体，可以将内质网一类的来源膜上的磷脂转运到起始膜的外层上。ATG9A 被证明是一种搅杂酶，负责将双层膜的磷脂均匀分布，使内外层膜均有足够的磷脂。在酵母研究系统中，Atg9 小泡也被发现是自噬小体的种子膜，但在哺乳动物细胞中尚不清楚。因自噬始于内质网磷脂酰肌醇和磷脂酰胆碱合成酶所在区域，也使自噬起始膜合成自身需要的磷脂成为可能，从而使起始膜延伸。

起始膜的闭合最终完成于"杯口"处，ESCRT 复合体负责了这个过程。超过 12 个 ESCRT-Ⅰ形成环状复合体，招募下游 ESCRT-Ⅲ协同完成封口的作用。当起始膜闭合后，货物被包裹于双层膜的自噬小体中。

三、自噬小体与晚期内体或溶酶体融合，货物被溶酶体酶水解

自噬小体与溶酶体融合是包裹运输的最后一步，这两种有膜"细胞器"的融合与小泡膜和靶细胞膜的融合类似，但不同的是自噬小体的外层膜与溶酶体膜融合，而内层膜被溶酶体酶降解。膜的融合与第Ⅱ类 PI3KC3 复合体有关。复合体中的 UVRAG 与 HOPS 相互作用，激活 HOPS 活性，使自噬小体膜和溶酶体膜发生拴系。穿梭的 Rab7a 和 SNARE 也介导了融合过程。当单层膜的自噬溶酶体形成后，货物即被消化水解。

包裹运输是较为特殊的运输方式，运输路线较为单一，其间经过的细胞器包括自噬小体和自噬溶酶体，而异常的线粒体、脂滴、内质网等细胞器可作为特异性和选择性的货物，蛋白酶体不能降解的体积巨大的蛋白质聚集物也可作为货物。这条运输路线与门控运输、穿膜运输、小泡运输中的分泌途径不同，包裹运输的目的是清除消化蛋白质，而后者都是新合成蛋白质运输到自己发挥功能的区室。

本章小结

蛋白质在细胞质基质中合成后其是否携有分选信号及分选信号的性质可被识别，从而选择性地被送到细胞的不同部位，此过程称蛋白质靶向运输。同样，细胞外的蛋白质经胞吞作用进入细胞内部，也经历分选和靶向运输过程。细胞内的细胞器和大的蛋白质聚集物被包裹为自噬小体，经历靶向运输的过程。细胞中每一种蛋白质只有经历正确的运输过程，才使细胞保持正常的生命活动。

分选信号多为特定的氨基酸序列，如核输入信号和输出信号序列、内质网的定位和驻留信号序列、线粒体和过氧化物酶体的定位信号等。同时，分选信号也可以经加工修饰而成，如溶酶体酶携带的 M6P 分选信号和体积巨大的蛋白质聚集物的泛素化修饰。

在不同亚细胞区室之间，蛋白质的运输存在四种方式。通过核孔复合体进出核的运输为"门控运输"，是核孔复合体识别核输入/输出受体和核输入/输出信号的运输过程，具有选择性、双向性、耗能的特点，并且受到严格的控制。从细胞质基质到内质网、线粒体、过氧化物酶体三种细胞器的运输为"穿膜运输"，需要分选信号、分选信号受体、蛋白质移位子等多种成分的协同完成。从内质网到高尔基体、高尔基体各个区室之间，以及由高尔基体到溶酶体、细胞膜或重新运回内质网的运输是由运输小泡介导的，称为"小泡运输"。有被小泡的类型主要有四类：网格蛋白包被小泡、COPⅠ包被小泡、COPⅡ包被小泡和 retromer 包被小泡，分别介导不同部位的小泡运输。小泡运输同样是特异的、专一的，并且是受到调控的。细胞通过小泡运输，对激素、消化酶、细胞外基质之类的蛋白质进行分泌，也通过小泡运输将细胞外蛋白质摄入细胞，这一途径叫作"胞吞途径"，同时细胞内膜和质膜通过小泡运输实现了膜的流动和更新，并在膜的修复和机械力变化时做出应答。细胞外小泡来源于细胞，包含多种内含物，可能在细胞间的交流和细胞内多余物质清除中发挥功能，并对疾病的病因学、诊断和治疗具有潜在的意义。将细胞质中体积较大的细胞器、大分子聚集物或病原体用双层膜包裹起来，通过闭合形成自噬小体，与溶酶体融合为自噬溶酶体的运输路线称为"包裹

运输"。包裹运输选择性和非选择地清除了这些货物，并产生了可利用的小分子，为维持细胞稳态和应对饥饿发挥了作用。

（杨　洁　汤雪明）

参考文献

［1］Alberts B，Hopkin K，Johnson A，et al. Essential cell biology［M］. 5th ed. New York：W. W. Norton & Company，2019.

［2］Alberts B，Heald R，Johnson A，et al. Molecular biology of the cell［M］. 7th ed. New York：W. W. Norton & Company，2022.

［3］Alberts B，Johnson A，Lewis J，et al. Molecular biology of the cell［M］. 6th ed. New York：Garland Science，2014.

［4］Chang C，Jensen LE，Hurly JH. Autophagosome biogenesis comes out of the black box［J］. Nat Cell Biol，2021，23(5)：450-456.

［5］Kalluri R，LeBleu VS. The biology, function, and biomedical applications of exosomes［J］. Science，2020，367(6478)：eaau6977.

［6］Kitada M，Koya D. Autophagy in metabolic disease and ageing ［J］. Nat Rev Endocrinol，2021，17(11)：647-661.

［7］丁明孝，王喜忠，张传茂，等. 细胞生物学［M］. 5 版. 北京：高等教育出版社，2020.

第十一章
细胞通信与信号转导

生命的一个最重要特征是生命个体表现出对"刺激"的"应答"。从细胞水平而言,细胞的各种行为——包括基本的增殖、分化、死亡及一些特化的行为如分泌、游走、收缩等,都是由各种"刺激"所引起的应答反应。这些"刺激"就是引起细胞反应的信号。细胞能接收环境中的各种信号,将信号导入细胞内并进行转递,然后作出相应的反应,这个过程就是细胞的信号转导(cell signaling,或 cellular signal transduction)。细胞所能感知的周围环境信号主要有两个方面:一是组成环境的基本参数,如 pH、压力、温度等的变化;二是在多细胞生物中来源于其他细胞所分泌的一些因子,如激素、神经递质、生长因子、细胞因子等。此外信号还可通过细胞与细胞间的直接接触,或细胞与细胞外基质间的相互作用来产生。这种由一个细胞通过分泌信号分子或直接接触而调控另一个细胞的方式,称为细胞通信(cell communication),也常称为"细胞通讯"。无论是在单细胞生物还是多细胞生物,细胞通信与细胞信号转导是一种最基本的生命活动调控机制,以协调与维持整个机体的基本生命活动过程——包括发育、生长、繁殖、衰老、死亡等。本章主要介绍细胞通信和信号转导的一些基本知识,以及一些经典的细胞信号转导通路。

第一节 细胞通信与信号转导的原理

从单细胞生物进化到第一个多细胞生物,大约经过了 25 亿年的时间。多细胞生物进化经历如此长时间的重要原因之一可能是在多细胞生物中需要建立非常精确的细胞通信与信号转导系统,因为细胞通信及信号转导是多细胞生物能成为高度协调与统一的整体的基础。事实上,多细胞生物机体内相对稳定的内环境正是不同细胞之间通过细胞通信进行调控的结果,也是细胞各种生命活动发生的基本条件。

一、细胞信号转导是细胞通信中一方细胞接收信号并对信号作出应答的过程

1. **细胞通信** 细胞通信是细胞之间的互相联络,发放信号的细胞和接收信号的细胞是

通信的双方,通信的目的是发放信号的细胞可以调控另一个细胞的活动,以协调机体的生命活动。依据信号发放细胞与接收细胞(本章中将后者称为"靶细胞")的相互作用方式,将细胞通信分为主要的六类(图 11-1)。

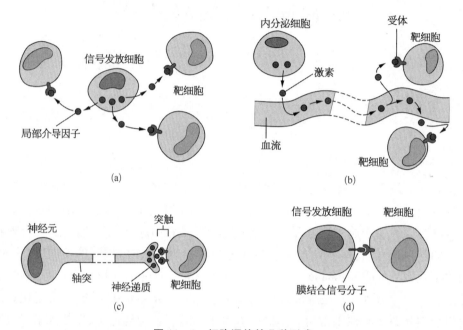

图 11-1 细胞通信的几种形式
(a) 旁分泌型;(b) 内分泌型;(c) 突触型;(d) 接触依赖型

(1) 旁分泌型(paracrine):信号发放细胞将信号分子分泌于局部组织间隙内,邻近的其他细胞(靶细胞)可接受和感知信号。其特点是信号分子为细胞间质的性质与一些成分所影响,如细胞间质中的蛋白酶可降解信号分子,因此有效作用范围小,该类型的信号分子多为生长因子、细胞因子等(图 11-1a)。

(2) 自分泌型(autocrine):信号分子由细胞分泌后,可被细胞自身或邻近同一类型细胞的受体接收。与旁分泌类似,信号分子多为生长因子、细胞因子。该类细胞通信在胚胎早期发育中具有重要意义,可促进同型细胞向同一方向演化。多数肿瘤细胞也可利用自分泌信号促进其生长。

(3) 内分泌型(endocrine):机体特化的内分泌器官或者内分泌细胞作为信号发放细胞分泌激素作为信号分子,激素进入血液,随循环系统播散于全身并作用于相应的靶细胞(图11-1b)。依据化学性质,激素可分为蛋白质类和类固醇两大类。因为依赖特化的内分泌组织和器官,这种细胞通信方式相比旁分泌和自分泌来说,在进化中出现更晚,在胚胎发育中也出现更晚,但是作用更广泛、远程,也受到更多调控。

(4) 突触型:信号发放细胞释放神经递质,靶细胞将化学信号转变为电信号并产生新的电信号,见于神经元轴突末端与其靶细胞之间形成的特化的化学突触。神经元轴突末端释放神经递质于突触间隙,靶细胞即突触后神经元或肌细胞,上有神经递质受体可接收信号(图 11 - 1c)。

(5) 接触依赖型(contact-dependent):信号发放细胞将信号分子表达于细胞膜上,靶细胞将能与信号分子结合的受体分子也表达于细胞膜上,受体对信号分子的感知依赖于细胞之间的直接接触(图 11 - 1d)。这种类型的细胞通信在机体发育和免疫反应中扮演着重要角色,如免疫细胞的相互识别。

(6) 间隙连接型(gap-junction):相邻细胞之间的一种连接装置,因形成通道可允许小分子信号通过而成为一种通信连接(参见第八章图 8 - 16)。相邻细胞双方可互为信号发放细胞和靶细胞,通过间隙连接可快速交换信号如 Ca^{2+}、cAMP 等,以协调细胞群对外来信号的反应,因此在发育过程中的细胞分化调控方面发挥着重要作用,也对心脏、肝脏等器官中大群细胞对信号的共同应答有重要作用(参见第八章第三节)。

2. 信号分子　信号分子(signal molecule)主要是指细胞通信双方中信号发放细胞产生的化学分子。由于信号分子将特异性地与靶细胞的受体结合,所以又常被称作(受体的)配体(ligand)。它们包括细胞分泌的蛋白质,如蛋白质类和肽类激素、生长因子、细胞因子、细胞外基质和细胞释放的神经递质、类固醇激素等。此外,代谢物质和营养物质也是常见的信号分子,如某些脂肪酸、核苷酸、氨基酸、一氧化氮(NO)和维生素 A、维生素 E 等,它们同样可以由体内细胞释放,或者也可以来自环境。

从配体与受体的相互作用考虑,配体分子是否能够进入细胞决定了其受体是位于细胞表面的还是内部的,而这是由配体的理化性质决定的。由于膜的脂双层屏障,亲水的分子无法透过,据此将信号分子分为疏水的、可以透膜的和亲水的、不可透膜的两类。前者中最重要的有类固醇激素、甲状腺素、维甲酸、脂肪酸衍生物、气体一氧化氮等,后者则是所有蛋白质,包括蛋白质类和肽类激素、生长因子和细胞因子等。

气体分子作为信号分子的典型例子是血管内皮细胞中作为代谢产物而生成的一氧化氮,它透过质膜扩散,作为信号分子作用于周围的血管平滑肌细胞,引起平滑肌细胞松弛,血管扩张。

需要指出,环境中的理化因素和细胞内部改变可以打破原有细胞生存稳态而成为细胞信号转导的激活因素,如光、射线、接触、机械力、温度、营养物质浓度、氧浓度、离子浓度等,均可成为激活受体的信号,但它们显然并不是常规的所谓"信号分子"。

3. 细胞信号转导　细胞通信能够实现对细胞生命活动的调控,是因为细胞能对外来信号作出应答。这种应答信号并作出细胞自身改变的基础是细胞有一套信号转导系统,包括信号接收、转导和产生效应的装置,主要由一系列蛋白质及其复合物构成。

就信号接收者靶细胞而言,信号转导的过程从受体被信号分子激活开始。其基本模式是:信号分子与受体结合后激活受体,使信号在细胞内经一系列信号转导蛋白的级联传递和小分子信使的播散,引起一系列细胞效应,如通过调控代谢酶引起细胞代谢活性的改变、调控基因表达、调控细胞骨架蛋白改变细胞的形状和运动等。图 11 - 2 显示了细胞信号转导的基本模式。

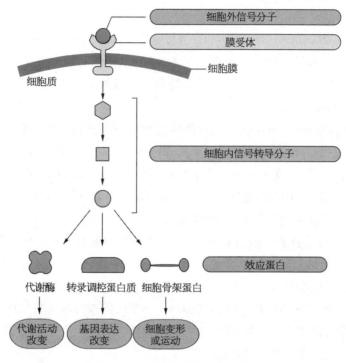

图 11-2 细胞信号转导基本模式

二、细胞信号转导系统主要由一系列蛋白质及其复合物构成

1. 细胞受体 受体(receptor)是细胞最重要的信号接收装置,它是位于细胞膜或细胞内的一类特殊蛋白质,可特异地识别信号分子,并以很高的亲和力与信号分子结合,从而启动细胞内的信号转导通路。根据在细胞中的位置,受体可分为表面受体和细胞内受体,它们各自的配体存在亲水或疏水的差别。

表面受体位于细胞膜上,又称为膜受体(membrane receptor),是单次或多次穿膜的膜蛋白。其配体主要是蛋白质或小肽,包括各类生长因子和细胞因子,多种内分泌器官分泌的激素,如胰岛素、生长激素、促性腺激素等。

细胞内受体(intracellular receptor)是位于细胞质内或细胞核内的一类蛋白质,其配体是疏水性小分子,包括一部分内分泌器官分泌的激素[如类固醇激素(雌激素、雄激素,糖皮质激素、盐皮质激素)、甲状腺素]、代谢产物和营养物质及其衍生物(如维甲酸、维生素 D),以及一些气体(如 NO)等可以自由透膜进入细胞的小分子。大多数细胞内受体一旦与配体结合即发生自身的蛋白质构象变化而进入细胞核,因此称为核受体(nuclear receptor)。它们在细胞核内结合到 DNA 上特定基因的调控序列上,表现为转录因子的功能。因此,核受体实际上是一类转录因子,即基因转录的调控蛋白(参见第十二章),它们在调控基因转录时需要多个辅助蛋白组成复合物。像雄激素受体、糖皮质激素受体都是著名的核受体,也是重要的转录因子。反过来,并不是所有细胞内受体都能成为核受体而表现转录因子的功能。

一氧化氮透过质膜进入血管平滑肌细胞后就与鸟苷酸环化酶(guanylate cyclase，GC)结合，激活其产生环鸟苷酸(cGMP)进而实现肌细胞舒张的快速效应。作为一氧化氮的细胞内受体的 GC 并不成为核受体。

根据与受体直接偶联的信号蛋白的不同，膜受体可分为三大类。

(1) 离子通道偶联受体：为多亚基组成的受体离子通道复合体，其实是一种递质门控离子通道(transmitter-gated ion channel)，主要存在于神经细胞和其他可兴奋细胞间的突触信号传递。神经递质通过与受体的结合而改变通道蛋白的构型，导致离子通道的开启或关闭，改变细胞膜的离子通透性，把胞外化学信号转换为电信号(图 11 - 3a)。如乙酰胆碱受体(参见第九章)。

(2) G 蛋白偶联受体：是一个分布广泛的受体家族，成员均为七次穿膜蛋白。受体激活后，通过异三聚体 GTP 结合蛋白(GTP-binding protein，简称 G 蛋白)把来自受体-配体复合物的信号传递至下游蛋白(图 11 - 3b)。许多激素、神经递质的受体属于此类。

(3) 酶偶联受体：也是一个分布广泛的受体家族，成员均为单次穿膜蛋白。受体胞内结构域具有磷酸激酶活性，当受体与配体结合后通过二聚体的形式相互催化激发受体的磷酸激酶活性，使信号继续往下游传递(图 11 - 3c)。生长因子和细胞因子的受体多属于此类。

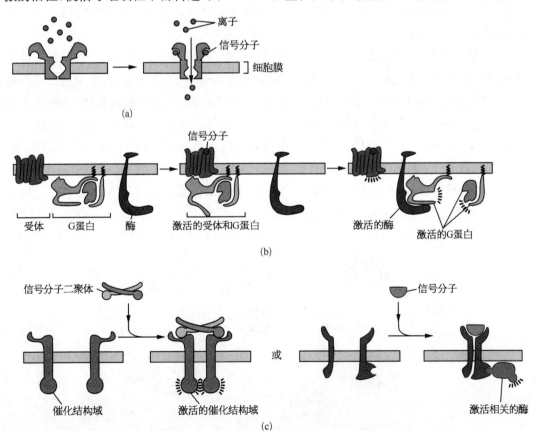

图 11 - 3 三类细胞膜受体

(a) 离子通道偶联受体；(b) G 蛋白偶联受体；(c) 酶偶联受体

需要说明的是,有些膜受体不能归于上述三类,也同样具有重要的信号转导功能。一些膜受体既不偶联 G 蛋白或酶,也不是离子通道,但却是重要的信号转导通路的起点。例如,Wnt 的受体卷曲蛋白(frizzled)、NF‑κB 通路和死亡受体通路中 TNFα 的受体 TNFR 等。还有,黏附分子中的整合素是大多数细胞外基质的受体,整合素与配体的结合也能激发细胞信号转导(参见第八章第二节)。

2. 细胞内信号转导蛋白　一系列细胞内信号转导蛋白(intracellular signaling protein)形成一组信号转导装置,像接力一样依次活化下一个信号转导蛋白或产生一个信号小分子,使信息从上游往下游传递,构成了从细胞表面到内部细胞质或细胞核的信号转导通路。

(1) 信号转导蛋白的种类:信号转导蛋白可以分为八类。① 接力蛋白(relay protein)把信号传递至信号转导链上相邻的下游信号蛋白。② 信使蛋白把信号从细胞内的一个亚区传递至另一个亚区,如从胞质传递到核。③ 接合蛋白,或称接头蛋白(adaptor protein),通过特定结构偶联上下游的两个信号蛋白,自身无活性。④ 信号放大蛋白,其功能是放大它所接收的信号。⑤ 信号转导蛋白(transducer protein)把一种信号转换为另一种形式的信号。有时信号放大和转换可由同一蛋白质完成。⑥ 切分蛋白(bifurcation protein)接收一条通路的信号,输出至多条信号通路。⑦ 整合蛋白接收多条通路的信号并整合、输出为一条信号通路。⑧ 基因调控蛋白,即被激活的受体活化后直接迁移至核内,结合到 DNA 上引发基因转录。

(2) 信号转导蛋白的功能:由此可见,信号转导蛋白不是简单的传递者,而是在总体上发挥四方面的作用。① 接力传递,将信息转导入细胞内部。② 扩增放大,使少量细胞外信号分子引发细胞的巨大反应,其机制是生成大量调节性小分子(即细胞内信使)或激活大量下游的信号转导蛋白。当信号转导链上存在多次信号放大时,常被称为信号级联反应(signaling cascade)。③ 整合信息,接收多条信号通路的信息,整合后下传。④ 播散信息,造成信息流的分支,引发复合效应。

(3) 信号转导蛋白的"分子开关"特性:对多数信号转导蛋白来讲,接收到上游信号后可迅速被活化,并将信号向其下游传递;同时,信号转导蛋白会被迅速灭活而恢复非活化状态(图 11‑4)。这是信号转导的最基本特征:信号转导蛋白每经历一次"活化‑非活化"的变

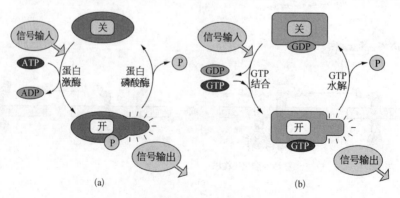

图 11‑4　细胞内信号转导蛋白的"分子开关"特征

(a) 蛋白质修饰‑去修饰型;(b) G 蛋白

换，就转导一次信号。具有这种特征的信号转导蛋白称为"分子开关"（molecular switch）。上文提及的八类信号转导蛋白中的第一类往往都是有此特性的分子，实际上这也是多数信号转导蛋白的工作原理。根据其作用机制，这些"分子开关"主要有两类。

1）蛋白质修饰-去修饰型：信号蛋白可发生翻译后修饰，并改变自身的活化状态。而大多数蛋白质翻译后修饰都是一个可逆的过程，修饰的蛋白质通过"去修饰"而发生逆转。因此，信号蛋白通过这种修饰与去修饰可实现其分子开关的作用。

迄今为止，人们发现了多达 500 余种的蛋白质翻译后修饰。最典型的蛋白质修饰参与信号转导过程的例子就是信号蛋白的磷酸化-去磷酸化修饰。信号转导蛋白是特定蛋白激酶的底物，在激酶作用下被磷酸化活化，实现信号向下游的转导，同时在蛋白磷酸酶作用下很快去磷酸化，恢复非活性状态。该类信号蛋白通过"磷酸化-去磷酸化"，实现了"活化-非活化"的转换，使该信号蛋白能够依次接收不同次的信号并向下游传递（图 11-4a）。许多信号转导蛋白都具有酶活性，通过与底物作用将其激活或灭活而把信号传递出去。根据其对底物的作用位点，信号转导蛋白的激酶可分为两类，一类是丝氨酸/苏氨酸激酶，可引发底物蛋白上丝氨酸/苏氨酸的磷酸化；另一类是酪氨酸激酶，可引发底物蛋白上酪氨酸的磷酸化。有时候某些激酶兼具两种活性。基因组内大约 2％的基因编码蛋白激酶，在一个典型的真核细胞内，有数百种不同的蛋白激酶。去磷酸化修饰（即去除磷酸基团）则是由磷酸酶介导的。

蛋白质修饰通过修饰酶与被修饰靶蛋白之间的相互关系，构成了细胞信号转导的最常见方式和最基本特征。一方面充分利用了酶的催化活性，能够起到在信号转导过程中放大信号的作用；另一个方面利用了酶与底物的特异性结合，来实现信号转导的特异性。

2）G 蛋白：G 蛋白即 GTP 结合蛋白（GTP-binding protein, G protein），可以与 GTP 结合并具有 GTP 酶活性。静息状态下 G 蛋白与 GDP 结合，为非活化形式；接收到上游信号后，GDP 被 GTP 置换，成为活化形式，使信号向下游转导。活化的 G 蛋白具有 GTP 酶活性，能迅速水解 GTP 为 GDP，使 G 蛋白恢复为非活化形式。因此，G 蛋白通过"结合 GTP-结合 GDP"，实现了"活化-非活化"的转换，并完成信号向下游的传递（图 11-4b）。

G 蛋白在细胞内广泛存在，可分为两类。一类就是此处所说的作为分子开关的 G 蛋白，存在于不同的细胞部位，称为单体 G 蛋白（monomeric GTP binding protein），因其分子量较小，又称小 G 蛋白。除参与信号转导外，小 G 蛋白还参与细胞内小泡运输等活动（参见第十章）。另一类是与膜受体偶联的异三聚体 G 蛋白（heterotrimeric GTP binding protein），存在于质膜上（参见上文"膜受体"和本章第二节）。

（4）信号转导蛋白的相互作用结构域和复合体：许多细胞信号转导蛋白之间通过特定结构域发生直接的相互作用，这些结构域具有相同的结构特征，可以相互识别并发生聚合，因此，具有这种结构域的信号蛋白借此就可以形成三维的相互作用网络，并由此决定信号传递途径的上下游。常见的此类结构域有 Src 类似物 2（Src homology 2，SH2）结构域、Src 类似物 3（Src homology 3，SH3）结构域、磷酸化酪氨酸结合结构域（phosphotyrosine-binding domain，PTB domain）结构域、Pleckstrin 类似物（pleckstrin homology，PH）结构域。

信号转导蛋白在相互作用、传递信号时常常形成复合体或模块，其结构基础是各信号转导蛋白结构域之间的相互作用。两个不能直接相互作用的上下游蛋白质可以凭借接合蛋白和脚手架蛋白连接到一起,其间同样依赖结构域之间的相互作用。例如,在外来信号作用下,受体的胞内段磷酸化,信号蛋白 1 的 SH2 结构域可识别受体的磷酸化位点并与之发生相互作用;同时在外来信号的作用下,细胞膜磷脂酰肌醇被磷酸化,形成了一个细胞膜胞质面的锚定位点,可被信号蛋白 1 的 PH 域识别并相互作用;信号蛋白 2 可被信号蛋白 1 磷酸化,本身也具有激酶活性,信号蛋白 2 的某些磷酸化位点可被信号蛋白 1 的 PTB 结构域识别并锚定,另一些磷酸化位点则可被接合蛋白的 SH2 结构域识别锚定;接合蛋白的 SH3 结构域与信号蛋白 3 的脯氨酸富集区发生相互作用。由此,来源于受体的信号以信号蛋白 1→信号蛋白 2→信号蛋白 3 的顺序在复合体内得到高效、精确的传递。

在复合体内,信号是不能放大的,并且信号也不能在细胞的亚区之间传递。信号的放大和跨区室传递显然需要其他游离型的信号转导蛋白(如前述分类中的第二、第四、第五类等)及小分子信使来实现。

3. 小分子信使 在细胞信号传导链中的某些节点会大量产生一些非蛋白质类的功能性小分子,它们能够与下游的信号转导蛋白结合并调节其活性,使信号继续下传。这一类小分子称为"小分子信使"(small messenger molecule)或"第二信使"(second messenger)。"第二"是相对于细胞外的信号分子而言的。细胞外信号分子由附近或远处的细胞释放,把信号送到本细胞,称为"第一信使";第二信使则在细胞内信号途径的某个节点突然被大量生成,把信号放大和播散到下游。目前发现的小分子信使包括 cAMP、cGMP、三磷酸肌醇(inositol triphosphate,IP3)、二酰甘油(diacylglycerol,DAG 或 DG)、Ca^{2+} 等。小分子信使的特点是可在短时间内迅速被产生,又可在短时间内迅速被清除,因此在特定的时刻和特定的亚细胞区室内发生陡然的浓度变化,从而同时具有信号的一过性传递和放大的功能。这与信号转导蛋白明显不同,信号转导蛋白是预先存在的,在信号转导过程中主要表现为活性的变化而不是量的变化。

以 cAMP 为例,在外来信号作用下,腺苷酸环化酶被激活,以 ATP 为原料,催化生成了大量的 cAMP(其浓度在数秒内可迅速增加至几十倍),cAMP 可与依赖 cAMP 的激酶(cAMP dependent protein kinase,PKA,又称蛋白激酶 A)结合并激活 PKA,这样,信号就由 cAMP 的上游蛋白质传递至下游蛋白质,并实现了放大效应。同时,在 cAMP 磷酸二酯酶(phosphodiesterase,PDE)的作用下,cAMP 被迅速降解,使腺苷酸环化酶能够对新的上游信号作出及时的反应。也就是说,cAMP 的及时降解保证了信号转导的一过性。

信使小分子的产生和功能也体现了信号转导蛋白的功能。例如,腺苷酸环化酶扮演了信号转导蛋白和信号放大蛋白的双重角色,它被上游激活后催化小分子信号 cAMP 的生成,在完成信号转导的同时,cAMP 的大量生成也实现了信号的放大。

4. 靶蛋白 信号转导中的"靶蛋白"一词定义较为宽泛,既可以指一个环节的直接下游蛋白质分子,也可以指细胞信号转导的终末节点分子。如果把细胞信号转导看作一条从细胞表面到内部细胞质或细胞核的信号转导链,我们可以将细胞质和细胞核两个区室中最终受到信号调控的蛋白质分子当作终末靶蛋白,它们也是信号转导最终产生生物学功能的效应分子。这些蛋白质可以在性质、结构、定位、功能上各异,但是最主要的是酶蛋白、细胞骨架蛋白和基因调控蛋白三大类(图 11-5)。

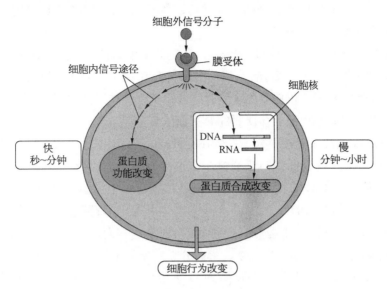

图 11‑5　信号转导的快反应和慢反应

　　细胞信号转导链的一个终点在细胞质,往往在数秒或数分钟内通过快速改变细胞骨架蛋白的聚合/解聚来调控细胞的形状、移动和内部运输;同时通过快速改变各种酶的活性而引发广泛、多样的效应。例如,代谢反应的速度和方向的改变,分泌、收缩等特有功能的改变,细胞增殖、分化和死亡状况的改变等。由于信号转导蛋白中有些成分是基因调控蛋白,信号转导的下游也往往是调控基因的转录因子,核受体更是自身就是转录因子,细胞信号转导链大多有另一个终点——细胞核,其效应是基因表达的改变(参见第十二章)。这些改变既可以是原有表达速度的改变,也可以是表达格局的改变。这些改变导致细胞质产生新的蛋白质或不再合成原来的蛋白质,结果是与细胞质的变化一起最终形成对信号的应答反应。需要注意的是,基因表达过程涉及转录和翻译,并且涉及的基因如果本身是编码转录因子的,将会造成继发的基因表达调控;因此,信号转导在细胞核内引起的效应出现得比细胞质中的慢得多,比如至少数十分钟,通常数个或十多个小时(图 11‑5)。

第二节　一些主要的细胞信号转导通路

　　本节我们将介绍若干重要的细胞信号转导通路(或称途径),一方面以此为例理解第一节所叙述的信号转导基本原理,另一方面了解这些信号转导通路的大致节点、上游激活因素和下游效应,从而开始认识细胞信号转导对机体生理功能的调控。

一、G 蛋白偶联受体信号转导通路可引起广泛的细胞效应

　　G 蛋白偶联受体(G‑protein coupled receptor),简称 GPCR,是具有 7 个穿膜区的膜受体,具有极其广泛的配体类型,包括蛋白质和小肽激素、氨基酸和脂肪酸衍生物、神经递质、

光子等。在机体内脏分布广泛的交感神经递质受体、眼底视网膜的视觉神经受体及味觉和嗅觉受体等都属于 G 蛋白偶联受体。

1. G 蛋白 G 蛋白可以与 GTP 结合，并具有 GTP 酶活性。G 蛋白分为两类，一类是此处的与膜受体偶联的异三聚体 G 蛋白，另一类为单体 G 蛋白。一般把异三聚体 G 蛋白简称为 G 蛋白，只是要与单体 G 蛋白明确区分时才使用其全称。因此，在下文中如无特别说明，G 蛋白一般是指与细胞表面膜受体偶联的异三聚体 G 蛋白。

提纯的各种 G 蛋白在溶液中分子量为 100 kDa 左右，由 α、β、γ 三种亚基组成。α 亚基分子量在 39~46 kDa，各种 G 蛋白亚基中，α 亚基差别最大，因此 α 亚基就被用作 G 蛋白的分类依据，往往简写为 Ga。Ga 结构共同的特点是具有一个受体结合位点、靶蛋白结合位点、GTP 结合位点、GTP 酶的活性位点、ADP 核糖基化位点、毒素修饰位点等。到目前为止已有多种 α 亚基、β 亚基和 γ 亚基得到分离鉴定，理论上它们可组成上千种异三聚体 G 蛋白，因而增加了转导信号的多样性。对 G 蛋白分类主要是根据它们的效应酶（或分子）或细菌毒素敏感性，如能够激活腺苷酸环化酶的 G 蛋白称为 Gs，而对该酶有抑制作用的称为 Gi，另外还有 Gt、Gq 等。依据 α 亚基氨基酸序列的相关性进行分类，细胞中主要存在四种异三聚体 G 蛋白，其分类及各自介导的生物学效应见表 11-1。

表 11-1 异三聚体 G 蛋白的四种类型

类型	家族成员	介导信号的亚基	生 物 学 效 应
I	Gs	α	激活腺苷酸环化酶和 Ca^{2+} 通道
	Golf	α	激活嗅觉神经元内的腺苷酸环化酶
II	Gi	α	抑制腺苷酸环化酶
	Go	βγ	激活 K^+ 通道
		βγ	激活 K^+ 通道和抑制 Ca^{2+} 通道
		α 和 βγ	激活 β 亚型磷脂酶 C
	Gt	α	介导感光色素受体激活 cGMP 磷酸二酯酶
III	Gq	α	激活 β 亚型磷脂酶 C
IV	G12/13	α	通过 Rho GEF 激活 Rho 家族 GTPases

Gs 主要是激活型受体与腺苷酸环化酶之间的偶联蛋白，属于 I 型 G 蛋白。当配体与受体结合后可以通过 Gs 型 G 蛋白激活腺苷酸环化酶，导致小分子信使 cAMP 的产生。

Gi 主要是抑制型受体与腺苷酸环化酶之间的偶联蛋白，属于 II 型 G 蛋白。

同一胞外信号有的能使 cAMP 增加，有的使其减少，这取决于信号所结合的受体类型。例如，肾上腺素有 β 受体和 α 受体两种，前者为激活型受体，可以激活腺苷酸环化酶，使胞内 cAMP 水平升高，后者为抑制型受体，抑制腺苷酸环化酶活性，导致胞内 cAMP 水平下降。

2. G 蛋白偶联受体信号转导的基本过程

(1) G 蛋白活化后异三聚体解离：G 蛋白处于非活化状态时，三个亚基结合在一起，α

亚基上结合着 GDP，G 蛋白与受体互相分离。在配体作用下，受体被活化导致构象改变（图 11-6），暴露出与 α 亚基的结合位点，受体与 α 亚基相互作用。α 亚基构象改变，释放 GDP，结合 GTP 而被活化，α 亚基从而与 βγ 亚基解离，此时 G 蛋白分解为两个具有活性的亚组分：α 亚基 GTP 及 βγ 亚基。α 亚基的激活来自其构象的变化，βγ 亚基虽无构象变化，但因与 α 亚基的解离暴露出了其活性部位而被激活（图 11-6 未显示 βγ 亚基）。

　　（2）G 蛋白激活靶蛋白：激活的 α 亚基 GTP 及 βγ 亚基能够分别激活它们下游的靶蛋白。激活的 G 蛋白的靶蛋白（下游蛋白）可以是腺苷酸环化酶、磷脂酶、磷酸二酯酶等酶类或离子通道，也就是说，始于 G 蛋白偶联受体的信号转导可以有多种下游途径。图 11-6 显示 G 蛋白 α 亚基与腺苷酸环化酶结合并使之激活。

　　（3）G 蛋白失活，异三聚体重新聚合：G 蛋白激活（即 α 亚基 GTP 与 βγ 亚基分离）维持的时间很短，通常只有十几秒。α 亚基具有 GTP 酶活性，能够在 α 亚基 GTP 复合体形成后迅速水解 GTP 为 GDP，一旦水解反应发生，生成的 α 亚基 GDP 与 βγ 亚基重新聚合为异三聚体，G 蛋白又恢复为非活性状态（图 11-6 未显示）。在上述过程中，α 亚基穿梭于受体与靶蛋白之间，起了信号转导者的作用，而 α 亚基上结合 GTP 或 GDP 的循环是 G 蛋白激活-失活的关键步骤。GTP 酶在完成此过程中起着重要作用，它不仅保证了信

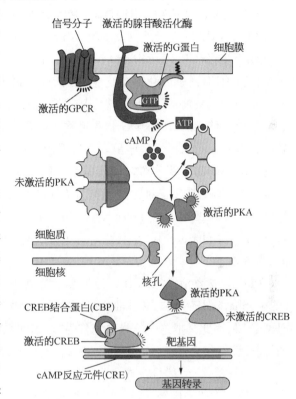

图 11-6　G 蛋白偶联受体下游信号通路例一：腺苷酸环化酶—cAMP-PKA-CREB 信号通路

号单向而不可逆的向下传递，还保证了信号传递的一过性。并且由于一个 G 蛋白可作用于多个靶蛋白，所以还实现了信号的放大。过去认为，βγ 亚基的功能主要是对 G 蛋白功能的调节和修饰，或把 G 蛋白锚定在细胞膜上。现在发现，G 蛋白被受体激活后 βγ 亚基游离出来也可直接激活胞内的效应酶（如表 11-1 所示）。

　　下面我们简要介绍 G 蛋白激活的两条下游通路：与腺苷酸环化酶和磷脂酶 Cβ 相关的信号转导通路。

　　3. 腺苷酸环化酶—cAMP-PKA-CREB 信号通路

　　（1）腺苷酸环化酶活化产生的 cAMP 激活 PKA：G 蛋白偶联受体激活后，活化的 G 蛋白 α 亚基激活膜上的腺苷酸环化酶，该酶以 ATP 为原料，短时间内可生成大量的 cAMP。cAMP 是小分子信使，其信号的继续传递依赖于蛋白激酶 A（protein kinase A，PKA）。PKA 是一类依赖 cAMP 的蛋白激酶（cAMP dependant protein kinase），由四个亚基组成，包

括两个相同的调节亚基和两个相同的催化亚基。cAMP可与调节亚基结合并导致催化亚基与调节亚基的分离,游离的催化亚基表现出激酶活性,可作用于下游的靶蛋白(图11-6)。

(2) PKA激活下游多个靶蛋白:PKA是一种丝氨酸/苏氨酸激酶,能够引起靶蛋白中丝氨酸/苏氨酸的磷酸化。PKA的底物非常广泛,因此,该信号途径具有非常广泛的生理学效应,如蛋白质、糖原的合成或分解、分泌反应、基因表达的变化等。

(3) cAMP-PKA-CREB调控基因表达:cAMP所调节的基因上具有特定的启动子序列,称为"cAMP反应元件"(cAMP response element,CRE),其特异的基因调节蛋白称为CRE结合蛋白(CRE binding protein,CREB)。激活的PKA的催化亚基经核孔进入细胞核,引发CREB的磷酸化而使之活化,活化后的CREB在CREB结合蛋白(CREB binding protein,CBP)的协同下,促进特定基因的转录(图11-6)。

4. **磷脂酶Cβ—IP3-DG信号通路**　G蛋白偶联受体激活后,活化的Gq型G蛋白可激活膜上另一种酶——磷脂酶Cβ(PLCβ)。PLCβ被激活后,可以调节细胞膜肌醇磷脂的代谢。肌醇磷脂主要分布在质膜脂双层胞质单层,其总量约占膜磷脂总量的10%。现已确定的肌醇磷脂有三种:磷脂酰肌醇(phosphatidylinositol,PI)、磷脂酰肌醇-4-磷酸(phosphatidylinositol-4-phosphate,PIP)、磷脂酰肌醇-4,5-二磷酸(phosphatidylinositol-4,5-bisphosphate,PIP2);其相对含量分别为:PI占50%～80%,PIP占10%,而PIP2只占5%左右。

PLCβ被激活后以PIP2为原料,生成小分子信使三磷酸肌醇(inositol 1,4,5-triphosphate,IP3)和二酰甘油(DG),然后分别激发两个信号传递途径即IP3-Ca^{2+}和DG-PKC通路,因此又把这一信号系统称为"双信使系统"(图11-7)。IP3和DG可通过各种途径代谢灭活,作为重新合成PIP2的原料,使信号及时终止,以利于接收下一次的信号。

(1) IP3-Ca^{2+}信号转导通路:IP3可以引起细胞内Ca^{2+}动员,Ca^{2+}又是一种细胞内小分子信使。在肌肉细胞,Ca^{2+}能触发肌肉收缩;在很多分泌细胞和神经细胞,Ca^{2+}则触发分

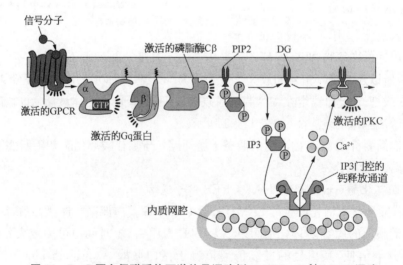

图11-7　G蛋白偶联受体下游信号通路例二:IP3-Ca^{2+}-PKC通路

泌活动。另外,Ca^{2+}信号系统还参与调节细胞分裂、细胞凋亡等。

1) Ca^{2+}作为小分子信使的基础:自由Ca^{2+}的分布与转移是形成Ca^{2+}信号的基础。我们知道,cAMP胞内信使可由环化酶活化而升高其浓度,反过来通过磷酸二酯酶能使其逆转而降低浓度,而Ca^{2+}这样简单的离子不能轻易地产生或消失。Ca^{2+}作为细胞信使的基础主要在于细胞外与细胞质之间,或胞内钙库(某些细胞器)与细胞质基质之间巨大的Ca^{2+}浓度梯度。静息状态下,细胞质内Ca^{2+}浓度非常低,约为10^{-7} mol/L,而在内质网等钙库及细胞外Ca^{2+}浓度则非常高,如胞外Ca^{2+}浓度约为10^{-3} mol/L,内质网内的Ca^{2+}浓度亦达到细胞质基质内的数倍。因此,当一个信号使细胞膜或钙库膜上的钙通道开放时,瞬间Ca^{2+}顺浓度梯度从胞外或内质网等钙库进入细胞质基质时,细胞质基质内Ca^{2+}浓度大幅度增加,我们称为Ca^{2+}动员。由此可见,Ca^{2+}信使的产生与cAMP、IP3等的产生不同,不是酶反应的结果,而是其移动的结果。

细胞质基质内保持低Ca^{2+}浓度的机制是,在细胞膜上及胞内钙库膜上普遍存在着ATP驱动的Ca^{2+}泵,把Ca^{2+}不断泵向细胞外或细胞内钙库。在某些可兴奋细胞(如神经细胞和肌细胞),细胞膜上存在Na^{+}/Ca^{2+}交换蛋白,可利用电化学梯度驱动Ca^{2+}的运出。另外,细胞内存在大量可以结合游离Ca^{2+}的蛋白质(参见第九章)。

2) IP3对Ca^{2+}的调控:IP3引起细胞内Ca^{2+}动员的机制是IP3作用于内质网膜上的Ca^{2+}通道,该通道蛋白实际上也是IP3受体。IP3使Ca^{2+}通道开放,使细胞内Ca^{2+}浓度迅速增高(图11-7)。另外,IP3的进一步磷酸化产物IP4也可以引发细胞外Ca^{2+}的内流(图11-7中未显示)。由IP3引起的胞内Ca^{2+}的浓度增高在完成其信号作用后,即可通过Ca^{2+}泵等机制回落。

3) Ca^{2+}对靶蛋白的调控:细胞质内Ca^{2+}浓度增加后,Ca^{2+}能够与多种特定的蛋白质或酶结合,使之激活,引起广泛的细胞效应,从而起到信号转导的作用。

血管内皮细胞生成的NO作为邻近血管平滑肌细胞的信号分子,使平滑肌舒张、血管扩张,而内皮细胞中NO的生成正是依赖G蛋白偶联受体下游信号转导途径的。神经末梢释放的乙酰胆碱作用于血管内皮细胞上的M型乙酰胆碱受体,这是一种G蛋白偶联受体,经PLC-IP3-Ca^{2+}信号通路造成胞内Ca^{2+}浓度升高,激活一氧化氮合酶(nitric oxide synthase, NOS)催化合成NO。

Ca^{2+}靶蛋白中特别重要的是钙调素(calmodulin,CaM),激活后发生构象变化,增加了与靶蛋白的亲和力,并进一步调节靶蛋白的活性。CaM靶蛋白种类很多,包括蛋白激酶和磷酸酶、钙转移酶(如钙泵和电压依赖性钙通道)、其他信号转导途径的信号组分(如腺苷酸环化酶等)、细胞骨架相关蛋白(如Tau等)、转录因子、RNA结合蛋白、分子伴侣蛋白(热休克蛋白70、热休克蛋白90)等。所以,这一通路中,蛋白激酶C(protein kinase C, PKC)被激活可以是效应之一。

(2) DG-PKC信号转导通路

1) DG激活PKC:起初仅知道PKC的激活依赖Ca^{2+}和磷脂,后来发现二酰甘油(DG)参与其中,其作用是通过提高PKC与Ca^{2+}的亲和力,使之在Ca^{2+}的生理浓度(10^{-7} mol/L)条件下就可以被激活。也就是说,DG可通过激活PKC向下游转导信号(图11-7紧贴膜下部分）。

2）PKC 激活靶蛋白：PKC 调节的细胞效应极为广泛，既涉及许多细胞的"短期生理效应"，如分泌作用、肌肉收缩等，也参与细胞的 DNA 和蛋白质合成、细胞的生长分化等与基因表达相关的"长期效应"。

PKC 参与的细胞反应有：① 对膜离子转运功能的调节，如 PKC 可以激活 Ca^{2+} 泵，因此对细胞 Ca^{2+} 稳态的维持具有重要意义；② 对膜受体功能的调节，如 PKC 可使胰岛素受体的 Ser 和 Thr 残基磷酸化，结果是使胰岛素与受体的结合力降低，从而抑制了胰岛素的作用；③ 参与生物活性物质的合成与分泌，PKC 可引发血小板 4 kDa 蛋白质的磷酸化，促进 5 - 羟色胺的释放；④ 对转录过程的调节，在许多类型的细胞中，PKC 的激活常伴随着某些基因转录活性的增强。

二、受体酪氨酸激酶信号转导通路主要介导生长因子促进细胞存活和增殖的作用

多数生长因子、细胞因子受体都是酶偶联受体（enzyme - coupled receptor）。酶偶联受体基本上都是单次穿膜蛋白，受体的胞内结构域本身具有磷酸激酶活性，或者受体与酶直接偶联。受体与配体结合后可激发受体本身的酶活性，或者激发受体偶联酶的活性，使信号继续往下游传递（图 11 - 8）。与 G 蛋白偶联受体信号转导途径不同，酶偶联受体胞内信号传递的主要特征是级联磷酸化反应，最终调控基因表达和细胞功能。

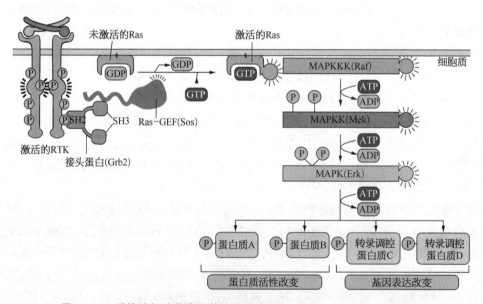

图 11 - 8　受体酪氨酸激酶下游信号通路例一：RTK - Ras - MAPK 通路

酶偶联受体主要有六大类：受体酪氨酸激酶、酪氨酸激酶偶联受体、受体丝氨酸/苏氨酸激酶、组氨酸激酶偶联受体、受体鸟苷酸环化酶、类受体酪氨酸去磷酸酶。此处我们主要讨论受体酪氨酸激酶信号通路，下文还将简介酪氨酸激酶偶联受体信号通路。

1. 受体特征　在酶偶联受体中，研究最为清楚的是本身具有酪氨酸激酶活性的受体，即

受体酪氨酸激酶(receptor tyrosine kinase，RTK)。

(1) RTK 家族的亚类：RTK 已发现有 50 多种，包括许多生长因子受体、胰岛素受体和同源癌基因产物。其共同特点是胞内具有酪氨酸激酶结构域。RTK 主要包括以下几类：① 表皮生长因子受体(EGFR)家族，除 EGFR(又称 Erb1)外还有 Erb2、Erb3、Erb4 等同源癌基因产物；② 血小板生长因子受体(PDGFR)家族，除 PDGFR 外还有巨噬细胞集落刺激因子 1 受体(MCSF1R)和干细胞因子(CKit)等；③ 胰岛素受体(INSR)家族，除 INSR 外还有类胰岛生长因子 1 受体(IGF1R)和胰岛素相关受体(IRR)；一般 RTK 以二聚体形式活化，INSR 家族则以四聚体形式活化；④ 神经生长因子受体(NGFR)家族，包括 NGFR(或称 TrkA)，TrkB 和 TrKC；⑤ 成纤维细胞生长因子受体(FGFR)家族；⑥ 血管内皮生成因子受体(VEGFR)家族；⑦ Ephrins 受体(EphR)家族。

(2) RTK 家族的基本结构：RTK 家族结构的共同特点是整个分子可分成三个结构域，即细胞外的配体结合域、细胞内部具有酪氨酸蛋白激酶活性的结构域和连接这两个区域的穿膜结构域(图 11-8)。

1) 细胞外配体结合域：这个部位是由 RTK 的 N-末端 500～850 个氨基酸残基组成的亲水性胞外配体结合区域，且经糖链修饰。与其他结构区相比，这部分氨基酸序列表现出较大的变化(即非保守性)，这是不同 RTK 与其相应配体特异性结合的结构基础。在该区域中，不同的 RTK 具有不同特点的结构域，如免疫球蛋白样、富含半胱氨酸或亮氨酸的结构域等。

2) 细胞内结构域：这部分在各 RTK 中是保守性较高的。与穿膜区相连的近膜区由 41～50 个氨基酸残基组成，在一级结构上各类 RTK 之间具有保守性，有被 PKA 和其他丝/苏氨酸蛋白激酶作用的位点，是 RTK 活性和功能的负调节部位。下面一部分为酪氨酸激酶活性位点所在的催化区。这部分的氨基酸组成和结构不仅在各类 RTK 中表现出最高的保守性和同源性，而且与其他类型的蛋白激酶也表现出一定的相似性。

3) 穿膜结构域：是连接受体细胞内、外两部分，镶嵌在细胞膜中的结构。该部分有 22～26 个氨基酸残基组成的一段保守性的 α 螺旋片段，并具高度的疏水性。在靠近膜内侧 C-末端常常是由碱性氨基酸形成的簇状结构，而在靠近膜外侧的 N-末端常常是一个脯氨酸，这样结构形式的构型可能有助于受体在膜上的位移和固着于膜脂上，因为大部分膜蛋白都有类似的结构。

2. RTK 的活化　与 G 蛋白偶联受体信号系统相比较，RTK 信号跨膜传递的方式更为直接和简单，因为 RTK 本身兼具受体和激酶的活性，被活化的表现是受体二聚化(dimerization)和胞内段的自磷酸化(autophosphorylation)。

当外来配体与 RTK 胞外结构域结合后，可以引起膜上相邻的 RTK 相互靠近形成二聚体乃至寡聚体，促进 RTK 胞内区的相互作用。在某些情况下，虽然没有配体，RTK 仍可二聚化或寡聚化，这种情况下配体的作用是促进 RTK 胞内段的相互作用。无论何种情况，配体的作用都是促进 RTK 胞内段的相互作用，从而使二聚体的胞内段互为对方的激酶底物，引发二聚体或寡聚体的自身磷酸化。在多数情况下，配体自身是二聚体，刚好把两个相邻的 RTK 连为一体，如 PDGF 与其受体的相互作用。另有一些特殊情况，如成纤维细胞生长因子(FGF)首先与细胞外基质或细胞表面的硫酸肝素糖链结合形成 FGF 寡聚体，然后 FGF

与其受体结合,促进受体胞内段的相互作用。又如,在 Ephrin 介导的细胞相互接触信号的传导中,信号发放细胞细胞膜上的 Ephrin 形成一个相对集中的"簇",同样可以使相应配体寡聚化,从而有利于胞内段的相互作用和自身磷酸化。

RTK 的自身磷酸化作用是非常普遍的现象,在体外实验中,所有研究过的 RTK 都有多个被磷酸化的酪氨酸残基。EGFR 的自身磷酸化位置多在 C-末端尾部的酪氨酸残基,主要位置是 tyr1173,其次是 1148 和 1068 等位的酪氨酸。但在 INSR 上这些部位却散在于整个受体胞内段。

对于 EGFR 的研究表明,其 tyr1173 自身磷酸化的结果,使原来处于折叠状态的 C-末端伸展,使其底物能接近酶的活性部位,因而使 EGFR 激酶活性进一步增高。所以 tyr1173 自身磷酸化对 EGFR 具有正调节作用。同样的,发现 INSR 在体外实验和在活细胞中用胰岛素处理后,其自身磷酸化的结果对酶活性也常常具有正调节作用。特别有趣的是,在有些情况下,INSR 自身磷酸化的结果导致其活性不再依赖胰岛素,似乎使它对胰岛素产生了"记忆"作用。

RTK 的自身磷酸化具有重要的意义,一方面,胞内段激酶域被磷酸化引发了其本身的激酶活性,使自身磷酸化得到一个正反馈的加强;另一方面,胞内段非激酶区酪氨酸残基的磷酸化为一系列下游信号转导蛋白提供了高亲和力的锚定位点。一些信号转导蛋白能够识别这些位点并与之结合,从而形成了一个大的信号转导复合体(图 11-8)。在这个复合体里,有的信号蛋白作为 RTK 的底物被激活,有的则仅仅依靠锚定就可以被激活。锚定的机制涉及细胞特定结构域之间的相互作用,也就是前文提到的如 SH2 结构域、SH3 结构域、PTB 结构域等。由于它们可以互相识别并相互作用,含有这些结构域的蛋白质就容易形成复合体。有些信号转导蛋白几乎完全是由 SH2 和 SH3 结构域组成的,这类蛋白质实际上就是接合蛋白,其作用是连接上下游的信号蛋白。

信号复合体内的不同信号转导蛋白可启动不同的信号通路。目前已知的下游信号通路有 Ras-MAPK 级联反应信号通路、PI3K-Akt 信号通路、PLCg-IP3/DG 信号通路等。下面我们简介前两条通路。

3. RTK-Ras-MAPK 级联反应信号通路　　RTK 通过其胞内段激活 Ras,再通过 MAPK 级联反应把信号传递入核,激活一系列转录因子,因而是调控细胞快速应答信号或刺激而发生增殖、分化、分泌、迁移等活动的主要信号转导通路。

(1) Ras：Ras 是一种单体 G 蛋白,是目前所知最为保守的一族癌基因产物,对细胞生长、增殖、发育、分化及肿瘤发生起重要作用。与异三聚体 G 蛋白一样,Ras 结合 GTP 时为活性态,结合 GDP 时为非活性态。Ras 作为一种"分子开关",其活性态与非活性态的转换需要两种蛋白质的协助。Ras 可在鸟嘌呤交换因子(guanine exchange factor, GEF)作用下释放 GDP,结合 GTP,从而被激活,但只有较弱的水解 GTP 能力;而在 GTP 酶激活蛋白的催化加速下,活化的 Ras 迅速水解 GTP,从而结束其活化状态。因此,对 Ras 来讲,GRF 与 GAP 分别起着启动和终止其活性的作用。

(2) Ras 活化：激活的 RTK 把信号传递到 Ras 还需要生长因子受体结合蛋白 2 (growth factor receptor-bound protein 2, Grb2)的协助。Grb2 实际上是一种接合蛋白,它含有一个 SH2 和两个 SH3 结构域，SH2 可与 RTK 结合，而 SH3 与上述的 GEF 结合。因此，在哺乳动物细胞中，Grb2 的 SH3 结构域可与 GEF（在哺乳动物称为 Sos）上一段富含脯氨酸的序列结合。在某些情况下，Grb2 不能与 RTK 直接结合，而是通过一种叫 Shc 的接合蛋白与 RTK 间接结合，这样就形成了 RTK‑Grb2‑Sos（或 RTK‑Shc‑Grb2‑Sos）复合体。最终在 Sos 的作用下，Ras 的 GDP 被置换为 GTP，进入活化状态（图 11‑8）。

需要指出的是，除 RTK 外，其他一些信号途径也可以通过 GEF 激活 Ras。例如，在脑组织中 Ca^{2+} 可以激活 Ras；又如，DG 也可以激活 Ras，从而把 G 蛋白偶联受体与 Ras 偶联起来。

（3）Ras 介导磷酸化级联反应：Ras 激活以后可以启动多条信号转导通路。其中最重要的一条是有丝分裂原激活的蛋白激酶（mitogen activated protein kinase，MAPK）磷酸化级联反应。MAPK 也是一类高度保守的癌基因产物，与细胞的增殖、分化有密切的关系。它的激活是在 MAPK 激酶（MAPK kinase，MAPKK）的作用下完成的，而 MAPKK 的激活还需要 MAPKK 激酶（MAPKK kinase，MAPKKK），由此构成一个三级的磷酸化级联反应。最上层的 MAPKKK 由 Ras 直接激活（图 11‑8）。

（4）MAPK 激活转录因子和蛋白激酶：MAPK 被激活以后，可激活下游的多种靶蛋白，包括一系列转录因子和其他蛋白激酶。MAPK 可进入细胞核内直接调节某些转录因子（DNA 复合物）的活性，启动一系列即早基因的表达。这些基因之所以得名是其在外界信号作用于细胞数分钟后就可以开始转录。对于细胞周期有重要意义的 G1 周期蛋白（cyclin）也属于此类。MAPK 的灭活是在相应的蛋白磷酸酶作用下实现的。MAPK 激活持续的时间影响细胞的反应。

MAPK 通过多种途径将转录因子磷酸化：一种是直接作用，另一种则通过其他一些磷酸激酶的作用，如核糖体 S6 激酶 Rsk（一种丝氨酸/苏氨酸蛋白激酶）。MAPK 或磷酸化的转录因子进入核内调节与生长有关的基因转录。其中一个被激活的基因产物可能是 MAPK 磷酸酶（MKP1），它可以负反馈作用于 MAPK，使其脱磷酸失活，减弱此信号途径产生的反应。

需要指出的是，Ras‑MAPK 通路是多种生长因子（包括 EGF、PDGF、胰岛素生长因子、神经生长因子）、细胞因子、淋巴细胞抗原受体、G 蛋白偶联受体、整合素等所共有的信号通路。其中 MAPK 磷酸化级联反应，还是多种应激原如渗透压、活性氧、病原产物、机械刺激等的共同信号通路，在形成细胞信号转导网络中占有重要位置。在不同的刺激因素诱导下，MAPK 上游调节因子、MAPK 家族的不同成员和所调节的转录因子及细胞反应不同。一般而言，生长因子刺激细胞增殖时激活的 MAPK 称为胞外信号反应性激酶（extracellular signal response kinase，ERK），而应激时激活的 MAPK 为 p38 或 c‑Jun N‑末端激酶（c‑Jun N‑terminal kinase，JNK）。近来许多证据表明，JNK 还参与了多种类型细胞凋亡的诱导。实际上，MAPK 所涉及的各个层次信号蛋白本身，其调控者或效应者都是多个，从而组成一个十分庞大的信号网络。图 11‑8 显示了以 ERK 为 MAPK 的通路，ERK 的磷酸化底物可以归为两类：一类是一般蛋白质，如代谢酶、骨架蛋白、周期蛋白等；另一类是转录因子，从而让细胞增殖、分化等活动所需要的蛋白质发生活性改变和基因表达格局改变。

4. RTK‑PI3K‑Akt 信号通路　RTK 还能够通过其胞内段与磷脂酰肌醇 3 激酶

(phosphatidylinositol 3 - kinase，PI3K)结合，激活 PI3K - Akt 信号通路，在细胞凋亡、存活中发挥重要的调节作用。

（1）PI3K：作为一类质膜结合激酶，PI3K 广泛存在于各种细胞中。PI3K 家族包括三种类型，其中 Ⅰ 型 PI3K 能够被细胞表面受体酪氨酸激酶和 G 蛋白偶联受体传递信号激活，分为 Ⅰ A 和 Ⅰ B 两个亚型。Ⅰ A 型 PI3K 是由催化亚单位 p110 和调节亚单位 p85 所组成的二聚体蛋白。

（2）PI3K 活化：PI3K 可以通过两种方式激活。一种是通过 Ras 和 p110 的直接结合导致 PI3K 的活化；另一种是与具有磷酸化酪氨酸残基的生长因子受体或连接蛋白相互作用，引起二聚体构象改变而被激活。

（3）PI3K 催化生成 PIP3 并激活靶蛋白：活化的 PI3K 转化质膜的磷脂酰肌醇（phosphatidylinositol，PI）成为磷脂酰肌醇- 3，4，5 -三磷酸（phosphatidylinositol - 3，4，5 - triphosphate，PIP3）。膜上的 PIP3 具有与 PH 结构域结合的特性，从而募集信号蛋白 Akt（又称为 protein kinase B，PKB）到质膜上并同时激活磷脂酰肌醇依赖性激酶 1（phosphoinositide dependent kinase 1，简称 PDK1），促使 PDK1 和一种非典型的丝氨酸/苏氨酸蛋白激酶雷帕霉素靶蛋白（mammalian/mechanistic target of rapamycin，mTOR）磷酸化 Akt，导致 Akt 的活化。

（4）Akt 作用于转录因子和其他蛋白质：活化的 Akt 通过磷酸化作用激活或抑制其下游靶蛋白如，Bad、NF - κB、GSK3、FKHR 等，进而调节细胞的增殖、分化和凋亡等。Akt 磷酸化底物可以归为两类：一类是一般蛋白质，如凋亡蛋白 Bad；另一类是转录因子，如 NF - κB，从而让细胞发生维持存活、促进增殖、抑制凋亡等活动的相应改变，包括蛋白质活性改变和基因表达格局的改变。

图 11 - 9 显示了以 Bad 作为 Akt 的磷酸化底物而抑制细胞凋亡的信号通路。实际上，这是细胞维持存活的主要信号通路。

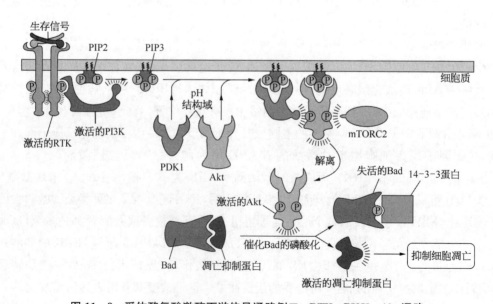

图 11 - 9 受体酪氨酸激酶下游信号通路例二：RTK - PI3K - Akt 通路

第 10 号染色体缺失的磷酸酶及张力蛋白同源蛋白(phosphatase and tensin homolog deleted on chromosome ten，PTEN)和含 SH2 结构域的肌醇 5 -磷酸酶(SH2 - containing inositol - 5 phosphatase，SHIP)通过降解 PIP3 起到负性调节 PI3K - Akt 信号通路的作用。

三、酪氨酸激酶偶联受体信号转导通路主要介导细胞因子调控免疫和造血

酪氨酸激酶偶联受体(tyrosine kinase-linked receptor)对应的配体多为细胞因子(cytokine)，所以此类受体又称为细胞因子受体(cytokine receptor)。细胞因子是一类对细胞增殖、分化等多种功能有重要调节作用的可溶性多肽分子，包括白细胞介素(IL)、干扰素(IFN)、集落刺激因子(CSF)、生长激素(GH)等，它们主要在免疫细胞和造血细胞通信中发挥作用。与 RTK 信号途径不同的是，该类受体信号可经过较少的环节直接到达核内，引发特定基因的转录。

1. 受体特征 受体本身无酶活性，而是与胞质内的 janus 激酶(janus kinase，Jak)相偶联。Jak 是一种酪氨酸激酶，此类受体的功能是通过偶联和激活 Jak 蛋白激酶家族而实现的，受体的名称即源于此。

2. 受体活化 此类受体胞内段不含蛋白激酶活性域，但胞内段近膜区有富含脯氨酸的结构，它是与细胞质内 Jak 结合的位点。此类受体常由两个亚基 α、β 组成，α 亚基是特异的配体结合组分，但亲和力很低，且无信号转导功能。β 亚基是各种受体共有的信号转导功能组分，不能与配体结合，但形成二聚体后可增强 α 亚基与配体的亲和力，而且 β 亚基有与胞质 Jak 结合的富含脯氨酸的结构域。因此，二聚化和与 Jak 结合是受体活化的表现(图 11 - 10)。

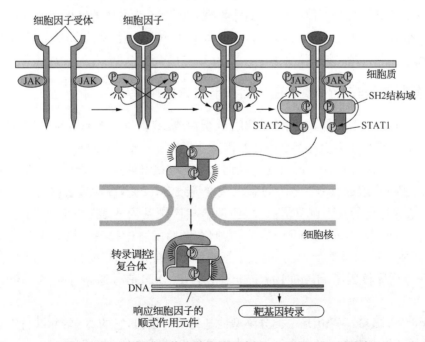

图 11 - 10 酶偶联受体下游信号通路例一：JAK - STAT 通路

3. 受体偶联的酪氨酸激酶 Jak　Jak 是胞内一类可溶性胞质酪氨酸蛋白激酶家族,已发现有四个成员,即 Jak1、Jak2、Jak3、Tyk2,分子量为 120～140 kDa。当细胞因子结合于受体后,受体二聚化导致与 Jak 结合到受体胞内段上,相邻受体胞内段偶联的 Jak 互为底物而引发对方的磷酸化,Jak 因此被活化。

4. Jak - STAT 信号转导通路　Jak 被磷酸化而激活后,引起受体本身离细胞膜较远区域的磷酸化,受体的磷酸化位点进而为下游的信号蛋白提供了锚定位点,其中最重要的是一类 20 世纪 90 年代新发现的信号转导蛋白:名为"信号转导和转录激活者"(signal transducer and activator of transcription),简称 STAT 的分子。

从名称上就可看出,STAT 同时起信号转导和转录因子作用,可将细胞因子的信号从受体和 Jak 直接传到核内,调节特定的基因表达。STAT 家族有七个成员,分子量为 85～115 kDa。其具有 N-末端保守区、中部 DNA 结合区、SH2 结构域、SH3 结构域和非保守的 C-末端。它的多数 DNA 结合区能与有回文结构的 DNA 序列识别和结合,SH2 结构域介导 STAT 在受体磷酸化位点的锚定。

STAT 锚定于受体后,其 C-末端的 tyr 被 Jak 磷酸化活化。磷酸化的 STAT 可从受体上解离,并通过 SH2 形成 STAT 二聚体,然后通过核孔复合体进入细胞核,结合到特定 DNA 序列上,调节靶基因表达。这些受 STAT 调控的基因编码的蛋白质具有影响细胞增殖、分化、凋亡和免疫反应等广泛的作用。细胞因子上述信号转导通路称为 Jak - STAT 通路(图 11 - 10)。不同的受体分别与特定的 Jak 和 STAT 成员组成特异的信号转导途径,传递不同的刺激。Jak - STAT 信号通路会受到长期和短期负性信号调节而终止。

需要指出的是,细胞因子除通过这一通路转导信号外,也可通过 Ras - MAPK 通路。其机制是磷酸化的受体胞内段也可与含 SH2 结构域的接合蛋白(如 Shc、Vav、P85 等)结合,从而启动 Ras - MAPK 信号通路。反之,近来发现,以 RTK 为受体的生长因子如 EGF、PDGF 等,也能激活 STAT 家族成员。因此,很可能 Ras - MAPK 通路和 Jak - STAT 通路是生长因子与细胞因子受体的共同信号通路。

四、有些信号转导依赖潜在基因调节蛋白的降解

细胞上还存在一类受体,它们既不偶联 G 蛋白或酶,本身也无酶活性,其信号转导的特点是在外来信号作用下会引起某个潜在基因调节蛋白(latent gene regulatory protein)的受调水解(regulated proteolysis)的改变。受调水解是在信号调控下,蛋白质发生泛素化修饰进而被蛋白酶体降解的过程。这一过程的改变导致潜在的基因调节蛋白含量和亚细胞定位的改变,成为活化的基因调节蛋白,从而调节相应靶基因的表达。这类信号传导通路包括 Wnt、Notch、Hedgehog、NF - κB 等,它们在胚胎发育中扮演着极为重要的角色。剔除小鼠的任何一种此类基因,均会引发小鼠在胚胎期或出生时死亡。下面以 Wnt 信号通路和 TNF - α 诱导核因子 κB(nuclear factor κB, NF - κB)信号通路为代表简介此类信号转导。

1. Wnt 信号通路　Wnt 是一类分泌型糖基化信号蛋白,它的 N-端靠共价键连接了脂肪酸,以增加其与细胞表面的结合能力。人们最早发现果蝇中的无翅基因 *Wingless(Wg)* 与

小鼠乳腺癌病毒诱导的小鼠乳腺癌中克隆出的一种 *Int1* 原癌基因为同源基因,于是将两者名称合并后统称为 Wnt 基因。人类细胞中共含有 19 种 Wnt 基因。Wnt 信号途径在动物发育中起到了非常重要的作用。Wnt 的受体是卷曲蛋白(frizzled,Frz),为七次穿膜蛋白,结构类似于 G 蛋白偶联型受体。人类有 10 个 Frz 成员。Frz 胞外 N-端具有富含半胱氨酸的结构域,能与 Wnt 结合,同时 Wnt 还会与另外一个共同受体(coreceptor)——低密度脂蛋白受体相关蛋白(LDL receptor related protein,LRP)形成复合物。

β 连环蛋白(β-catenin)是一种多功能的蛋白质,在细胞连接处与钙黏素相互作用,参与形成黏合带。而游离的 β-连环蛋白可进入细胞核取代转录抑制因子 Groucho,并与具有双向调节功能的 T 细胞因子(T cell factor/lymphoid enhancer factor,TCF/LEF)相互作用,调节靶基因的表达。β-连环蛋白是 Wnt 信号通路中有调控转录活性的关键成员,也是所谓潜在的基因调节蛋白。在没有 Wnt 信号时,β-连环蛋白在多个蛋白质组成的一个"β-连环蛋白降解复合体"中受到磷酸化修饰和后续的泛素化修饰,被蛋白酶体降解,导致胞内游离 β-连环蛋白的缺乏,使得 Wnt 调控靶基因不能表达。当 Wnt 与 Frz 和 LRP 结合后会激活蓬乱蛋白(dishevelled,Dsh 或 Dvl),Dsh 能破坏 β-连环蛋白降解复合体,从而使未磷酸化的 β-连环蛋白在细胞质中积累,β-连环蛋白进入细胞核,取代转录抑制因子 Groucho 与 TCF/LEF 结合,调节靶基因的表达。

2. NF-κB 信号通路　　NF-κB 得名于它能够与 B 细胞免疫球蛋白 κ 轻链基因的增强子 κB 序列(GGGACTTTCC)特异结合,是最重要的转录因子之一。它调控的靶基因包括免疫相关受体、细胞因子、炎症因子、黏附分子、急性期蛋白等。NF-κB 不仅可以调控免疫细胞的激活及 T 淋巴细胞、B 淋巴细胞的发育,还广泛参与机体的应激反应、炎症反应,并与细胞的增殖、分化和凋亡有密切关系。

通常 NF-κB 是由两个亚基(p50 和 p65)通过各自的 N-端同源区结合组成的异二聚体,该二聚体能进入细胞核与特定序列 DNA 结合,发挥转录因子的作用。在细胞静息状态下,NF-κB 与其天然的抑制因子 I-κB 家族蛋白成员如 I-κBα 结合在一起,表现为所谓"潜在的基因调节蛋白"。I-κB 覆盖了 NF-κB 核定位信号,使 NF-κB 被锚定于胞质。当细胞受到刺激(如感染、抗原和辐射等),I-κB 激酶激活并磷酸化 I-κB 的 Ser32 和 Ser36,磷酸化的 I-κB 与 E3 泛素连接酶结合引起 I-κB 泛素化,然后被蛋白酶体降解,从而使 NF-κB 得到"解放"而暴露出自己的核定位信号,随之进入核内与特定基因启动子序列结合,启动基因的转录。

在 NF-κB 介导的信号中,I-κB 的磷酸化、泛素化和水解是引发信号转导的关键因素。造成 I-κBα 磷酸化的是 I-κBα 激酶(I-κBα kinase,IKK),IKK 的上游还有 IKK 的激酶(IKKK)。那么,信号是如何从受体到达 IKKK 的呢? 以常见的激活此途径的配体 TNF-α 的受体为例,首先要依靠称为 TNF 受体相关死亡域蛋白(TNF receptor associated death domain protein,TRADD)和 TNF 受体相关因子 2(TNF receptor associated factor 2,TRAF2)的两个接合蛋白,通过它们,受体相互作用蛋白激酶(receptor interacting protein kinase,RIPK)被激活,后者进一步激活 IKKK。需要指出的是,除 TNF-α 外,NF-κB 还可被 IL-1、细菌脂多糖、紫外辐射等多种刺激因素激活。

五、核受体可作为转录因子直接调控基因表达

细胞内受体的配体是疏水性的小分子,如类固醇激素、甲状腺素、维甲酸、维生素 D、一氧化氮(NO)等,可自由扩散进入细胞内。大多数细胞内受体又称为核受体,实际上是一类转录因子,在与配体结合后,通过构象变化获得或增加与特异 DNA 序列的结合能力,进而引发特定基因的转录激活或转录抑制(图 11 - 11),调节许多与代谢和发育有关的生理过程。例如,性激素调控性功能发育和维持,维生素 D 调控钙磷代谢。

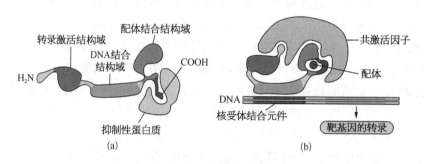

图 11 - 11　核受体的活化
(a) 无活性的核受体;(b) 有活性的核受体

各种核受体属于一个大家族,在进化上保守,在结构上具备共有的 3 个结构域:转录激活结构域(transcription activating domain, TAD)、DNA 结合结构域(DNA binding domain,DBD)和配体结合结构域(ligand binding domain)。核受体在非活化状态是与一个抑制性蛋白质保持结合的(图 11 - 11a)。

核受体与配体结合后活化。有些核受体在无配体结合时位于细胞质(如类固醇激素受体),只有与配体结合后才进入核内;另一些则平时就位于核内并与 DNA 结合,如甲状腺素受体和维甲酸受体。但是无论哪一种,都只有在与配体结合后才改变构象,与抑制性蛋白质解离,成为活化的核受体,同时与一个共激活蛋白质(coactivator protein)复合物在 TAD 结合,真正使 DBD 与基因的启动子序列结合,引发相应基因的转录激活(图 11 - 11b)。有些核受体活化后对基因的调控作用是转录抑制。

核受体调节的基因转录常常是分两步进行的。对少数基因转录活性的直接诱导作用称为早期初级反应。由这些基因转录产物进而激活其他基因,称为延缓型次级反应。它是初级反应效应的进一步扩大,可看作是一种正反馈调控,因而核受体的转录激活作用可以表现出广泛的效应。需要指出的是,初级反应也有负反馈调控:一部分初级反应产物可阻遏初级反应基因的进一步转录,从而终止初级反应的继续。

由上可见,膜受体被配体结合而激活下游信号转导通路进而调控基因表达,是需要逐步传递的链条的;与此不同,核受体被配体结合激活后直接调控基因表达。

那些不作为核受体的细胞内受体也可以介导重要的信号应答。血管内皮细胞能在神经支配下产生 NO,调控血管平滑肌细胞舒张,进而导致血管扩张,这一生理活动包含了多个细胞通信和信号转导事件。NO 的合成是由一氧化氮合酶(nitric oxide synthase, NOS)催

化,以 L -精氨酸为底物,以还原型辅酶Ⅱ(NADPH)作为电子供体完成的。NO 可以快速透过细胞膜,作用于相邻细胞。在血管内皮细胞的信号转导机制是:神经末梢释放的乙酰胆碱作用于血管内皮细胞上的 M 型乙酰胆碱受体(G 蛋白偶联受体)后,通过 G 蛋白 Gαq 亚基下游的 PLC - PI3 - Ca^{2+} 信号通路引起胞内 Ca^{2+} 浓度升高,Ca^{2+} 作为小分子信使激活 NOS 合成 NO。血管内皮细胞与血管平滑肌细胞之间的通信机制是:NO 作为配体扩散进入平滑肌细胞,与 NO 的细胞内受体胞质鸟苷酸环化酶(GC)结合,其实是与该酶活性中心的 Fe^{2+} 结合,改变酶的构象,导致酶活性的增强和产物 cGMP 增多。cGMP 水平升高可降低血管平滑肌细胞的 Ca^{2+} 离子浓度,引起血管平滑肌的舒张,从而造成血管扩张。治疗心绞痛的硝酸甘油正是通过血管平滑肌细胞上这样的信号转导实现其扩张冠状动脉和降低心脏负荷的疗效的。

第三节　细胞信号转导的特点和调节

一、细胞信号转导有一些重要特性

1. 特异性　特异性是细胞信号转导的一个基本特征。配体与受体的特异性结合,信号传递过程中转导蛋白之间的特异性结合,尤其是在修饰酶与底物参与信号转导过程中酶与底物之间的特异性作用关系,小分子信使与其靶蛋白之间的特异性结合等,都是实现信号转导特异性的基础。

2. 一过性　在细胞信号转导链中,由受体、信号转导蛋白或小分子信使作为信号的载体,源于细胞外配体的信号沿着信号转导链顺序往下传递,最终到达特定靶蛋白,引发基因转录或特定的细胞反应。我们可以想象,连续不断的配体信号分子应该可以激发连续多次的信号转导。为实现这一过程,细胞信号转导链应该有这样一种特性,即在它的每一个节点,信号的传递应该是一过性的。或者说,在每一个节点,在接收到上游的一次信号并把信号转导至下游以后,该节点的信号应该及时终止,恢复到未接收信号的初始状态,这样才能接收下一次的信号。我们把信号转导的这种特征称为“一过性”。实际上,“一过性”是所有信号传递过程最基本的一个特征。

细胞信号一过性是通过转导链的多节点都实施着“活化-去活化”的可逆性调节来实现的。某些信号转导蛋白类似于“分子开关”,在接收到上游信号后被活化,从而具有特定的酶活性。例如,G 蛋白就可以通过结合 GTP 或结合 GDP 的转换实现“活化-去活化”的调节,同样蛋白质磷酸化级联反应中也利用“磷酸化-去磷酸化”实现这种调节。所有的小分子信使则可以在短时间内迅速大量产生,短时间内又迅速清除或灭活,同样实现了这种调节。

3. 信号组合效应　在多细胞机体内,一个细胞实际上处于数百种信号的“轰炸”之下。这些信号分子或是可溶性的,或是结合于细胞外基质,或是结合于邻近细胞的表面,可以形成数百万种不同的组合。一种细胞具有一套特定的受体,可以对特定的信号组合作出反应,或者是分裂增殖,或者是分化,或者是一些特化的行为如收缩或分泌。

一般来说,细胞生存需要一套特定的信号组合。不同类型的细胞所要求的生存信号组合是不同的,因此不同的细胞就只能定居于机体的特定部位。这体现了细胞信号组合的组织特异性。

4. 不同信号通路的交互作用 一般在描述细胞信号转导过程时,常常用"途径""通路""上下游"等词,强调了信号转导的线性特性。实际上,细胞内不同信号转导通路之间可以有侧向甚至网状的联系,这是因为一个特定的信号转导蛋白的上游蛋白质可以身处不同的信号通路,自己也可以拥有属于不同信号通路的多个下游蛋白质。在这些节点上,不同的信号通路发生交互作用(cross-talk,意指电话线路的"串话"),所以最后的效应要比单一通路的线性激活更复杂。不同通路交互作用的节点可以位于受体、信号转导蛋白和转录因子三个层面。例如,信号转导中的许多蛋白激酶可以磷酸化不同信号通路的成员,这使得由单一信号引起的刺激在信号转导过程中多样化,同一信号产生了多种不同的下游反应。G 蛋白偶联受体通路与受体酪氨酸激酶通路若干分支之间的交互作用,以及 Ras - MAP 与 Jak - STAT通路的交互作用都有赖于此。干扰素的信号一般是通过 Jak - STAT 通路传导,但它还可以通过磷酸化 ERK(一种 MAPK)使干扰素信号通过 MAPK 途径来传导。

5. 信号应答反应的组织特异性 不同类型的细胞对同一信号的反应是不尽相同的,这是由于细胞所具有的受体蛋白亚型,或所触发的信号转导通路不同所致。例如,对神经递质乙酰胆碱来说,心肌细胞和骨骼肌细胞具有不同的受体,因此它在心肌引发收缩力量和速度的减弱,在骨骼肌则引发其收缩;唾液腺细胞和心肌细胞虽具有相同的受体,但所触发的下游信号通路不同,因此乙酰胆碱可激发唾液腺细胞的分泌反应。

二、细胞信号转导需要正性和负性调节

细胞信号转导是由外来信号所激发的。在转导过程中,通过放大信号的机制实现细胞对外界环境信号的敏锐性,是细胞生命活动的基本需求。信号放大机制即正性调控,主要是通过传递途径中的酶来实现的,酶的催化活性往往是信号放大的基础,甚至通过级联式酶促反应可以把信号放大成千上万倍。

在一定范围内,细胞外信号分子浓度升高会带来相应的应答反应程度的增强。但是,在外来信号持续作用下,细胞信号转导系统并不能一直保持很高的反应性。例如,很多细胞在β肾上腺素作用下,细胞内 cAMP 会迅速显著升高,但是随着作用时间的持续,细胞的反应明显减弱,更长的时间后会导致反应的进一步减弱甚至消失。又如在 EGF 作用下,很多细胞 EGF 受体蛋白激酶活性会迅速增强,但是随着 EGF 作用时间的延长,激酶活性又会迅速减弱。这一现象称为细胞对外来信号的适应,又叫作"失敏"(desensitization)。该现象的背后是细胞对信号转导的多种负性调控机制。

1. 失敏和负性调节 一般认为,失敏的意义在于降低细胞信号系统的"噪声"(noise),使它对水平持续不变的外源信号失去反应性,从而可以对外源信号水平的突然变化作出及时的反应。一般情况下,细胞外信号分子的总量是远大于细胞信号系统的负载能力的,因此细胞信号系统往往处在负载饱和状态。不难想象,如果没有有效的失敏机制,细胞信号系统

很难对外源信号水平的变化作出及时的反应。

　　细胞信号系统失敏的机制本质上是细胞信号转导的负性调节。广义的负性调节包含所有的终止信号、降低信号强度的作用机制,包括信号"一过性"调节的机制如"分子开关"的关闭、小分子信使的迅速降解等。本处讨论的负性调节是狭义的,指的是除"一过性"调节以外的所有终止、降低信号的过程。"一过性"调节往往是利用"预置"的一些生化反应,特别是可逆的蛋白质修饰,如 G 蛋白的 GTP 酶活性、cAMP 磷酸二酯酶、蛋白磷酸化酶等;它们基本上可以随信号转导"即时"地激活,迅速终止该节点的信号。而狭义的信号负性调节指的是利用负反馈的机制终止某节点的信号,在时相上一般较"一过性"调节要晚,有时还涉及新的基因的转录表达;它主要包括受体的失敏、滞留、减量调节及某些细胞内信号转导蛋白的失活或抑制。例如,某种磷酸化的信号蛋白通过去磷酸化失活,是为"一过性"调节,如果有其他的抑制性蛋白质与之结合并抑制其活性,是为负性调节。负性调节的意义不仅在于降低信号转导"背景",以利于细胞对外界信号变化作出灵敏的反应,而且本身就参与了对整个信号转导强度的调节,以利于细胞对外来信号作出适度的、精确的反应。

　　2. 负性调节的主要机制　受体的调节是信号转导负性调节的重要方面。首先,最简单的,激活的受体可以被磷酸化或其他类型翻译后修饰而失活,称为受体失敏(receptor desensitization)。其次,因为膜受体是通过细胞内小泡运输插入质膜的,因此,对质膜上受体数目的调控可以通过调控其"上膜"和"下膜"来进行。受体可以单独或和配体一起通过受体介导胞吞的方式进入细胞质内并滞留一段时间,由此暂时减少膜上受体数目,称为受体滞留(receptor sequestration)。滞留的受体-配体复合物可在胞质中发生受体与配体的解离,解离后的受体可以滞留在胞质内,也可以重返细胞膜实现再循环,从而恢复膜上受体数目,而某些滞留的受体-配体复合物则一起被导向溶酶体而被降解。受体再循环与降解的比例是可以受到机体的调控的。如果有持续不断的受体被降解,或携带受体的运输小泡上膜也减少,甚至受体基因表达受抑制,最终就会引发细胞膜上受体数目的减少,称为受体的减量调节(receptor down regulation)。除了受体水平调节以外,负性调节还可以发生在受体激活后信号转导蛋白失活及在转导通路上生成抑制性蛋白质等。

第四节　细胞信号转导通路异常与疾病

　　细胞信号通路的一个重要的生理意义,是参与对细胞适应性反应的调控和细胞稳态的维持。而当细胞信号通路发生异常时,将破坏细胞的稳态和损害细胞的功能,进一步导致疾病的发生。因此,细胞信号通路的异常往往是疾病发生的重要的分子机制。在医学实践中,疾病与细胞信号通路相关性主要表现在两个方面:一是我们考虑疾病发生发展的分子机制时,会联系到疾病过程中细胞信号通路的改变,因为这种改变是主导疾病进程的一个重要因素;二是当寻找疾病防治的分子靶标时,参与疾病过程中的信号通路是最主要的目标。在疾病中,细胞信号通路的任何成员,包括信号分子、受体、信号转导蛋白、效应蛋白及调控信号通路活性的其他分子的改变均可影响到细胞的稳态和功能,并且参与疾病的发生发展。例如,受体酪氨酸激酶信号途径上,从受体(EGFR)、信号转导蛋白(Ras)到转录因子(cMyc)都有因突变、缺失、扩增引起的基因缺陷,与肿瘤发生和发展密切相关。大量科学研究致力于阐明这些信号通路蛋白质分子的结构和活性调控以帮助开发出更有效的药物,激活或关闭特异的信号而不影响其他的细胞活动。

一、信号分子的改变与疾病密切相关,或可以是疾病的原因

最常见的信号分子(包括激素、生长因子、细胞因子、炎症因子等)的异常(包括量和质的异常)与疾病有密切关系。激素异常引起的疾病最常见的包括内分泌疾病和代谢性疾病。例如,甲状腺素过多和不足引起甲状腺功能亢进("甲亢")和不足("甲减"),又如胰岛素的绝对不足或相对不足引起 1 型或 2 型糖尿病,其中已知胰岛分泌胰岛素障碍、效应细胞胰岛素信号通路失调等均与糖尿病发生有关。生长因子的改变影响肿瘤的生长、组织器官的损伤修复、纤维化等。例如,EGF 促进肺癌细胞的生长、TGF - β 促进纤维化和瘢痕组织形成、VEGF 促进肿瘤血管生成和肿瘤生长等。细胞因子和炎症因子能够调控免疫细胞的活性和组织中免疫和炎症微环境,参与许多疾病包括感染性疾病、自身免疫性疾病、肿瘤、肥胖、心血管疾病等的发生。例如,干扰素作为免疫效应分子参与了抗病毒感染;在肥胖的脂肪组织中,TNF - α、IL - 1、IL - 6 等炎症因子增加,促进糖尿病中胰岛素抵抗的发生。

除这些常见的信号分子外,细胞分泌物和营养代谢产物等被发现以信号分子的作用参与了疾病过程。例如,细胞外泌体作为细胞产生的分泌物,有许多调控细胞的活性,研究发现外泌体参与了对肿瘤的发生发展过程。营养成分葡萄糖、氨基酸、胆固醇等的改变,特别是在疾病病灶微环境中的改变,可以影响到包括免疫细胞在内的细胞的活性,因此与抗肿瘤免疫有关,也因此,代谢干预成为一些疾病的防治策略。

二、受体异常是常见的疾病原因和干预靶标

受体活性的改变是疾病过程中信号通路改变的一种常见形式。因此,受体是疾病治疗的主要靶标之一,在药物研发中有重要地位。在肿瘤中,生长因子受体的突变是导致肿瘤生长的常见因素,因此,生长因子受体是肿瘤治疗的重要靶标。例如,受体 *Her2*(*c-erbB - 2*)基因扩增和过度表达造成乳腺上皮细胞 Ras - MAPK 通路过度激活,在临床上已作为乳腺癌发生、转移和耐药的一个生物标志物(biomarker)。第一个靶向乳腺癌的抗体药物曲妥珠单抗(赫赛汀)就是以 *Her2* 为靶点的。又如,治疗肺癌的靶向药吉非替尼(易瑞沙)和阿法替尼就是把肿瘤细胞上突变的 EGFR 作为靶点。由于这类生长因子受体均是受体酪氨酸激酶,筛选这类受体酪氨酸激酶的抑制剂(TKI),也成了靶向抗癌药开发的热点。

膜受体中的 G 蛋白偶联受体(GPCR)种类多,调控细胞活动的特异性强,并广泛分布于神经系统、免疫系统、心血管、视网膜等器官和组织,与糖尿病、心脏病、肿瘤、免疫疾病和感染性疾病、神经与精神疾病等重要疾病的发生、发展及治疗密切相关,是一类最重要的药物靶标。在上市小分子药物中,以 GPCR 作为靶标的药物数量达到了 1/3。除小分子药物外,GPCR 还是比较理想的抗体药物的靶标。由于还有近一半 GPCR 未知其配体,GPCR 作为药物靶点的研发将长期是药物研发的一个热点。

核受体作用的一些特点使其成为药物研发的重要靶点。例如,激素作为核受体的配体,能够与核受体特异性结合,并产生特异性的效应,在一些疾病中有重要作用。因此,激素本身就成为治疗疾病的药物。人们还基于激素结合核受体的特异性机制研发了许多激素的类似小分子,来干预激素与核受体的相互作用而达到治疗疾病的目的。目前市场上以核受体作为靶标的药物数量达到了近13%。

三、信号转导分子改变也与疾病相关

信号转导分子的作用是将信号传递到效应分子。这一过程是调控信号通路的重要环节。因此,在疾病发生发展过程中,信号通路中这些成员活性的改变可以是疾病进程的分子基础。我们要理解疾病的发生发展进程,非常重要的一点就是了解疾病过程中参与疾病发生发展的信号通路发生了什么样的改变。同时,这些改变的信号通路成员也是疾病治疗的重要靶标。

糖尿病中胰岛素抵抗就是一个典型例子。胰岛素抵抗是糖尿病发生的一个重要病理特征,其机制主要是胰岛素作用的一些效应组织器官(如肌肉组织和脂肪组织细胞)中胰岛素信号通路发生了改变,不能有效转导胰岛素的信号和促进糖脂代谢的作用,最后导致血糖升高,胰岛素亦会代偿性分泌增加,导致2型糖尿病的发生。

在肿瘤细胞的生长调控中,除了生长因子受体突变导致生长信号通路异常活化的机制外,生长信号通路发生改变也是常见的机制。研究表明,约30%的人类恶性肿瘤与 $k\text{-}Ras$ 基因突变有关,Ras 突变后的产物可以一直处于活化状态。在白血病、肺癌、直肠癌和胰腺癌中,$k\text{-}ras$ 突变均很常见,其中直肠癌中30%～35%患者有突变。其与肿瘤细胞的生存、增殖、迁移、扩散和血管生成均有关系。因此,靶向 Ras 也是抗肿瘤药物研发的一个重要靶点。

本章小结

细胞通信是发放信号的细胞和接收信号的细胞(靶细胞)之间的互相联络,其过程包括信号发放细胞合成和分泌信号分子,信号分子与靶细胞上的特异性受体结合并激活受体,活化受体把信号转导入靶细胞,从而引发靶细胞的应答反应。细胞之所以能够相互通信,是细胞能对外来信号作出应答。这种应答信号并作出自身改变的基础是细胞有一套信号转导系统,包括信号接收、转导和产生效应的装置,主要由一系列蛋白质及其复合物构成。就信号接收者靶细胞而言,信号转导的过程从受体被信号分子激活开始,其基本模式是:信号分子与受体结合后激活受体,使信号在细胞内经一系列信号转导蛋白的级联传递和小分子信使的播散,引起一系列靶蛋白质的改变,如激活参与代谢的酶、基因调控蛋白、细胞骨架蛋白等,由此引起多种反应,如代谢活性的变化、细胞形状的变化、细胞的运动等,以及基因表达的变化。

信号分子主要是指细胞通信双方中信号发放细胞产生的化学分子,由于信号分子特异性地与靶细胞的受体结合,所以又常被称作配体。它包括细胞分泌的蛋白质和释放的神经递质、类固醇等。代谢物质和营养物质也是常见的信号分子,如某些脂肪酸、核苷酸、氨基酸

和维生素 A、维生素 E 等。从配体与受体的相互作用考虑,将信号分子分为疏水的、可以透膜的和亲水的、不可透膜的两类。前者中最重要的有类固醇激素、甲状腺素、维甲酸、脂肪酸衍生物、一氧化氮气体等,后者则是所有蛋白质,包括蛋白质类和小肽激素、生长因子和细胞因子等。

受体是细胞最重要的信号接收装置,它是位于细胞膜或细胞内的一类特殊蛋白质,可特异地识别信号分子,并以很高的亲和力与配体结合,从而启动细胞内的信号转导通路。根据在细胞中的位置,受体可分为膜受体和细胞内受体。膜受体主要有离子通道偶联受体、G 蛋白偶联受体和酶偶联受体三大类。

本章比较详细地介绍了有广泛生理效应的 G 蛋白偶联受体信号转导通路和主要介导细胞增殖活动的酶偶联受体信号转导途径,初步介绍了依赖信号分子降解的 Wnt 和 NF-κB 信号途径,以及核受体作为转录因子的特性,以期帮助理解细胞通信和信号转导的原理,并初步认识这些信号通路在机体生理活动中的作用。最后,细胞信号转导的特性和调控都显示了在多细胞生物体中这一细胞活动的复杂性、精确性和重要性。细胞通信和信号转导途径相关分子的异常与许多人类疾病相关,也是药物研发的靶点。

（刘俊岭　程金科　易　静）

参考文献

[1] Alberts B, Johonson A, Lewis J, et al. Molecular biology of the cell[M]. 6th ed. New York: Garland Science, 2014.

[2] Bustelo XR, Crespo P, Fernández-Pisonero I, et al. RAS GTPase-dependent pathways in developmental diseases: old guys, new lads, and current challenges[J]. Curr Opin Cell Biol, 2018, 55: 42 - 51.

[3] Campbell SL, Philips MR. Post-translational modification of RAS proteins [J]. Curr Opin Struct Biol, 2021, 71: 180 - 192.

[4] Clevers H, Nusse R. Wnt/β-catenin signaling and disease[J]. Cell, 2012, 149(6): 1192 - 1205.

[5] Figlia G, Willnow P, Teleman AA. Metabolites regulate cell signaling and growth via covalent modification of proteins[J]. Dev Cell, 2020, 54(2): 156 - 170.

[6] Hilger D, Masureel M, Kobilka BK. Structure and dynamics of GPCR signaling complexes[J]. Nat Struct Mol Biol, 2018, 25(1): 4 - 12.

[7] Lodish H, Berk A, Kaiser CA, et al. Molecular cell biology [M]. 8th ed. New York: W H Freeman, 2016.

[8] Neves SR, Ram PT, Iyengar R. G protein pathways[J]. Science, 2002, 296(5573): 1636 - 1639.

[9] Venkatakrishnan AJ, Deupi X, Lebon G, et al. Molecular signatures of G protein coupled receptors [J]. Nature, 2013, 494(7436): 185 - 194.

[10] Weston CR, Lambright DG, Davis RG. Signal transduction. MAP kinase signaling specificity[J]. Science, 2002, 296(5577): 2345 - 2347.

第十二章
细胞的基因表达调控

生物体的 DNA 编码构建其细胞所需的所有 RNA 和蛋白质。如果要重构生物体,仅有完整的 DNA 序列是不够的,还需要知道 DNA 序列中的各个基因在生物体构建过程中是如何被使用的,以及每一个基因产物在什么条件下被合成以及合成之后行使的功能。本章中我们将讨论这个问题的前半部分:DNA 序列中的基因在构建生物体的过程中是如何被使用的,即每一个细胞中基因被选择性表达的规则和机制。

基因表达的调控对细胞分化和在发育过程中形成不同的组织是至关重要的,因为含有相同的 DNA 的不同类型细胞通过调控基因表达能够产生不同的 RNA 和蛋白质,从而行使不同的功能。同时,位于既定组织中的每种细胞也需要根据外部和内部条件在外界信号调控下适时地改变自己原有的基因表达状况,以应对细胞内外条件的改变。我们将介绍细菌和真核生物细胞基因表达的主要调控方式。尽管这两类细胞共用一些基因表达调控机制,但是真核细胞染色体结构更加复杂,因而具有一些不同于细菌的独特调控方式。基因表达调控的相关分子如果发生异常,往往与疾病的发生和发展有关。

第一节　基因表达调控概述

多细胞生物的不同类型细胞含有相同的 DNA。这些不同类型的细胞之所以能够行使不同的功能是它们表达不同组的基因而含有不同的 RNA 和蛋白质。每个细胞如何从其成千上万的基因中选择表达其中的一部分? 这一决定对于多细胞生物尤其重要,因为细胞分化正是由于细胞表达不同的基因从而产生和积累不同组的 RNA 和蛋白质所致。

一、相同 DNA 在不同类型细胞中产生不同 RNA 组和蛋白质组

多细胞生物的不同类型细胞表达一些共同的、被叫作"管家蛋白"的蛋白质。管家蛋白包括染色体结构蛋白、RNA 聚合酶、DNA 聚合酶和修复酶、核糖体蛋白、糖酵解和其他基本代谢过程的酶、细胞骨架的组成性蛋白等。但是,不同类型的细胞还表达一些与其行使功能

相关的特殊 RNA 和蛋白质。例如,在哺乳动物中,血红蛋白只在红细胞的前体即网织红细胞中表达,在其他任何细胞中都检测不到。

研究不同类型细胞中不同的基因表达可以使用检测 mRNA 转录或蛋白质翻译的方法。常用的蛋白质检测方法有凝胶电泳(gel electrophoresis)和质谱(mass spectrometry)。质谱法比凝胶电泳更为灵敏并且可以提供有关蛋白质共价修饰的信息(如磷酸化)。一个典型的已分化的人类细胞在任一时间表达所有约 25 000 个基因中的 5 000~15 000 个。正是每种类型细胞中不同组基因的表达导致了已分化细胞在大小、形状、行为和功能上的差别。

多细胞生物体内大多数分化的细胞能够根据细胞外信号改变其基因表达谱。例如,肝脏细胞接触到糖皮质激素(glucocorticoid)后会快速增加几种特定蛋白质的表达,这些蛋白质的表达会随着糖皮质激素消失而回到正常水平。糖皮质激素是在饥饿或剧烈运动时产生的,肝脏细胞接受糖皮质激素信号后会增加从氨基酸和其他小分子来源的葡萄糖生成。糖皮质激素诱导肝脏细胞快速生成的蛋白质包括酪氨酸氨基转移酶,它可以促进酪氨酸转变为葡萄糖。而其他类型的细胞会对糖皮质激素作出不同反应。例如,脂肪细胞接触到糖皮质激素会降低酪氨酸氨基转移酶表达。有些类型的细胞对于糖皮质激素没有反应。这些例子说明不同类型细胞对于相同的细胞外信号通常反应不同,其内在的机制正是基因表达谱不同。

二、从 DNA 到 RNA 再到蛋白质的基因表达过程中存在多步调控

如上所述,生物体不同类型细胞的差别取决于这些细胞表达哪些特定基因;细胞在整个生命期中应答信号指令也常常需要改变原有的基因表达谱。那么,基因表达的调控是在什么水平上实现的呢? 我们知道从 DNA 到蛋白质的过程中有许多步骤,这些步骤原则上都可以被调控。所以,细胞对基因表达的调控可以发生在以下各个水平:① 控制某一特定基因何时转录及转录的速度[转录调控(transcriptional control)];② 控制 RNA 转录物如何被剪接和进行其他加工;选择哪些 RNA 从细胞核输出到细胞质;选择性降解某些 mRNA 分子[转录后调控(post-transcriptional control)];③ 选择哪些 mRNA 被核糖体翻译[翻译调控(translational control)];④ 在蛋白质合成后对其选择性激活、失活、降解或定位[翻译后调控(post-translational control)](图 12 - 1)。

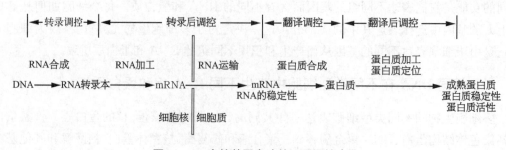

图 12 - 1　真核基因表达的不同调控步骤

基因表达在上述的任一步骤都可以被调控,本章中我们将讲述从 DNA 到蛋白质过程中的关键调控点。然而,对于大多数基因来说,发生在转录水平的调控是最主要的,因为这样可以避免合成非必需的中间物。

第二节 转 录 调 控

认识到基因可以被开启和关闭是概念上的突破,这一概念的产生源于大肠埃希菌根据培养基组分不同而适应其变化的研究。在大肠埃希菌中发现的很多调控机制同样适用于真核细胞。但是真核生物的基因调控更加复杂,因其 DNA 组装成为不同结构的染色质,这些包装为基因表达调控带来了新的机会与挑战。

首先我们讨论在转录水平调控基因表达的两个关键因素:转录调控蛋白(transcription regulator)和调控序列(regulatory sequence)。转录调控蛋白又称转录因子(transcription factor),是因为 20 世纪 50 年代细菌遗传学分析而被发现的。转录调控蛋白识别并结合特定的调控序列,开启或者关闭特定的基因。所以,在细胞接收外源和内源信号而需要改变自身基因表达谱时,转录调控蛋白激活是一种主要的手段。

一、转录调控蛋白通过结合到调控序列而控制转录

转录调控通常是指转录起始的调控。基因的启动子区域招募 RNA 聚合酶并将其正确定位从而开始转录。细菌和真核基因都有精确的转录起始点(initiation site),在起始点上游大约 50 个核苷酸处有一段序列,这是 RNA 聚合酶辨认并结合的位点,即启动子的核心序列。启动子是最为重要的调控序列,除此之外,细菌和真核生物几乎所有的基因还含有其他的调控序列,协同启动子一起发挥作用。

在细菌中,一些调控序列只有 10 个核苷酸的长度,仅简单地根据单个信号开启或关闭基因。真核生物中的某些调控序列很长(一些甚至超过 10 000 个核苷酸),可以将多种信号进行信息整合进而决定转录开始的频率。

但是,单凭调控序列还不能产生作用。这些 DNA 序列必须被一些蛋白质因子识别进而结合,才能调控转录,如上面提到的"启动子被 RNA 聚合酶识别并结合"。而仅有 RNA 聚合酶与启动子的结合还不够,还需要除了 RNA 聚合酶以外的其他蛋白质因子(即转录调控蛋白),及需要除了启动子以外的其他多种调控序列。这些转录调控蛋白与调控序列之间更多的相互作用,对转录进行着精细的调控。

转录调控蛋白能够识别特定的调控序列是因为两者的表面特征适配。调控蛋白所结合区域 DNA 双螺旋的特定表面特征因核苷酸序列的差异而表现出不同,因此不同调控蛋白识别不同调控序列。在大多数情况下,调控蛋白插入 DNA 螺旋的大沟中从而与碱基对产生一系列分子接触。调控蛋白与碱基形成氢键、离子键和疏水键,但这些相互作用力通常并不会破坏 DNA 双螺旋的碱基对之间的氢键。尽管单个相互作用很弱,在调控蛋白和 DNA 交界处通常有 20 个左右的相互作用以确保两者相互结合的高度特异性和牢固性。实际上,调控

蛋白和调控序列的相互作用是生物学已知最牢固和特异的分子相互作用之一。

尽管每一例调控蛋白和调控序列的相互作用在细节上是特异的,但是多种基因调控蛋白拥有数种共同的结构模体(structural motif),并通过其中的一种来识别 DNA。与 DNA 结合的模体(DNA-binding motif)包括同源域(homeodomain)、锌指(zinc finger)、亮氨酸拉链(leucine zipper)等,这些常见的模体在真核生物众多转录调控蛋白中都可以找到。很多情况下,转录调控蛋白以二聚体方式成对结合于 DNA 双螺旋。两个相同蛋白二聚化形成同源二聚体,两个不同蛋白二聚化则形成异源二聚体。二聚体可产生两倍的与 DNA 接触的区域,从而大大增加蛋白质与 DNA 相互作用的强度和特异性。因为两个不同蛋白质能够以不同组合配对,所以二聚化也使得很多不同 DNA 序列能够被有限数量的调控蛋白识别。

原核和真核生物中,转录调控蛋白结合调控序列后,激活型转录调控蛋白(activator)帮助 RNA 聚合酶进行转录,而抑制型转录调控蛋白(repressor)阻碍该过程。值得指出的是,原核细胞中转录调控蛋白与 RNA 聚合酶直接相互作用,而真核细胞中转录调控蛋白与 RNA 聚合酶的相互作用经常是间接的,其他蛋白质(如组蛋白)参与其中。并且,与原核细胞相比,真核细胞中的转录调控复杂得多。例如,几十个转录调控蛋白控制一个基因转录;调控序列间隔很长,需要 DNA 环化才能实现转录调控蛋白之间及与 RNA 聚合酶的相互作用;核小体和染色质高级结构对于转录过程的影响等。

大多数转录调控蛋白通过某种结构模体识别 DNA 并以同源二聚体或异源二聚体形式与调控序列结合。现在已有多种技术可以识别和分离转录调控蛋白及其编码基因、转录调控蛋白识别的序列及在整个基因组中确定某个转录调控蛋白的靶基因图谱。例如,凝胶阻滞实验[又称为电泳迁移率变动实验(EMSA)]可以检测序列特异性转录调控蛋白;DNA 亲和层析技术能够纯化序列特异性转录调控蛋白;DNA 足迹分析可用以确定转录调控蛋白识别的 DNA 序列;进化足迹法可以通过比较基因组学的方法确定调节性 DNA 序列;染色质免疫沉淀法(ChIP)可以确定在细胞中转录调控蛋白结合的 DNA 序列;将 ChIP 与 DNA 测序相结合的 ChIP - Seq 技术能够在全基因组范围内检测与转录调控蛋白互作的 DNA 序列。

综上所述,转录调控蛋白识别 DNA 双螺旋中较短的特定序列(即调控序列),从而决定细胞中成千上万基因中的哪些基因被转录。DNA 芯片(DNA microarray)和 RNA 测序(RNA sequencing, RNA - seq)技术可以研究细胞或组织中哪些基因被转录。因为二代测序技术的推广,RNA - seq 成为研究组织细胞转录组的常用方法。并且,单细胞 RNA 测序在单细胞水平检测基因转录情况,可以更好地研究组织中不同类型细胞的转录组。此外,ATAC - seq 技术可以研究特定时空条件下组织细胞中染色质开放程度,经常与 RNA - seq 或 scRNA - seq 联用,以分析基因组的转录情况。

二、原核细胞通过转录调控应答环境变化

基因调控最简单和研究最清楚的例子发生在细菌中。大肠埃希菌的基因组是含有约 4.6×10^6 对核苷酸的单个环状 DNA 分子。这一 DNA 编码大约 4 300 个蛋白质,但是在任一时间仅合成其中的一部分蛋白质。细菌根据环境中存在的食物源调节很多基因的表达。

例如,大肠埃希菌中有 5 个基因编码合成色氨酸所需的酶。这 5 个基因在染色体上呈聚簇排列,从同一个启动子转录为一个长的 mRNA 分子,最终翻译出五个蛋白质(图 12-2)。当环境中有色氨酸存在并进入细菌细胞内,细菌不再需要这些合成色氨酸的酶,所以这些酶基因的表达被关闭。哺乳动物进食大量蛋白质后,其肠道内的细菌色氨酸合成酶的表达就会发生这种调控。这五个协同表达的基因组成了一个操纵子(operon),即转录为一个 mRNA 的一组基因。操纵子在细菌中常见,但是在真核生物中却不存在,真核生物基因是独立转录和调控的。

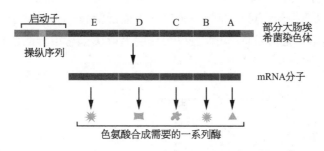

图 12-2　细菌中一个启动子能够转录一系列基因

在色氨酸操纵子的启动子内有一个 15 个核苷酸长度的短 DNA 序列,此序列被称为操纵序列(operator),可以被转录调控蛋白识别。当蛋白质结合到操纵序列时,可以阻断 RNA 聚合酶接近启动子,从而抑制操纵子的转录和色氨酸合成所需酶的产生。这样的转录调控蛋白被称为色氨酸阻抑蛋白(tryptophan repressor)。色氨酸阻抑蛋白是被精妙调控的,只有当它结合了几分子的色氨酸才能与操纵序列结合(图 12-3)。色氨酸阻抑蛋白是一个别构蛋白,与色氨酸结合导致其三维结构轻微改变从而能够与操纵序列结合。当细胞内游离色氨酸浓度下降,色氨酸阻抑蛋白不再结合色氨酸,所以也不能结合操纵序列,色氨酸操纵子就发生转录。所以色氨酸阻抑蛋白是一个简单装置,可以根据酶催化反应的终产物的有无相应地关闭或开启这些酶的基因表达。

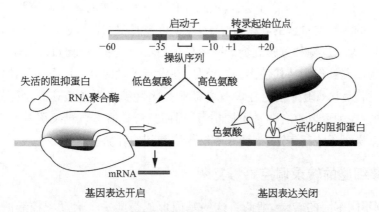

图 12-3　阻抑蛋白能够"开启"和"关闭"基因表达

　　细菌能够非常快速地对于色氨酸浓度作出反应,是因为色氨酸阻抑蛋白本身总是存在于细胞内,其编码基因以较低水平持续转录,所以总有少量色氨酸阻抑蛋白生成。这种不被调节的基因表达方式被称为组成性基因表达(constitutive gene expression)。

　　顾名思义,色氨酸阻抑蛋白是一种阻抑物,当它有活性时关闭或者阻抑基因表达。但另一些细菌的转录调控蛋白起相反作用,它们开启或者激活基因表达。这些激活物(activator)作用于特定启动子上,后者与色氨酸操纵子的启动子相反,它们本身活性较弱,仅能勉强结合和定位 RNA 聚合酶。但是,激活蛋白可以促进这些弱启动子的活性,即通过结合于附近的调控序列并与 RNA 聚合酶接触而帮助转录的开始(图 12 - 4)。在一些情况下,细菌的一种转录调控蛋白可以抑制一种启动子而激活另一种启动子。转录调控蛋白是作为激活蛋白还是阻抑蛋白发挥作用,在很大程度上取决于它结合的调控序列相对于启动子的位置。

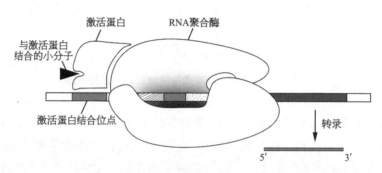

图 12 - 4　激活蛋白能够调控基因表达

　　和色氨酸阻抑蛋白类似,激活蛋白通常必须与另一个小分子相互作用后才能够结合到调控序列上。例如大肠埃希菌乳糖操纵子(Lac operon)中,激活蛋白 CAP 必须结合环腺苷酸(cAMP)才能结合到对应的调控序列上。当葡萄糖这一细菌优先利用的碳源缺乏时,细胞内 cAMP 浓度升高,被 CAP 激活的基因随之被开启,结果是 CAP 促进了能够分解乳糖的酶的生成,从而使细菌可以转而代谢葡萄糖以外的碳源。

　　在很多情况下,启动子的活性是被激活和阻抑两种不同的转录调控蛋白同时控制的。例如,上面提到的大肠埃希菌的乳糖操纵子,除了可被 CAP 激活,还可以被 Lac 阻抑蛋白抑制。乳糖操纵子编码运输和分解乳糖的一系列蛋白质。没有葡萄糖时,CAP 开启乳糖操纵子,使细菌能利用乳糖作为替代性碳源。但是,在没有乳糖时,CAP 诱导乳糖操纵子的表达是很浪费的。所以,Lac 阻抑蛋白在没有乳糖时关闭乳糖操纵子表达。这样的安排使得乳糖操纵子的调控序列可以整合两种不同信号,因而只有在既有乳糖又无葡萄糖这两个条件都符合时,乳糖操纵子才高表达,细菌才能够摄取和利用乳糖。

三、真核细胞的转录调控更为复杂

　　为了协调不同基因的转录,细菌将这些基因形成受同一个启动子控制的一个操纵子。真核生物不是用操纵子的方式,而是用组合调控的方式调控一系列基因转录的。组合调控

（combinational control）中，同一个转录调控蛋白可以协调不同基因的转录。只要不同基因所含的调控序列能够被同一个转录调控蛋白识别，这些基因就能够统一地被开启或关闭。

人体内这种调控的一个例子是糖皮质激素受体蛋白（glucocorticoid receptor protein）。为了结合到相应的调控序列上，该转录调控蛋白必须先与一分子糖皮质激素形成复合物。肝细胞受糖皮质激素刺激会增加很多相关基因的转录。这些基因都是通过糖皮质激素和受体复合物结合到调控序列而被上调转录的。当体内糖皮质激素不存在时，这些基因的转录都回到正常水平。

组合调控的概念还体现在成组的调控蛋白协同作用，一起决定一个基因的转录。很多简单的细菌激活蛋白和阻抑蛋白独自发挥功能，开启或关闭基因。但是大多数真核转录调控蛋白是作为调控蛋白组的一部分而起作用的，整个调控蛋白组对于基因的正确转录是必需的。当某一种转录调控蛋白作用于激活或阻抑某些基因组合调控的最后一步时，该蛋白质往往是起决定性作用的。真核生物中，一个典型基因被几十个转录调控蛋白控制，其中有激活蛋白也有阻抑蛋白（图 12 - 5）。所有调控蛋白的综合影响决定基因转录的最终水平。与原核生物类似，真核生物也同样使用类似激活蛋白和阻抑蛋白的转录调控蛋白调节其基因转录。与原核细胞相比，真核细胞转录调控更复杂。例如，细菌等原核细胞中，只有一种 RNA 聚合酶和一个 σ 因子负责转录起始；而真核细胞通常有三种 RNA 聚合酶和一系列通用转录因子（general transcription factor）负责转录起始。例如，TFⅡA、TFⅡB、TFⅡD、TFⅡE、TFⅡF、TFⅡH 等是真核细胞中协助 RNA 聚合酶起始转录的通用转录因子。

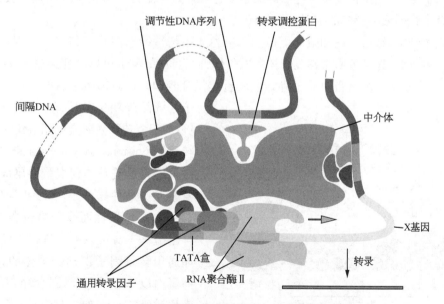

图 12 - 5　真核细胞中，转录调控蛋白组合调控基因表达

此外，真核基因激活蛋白还可以结合被命名为增强子（enhancer）的调控序列，使基因转录大大增强。1979 年，生物学家惊奇地发现甚至当激活蛋白在距离启动子成千上万个核苷酸以外的部位结合时，也能够增强转录。并且这些激活蛋白的结合位点在基因的上游和下

游都能够发挥作用。这些发现引发了这样的问题：增强子序列及其结合的调控蛋白是如何在如此长距离以外发挥作用的，它们是如何与启动子相互交流的？

人们提出了很多解释"远距离作用"的模型，其中最简单的一个似乎适用于大多数情况。在增强子和启动子之间的 DNA 形成襻环，拉近了增强子与启动子间的距离，使得真核激活蛋白能够直接影响启动子区域发生的事件。这段 DNA 如同一个系链，使得与增强子结合的调控蛋白即使在成千上万个核苷酸之外也能与启动子附近的蛋白质如 RNA 聚合酶Ⅱ和通用转录因子（general transcription factor）相互作用。通常有另外的蛋白质将结合在远端的转录调控蛋白与启动子结合蛋白联系起来，其中最重要的一种是一个大的蛋白质复合体，称为中介体（mediator）。而真核转录激活蛋白的一种作用方式是帮助启动子区域的通用转录因子和 RNA 聚合酶Ⅱ装配在一起。真核转录阻抑蛋白的作用方式则相反，它们通过阻止或破坏通用转录因子和 RNA 聚合酶Ⅱ的装配而减少转录。除了促进或抑制转录起始复合物的装配以外，真核转录调控蛋白还有其他作用机制，它们吸引调节染色质结构的蛋白质从而影响启动子与通用转录因子和 RNA 聚合酶Ⅱ的可接近性（accessibility）。

真核细胞的转录开始必须要考虑到染色体的结构。真核细胞的遗传物质被包装为核小体，然后再进一步包装成更高级结构。那么转录调控蛋白、通用转录因子和 RNA 聚合酶是如何排除这些结构的干扰，接近 DNA 而启动转录的呢？核小体如果处于启动子区域就能够抑制转录开始，这很可能是因为核小体自身能够阻止启动子上通用转录因子或 RNA 聚合酶的装配。事实上，在进化中产生这样的染色质包装方式就是为了防止泄漏性基因表达，即避免在没有合适的激活蛋白的情况下发生转录。

真核生物中，激活蛋白和阻抑蛋白利用染色质结构帮助它们开启和关闭基因。染色质结构可以被改变，如染色质重建复合体和共价修饰组蛋白的酶都可以改变染色质结构（参见第四章）。很多基因激活蛋白通过将染色质重建复合体和共价修饰组蛋白的酶招募到启动子区域而改变染色质结构（图 12 − 6）。例如，很多转录激活蛋白招募组蛋白乙酰转移酶（histone acetyltransferase，HAT），这种酶将乙酰基加到组蛋白尾部特定赖氨酸上。这种修饰很可能使得 DNA 具有更大可接近性而改变染色质结构，而且乙酰基本身可以被促进转录的蛋白质如通用转录因子识别。同样的，基因阻抑蛋白以降低转录起始效率的方法调节染色质结构。例如，很多转录阻抑蛋白能招募组蛋白去乙酰化酶（histone deacetylase），这种酶从组蛋白尾部去除乙酰基，从而逆转乙酰化对于转录起始的正面影响。关于染色体结构改变可以影

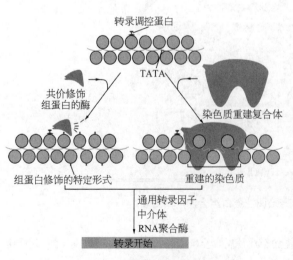

图 12 − 6 真核基因激活蛋白改变局部染色质结构

响其转录,有一个典型的例子,即 X 染色体失活。哺乳动物雌性胚胎发育早期过程中,其细胞内的两条 X 染色体中的一条会关闭转录,称为 X 染色体失活。近年来,有不少研究对其中的机制提出了解释: X 染色体上一段被称为失活中心的区域可以转录生成一段约 20 000 个核苷酸的长链非编码 RNA,称为 X 染色体失活特异转录物(X-inactivation specific transcript, Xist);随着 Xist 不断被转录,Xist 可以在 X 染色体上不断延伸,同时募集组蛋白修饰酶和其他一些蛋白质,使 X 染色体变得更紧密,这种紧密的结构不利于转录(图 12-7)。

这种不改变 DNA 的核苷酸序列,通过 DNA 或组蛋白的共价修饰影响基因转录的调控方式,被称为表观遗传调控(epigenetic regulation)。

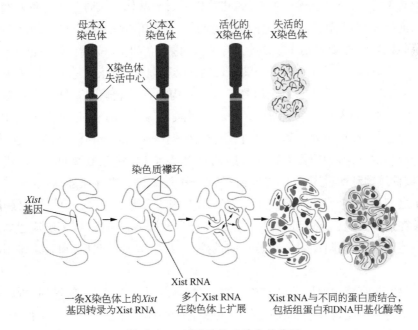

图 12-7　哺乳动物 X 染色体失活

第三节　转录后调控

从 DNA 经 RNA 到蛋白质,基因表达的步骤非常多。原则上,其中的任一步骤都可以被调控,并且很多基因的表达是被多步骤调控的。对于所有生物的大多数基因来说,转录调控是最重要的。但是,转录后调控(post-transcriptional control)的重要性也不容忽视,因为这使得细胞能有更多的机会去调控其基因产物的数量和活性。特别是在真核生物,转录后调控尤为重要。

转录后调控主要是对已经形成的 mRNA 分子的空间构象、加工成熟和运输定位及半衰期等进行调控。常见的调控方式有转录衰减、核糖开关、可变剪接、选择性加尾、RNA 编辑和 RNA 干扰等。

一、mRNA 的构象、加工、运输和定位可以成为调控点

1. 转录衰减 在细菌中，一些基因的转录产物，即新生 mRNA 可以形成一种特定结构，含有这一结构的 mRNA 可以与 RNA 聚合酶结合，干扰 RNA 聚合酶的功能，使这一基因的转录提前终止，这种现象称为转录衰减（transcription attenuation）。而当细胞需要这个基因表达时，调控蛋白又会与新生 RNA 结合，干扰衰减，使这一基因顺利转录。细菌色氨酸操纵子中的转录衰减就是典型的例子。色氨酸操纵子是一系列合成色氨酸相关酶的基因及上游调控序列组成的表达单位。当环境中有大量色氨酸时，细菌不会浪费"自身资源"去合成色氨酸。即便有部分 mRNA 已经开始转录，也可以通过衰减作用及时终止。色氨酸操纵子有一段特殊的前导序列，其转录产物按序可分为四段。其中序列 1 自带独立的起始和终止密码子，可翻译成含 14 个氨基酸的前导肽，前导肽的第 10 和 11 位是相邻的色氨酸。序列 1 和 2，序列 2 和 3，以及序列 3 和 4 可分别形成发夹结构，且能力依次递减。序列 4 下游有多个 U，即为不依赖 ρ 因子的转录终止信号。这些结构是转录衰减的基础。当色氨酸浓度较低时，前导肽的翻译因为缺乏色氨酸这一原料而受阻，核糖体停止在序列 1 的第 10 和 11 位的色氨酸密码子处，使得序列 2 和 3 倾向形成发夹，偶联转录的 mRNA 可继续生成，指导相关色氨酸合成酶的产生，细菌得以自身合成色氨酸以弥补环境色氨酸的不足。当色氨酸浓度较高时，核糖体顺利通过序列 1，前进到序列 2，序列 2 被核糖体覆盖后，发夹结构自然在序列 3 和 4 之间形成，序列 3/4 发夹即是"衰减子"，和其下游的一系列 U 一起终止转录，避免了浪费。在这里，色氨酸浓度同样是决定衰减作用的因素。可见，细菌响应色氨酸浓度而作出基因表达的调整，在阻抑蛋白对转录的调控（见第二节转录调控）和衰减作用中都得到了体现。

原核生物转录衰减的发生是以原核生物的"翻译与转录偶联"为前提的，所以这一现象常见于原核生物。但是，转录衰减也可见于真核生物。研究得较透彻的一个例子是 HIV 病毒感染宿主细胞后，病毒基因组可以整合到宿主细胞基因组中。已整合的病毒基因组 DNA 可以利用宿主细胞的 RNA 聚合酶 II 进行转录。然而，宿主细胞的 RNA 聚合酶 II 在转录了几百个核苷酸后，可以终止这种转录，使得病毒基因组不能有效地完全地转录，即转录衰减。但在特殊的激活条件下，一种叫 Tat 的病毒蛋白可以结合到新生 RNA 的茎-环结构上，允许 RNA 聚合酶 II 继续工作，这样病毒基因组就能顺利转录。

2. 核糖开关 核糖开关（riboswitch）是 mRNA 上一小段可以结合相应配体的序列，多见于 mRNA 5′端。当作为配体的小分子代谢物与之结合后改变其构象，构象改变了的核糖开关可以调控该基因表达。有趣的是，这个基因的表达产物往往是代谢物合成途径中的关键分子。这种反馈式的调控使细胞能够灵活地按需调整代谢途径中的关键分子。

核糖开关最早发现于细菌，且在细菌中最常见。例如，细菌的嘌呤合成相关酶的表达就受到核糖开关的调控。当菌体内的鸟嘌呤水平较低时，鸟嘌呤不易结合到嘌呤合成相关酶基因 mRNA 5′端的核糖开关上，没有结合任何分子的核糖开关处于促进基因转录的构象；而当鸟嘌呤水平升高时，结合了鸟嘌呤的核糖开关则处于抑制基因转录的构象（图 12 - 8）。核糖开关可以感知细胞内关键小分子代谢物的浓度，来调节相应基因表达，这样，细胞就很

容易根据细胞内代谢物的水平来调整该代谢物的生成速度。

上述的细菌嘌呤合成相关酶 mRNA 上的核糖开关,对基因表达的调控是通过形成转录终止结构而抑制转录。但目前的研究发现,核糖开关也可以在转录后水平发挥作用,如影响 mRNA 降解;还可以在翻译水平发挥作用,如影响核糖体结合等。

核糖开关在真菌、植物中也被陆续发现。如维生素 B_1 的衍生物焦磷酸硫胺素(TPP),可以作为配体结合到 TPP 合成相关基因 mRNA 的核糖开关上,构象改变的核糖开关通过影响该 mRNA 内含子剪接来调控基因表达。

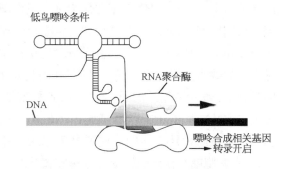
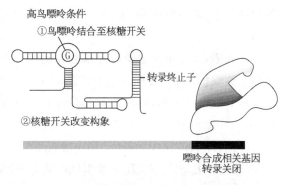

图 12-8　细菌中核糖开关控制嘌呤生物合成基因

3. 可变剪接和选择性加尾　mRNA 空间构象的改变可以调控基因表达,此外,mRNA 生成后的加工成熟过程也是关键调控点。成熟的 mRNA 才是下一步翻译的真正模板,这在真核生物尤为重要。加工成熟的过程主要涉及 mRNA 去除内含子,5′端加帽及 3′端加尾。真核生物的基因是断裂基因,那么去除内含子并连接外显子的剪接现象,对于把真正的遗传信息表达出来就尤为必要。有大量基因的 mRNA(如约 40% 的果蝇基因和 75% 的人类基因)还可以不同的方式进行剪接。这样同一个基因因为外显子的不同拼接,可以形成不同的成熟 mRNA,指导形成不同的蛋白质,这被称为可变剪接(alternative splicing)。可变剪接可以是组成性的也可以是调节性的。前者往往是因为内含子序列的不严谨,即标准的剪接体不能明确区分两个或多个成对的剪接位点,所以随机发生剪接而产生不同的转录本。而后者,当可变剪接被调节时,调节分子帮助剪接复合体定位到容易被忽视的剪接位点的方式为正调节,调节分子阻止剪接复合体接近 mRNA 的某个特定剪接位点的方式为负调节。

5′端帽子和 3′端 polyA 尾可以保护 mRNA 免受细胞内 RNA 酶的降解,对维持 mRNA 稳定性有很大帮助。有些基因 mRNA 3′端还可以有多个加尾位点,选择不同的加尾位点可以形成 C-端不同的多个蛋白质。

4. RNA 编辑　可变剪接和选择性加尾增加了基因表达产物的多样性,而对基因表达产物多样性和产物含量的调节正是基因表达调控的两个重要效应。除了可变剪接和选择性加尾之外,RNA 编辑(RNA editing)也是一种影响基因表达产物多样性的方式。RNA 编辑是指 RNA 转录本合成之后改变其核苷酸序列,从而导致其携带的编码信息的改变。例如,在锥虫的一种线粒体蛋白细胞色素氧化酶亚基Ⅱ的 mRNA 转录本中发现 RNA 编辑,即在转录本特定区域内,一个或多个尿嘧啶核苷酸被加入,导致序列和读码框的改变。RNA 编辑的形式除了可以在 mRNA 编码区内加入或删减核苷酸，也可以是碱基发生改变。如胞嘧啶核苷酸到尿嘧啶核苷酸（"C 到 U"），腺嘌呤核苷酸到次黄嘌呤核苷酸（"A 到 I"）的改变。灵长类动物的 mRNA 比其他哺乳动物含有更高水平的"A 到 I"编辑。RNA 编辑的典型例子是人类的载脂蛋白 B 基因 *APOB* 在肝细胞和小肠黏膜细胞内的差异表达。肝细胞内表达的是含 4 536 个氨基酸的 apoB100；小肠黏膜细胞内表达的是含 2 152 个氨基酸的 apoB48。这正是 RNA 编辑的结果，肝细胞内 *APOB* 基因 mRNA 完整翻译成较长的 apoB100；而小肠黏膜细胞内特异表达的胞嘧啶核苷脱氨酶将 *APOB* 基因 mRNA 上第 2 153 位密码子 CAA 中的胞嘧啶核苷酸转变为尿嘧啶核苷酸，使该密码子变为终止密码子 UAA，翻译在此处提前终止，形成较短的 apoB48。同一 *APOB* 基因在两种细胞内表达了两种不同的载脂蛋白。

5. mRNA 输出细胞核的过程也可被调控　一般来说，只有加工成熟的 mRNA 才能被运输出细胞核，mRNA 输出细胞核的这一过程也可以被调控，从而突破了"加工完成"才能被运输的限制。例如，引起人类获得性免疫缺陷综合征的 HIV 病毒感染细胞后发生的调节性 mRNA 输出现象。简单来说，HIV 编码的 Rev 蛋白可结合于病毒 RNA 内含子中的一段特定序列（即 Rev 反应元件）。Rev 蛋白还可以与核输出受体 exportin1 相互作用，引领病毒 RNA 通过核孔进入细胞质。被引领的病毒 RNA 可以是含有内含子未完成加工的 RNA，而这些 RNA 是产生子代病毒必不可少的。Rev 蛋白的促进病毒 RNA 核输出的功能对于 HIV 繁殖和致病性起重要作用。

mRNA 被运输出细胞核后可以被调节而定位在细胞质的特定区域。真核生物成熟的 mRNA 进入细胞质后在核糖体上翻译为多肽链。有些 mRNA 先被定向性地运输到需要其编码蛋白质的细胞内位置然后才开始翻译。这一策略的好处之一是建立细胞质的非对称性，这在发育的很多阶段中都是关键性步骤。mRNA 定位的信号通常位于其 3′ 端非翻译区，即 mRNA 上从翻译终止密码子到 polyA 尾起始处的区域。

二、RNA 降解是重要的调控点

细菌的大多数 mRNA 都非常不稳定，半衰期约几分钟。这是因为 mRNA 在快速合成的同时，也在快速降解。3′→ 5′ 核酸外切酶是主要催化降解的酶。较短的半衰期使基因表达能够随着细菌需求的改变而快速调整，快速适应环境变化。

真核生物的 mRNA 相对较为稳定，半衰期大多为 30 分钟以内，β 球蛋白 mRNA 的半衰期可超过 10 小时。而编码如生长因子和基因调节蛋白等合成速度需要快速变化的蛋白质，其 mRNA 的半衰期通常较短。

真核 mRNA 有两种常见的降解机制。这两种机制都是以 mRNA 的 polyA 尾被核酸外切酶逐渐切短为前提的。一旦成熟 mRNA 运至细胞质，其 polyA 尾就开始逐渐缩短，当缩短到一个关键的长度（人类细胞中大约是 25 个核苷酸）时，这两种降解机制开始显现：一种是脱帽后，mRNA 被从 5′ 端快速降解；另一种是 mRNA 被继续从 3′ 端降解，跨越 polyA 尾直到编码序列。

几乎所有的真核 mRNA 都通过这两种机制降解。那么 mRNA 降解的快慢与什么有关呢? 首先,3′端非编码区序列对于控制 mRNA 降解很重要。此序列通常具有特定调控蛋白的结合位点,这些蛋白质能够影响 polyA 尾的缩短及后续反应。其次,mRNA 的降解也会受其翻译效率的影响。因为 3′端 polyA 尾及 5′端帽子这两种结构参与 mRNA 降解的同时,也参与了 mRNA 作为模板的翻译过程。去除 polyA 尾及帽结构的相关蛋白质可以与翻译机器直接竞争,所以任何影响 mRNA 翻译效率的蛋白质会反向影响 mRNA 的降解,即增加或降低 mRNA 翻译效率的蛋白质可以减缓或促进 mRNA 降解。

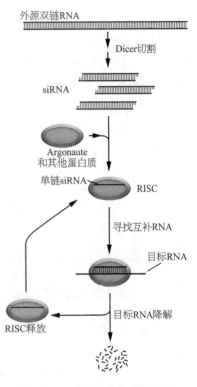

　　上述的 mRNA 降解,与 polyA 尾及帽结构相关,是一种细胞针对自身表达的 mRNA 比较通用的降解机制。细胞还有一种降解机制,能够识别"外来"的 RNA 分子并对其进行降解,常见于病毒感染细胞后及转座子转座后转录产生的 RNA。上述两种情况生成的双链 RNA 首先被一种核酸内切酶 Dicer 切割成大约 23 个核苷酸的短的双链 RNA,这种短的双链 RNA 被称为小干扰 RNA(small interfering RNA, siRNA)。接着,siRNA 被整合入 RNA 诱导沉默复合体(RNA induced silencing complex, RISC)中。RISC 释出 siRNA 双链中的一条单链,剩下的单链 RNA 引导 RISC 去寻找互补的"外来"RNA 分子。这一"外来"RNA 分子被 RISC 复合物中含有的核酸酶快速降解,之后 RISC 还可以自由寻找并降解更多同样的"外来"RNA 分子(图 12 - 9)。

　　这种通过特定双链 RNA 靶向目标 mRNA,使其表达受抑制的现象被称为 RNA 干扰(RNA interference, RNAi)。siRNA 介导 RNA 干扰是细胞维持自身基因组稳态的一种防御手段。

图 12 - 9　siRNA 降解外源 RNA

　　siRNA 介导的 RNA 干扰在很多生物体中广泛存在,包括单细胞真菌、植物、线虫、果蝇、动物等,表明这是一种"古老的"机制。在一些生物体(如植物)中,RNA 干扰的活性甚至能够通过 siRNA 在细胞之间的转移而在组织间传递。这种 siRNA 转移使得病毒仅仅感染少数植物细胞之后,整个植物都对病毒产生抗性。从广义上来说,RNA 干扰与人类免疫系统的某些方面相似。在这两种情况下,被感染的生物体都产生"攻击性"分子(siRNA 或抗体)使得入侵者失活,从而保护宿主。

　　目前,siRNA 介导的 RNA 干扰已经成为一个被广泛使用的实验手段,在培养的细胞或者植物、动物体内被用于人为控制基因表达。同时,RNA 干扰在治疗人类疾病方面作为一个强有力的新方法显示了巨大的潜力。很多人类疾病是由于基因异常表达所致,所以,通过引入互补 siRNA 而关闭这些基因表达,在医学上有很大的应用前景。

三、RNA 修饰也是一种调控方式

　　2010 年,有学者提出了"RNA 表观遗传学"(RNA epigenetics)的概念。这一概念的提

出,源于 RNA 分子修饰的发现及其功能研究。目前发现真核生物的 RNA 有上百种修饰,如 m7G、m5C、m3C、m1A、m6A 等。这些修饰可以发生在 mRNA 或非编码 RNA(tRNA、rRNA、miRNA、lncRNA 等)。其中研究得最深入的是 mRNA 上的 m6A 修饰,这也是 mRNA 上最丰富的修饰形式。

m6A,即 RNA 分子上腺嘌呤核苷酸(A)的嘌呤环第 6 位碳原子上的氨基被甲基化修饰,这一甲基化过程依赖甲基转移酶复合体催化,并且该甲基还可以被去甲基化酶 FTO 和 ALKBH5 催化去除。RNA 的这种可逆的"修饰"和"去修饰",类同于 DNA 和组蛋白的化学修饰,相当于"开关"的两种状态,动态调控 RNA 的功能,也进一步提示基因表达的表观遗传调控除了在转录前,还可以在转录后,因而极大丰富了表观遗传调控的层次。

RNA 特定位点的 m6A 修饰,能够被特定蛋白质(可称为"reader")识别,介导 RNA 的改变,如 mRNA 发生 m6A 修饰后影响其剪切、出核、稳定性及翻译起始等,从而影响相应蛋白质的表达量;又如 miRNA 上的 m6A 修饰影响其加工成熟,进而影响 miRNA 介导的基因沉默,这些基因表达的改变都将影响细胞功能。目前已经发现 RNA 的 m6A 修饰在调控干细胞分化、生殖细胞成熟、T 细胞稳态、肿瘤的发生发展、昼夜节律等方面都起到了作用。

第四节　翻译和翻译后调控

翻译水平以及翻译后水平也是基因表达的调控环节。

一、翻译起始受到起始因子的调控和非翻译区的影响

在翻译水平上,翻译起始是重要的调控点。无论是原核生物还是真核生物,翻译各阶段需要多种蛋白质因子参与。在翻译起始阶段需要起始因子(initiation factor, IF),原核和真核的起始因子分别以 IF 和 eIF 表示。起始因子对翻译起始复合物的形成至关重要,多种因素可以通过影响起始因子来影响翻译起始效率,最终影响蛋白质含量。

如真核细胞遇到多种应激情况时会降低其整体蛋白质合成速度,这些应激情况包括生长因子或营养物质的缺乏、病毒感染、温度突然上升等。这些应激情况导致翻译起始因子 eIF2 被激酶磷酸化失活,降低了翻译起始效率,从而在整体上降低细胞蛋白质合成速度。eIF2 磷酸化水平的调节在哺乳动物中尤为重要,处于不分裂静止状态即 G_0 期的细胞的总蛋白质合成速度仅为分裂期细胞的 1/5,eIF2 磷酸化状态是其中重要的调控机制。

除了起始因子对翻译起始的影响,mRNA 上的一些关键序列同样可以影响翻译起始,如 5′端和 3′端非翻译区、内部核糖体进入位点(internal ribosome entry site, IRES)等。

5′端非翻译区是指转录起始位点到翻译起始密码子间的一段 RNA,3′端非翻译区是指从翻译终止密码子到 polyA 尾开始处的 RNA 区域。这些非翻译区对于原核和真核生物翻译起始的调控都非常重要。原核和真核生物翻译起始调控的基本策略一致,但是细节上有所不同。

在细菌 mRNA 上,距离起始密码子 AUG 上游几个核苷酸处有一段富含嘌呤的 6 个核

苷酸的保守序列,称为 Shine - Dalgarno 序列(SD 序列)。此序列与核糖体小亚基 16S RNA 相互作用形成碱基配对,从而在核糖体上正确定位起始密码子 AUG。细菌可以通过 RNA 或蛋白质分子暴露或阻断 SD 序列的机制调控蛋白质翻译起始。

真核 mRNA 上没有 SD 序列,选择哪个 AUG 密码子作为翻译起始位点很大程度上取决于其与 mRNA 5′端帽子的距离,因为 mRNA 5′端帽子是核糖体小亚基与 mRNA 的结合位点,并从此处开始寻找 AUG 起始密码子。有时核糖体小亚基错过了距离 mRNA 5′端最近的第一个 AUG 密码子,而识别的是第二个或第三个 AUG 密码子,这种现象被称为"有泄漏的扫描"。这种机制常常被用于产生两个或多个紧密相关但是氨基端不同的蛋白质分子,以及产生有或没有氨基端信号序列因而在细胞内分布不同的同一种蛋白质分子。真核细胞中的阻抑蛋白还可以与 5′端非翻译区结合,抑制翻译起始。一些阻抑蛋白识别 3′端非翻译区特定核苷酸序列,通过干扰 5′端帽子和 3′polyA 尾的交流而减少翻译起始,而此项交流是有效翻译起始的一个必需步骤。

值得一提的是,有些真核 mRNA 的翻译并不依赖核糖体与 5′端帽子的结合,而是核糖体直接进入 IRES。IRES 是一段特殊的 RNA 序列,一般长几百个核苷酸,折叠成特定结构,存在于 mRNA 的不同位置。有时,两个不同蛋白质编码序列在同一个真核 mRNA 上串联,核糖体以常规寻找 5′端帽子的机制翻译出一个蛋白质,以进入 IRES 的方式翻译出另一个蛋白质。不同的 IRES 需要不同的翻译起始因子,从 IRES 开始翻译时不需要 mRNA 的 5′帽子和识别帽结构的翻译起始因子 eIF4E。一些病毒通过 IRES 翻译其自身 mRNA 而阻止宿主 mRNA 从 5′端翻译。这种通过 IRES 的翻译调控机制可以在细胞整体蛋白质翻译起始被抑制的情况下,选择性地快速翻译某些 mRNA。

二、微小 RNA 与 mRNA 结合是真核细胞抑制翻译的重要机制

除了编码蛋白质的 mRNA,细胞内还有一大类不编码蛋白质的 RNA,称为非编码 RNA(non-coding RNA, ncRNA)。非编码 RNA 生物学作用广泛,在基因表达调控中的作用尤其重要。微小 RNA(microRNA, miRNA)是其中的一种,在植物和动物中都存在。真核生物中一种很重要的翻译调控机制依赖 miRNA。miRNA 可以与 mRNA 结合,从而抑制翻译。例如,人类有超过 1 000 种不同的 miRNA,可以调控至少 1/3 蛋白质编码基因的表达。

上面提到的 siRNA,也是一种非编码 RNA,由外源双链 RNA 被切割产生,并参与了对"外源"双链 RNA 的降解,发挥抑制外源基因表达的防御作用。与 siRNA 相比,miRNA 由细胞基因组中相应的基因转录产生,是"内源性"的转录产物。miRNA 初始转录物也要经过特殊加工才能产生成熟 miRNA。miRNA 加工过程和所涉及的分子与 siRNA 相似。miRNA 初始转录物在核内经酶切后出核。在细胞质内同样经 Dicer 切割,形成约 23 个核苷酸长度的双链 RNA。双链 miRNA 与特定蛋白装配形成 RISC。RISC 释放 miRNA 双链中的一条,携带另一条单链 miRNA 在细胞质中寻找与 miRNA 互补的 mRNA。一旦目标 mRNA 与 miRNA 形成碱基对,目标 mRNA 的翻译会被抑制,这种调控方式在人类细胞中比较常见。目标 mRNA 也可以被 RISC 内的核酸酶快速降解,这种调控方式在植物细胞中比较多见。RISC 处理完一个 mRNA 分子后会被释放,然后自由寻找另一个目标 mRNA 分

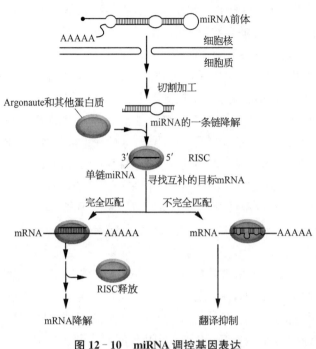

图 12-10　miRNA 调控基因表达

子,从而有效阻止此 mRNA 编码的蛋白质被翻译出来(图 12-10)。

miRNA 有两个特征使得它们成为基因表达调控中非常有用的分子。第一,一个 miRNA 能够调控一组含有相同序列的不同 mRNA 的表达,这段相同序列通常位于 mRNA 的 5′端和 3′端非翻译区。人类细胞中的单个 miRNA 以这种方式可调控上百种不同 mRNA 的表达。第二,与转录因子相比,编码 miRNA 的基因在基因组中占据空间很小。

miRNA 通过使目标 mRNA 翻译受抑或发生降解来调控基因表达。与 siRNA 相比,miRNA 对于调控真核生物基因的时序表达具有重要意义。

三、翻译后的加工及降解可以对蛋白质水平和活性进行调控

翻译合成的新生肽链必须经历一系列加工过程才能够成为有功能的蛋白质。这些过程包括:折叠形成特定的三维构象、一些肽段的水解、共价修饰和与辅助因子结合、与其他亚基一起正确组装发挥功能、错误折叠或毁坏的蛋白质被降解等。

新生肽链通常在分子伴侣(molecular chaperone)的帮助下进行折叠。分子伴侣中常见的一类是热休克蛋白(heat shock protein,Hsp),例如 Hsp70、Hsp60 和 Hsp90。Hsp70 与核糖体上正在翻译的肽链的疏水区域结合,这样 Hsp70 可以将新生成的肽链保持在未折叠或部分折叠的状态直到正确的折叠可以发生为止。Hsp60 帮助已离开核糖体的部分折叠的蛋白质完成折叠。Hsp90 的主要功能是对于信号转导途径中的蛋白质进行构象调控,如信号转导途径中的一些酪氨酸激酶必须与 Hsp90 结合才能够正确地发挥功能。

蛋白质水解是翻译后调控的一种方式。例如,有些酶是以酶原形式被翻译,当需要该酶发挥功能时,蛋白水解酶除去酶原中的一段氨基酸使酶得以活化。蛋白质水解的另一常见效应是参与翻译后蛋白质的细胞内定位调控。

很多新翻译的肽链必须被共价修饰后才能够发挥功能,这就是蛋白质的翻译后修饰(post-translational modification)。磷酸化(phosphorylation)、乙酰化(acetylation)、甲基化(methylation)、泛素化(ubiquitination)和糖基化(glycosylation)是常见的蛋白质翻译后修饰。一个蛋白质可以发生多种翻译后修饰,并且有时这些翻译后修饰相互调控(参见第二章、第四章和第五章)。

细胞内的蛋白质处于合成和降解的动态平衡中,合成和降解的相对速度决定了蛋白质

的量。蛋白质降解通常是在细胞内的特定区域内进行的,有的在称为蛋白酶体的大分子装置中进行,有的在溶酶体等降解型细胞器中进行。蛋白酶体在原核和真核细胞中都存在,真核细胞中泛素化修饰是最常见的标记蛋白质进行蛋白酶体降解的方式,泛素化修饰还有非降解性调控蛋白质功能的作用。

第五节　基因表达调控的细胞生物学意义

所有细胞必须根据环境中的信号变化改变基因表达情况,做出适应性改变。因此基因表达调控是对细胞信号的一种重要应答措施。在细菌等原核生物中,基因表达的最简单变化往往只是暂时的。例如,色氨酸阻抑蛋白仅在色氨酸存在时关闭细菌色氨酸操纵子的表达,氨基酸一旦从培养基中除去,这些基因立刻恢复表达,后代细胞对于其母代细胞曾处于有色氨酸的环境将没有记忆。但是,多细胞生物在发育过程中,一个细胞根据信号一旦决定其分化为特定细胞类型的方向,这种细胞命运的选择通常在此后很多代细胞中都得到维持。这意味着一个暂时信号引发的基因表达的变化一定是被细胞“记住”了。这种细胞记忆(cell memory)的现象是产生有序组织和维持稳定分化细胞类型的先决条件。此节中我们将通过这两个方面讨论基因表达调控的细胞生物学意义。

一、细胞通过调控基因表达来应答外界信号变化

如前所述,大肠埃希菌通过乳糖操纵子应答环境中不同碳源水平变化,被 Lac 阻抑蛋白和激活蛋白 CAP 共同控制。乳糖操纵子编码运输和分解乳糖的一系列蛋白。没有乳糖时,Lac 阻抑蛋白关闭乳糖操纵子表达。既有乳糖又无葡萄糖时,转录激活蛋白 CAP 开启乳糖操纵子,使细菌能利用包括乳糖在内的其他替代性碳源。

激素、生长因子和代谢物等胞外信号分子通过真核细胞信号转导途径,调控基因表达,协调细胞活动。例如,胰岛素与细胞膜上胰岛素受体结合后,通过 PI3K - AKT - mTORC1 信号通路,增强转录因子固醇调节元件结合蛋白 1C(SREBP1C)活性,促进乙酰辅酶 A 羧化酶(ACC)、脂肪酸合成酶(FAS)等基因表达,增加细胞脂质合成。葡萄糖等代谢物通过磷酸酶 PP2A 信号通路,增加转录因子碳水化合物反应元件结合蛋白(ChREBP)的细胞核分布与 DNA 结合活性,促进糖酵解和脂肪酸合成的多个代谢酶基因的表达,从而增强脂肪酸从头合成。此外,哺乳动物肠道内的细菌产生的短链脂肪酸等代谢物作用于肠黏膜细胞的 G 蛋白偶联受体(GPCR),通过信号转导途径调控基因表达,影响肠黏膜细胞来源的细胞因子、抗菌肽、黏蛋白、紧密连接蛋白等的水平,从而调节肠道稳态和功能。

多细胞生物中的不同细胞可以根据外界信号调控不同基因表达。例如,在饥饿和运动时升高的糖皮质激素,与肝细胞的糖皮质激素受体蛋白结合,刺激肝细胞调控很多不同基因的表达,其中包括增加酪氨酸氨基转移酶基因的转录,促进氨基酸分解代谢。但是,脂肪细胞在糖皮质激素水平增加时,下调酪氨酸氨基转移酶基因表达。

细胞调控基因表达的另外一个经典例子是果蝇发育过程中转录调控的时空变化。果蝇

发育过程中,转录调控蛋白在胚胎不同部位的水平不同,胚胎不同部位的细胞核通过"读取"不同浓度的转录调控蛋白获得位置信息,启动不同基因表达,调控发育进程。

二、细胞通过调控基因表达从而分化为不同类型细胞并维持其分化类型

不同转录调控蛋白的综合作用导致不同细胞类型的产生,正是组合调控和共享的 DNA 调控序列提供的机会,它使得一个有限的转录调控蛋白组能够控制更大数量基因的表达。

一旦多细胞生物体中的一个细胞分化成为一个特定类型的细胞,这个细胞通常会保持分化状态,其所有子代细胞将保持同样的细胞类型。一些高度特异的细胞一旦分化就不再分裂,如骨骼肌细胞和神经元。但是很多其他分化的细胞如成纤维细胞、平滑肌细胞和肝细胞,会发生多次细胞分裂。所有这些细胞类型在分裂时仅会产生和它们一样的子代细胞,平滑肌细胞不会产生肝细胞,肝细胞不会产生成纤维细胞。这种细胞身份保留的现象表明,产生分化细胞的基因表达的改变必定被记住并通过随后的细胞分裂被传递到子代细胞中。其中的机制又是什么呢?

细胞有几种方法确保它们的子代细胞记住其细胞类型。最简单的方式是通过正反馈环,即关键的转录调控蛋白除了激活其他的细胞类型特异基因外,还激活其自身基因转录。另一种维持细胞类型的方法是通过从母细胞到子代细胞忠实传递凝缩的染色质结构而完成的。第三种细胞传递基因表达信息到子代的方法是通过 DNA 甲基化(DNA methylation)。在脊椎动物细胞中,DNA 甲基化主要在胞嘧啶碱基发生。胞嘧啶的这种共价修饰通常通过招募阻止基因表达的蛋白质而关闭基因。DNA 甲基化模式通过酶的作用而被传递到子代细胞,这种酶在 DNA 复制后立刻将亲代 DNA 链的甲基化模式复制到子代 DNA 链。因为这三种机制,即正反馈环、一定形式的凝缩染色质和 DNA 甲基化,在不改变实际 DNA 核苷酸序列的情况下将信息从亲代传到子代,就是所谓表观遗传的方式。

第六节　基因表达调控相关疾病

许多疾病和综合征是基因表达调控异常所致。基因表达调控的各个环节异常都可能致病,包括罕见的遗传性疾病、癌症、自身免疫性疾病、神经系统疾病、发育综合征、心血管疾病、糖尿病和肥胖等。我们以脆性 X 综合征(fragile X syndrome,FXS)和 Von Hippel-Lindau(VHL)病为例,介绍基因表达调控不同阶段的失调如何导致疾病。

脆性 X 综合征是一种 X 连锁不完全外显性单基因遗传病,发病率约为 1/5 000,男性患者表现为智力低下、特殊面容、语言行为障碍等,女性患者症状较轻。脆性 X 综合征致病基因 *FMR1* 位于 X 染色体,编码的 FMRP 蛋白是一个 RNA 结合蛋白,在突触后神经元的 mRNA 翻译中发挥重要作用。绝大多数脆性 X 综合征患者的 *FMR1* 基因 5′端非编码区出现多个 CGG 三核苷酸重复序列,使 *FMR1* 基因启动子 DNA 高甲基化和基因转录下调,FMRP 蛋白缺失或表达量减少,导致兴奋与抑制性神经环路不平衡和神经可塑性障碍。

VHL 病是抑癌基因 *VHL* 突变所致的一种常染色体显性遗传病,患者表现为包括透明

细胞性肾细胞癌(ccRCC)在内的多器官肿瘤综合征。VHL 病的发病率不高,为 $1/91\,000\sim$ $1/36\,000$。*VHL* 基因编码的抑癌蛋白 VHL 与转录延伸因子 C 和 B,CUL2 蛋白、RBX1 蛋白形成 VCB - CR 复合物,可以在常氧条件下识别脯氨酰羟基化的缺氧诱导因子 HIFα,将其泛素化修饰从而被蛋白酶体降解。HIFα 是转录因子,因为在缺氧时水平增加而得名,其机制是氧气不足时 HIFα 的脯氨酸不能羟基化,不能被 VCB - CR 复合物识别和被蛋白酶体降解,HIFα 进入细胞核并结合到特异的 DNA 序列——缺氧反应元件(HRE),调控与血管生成、代谢、增殖等相关基因转录。VHL 蛋白在与脯氨酰羟基化的 HIFα 识别中发挥重要作用,当 *VHL* 突变时,VCB - CR 复合物不能有效识别脯氨酰羟基化的 HIFα,常氧条件下 HIFα 不被降解,其进入细胞核并调控基因转录,导致多器官发生肿瘤。

本章小结

含有相同 DNA 的不同类型细胞通过调控基因表达能够产生不同的 RNA 和蛋白质,从而行使不同的功能。一种细胞也需要根据外部和内部条件在外界信号调控下适时地改变原有的基因表达状况。细胞对基因表达的调控包括转录调控、RNA 加工调控、RNA 运输和定位调控、mRNA 降解调控、翻译调控和翻译后调控等。其中,转录调控蛋白通过结合到调控序列而进行的转录调控是最主要的调控点。原核生物中几个协同表达的基因组成一个操纵子,阻抑蛋白和激活蛋白调控操纵子中几个基因的转录。而真核生物基因是独立转录和调控的,增强子和启动子之间的环状 DNA 结构及中介体可以帮助转录调控蛋白远距离发挥作用。真核生物中,激活蛋白和阻抑蛋白能够利用染色质结构进行转录调控。此后,在转录衰减、核糖开关,包括 RNA 剪接和 RNA 编辑在内的各种 RNA 加工步骤、RNA 从细胞核运输到细胞质的特定区域和 RNA 降解等步骤都可以进行转录后调控。RNA 干扰是在很多生物体中存在的降解外源 RNA 分子的机制,并已经成为被广泛使用的调节基因表达的实验手段。翻译调控受到翻译起始因子、内部核糖体进入位点、5′端和 3′端非翻译区、微小 RNA 的影响,其中微小 RNA 的影响之大是以前难以预料的。翻译后的修饰及折叠和降解可以对蛋白质水平、活性和功能进行调控。真核生物基因表达的一个特点是组合调控,不仅表现在同一个蛋白质可以协调不同基因的表达,而且表现在成组的调控蛋白协同作用,一起决定一个基因的表达。细胞通过正反馈环、一定形式的凝缩染色质和 DNA 甲基化等方式,在不改变实际 DNA 核苷酸序列的情况下将信息从亲代传到子代细胞,从而实现基因表达格局的记忆,保障在发育过程中形成不同类型的细胞群体。许多疾病和综合征是基因表达调控异常所致,如脆性 X 综合征(FXS)和 Von Hippel - Lindau(VHL)病,基因表达调控的各个环节异常都可能致病。

(童雪梅　张　萍)

参考文献

[1] Alberto R, Ignacio E, Mariano A, et al. Alternative splicing: a pivotal step between eukaryotic

transcription and translation[J]. Nat Rev Mol Cell Biol，2013，14(3)：153－165.

[2] Alberts B，Johonson A，Lewis J，et al. Molecular biology of the cell[M]. 6th ed. New York：Garland Science，2015.

[3] Brodersen P，Voinnet O. Revisiting the principles of microRNA target recognition and mode of action [J]. Nat Rev Mol Cell Biol，2009，10(2)：141－148.

[4] Deleu S，Machiels K，Raes J，et al. Short chain fatty acids and its producing organisms：an overlooked therapy for IBD？[J]. E Bio Medicine，2021，66：103293.

[5] Gossage L，Eisen T，Maher ER. VHL，the story of a tumour suppressor gene[J]. Nat Rev Cancer，2015，15(1)：55－64.

[6] Hagerman RJ，Berry-Kravis E，Hazlett HC，et al. Fragile X syndrome[J]. Nat Rev Dis Primers，2017，29(3)：17065.

[7] Lodish H，Berk A，Kaiser CA，et al. Molecular cell biology[M]. 8th ed. New York：W H Freeman，2016.

[8] Serganov A，Nudler E. A decade of riboswitches[J]. Cell，2013，152(1－2)：17－24.

[9] Wang Y，Viscarra J，Kim SJ，et al. Transcriptional regulation of hepatic lipogenesis[J]. Nat Rev Mol Cell Biol，2015，16(11)：678－689.

第四篇

细胞分裂、分化与死亡

第十三章
细 胞 分 裂

生物体的生存和繁衍依赖细胞增殖（cell proliferation），即一个细胞复制自身成分以后分裂成两个细胞的过程。因此，新的细胞是由已有的细胞发生分裂产生的。对于单细胞生物，每次细胞增殖都产生两个新的个体；对于多细胞生物，细胞增殖则是胚胎发育、个体生长、组织更新和创伤修复等生命活动的基础。

细胞增殖包含了细胞生长（cell growth）和细胞分裂（cell division）两个阶段。细胞在生长阶段从外界吸收营养，制造各种细胞成分，体积变大；有些细胞成分（如 DNA）是严格复制的，有些则是大致地增加数目或体积，如各种细胞器、蛋白质等。细胞分裂阶段比细胞生长阶段用时短得多，极少制造新的物质；遗传物质 DNA 在此阶段被精确地一分为二，其他成分则大致地分成两份，最后产生两个新的细胞。细胞生长和细胞分裂相互协同，使细胞的大小在每次分裂时保持一致，从而确保了器官或生物体本身的体积恒定。

细胞增殖是一个有规律的过程，DNA 复制、蛋白质合成、染色体分离等事件都按特定顺序依次完成。细胞增殖的规律性是由一套复杂的调控系统决定的，在多细胞生物中，各种环境因素包括营养物质、其他细胞发出的信号分子，均会影响到该调控系统的功能。

本章主要以动物细胞为例，介绍真核细胞增殖的过程及其调控机制，并简述细胞增殖与医学的关系。

第一节 细 胞 周 期

细胞增殖过程以遗传物质复制和分配为两个核心事件，包含细胞器的增多、特定蛋白质的合成、DNA 复制、染色体分离、细胞质分裂等一系列活动，这些活动在每一次细胞分裂时都有规律地按一定顺序依次发生，并且在连续的细胞分裂中周期性地循环发生，因此细胞分裂的一次过程又被称为细胞周期（cell cycle）或细胞增殖周期。细胞周期的特征在真核细胞中具有普遍性，而且不仅存在于进行有丝分裂的细胞，也存在于进行减数分裂的细胞。1879年，德国人 Flemming 发现细胞在一分为二前，细胞核中弥散的染色质会逐渐转变成线状染色体,因此根据希腊语"mitos"("线"),将此阶段命名为有丝分裂,而把两次细胞分裂之间的阶段称为分裂间期(interphase),并认为细胞在间期是静止的。20世纪50年代以后,由于新技术的应用,人们发现间期细胞虽然没有显著的形态变化,但并不是静止的,而是进行着极为复杂的生化变化。

一、细胞周期由四个阶段组成

细胞周期的核心是细胞遗传物质的复制和分配(到子代细胞),围绕这两个核心事件,细胞周期包含4个阶段。DNA复制是在间期的一段特定时间内发生的,该阶段被命名为DNA合成期(DNA synthesis phase),简称S期。从上一次细胞分裂结束到DNA开始合成前有一个间隙期(first gap),简称G_1期(G_1 phase),细胞生长在此阶段最明显。从DNA合成结束到细胞开始分裂前也有一个间隙期,简称G_2期(G_2 phase)。由此一个典型的真核细胞增殖周期被划分成G_1期、S期、G_2期和M期。其中,G_1期、S期、G_2期一起被称为间期,细胞在间期生长,M期则指细胞分裂阶段。不同物种、不同组织及机体发育的不同阶段,其细胞周期持续时间差异很大,从几分钟到几小时甚至几十年不等,如某些动物早期胚胎的细胞周期时间极短,且只有S期和M期。

1. G_1期的主要特征　G_1期是细胞周期的第一阶段,最显著的特征是细胞生长,表现为细胞膜转运功能增强,摄入营养增多,代谢旺盛,有大量RNA和蛋白质合成;到G_1期末,细胞的质量和体积都比细胞分裂刚结束时明显增长,各种细胞器的数量、形态和功能均恢复到亲代细胞的水平,细胞骨架网络也重建,细胞的特定形态恢复。G_1期细胞还要为S期作准备,合成许多与DNA复制有关的蛋白质,如DNA聚合酶等;也会监测并修复有损伤的DNA,以防止受损DNA被复制而传给子代细胞。为确保每一代细胞的大小保持恒定,细胞生长与细胞分裂需要协调一致,但目前两者的协调机制尚不明确。

G_1期时若有缺乏增殖信号分子、细胞内营养不足等不利于增殖的情况,该期就会延长,细胞甚至会退出细胞周期,进入一种特殊的休眠状态,称为G_0期。G_0期持续时间从几天到数年不等,当各方面条件合适的情况下,G_0期细胞会回到G_1期,恢复增殖;实际上,大多数细胞将永久处于G_0期直到细胞死亡,如已分化的细胞就是处于G_0期的细胞。如果细胞已经做好了增殖的准备,G_1期的细胞就能够开始复制DNA,即进入S期。这种转化能否发生取决于G_1晚期一系列生化反应能否顺利进行,由于此阶段很短,因此被形象化地称为一个"点",在酵母细胞中称为起始点,在哺乳动物细胞中称为限制点(restriction point),下文为表述方便,统一称为限制点。通过这个阶段后,即使促进细胞增殖的信号被除去,DNA复制仍然会开始,细胞迅速进入S期。

2. S期的主要特征　S期最主要的事件是DNA复制,最后使遗传物质含量翻一倍。组蛋白和非组蛋白也在S期合成,并且组蛋白的合成与DNA复制同步进行,两者的进度相互联动,相互制约,以保证新合成的组蛋白在数量上适应DNA复制的需要,因此S期结束时每条染色体都含有两条完全相同的姐妹染色单体(sister chromatid)。姐妹染色单体形成时,呈环状复合物的黏合蛋白(cohesin)通过与DNA结合套在姐妹染色单体外面,并且沿着染色单体的长轴分布在许多个位点,这样就使两条姐妹染色单体能牢固地粘连在一起。S期还有一个重要事件是中心体的复制：中心体中原先的一对中心粒稍分开一段距离,然后在每个中心粒旁边分别开始形成一个新的中心粒,并招募一些蛋白质,各自形成一个新的中心体,最后两个中心体紧靠在一起直到进入有丝分裂期才分开。中心体的复制与DNA的复制类似,都是半保留复制并且每个细胞周期中只能复制一次,否则会导致纺锤体组装出错,造成染色体分离问题。

3. G_2 期的主要特征　G_2 期是从DNA合成结束到M期开始前的阶段,此时细胞核内DNA的含量已经比 G_1 期增加一倍。这一时期细胞也会监测和修复出现损伤或突变的DNA,还需要为M期做准备,合成一些与细胞分裂相关的RNA和蛋白质,如合成与染色体凝缩相关的蛋白质,微管蛋白的合成也在 G_2 期达到高峰,为M期纺锤体的形成提供了原材料。

4. M期的主要特征　M期即细胞分裂期,在M期当中,染色质凝缩成染色体,RNA合成停止,核仁消失,核膜破裂,纺锤体形成,姐妹染色单体分离,细胞器分配,最后亲代细胞分裂成两个细胞,每个子代细胞获得了完全等量的遗传物质及大致等量的细胞质成分。M期持续时间最短,形态变化最剧烈,出现一些只有M期才有的临时性结构,如染色体、纺锤体和收缩环,这些结构的出现都是为了保证细胞分裂能完成。

二、M 期由六个阶段组成

M期就是细胞分裂阶段。细胞分裂(cell division)是细胞周期中细胞形态变化最显著的阶段,包含核分裂和胞质分裂两个事件,核分裂后期开始胞质分裂,两者发生时间有交集,结束时间则几乎同步。核分裂(karyokinesis)是指亲代细胞的遗传物质分配到子代细胞中的过程,有丝分裂和减数分裂都属于核分裂。胞质分裂(cytokinesis)是指亲代细胞的其他成分分配到子代细胞中的过程,始于有丝分裂的后期,有丝分裂结束后胞质分裂很快也结束了。因此M期根据细胞分裂时形态上的变化分为六个阶段,包括有丝分裂的五个阶段和胞质分裂阶段。

(一) 有丝分裂过程

有丝分裂(mitosis)实际上指细胞核分裂的过程,在此过程中,细胞通过形成纺锤体和染色体,将遗传物质平均分配到两个子代细胞核中。根据染色体的变化,有丝分裂分为五个阶段：前期、前中期、中期、后期和末期。

1. 前期　染色质纤维变成光镜下可见的线条形的染色体,是前期(prophase)开始的标志。此时细长而松散的染色质纤维发生高度螺旋、折叠,形成短得多、紧密得多的染色体结构,这个过程叫做染色体凝缩(chromosome condensation)。使染色体凝缩发生的主要因素是凝缩蛋白(condensin),其他因素还包括 H1 和 H3 组蛋白的磷酸化等。凝缩蛋白是一种由五个蛋白质亚基组合成的环状复合物,当细胞将要进行有丝分裂时,凝缩蛋白中的一些亚基被磷酸化激活,活化的凝缩蛋白结合到染色质中的DNA超螺旋环上。在许多凝缩蛋白环状复合物的相互作用下,超螺旋形成了更大的螺旋结构,随之折叠压缩成染色体。伴随着染色体凝缩,构成核仁关键部分的"核仁组织者"襻环退回到各自所属的染色体上,核仁逐渐解聚,然后消失。

随着染色体的凝缩,大多数的黏合蛋白离开了染色体,但在着丝粒处黏合蛋白还很丰富,因此两条姐妹染色单体直到后期之前都在着丝粒处紧密结合,其余部分则只是松散地结合着,使得每条染色体看上去略呈 X 形。前期时会有一些蛋白质聚集到每条姐妹染色单体着丝粒的外侧,形成圆盘状的结构,能够与纺锤体发出的微管相连,功能与染色体的移动有关,称为动粒(kinetochore)。动粒有三层结构,内层的蛋白质与着丝粒 DNA 相互交织,外层的蛋白质与微管正端相连,中间层起到连接内外两层的作用,因此着丝粒和动粒都是与细胞分裂过程中染色体移动有关的重要结构。

前期时细胞骨架也发生了剧烈的改变。首先是间期的细胞骨架网络解散,由此细胞变圆,失去原来的形态。间期的微管较长而稳定,到有丝分裂前期时转变成大量较短而不稳定的微管,这种更短更密、更易活动的微管比较适合捕捉姐妹染色单体。接着微管重新装配,用于形成纺锤体。

纺锤体(spindle)是细胞分裂期出现的特化的、临时性的细胞骨架结构,呈梭形,因状如纺锤而得名,由微管和其他几百种蛋白质组成,主要作用是帮助染色体和细胞质成分分配到子代细胞中。有一种动力蛋白和三种驱动蛋白参与纺锤体的组装,两类蛋白质向相反方向运动,形成力的平衡,决定了纺锤体最终的长度。前期时,中心体中 γ 微管蛋白环状复合物大量增加,使中心体能长出更多的微管,该过程称为中心体成熟(centrosome maturation)。每个中心体周围都有大量呈放射状排列的微管,这样的结构称为星体(aster),两个星体的出现是纺锤体形成的第一个阶段。随后两个中心体依靠结合在微管上的马达蛋白的驱动而逐渐相互远离,绕着细胞核向细胞的两端移动,形成了纺锤体。

前期末时,由于核孔复合体蛋白及核纤层蛋白被磷酸化而解聚,核膜开始崩解,逐渐形成小膜泡并分散开来。间期时内质网被微管网络限定在细胞核周围,并与外层核膜相连,进入有丝分裂期后由于微管网络消失及核膜破裂,内质网与细胞核分离。

前期的主要特征是:染色质凝缩成染色体,核仁消失,原先的细胞骨架网络消失,纺锤体开始形成,核膜开始崩解。

2. 前中期　核膜完全破裂标志着前中期(prometaphase)的开始。由于核膜消失,从纺锤体两极发出的微管得以伸入到原先细胞核所在的位置。这些微管的正端不断地伸长和缩短,好像在"搜寻"染色体一样,直到它们碰到染色体着丝粒外侧的动粒。由此纺锤体由三种类型的微管组成:① 星体微管(astral microtubule),从中心体向四面八方发散,一部分与细胞皮层相连,起到确定分裂极的作用;② 动粒微管(kinetochore microtubule),连接着中心体和染色体,帮助染色体移动;③ 极间微管(interpolar microtubule),又叫重叠微管,从中心体发出,在纺锤体中部相互重叠,负责维持纺锤体形状。

动粒一开始并不是直接与微管的末端接触,而是与其侧面接触,而一旦动粒与微管碰触以后,染色体立即在动粒上的马达蛋白驱动下向该微管负端移动。这种极向运动有利于动粒捕获更多的微管,并建立以微管正端与动粒结合为标志的稳定结合。这种单极连接的染色体在纺锤体极附近来回运动,并在另外一个动粒接触到来自另一极的微管后迅速向纺锤体中部移动,建立起染色体双极连接。纺锤体就以这种方式不断地"捕获"染色体,最终每条染色单体都与纺锤体微管联系在一起。已建立稳定连接的染色体在移动时需要微管正端相应地加长或缩短。而建立了双极连接的染色体则通过一端微管伸长而另一端协同缩短的方式向纺锤体中央靠拢,这个过程称为染色体集合(chromosome congression)。目前发现,染色体能通过其上面的结合蛋白影响纺锤体微管的移动和稳定,从而也参与了纺锤体的组装。有些没有中心体的细胞,如一些动物的卵母细胞,就是依赖染色体的这个功能来组装纺锤体的。

前中期的主要特征是:核膜消失,染色体凝缩程度比前期更高,染色体与纺锤体微管相连并向着纺锤体的中央移动。

3. 中期　在纺锤体中央有一个假想的平面,与纺锤体长轴垂直,称为赤道板(equatorial plate),一旦所有的染色体都集中到了纺锤体赤道板上,就标志着细胞的有丝分裂进入了中期(metaphase)。中期每条染色体两侧的动粒分别面向纺锤体的两极,两侧的动粒微管长度相等,两边的拉力均衡,因此染色体能位于赤道板上;同时由于姐妹染色单体之间黏合蛋白的黏合力与动粒微管的拉力平衡,使得染色单体不会分开。染色体凝缩在前期和前中期都不断地进行着,到中期时达到顶点。此时的染色体结构最为紧密,形态呈现为两条靠在一起的短棒状,因此该阶段最适合对染色体进行计数和形态观察。

中期的主要特征是:染色体达到最大限度的凝缩,排列在纺锤体中央的赤道板上,每条染色体都与纺锤体两极发出的微管分别相连,纺锤体的形态在此时最为完整和典型。

4. 后期　每个染色体的两条姐妹染色单体分开标志着后期(anaphase)的开始。中期末时,环状的黏合蛋白复合物结构被蛋白酶剪切而崩解,使两条姐妹染色单体相连的黏合力消失,两边动粒微管的拉力占上风,于是姐妹染色单体分开,细胞就进入了后期。分离后的姐妹染色单体各自成为独立的染色体,也就是子代染色体。

动粒微管上的动力蛋白驱动着已分开的染色单体分别朝两极快速运动,同时动粒微管也不断缩短,姐妹染色单体被各自的动粒微管分别拉向两极。随后相互重叠的极间微管在马达蛋白的作用下相对滑动形成推力,将纺锤体两极向反方向推开,同时极间微管伸长使纺锤体变长。

后期的主要特征是:姐妹染色单体分离,并向纺锤体两极移动,同时纺锤体两极也相互远离。

5. 末期　到达两极的染色单体开始解凝缩(decondensation),标志着细胞进入末期(telophase)。姐妹染色单体平均分配到细胞两极后开始解凝缩,原来高度螺旋紧缩的结构变得越来越松散,直到在光学显微镜下无法再被看清楚。到末期结束时染色体已经恢复成染色质纤维,核仁再次出现,基因转录又开始了。

前中期核膜破裂形成的小膜泡在有丝分裂过程中一直分散在纺锤体周围,一些核孔复合体则仍附着在染色体上。末期时,核膜碎片先是包围在每条染色体周围,随后融合并重新形成一个完整的细胞核,与此同时核孔复合体与核膜结合,去磷酸化的核纤层蛋白也重新组装成核纤层。一旦核膜重建,两个子代细胞核形成,核分裂过程就完成了。进入末期后,纺锤体微管解聚,纺锤体的结构逐渐消失。

总之,细胞进入末期后各方面逐渐恢复到有丝分裂之前的状态。因此末期的主要特征是:染色体解凝缩,核仁再次出现,核膜重新装配,两个子代细胞核形成,纺锤体结构解散。

末期结束也就是有丝分裂过程的结束。但是,只有当胞质分裂完成后,细胞分裂才结束。

（二）胞质分裂

胞质分裂（cytokinesis）即细胞质成分的分裂。通常细胞质分裂总是伴随着细胞核分裂发生的，但是有些细胞（如肝细胞、巨核细胞和心肌细胞）只有细胞核分裂而没有细胞质分裂过程，从而形成多核细胞。

细胞质分裂开始于核分裂后期末，此时在细胞赤道板的质膜下方出现一个环形的细胞骨架结构，称为收缩环（contractile ring）。收缩环是由肌动蛋白和肌球蛋白Ⅱ交错排列构成的，两者相互滑动使收缩环不断向内收缩，从而达到将细胞一分为二的目的。收缩环的形成和定位要依靠特殊微管结构和微丝共同作用。后期当姐妹染色单体分开后，许多成束的微管平行排列在两组分开的子代染色体之间，这些微管束与纺锤体长轴平行并会随着染色体间的距离扩大而伸长，这个特殊结构称为茎干体（stem body）。组成茎干体的微管束逐渐聚拢在一起，形成了一大束平行排列的微管，称为中间体（midbody），中间体将一直保留到胞质分裂的最后阶段。茎干体和中间体介导了收缩环的形成和定位，使聚集在细胞皮层中的肌动蛋白和肌球蛋白Ⅱ集中到赤道板位置的细胞膜下方以组装成收缩环，并确保收缩环在两组子代染色体中间形成。收缩环的定位也决定了最后产生的两个子细胞是对称的还是不对称的，不对称的分裂使得两个子代细胞的大小和内含物有差异，这在胚胎发育和干细胞分裂中十分关键。收缩环向内收缩，使细胞赤道板周围出现环形凹陷，称为分裂沟（cleavage furrow）。分裂沟不断变深，细胞形状也由椭圆形逐渐变为哑铃形，直到两个子代细胞完全分离。

细胞分裂中每个子代细胞除了获得一套染色体和一个中心体外还必须继承其他细胞成分，如各种细胞器。当细胞进入有丝分裂后期时，细胞器的体积和数目都已经大致扩增一倍，如线粒体通过生长和分裂使数目增加，而内质网和高尔基体则是体积扩大。有丝分裂阶段线粒体、溶酶体、过氧化物酶体和内质网基本保持完整，由于细胞骨架网络崩解，各种细胞器不再局限在某个区域，而是较为均匀地分散在细胞质中。胞质分裂阶段，内质网一分为二，与颗粒状的细胞器、各种细胞骨架成分、核糖体和蛋白质等一起被大致均等地分配到两个子代细胞中。高尔基体在有丝分裂期就分解成许多小膜泡，分布在纺锤体两极处，到有丝分裂末期时这些小膜泡融合，在两个子代细胞区域重建高尔基体。

细胞在有丝分裂之前就已经在细胞质中储备了大量的小膜泡，等到胞质分裂阶段，这些膜泡就迅速地集中到分裂沟处的细胞膜下方，与细胞膜融合。细胞膜成分得到补充，面积扩大，细胞不断拉长，这样两个子代细胞就具备了足量的细胞膜。最终两半细胞连接处的细胞膜断开，细胞一分为二。

胞质分裂的主要特征是：细胞质成分分配到两个子代细胞区域，细胞膜面积扩大并在赤道板位置发生凹陷，最后产生两个独立的子代细胞。

三、减数分裂是生殖细胞特有的有丝分裂形式

1. 减数分裂的特点　进行有性繁殖的生物，在生殖细胞形成过程中特殊的有丝分裂叫做减数分裂（meiosis）。减数分裂的主要特点是：DNA复制一次，细胞分裂两次，同源染色体发生片段交换，最后产生4个子代细胞，每个子代细胞所包含的遗传信息略有差异，染色体数目比亲代细胞减少一半，所以称为减数分裂。减数分裂产生的单倍体细胞进一步分化

形成精子或卵子,精子和卵子结合形成的受精卵恢复成二倍体细胞,因此通过减数分裂既能保持有性繁殖物种每一世代的染色体数目恒定,又能使物种产生遗传多样性。调控减数分裂与有丝分裂的分子机制有许多相同之处,因此减数分裂的基本过程与有丝分裂类似。两者的区别主要在于:① 有丝分裂时细胞分裂一次,仅有姐妹染色单体的分离,子代细胞仍为二倍体,减数分裂时细胞分裂两次,既有姐妹染色单体的分离也有同源染色体的分离,子代细胞为单倍体;② 有丝分裂产生的子代细胞遗传信息与亲代细胞相同,减数分裂中发生DNA 片段交换,使子代细胞遗传信息与亲代细胞产生差异;③ 有丝分裂现象发生在体细胞和原始生殖细胞增殖中,减数分裂现象只发生在成熟生殖细胞产生过程中。

2. 减数分裂的过程　减数分裂中的两次细胞分裂分别称为减数分裂Ⅰ(meiosis Ⅰ)和减数分裂Ⅱ(meiosis Ⅱ),每次分裂都包括前期、中期、后期和末期,在这两次分裂之间有一个不发生 DNA 复制的短暂的减数分裂间期(interkinesis)。

减数分裂Ⅰ前期的持续时间从数小时到数年不等,根据染色体形态的变化被细分为细线期、偶线期、粗线期、双线期和终变期。这一时期染色体的形态变化较多,父本和母本遗传信息在此阶段发生交换。经过 S 期的 DNA 复制,细线期时每条同源染色体已经具有两个相同的姐妹染色单体,并初步凝缩成细线状,两个姐妹染色单体间有黏合蛋白相连。偶线期时同源染色体两两配对,间隔约 100 nm,中间有棒状的蛋白质纤维相连,形成含有四条染色单体的四分体(tetrad),此现象称为联会(synapsis)。粗线期时四分体中的非姐妹染色单体间彼此交换了部分 DNA 片段,使等位基因在同源染色体间重新组合,该现象称为交叉(crossing-over),由一些减数分裂期特异的蛋白质诱导,如 Spo11 和 Mre11。双线期时连接同源染色体的棒状蛋白质纤维开始消失。终变期染色体凝缩程度最高,核仁消失、核膜解体。减数分裂Ⅰ中期时交叉结构(chiasma)仍然存在,同源染色体并未完全分开。此时两条姐妹染色单体的动粒融合成一个,父本和母本同源染色体通过各自的动粒与来自细胞两极的纺锤体微管分别连接,最后染色体都排列到赤道板上。减数分裂Ⅰ时两条姐妹染色单体与来自同一方向的微管相连,这点与有丝分裂或减数分裂Ⅱ时不同。减数分裂Ⅰ后期时同源染色体分离并被拉向纺锤体两极,而姐妹染色单体在着丝粒处仍然由黏合蛋白连接在一起。减数分裂Ⅰ末期染色体部分解旋,核膜重新形成或者不形成,同时进行细胞质分裂,最后形成两个子代细胞。经过减数分裂Ⅰ,染色体数目已经减半,这时的每个染色体各含两条相连的姐妹染色单体。

减数分裂Ⅱ的过程比减数分裂Ⅰ简单,与有丝分裂类似,姐妹染色单体在这个时期分离。如果核膜在减数分裂Ⅰ末期时重建了,则进入减数分裂Ⅱ前期时核膜再次破裂。脊椎动物卵母细胞的减数分裂停留在减数分裂Ⅱ中期,等到受精以后才完成第二次减数分裂。

第二节　细胞周期的运转和调控

从酵母到人类,所有真核生物细胞周期的基本过程都一样,这种在进化上高度保守的现象是由相似的控制系统调节的。这个系统由一些功能相关的蛋白质组成,能够对细胞内外的各种信号做出反应,通过一系列生化级联反应触发细胞周期事件按顺序发生,并且相应地调整细胞周期运转的进度。

一、细胞周期的驱动力是周期蛋白-周期蛋白依赖性激酶复合物

直到 20 世纪 80 年代,人们才发现控制细胞周期运转的关键是一类周期性活化的激酶复合物,称周期蛋白-周期蛋白依赖性激酶复合物,其中周期蛋白是调节亚基,周期蛋白依赖性激酶是催化亚基。该复合物是细胞周期调控系统的核心,系统中的其他蛋白质则影响该复合物的活性。该复合物中的两类亚基是由不同的研究者分别发现的。Hunt 等人发现有一类蛋白质的含量随细胞周期进程变化而变化,它们总是在细胞周期中的某个阶段逐渐积累,随后又突然降解,在下一个细胞周期中又重复这一周期性的合成与降解,因此命名为周期蛋白(cyclin)。Hartwell 和 Nurse 等人发现有一类蛋白激酶能磷酸化各种与细胞周期事件有关的蛋白质,从而在细胞周期调控中起了关键作用,而这类蛋白质必须与周期蛋白结合才能发挥激酶活性,因此被称为周期蛋白依赖性激酶(cyclin dependent kinase, Cdk)。为方便描述,后文均以相应的英文名称替代"周期蛋白""周期蛋白依赖性激酶"及它们的复合物,即 cyclin - Cdk 复合物。

(一) 各种周期蛋白-周期蛋白依赖性激酶复合物

细胞中 cyclin - Cdk 复合物有四类,不同的 cyclin - Cdk 复合物在不同的时相活化,磷酸化各自独特的底物,产生特异的细胞周期事件,如使凝缩蛋白磷酸化会造成染色体凝缩、使核纤层蛋白磷酸化会造成核膜崩解等,因此 cyclin - Cdk 复合物是推动细胞周期进程的驱动力。调节 Cdk 活性的因素很多,但是否与 cyclin 结合是必要条件。由于 cyclin 蛋白含量的周期性变化,使得 Cdk 只在细胞周期的某些阶段有规律地激活,活性维持一段时间后又失活,从而使得 Cdk 周期性地催化底物蛋白发生磷酸化,造成这些蛋白质的功能在特定时间改变,于是出现了顺序发生的各种细胞周期事件。这些事件在 cyclin - Cdk 复合物的调控下有规律地、周而复始地发生,形成一种周期性过程。

从酵母到人类的细胞都有不止一种 cyclin,它们都是功能类似的同源蛋白。在酵母细胞中只有 1 种 Cdk,通过在不同阶段分别与几种不同的 cyclin 结合来驱动细胞周期进程。在脊椎动物中,Cdk 有 4 种,分别为 Cdk1、Cdk2、Cdk4 和 Cdk6;cyclin 也有 4 种,分别为 cyclin A、cyclin B、cyclin D 和 cyclin E。这些 cyclin 和 Cdk 组合成 4 种复合物,根据起作用的细胞周期阶段来命名,简称为"X - Cdk",分别是:① G_1 - Cdk,由 G_1 - cyclin(cyclin D)在 G_1 期早期与 Cdk4、Cdk6 结合形成,G_1 - cyclin 在 G_1 期结束时降解,该复合物的功能是促使细胞通过限制点,由 G_1 期向 S 期转换;② G_1/S - Cdk,由 G_1/S - cyclin(cyclin E)在 G_1 期中期与 Cdk2 结合形成,G_1/S - cyclin 在 S 期早期降解,该复合物的功能是促使细胞通过限制点,由 G_1 期向 S 期转换;③ S - Cdk,由 S - cyclin(cyclin A)在细胞刚通过限制点时即与 Cdk1、Cdk2 结合形成,S - cyclin 在 M 期早期降解,该复合物的功能是促使染色体复制和控制一些有丝分裂前期的事件;④ M - Cdk,由 M - cyclin(cyclin B)在 G_2 期与 Cdk1 结合,M - cyclin 在 M 期中期开始降解,该复合物的功能是促使细胞分裂,由 G_2 期向 M 期转换。所有的真核细胞都有②到④类复合物,①类复合物则在大多数细胞中存在。

（二）cyclin‑Cdk 复合物的活性调控

显然，如果把细胞比作一辆在细胞周期的环形跑道上行驶的汽车，cyclin‑Cdk 复合物就是驱动细胞"前进"的"引擎"。这个"引擎"有自己的"加速器"和"制动器"，那就是各种促进或抑制 Cdk 活性的因素。这些因素主要有以下几个。

1. cyclin 的水平及与 Cdk 的结合　与 cyclin 结合是 Cdk 活化的首要因素，一旦结合成复合物后，Cdk 的激酶活性位点就能暴露出来，cyclin 还能引导 Cdk 到其特异底物处，因此不同的 cyclin‑Cdk 复合物能磷酸化各自独特的底物蛋白。cyclin 的蛋白质含量会周期性地逐渐累积，由此 cyclin‑Cdk 复合物逐渐增多并活化，推动了细胞周期事件按顺序发生。当某阶段的细胞周期事件完成后，cyclin 会迅速降解，Cdk 就随之失活，因此 cyclin 水平的周期性波动决定了 Cdk 活性的周期性变化。

2. Cdk 的磷酸化状态　与 cyclin 结合只是使 Cdk 活化的必要条件，Cdk 的完全活化还需要经历一系列磷酸化和去磷酸化的调节。Cdk 的某些氨基酸位点磷酸化后能促进 Cdk 活化，另一些位点磷酸化则抑制 Cdk 活性，抑制性磷酸化需要由磷酸酶去除，最终 Cdk 才得以完全活化。参与调节 Cdk 磷酸化和去磷酸化的酶主要是 Cdk 抑制激酶 Wee1、Cdk 激活激酶（Cdk‑activating kinase，CAK）和 Cdc25 磷酸酶（表 13‑1）。

表 13‑1　主要的细胞周期控制系统蛋白

名　称	功　能
修饰 Cdk 的蛋白激酶和磷酸酶	
Cdk 激活激酶（CAK）	磷酸化 Cdk 的活化位点，促进 Cdk 活化
Wee1 激酶	磷酸化 Cdk 的抑制性位点，抑制 Cdk 活化
Cdc25 磷酸酶	去除 Cdk 的抑制性磷酸化修饰，促进 Cdk 活化
Cdk 抑制蛋白（CKI）	
p27	在 G_1 期抑制 G_1/S‑Cdk 和 S‑Cdk 的活化
p21	在 DNA 损伤后抑制 G_1/S‑Cdk 和 S‑Cdk 的活化
p16	在 G_1 期抑制 G_1‑Cdk 的活化
泛素连接酶及其激活因子	
APC/C	泛素化与有丝分裂相关的调节蛋白，包括 S‑cyclin、M‑cyclin 和分离酶抑制蛋白
Cdc20	在中期向后期转换时激活 APC/C
Cdh1	在后期结束后直到整个子代细胞的 G_1 期都维持 APC/C 的活性
SCF	泛素化与 G_1 期有关的调节蛋白，包括一些 CKI

3. Cdk 的抑制蛋白　一些蛋白质与 cyclin‑Cdk 复合物中的 Cdk 单独结合或者与两种亚基都结合后会抑制 Cdk 活性，称为 Cdk 抑制蛋白（Cdk inhibitor protein，CKI）。哺乳动物细胞中的 CKI 有 p16、p21 和 p27 等，它们通过抑制 Cdk 的功能来阻断细胞周期进程，因此也是重要的抑癌基因产物（表 13‑1）。

4. 受调控的蛋白质水解　cyclin 水平的升高是渐进的,但下降则是突然的。这种在不同节点的适时降解是通过泛素-蛋白酶体系统实现的,因此该系统中的关键——泛素连接酶,通过诱导一些蛋白质降解而间接影响了 Cdk 的活性。有两个泛素连接酶家族的作用最大:一个是 SCF(Skp1 - cullin - Fbox protein),在 G_1 期晚期使 CKI 降解,促进了 S - Cdk 的活化;还在 S 期早期使 G_1/S - cyclin 降解,导致 G_1/S - Cdk 失活;另一个称为后期促进复合物(anaphase promoting complex,或称 cyclosome,APC/C),在有丝分裂中期使分离酶抑制蛋白降解,促进姐妹染色单体分离,还使 S - cyclin 和 M - cyclin 降解,导致 S - Cdk 和 M - Cdk 失活(表 13 - 1)。

以上这些蛋白质直接或间接地影响着 cyclin - Cdk 复合物的活性,有的促进活化,有的抑制活化,在它们的共同作用下使 Cdk 在适当的时相活化和失活,从而推动细胞周期运行。因此这些蛋白质都属于细胞周期控制系统,而这个系统的核心就是几种 cyclin - Cdk 复合物。

二、细胞外的各种信号通过影响 cyclin 和 CDK 的合成而控制细胞周期进程

对于单细胞生物来说,得到足够的营养物质使细胞体积生长到足够大,细胞就能开始分裂。对于多细胞生物来说,细胞增殖不仅需要有营养物质,还需要有信号分子。这些信号分子往往是邻近细胞分泌的可溶性蛋白质,根据其最早被发现的功能或者主要功能而被分为三大类,但实际上这些信号分子往往兼具多项功能,根据细胞类型和外环境不同发挥影响细胞生长、分裂、存活、死亡、分化和迁移的作用。① 有丝分裂原(mitogen):是一类触发 G_1/S - Cdk 活化,促进细胞分裂的细胞外信号分子。目前已经发现的有丝分裂原超过 50 种,如血小板衍生生长因子(PDGF)和表皮生长因子(EGF),两者都是可溶性多肽。② 生长因子(growth factor):是一类通过促进蛋白质等大分子合成、抑制大分子的降解而刺激细胞生长的细胞外信号分子,除了刺激细胞生长以外,还能促进细胞存活或分裂。③ 存活因子:是一类通过抑制细胞凋亡而促进细胞存活的细胞外信号分子。

与细胞增殖相关的这类细胞外的信号分子常激活细胞膜上的受体酪氨酸激酶,从而通过 Ras、TOR、MAPK 等信号转导途径将信号传递到细胞内,引起细胞内一系列的级联反应,使相关基因发生转录。这些反应十分迅速,在几分钟之内就会有 c - Fos、c - Jun、Myc 这类早期反应基因(early response gene)开始转录。这些基因编码的都是转录因子,随后这些转录因子再诱导下游基因转录,刺激细胞产生更多的细胞周期调控蛋白、更多的核糖体、ATP,增加营养的摄取,减少蛋白质的降解,从而促进细胞增殖。例如,Myc 生成以后就诱导 G_1 - cyclin(cyclin D)和 Cdk4 表达,促进细胞增殖。过表达 Myc 的细胞,其增殖率会出现显著变化,因此可能导致肿瘤的发生。

细胞生长与细胞分裂是两个分开的阶段,同时又需要紧密协调才能保证细胞正常增殖。如果生长过慢则每次分裂后细胞会越来越小,如果生长过快则每次分裂后细胞会越来越大。细胞生长和细胞分裂都受到细胞外信号的调控,但是在不同类型的细胞中反应不同,从而产生了不同的协调结果。有些细胞受到细胞外信号的调控,先影响了生长,生长到合适的程度就会触发细胞分裂。在有些细胞中,细胞生长受到生长因子的调控,细胞分裂受到促有丝分

裂物的调控,两类信号分子的相对水平决定了细胞何时分裂。在有些细胞中,细胞外信号分子同时促进细胞生长和细胞分裂。因此,有些细胞会不断生长而不分裂,如神经细胞退出细胞周期,不再分裂,却不断生长,因而成为体积很大的细胞。有些细胞则不断分裂却不生长,如受精卵在前几次分裂中完全不生长,因此子代细胞体积不断变小。

细胞生长和细胞分裂之间具体的协调机制目前还不清楚,不同的细胞类型之所以有不同的协调模式,应该与该类细胞特定的基因表达谱有关。总之,细胞增殖是由细胞外信号分子诱导细胞内特定程序后最终激活 cyclin - Cdk 复合物的信号转导过程而触发的。

三、多种 cyclin - Cdk 复合物依次活化和失活,推动细胞周期运转

在细胞周期调控系统中各种蛋白质的协同作用之下,每种 Cdk 的激酶活性都在特定时间被激活,并且其活性维持一段时间,在此期间 Cdk 磷酸化各自独特的底物。这些底物蛋白都是各种细胞周期事件相关蛋白质,因磷酸化和去磷酸化而发生功能的变化,可以看作是特定细胞周期事件的分子开关;它们因被 Cdk 磷酸化而有规律地活化和失活,造就了各种细胞周期事件有规律地依次出现。以下将简述各种 Cdk 是如何依次活化并影响下游这些分子开关,从而推动细胞周期运转的,从中可见各种 Cdk 的功能和所受到的正、负性调控。由于Cdk 必须与 cyclin 结合才能活化,因此下文都以 cyclin - Cdk 复合物的名称来描述 Cdk。

1. G_1 - Cdk 和 G_1/S - Cdk 推动细胞从 G_1 期进入 S 期　在 G_1 期早期阶段 G_1 - Cdk 已经开始形成,但量太少不能发挥作用。此时细胞若没有得到有丝分裂原之类的"增殖指令",则会进入休眠状态,即 G_0 期。若细胞得到了这样的促增殖信号,就会触发细胞内一系列信号转导反应,使早反应基因迅速表达出 Myc、Fos 和 Jun 等转录因子。随后这些转录因子再诱导 G_1 - cyclin(cyclin D)表达,从而提高 G_1 - Cdk 活性,进一步使 E2F 活化。E2F 是一种独特的转录因子,除了能促进 G_1/S - cyclin(cyclin E)、S - cyclin(cyclin A)及与 DNA 复制有关的蛋白质表达,还能促进自身基因表达,形成正反馈表达。但是 E2F 合成后即被 Rb[视网膜母细胞瘤(retinoblastoma,Rb)]蛋白结合而失去活性。G_1 期运行到中间阶段时,G_1 - Cdk 含量增加并且活化,将 Rb 蛋白磷酸化,Rb 蛋白构象改变后失活,E2F 得以与 Rb 蛋白分开而活化。于是 E2F 促进 G_1/S - cyclin、S - cyclin 和更多的 E2F 被表达出来。G_1/S - cyclin 含量增加则 G_1/S - Cdk 活化,G_1/S - Cdk 也能磷酸化 Rb 蛋白,结果就产生了大量活化的 E2F,又促进形成更多的活化 G_1/S - Cdk。由于 E2F 表达的正反馈机制,G_1/S - Cdk 含量和活性在短期内迅速升高,从而推动细胞通过 G_1 期晚期的限制点进入 S 期(图 13 - 1)。

在 G_1 - Cdk 和 G_1/S - Cdk 的共同作用下,细胞通过 G_1 期晚期的限制点,就能从 G_1 期过渡到 S 期。如前文所述,这个转换是被一系列越来越强烈的级联反应推动的结果。而细胞在 G_1 期早期如果没有得到允许增殖的信号,或者虽然得到信号却没有足够的营养来支持,则将无法通过限制点而使 G_1 期延长,甚至退出增殖周期,成为 G_0 期细胞。

2. S - Cdk 推动细胞在 S 期进行 DNA 复制　每一个细胞周期当中 DNA 必须被精确地复制,而且还要确保只能复制一次,以使下代细胞发生有害突变的风险降到最低,这些过程主要由 S - Cdk 调控。S - Cdk 在 G_1 期末时就在 E2F 诱导下生成,但是立即被 CKI 分子结合而失活。当细胞周期跨过限制点准备向 S 期过渡时,G_1/S - Cdk 将 CKI 磷酸化,使其能

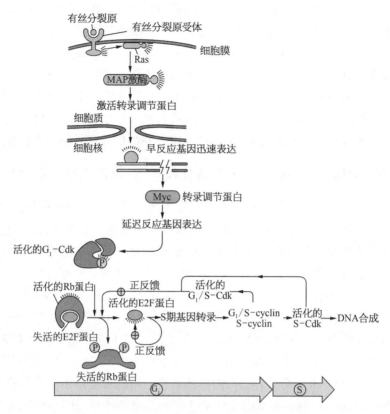

图 13-1 有丝分裂原促进细胞从 G_1 期向 S 期转换

够被泛素连接酶 SCF 识别而通过泛素化途径降解,于是 S-Cdk 得以迅速活化,使 DNA 开始复制,细胞进入 S 期。

DNA 的复制始于复制起始点,S-Cdk 通过磷酸化调节该处的多种蛋白质功能而促使 DNA 开始复制。称为复制起始点识别复合物(origin recognition complex,ORC)的蛋白质复合物在整个细胞周期当中始终与复制起始点结合在一起。从上一次分裂的末期到此次分裂的 G_1 期早期,有一些蛋白质结合到 ORC 上组装成了更大的复合物,称为前复制复合物(prereplication complex,preRC),preRC 结合在 DNA 复制起始点上是 DNA 能够复制的首要因素。S-Cdk 活化后就磷酸化 preRC 中的蛋白质亚基,使其中一些亚基脱落,一些亚基失活,而其中的解旋酶则被激活。与此同时,S-Cdk 还以 preRC 为核心,招募 DNA 聚合酶和其他与复制有关的蛋白质结合到 DNA 复制起始点上,从而将复制起始点处的 DNA 双螺旋解开,催化 DNA 开始合成。S-Cdk 不仅启动 DNA 复制,还确保在一个细胞周期中 DNA 只能复制一次。由于 DNA 复制起始点上必须有 preRC 结合才能启动复制,因此在 DNA 复制开始后阻止该复合物再次在复制起始点组装是关键。S-Cdk 使 preRC 的亚基磷酸化后,有的通过泛素化途径降解,有的失活,有的出核,使得它们无法再组装到一起。同时 M-Cdk 对 preRC 也有类似的作用,由于有少量 M-Cdk 的活性能保持到有丝分裂后期,确保了有丝分裂后期姐妹染色单体分开之前 DNA 不会再次复制。当有丝分裂将要结束,细胞中所有的 Cdk 失活,被磷酸化的 preRC 蛋白亚基得以去磷酸化,preRC 再次在复制起始点处组装起来,DNA 可以开始新一轮的复制。另外,S 期中组蛋白也受 S-Cdk 的促进而大量合成,由此能确保子代细胞得到与亲代细胞相同的染色体结构。S 期中心体的复制则由 S 期早期残留的 G_1/S-Cdk 启动。

3. M-Cdk 推动细胞进入 M 期　细胞在 S 期完成 DNA 复制后进入 G_2 期,进行 DNA 修复和必要的物质准备,然后进入 M 期,这个过程是由 M-Cdk 推动的。M-Cdk 在 G_2 期末开始形成并大量累积,其中的 Cdk1 被 Cdk 激活激酶(CAK)磷酸化但同时又被其抑制性激酶 Wee1 磷酸化,因此 M-Cdk 没有活性,直到 S-Cdk 磷酸化激活磷酸酶 Cdc25,Cdc25 去除了 Wee1 造成的抑制性磷酸化,使得 M-Cdk 活化。活化后的 M-Cdk 又磷酸化并激活更多的 Cdc25,同时使 Wee1 失活,形成了自身活化的正反馈。这样的正反馈机制能迅速促进细胞中所有的 M-Cdk 活化,使 M-Cdk 活性水平突然升高,从而推动细胞从 G_2 期转换到 M 期(图 13-2)。

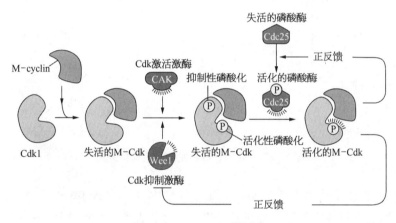

图 13-2　M-Cdk 的活化

M 期细胞内会发生许多形态变化,如染色体凝缩、核膜破裂、高尔基体和内质网重组、中心体成熟、纺锤体组装、染色体与纺锤体连接、染色体排列到中期细胞赤道板上、肌动蛋白重排等,这些细胞分裂事件都是由 M-Cdk 触发的。例如,M-Cdk 使微管相关蛋白 MAP 磷酸化,导致 M 期微管变得非常不稳定,以便更好地抓住姐妹染色单体。又如,在有丝分裂前期 M-Cdk 磷酸化核纤层蛋白与核孔复合体蛋白,使原先规则排列的核纤层解聚,核孔复合体解离,核膜失去支撑,导致核膜破裂,细胞即进入前中期。

4. M-Cdk 和 APC/C 推动细胞从有丝分裂中期进入后期　有丝分裂中期向后期的转换主要由相关蛋白质水解造成,因此是不可逆转的。此阶段促进蛋白质水解的泛素连接酶是 APC/C,其必须与 Cdc20 蛋白结合并且经过 M-Cdk 磷酸化后才能活化。当中期所有的染色体都与纺锤体微管连接好并排列到赤道板后,Cdc20 可以与 APC/C 结合,从而激活后者的泛素连接酶活性。中期每两条姐妹染色单体在着丝粒处依靠黏合蛋白相连,两侧染色体微管对染色单体的拉力与黏合蛋白提供的粘合力互相均衡。黏合蛋白能被一种叫作分离酶(separase)的蛋白酶分解,但是在后期之前分离酶的活性被分离酶抑制蛋白抑制。泛素连接酶 APC/C 在中期末活化,使分离酶抑制蛋白质降解,分离酶释放出来,将连接姐妹染色单体的黏合蛋白分解。于是姐妹染色单体之间的凝聚力消失,纺锤体微管的拉力占上风,就将姐妹染色单体向两边拉开并向纺锤体两极移动,细胞进入有丝分裂后期(图 13-3)。M-Cdk 磷酸化微管上的驱动蛋白,促进动粒微管伸长,将姐妹染色单体拉向两极。

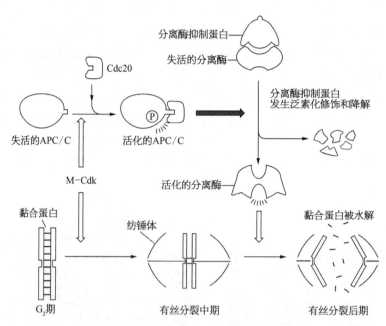

图 13-3　APC/C 触发姐妹染色单体分离

5. M-Cdk 失活推动细胞离开 M 期　细胞周期中每一类 cyclin-Cdk 复合物的活性都不能一直持续,这种特性类似于信号转导过程中信号的失敏。只有这样,下一阶段的细胞周期事件才能发生。例如,M-Cdk 的失活推动着一个细胞周期的结束。在后期末,姐妹染色单体分离到纺锤体两极期间,APC/C 介导 M-cyclin 降解,从而使 M-Cdk 失活。M-Cdk 磷酸化激活的 APC/C 导致 M-Cdk 自身在后期失活,这是对 M-Cdk 活性的负反馈调节过程。另外调节胞质分裂的 MEN、SIN 信号途径活化后也会抑制 M-Cdk 的活性,如在胞质分裂阶段其家族成员 Cdc14 使 Cdk 去磷酸化而抑制 M-Cdk 的活性。M-Cdk 失活后,原先被其磷酸化的蛋白质不再保持磷酸化,此时磷酸酶的活性也增高,两方面作用下,M-Cdk 的底物蛋白都恢复到了 M 期前的状态。因此,细胞分裂早期的形态变化在有丝分裂末期全都逆转回去了,出现了染色体解凝缩、preRC 开始在复制起始点组装、核膜重建、纺锤体解聚、细胞质分裂等现象,最后产生两个子代细胞,细胞离开了 M 期,一个细胞增殖周期到此结束。M-Cdk 在有丝分裂后期、末期及胞质分裂期均保持失活状态,以保证细胞在彻底完成一次分裂后才进入下一个细胞周期。

综上所述,细胞周期的运转主要依靠各种 cyclin-Cdk 复合物有规律地依次形成和消失、活化和失活,导致下游几百种细胞周期事件相关蛋白质有规律地磷酸化。cyclin-Cdk 的活性受到 cyclin 的含量、Cdk 的磷酸化状态、Cdk 的抑制因子等因素共同调节,并且一种

cyclin‑Cdk 复合物的活化会推动下一种 cyclin‑Cdk 复合物的活化,而每一种复合物在磷酸化其特定底物蛋白后会失活,这样的特点使得细胞周期事件既能环环相扣依次发生,同时又不会重复发生。

四、细胞周期检查点机制通过监控细胞状态阻止细胞周期进程

细胞分裂是细胞信号转导系统对细胞外信号与细胞内状况做出综合反应的结果,既能对有利于增殖的信号做出反应以推动细胞周期进程,又能对不利于增殖的信号做出反应而延迟细胞周期进程。能对不利于增殖的信号进行感知应答,从而负性调控细胞周期进程的信号转导机制,称为检查点(checkpoint)。不利于细胞增殖的因素有:环境中营养供给不足、没有生长因子、细胞体积太小、有 DNA 损伤、染色体没有和纺锤体连接好等,这些都能激活检查点机制,信号转导的最终效应是在增殖周期的各个关键节点阻止细胞周期进程进入下一个阶段。细胞周期停滞后有几种不同的结果:如果不利增殖的因素消除了,如营养条件已满足或者 DNA 损伤被修复,则细胞周期能够继续运行;如果不利因素无法消除,如没有生长因子,则细胞会离开细胞周期进入 G_0 期;如果无法消除的不利因素会导致子代细胞出现过度的遗传信息改变,如 DNA 损伤太严重而无法修复,则细胞会发生凋亡而被清除,因为对于多细胞生物来说,保持整个机体的健康比保证单个细胞的存活更加重要。检查点的信号转导通路也由三部分组成,每一部分都是一些具有特定功能的蛋白质:① 能够感受异常信号的感受器;② 负责转导信号的转导者(transducer);③ 作用于细胞周期调控系统的效应器。

细胞周期中有 4 个主要的细胞周期事件节点会受到检查点机制的监控,分别是 G_1/S 期检查点、S 期检查点、G_2/M 期检查点和 M 期检查点。

1. G_1/S 期检查点　G_1/S 期检查点就是前文所述的酵母细胞中的起始点及哺乳动物细胞中的限制点,主要监测有无有丝分裂原或生长因子这类的促增殖信号、细胞内营养是否充足、细胞大小是否合适及发现受损的 DNA。这些不利于增殖的信号会启动检查点机制,使细胞停滞在 G_1 期直到问题被解决,或者细胞进入休眠状态的 G_0 期,甚至可能引发细胞凋亡。以 DNA 损伤为例,DNA 会激活共济失调性毛细血管扩张症突变体蛋白(ataxia telangiectasia mutated protein,ATM)及共济失调性毛细血管扩张症和 Rad3 相关蛋白(ataxia telangiectasia and Rad3 related protein,ATR)。这是一对相关联的蛋白激酶(感受器),ATM 能识别由药物或电离辐射导致的 DNA 双链断裂处并与之结合,ATR 则识别 DNA 单链损伤、复制叉结构损坏或推进延迟。接着 ATR 和 ATM 分别磷酸化激活 Chk1、Chk2 激酶(转导者),它们进一步使 p53 和 Cdc25(效应器)发生磷酸化。p53 磷酸化后构象改变,解除了与泛素连接酶 Mdm2 的结合,由此 p53 变得稳定并活化,促进 CKI 蛋白 p21 表达,进而抑制 Cdk 活性。另一方面,Chk1、Chk2 磷酸化 Cdc25 的抑制性位点,抑制其功能,则 Cdc25 无法去除 Cdk 的抑制性磷酸化修饰。两条途径的综合效应就是使 G_1/S‑Cdk 和 S‑Cdk 不能活化,细胞周期阻滞在 G_1 期,直到 DNA 损伤被修复才能进入 S 期,以防止受损的 DNA 发生复制(图 13‑4)。一旦细胞通过了限制点,即使去除促增殖信号细胞也能进入 S 期,如果 DNA 损伤太严重无法被修复,则细胞发生凋亡。

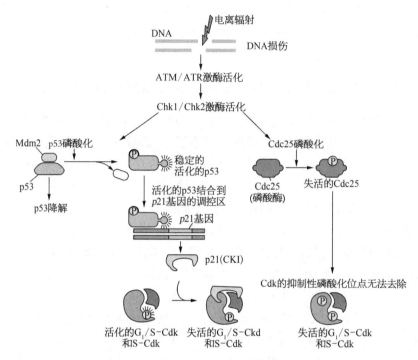

图 13-4 DNA 损伤阻断 G_1 期向 S 期转换

2. S 期检查点　S 期检查点监测 DNA 复制过程中发生的损伤及 DNA 复制有没有完成,该检查点主要激活 ATM/ATR 信号途径,抑制 S-Cdk 活性,使 DNA 复制暂停。DNA 损伤在被修复之前,复制起始点处将不能启动 DNA 复制或者复制暂时停顿。例如,细胞在 S 期受到电离辐射会立即停止 DNA 合成,激活结合在 DNA 上的 DNA 修复蛋白,因此细胞将延迟通过 S 期。营养条件同样也会影响 S 期进程,DNA 复制过程中如果出现缺少核苷酸的情况,则复制又会停止推进,这会启动 ATR 信号途径抑制 S-Cdk 活性,以防止未复制完全的 DNA 被分配到子代细胞中。

3. G_2/M 期检查点　G_2/M 期检查点监控已复制好的 DNA 上出现的损伤、是否有没复制的 DNA 存在、细胞形态不正常、营养不足、氧化压力、渗透压剧烈变化等不利因素,通过激活 ATM/ATR 信号途径、激活 Wee1 或使 Cdc25 失活来抑制 M-Cdk 活性,阻止细胞进入 M 期。另外,该检查点还有一种机制能阻止有丝分裂提前启动:Chfr 蛋白监测微管和中心体结构是否完整,从而干扰 M-Cdk 入核,使染色体凝缩等有丝分裂前期事件不能发生,使细胞延迟通过 G_2 期。

4. M 期检查点　M 期检查点又称为纺锤体组装检查点,负责确保在每对姐妹染色单体都分别与纺锤体两极相连并排列到赤道板上以后才启动姐妹染色单体的分离。这一环节如果有错误则会使一个子代细胞得到一套不完全的染色体,而另一个子代细胞得到过多的染色体。

动粒和微管之间的连接状态与该检查点的启动密切相关,称为"拉力敏感机制"。当两条姐妹染色单体分别与来自纺锤体两极的微管连接时,由于需要抵抗姐妹染色单体之间的黏合力,此时动粒处感受到的微管向两边的拉力最大;而当一个动粒和两极的微管都相连或者没有与任何微管相连时则拉力较小。拉力小时动粒内层与外层之间距离较小,内层的 Aurora-B 激酶能磷酸化外层与微管连接部位的蛋白质,使得动粒与微管的结合不稳定。拉力大时动粒内层与外层距离变大,Aurora-B 激酶接触不到外层蛋白,动粒与微管保持稳定结合。而未能与微管稳定结合的动粒会招募 Mad2 蛋白,并催化其构象发生改变并结合到 Cdc20-APC/C 复合物上,抑制 APC/C 的活化,因此中期不能向后期转换,确保遗传物质均等地传递下去。

细胞增殖是生物延续个体生命和种群的基本需求,然而哪些细胞能增殖,增殖多少,生长到什么程度能增殖等问题,都是细胞增殖时需要协调的。检查点机制在不利于增殖的条件下使细胞周期停滞,为细胞判断是否需要进一步增殖提供了时间,甚至让 DNA 损伤未能修复或染色体分配发生错误的细胞经程序性死亡得到清除。因此检查点机制的存在可以协调细胞生长与分裂的关系,可以保证机体总细胞数量的稳定,还可以确保遗传物质能够准确无误地传递下去,防止子代细胞出现有害的突变,维护了细胞代代相传过程中基因组的稳定性。失去检查点机制的细胞中 DNA 发生基因扩增、重排、点突变的概率增高,从而增加了细胞癌变的可能。

第三节　细胞增殖的生物学意义

上述细胞增殖的形态学和生物化学的描述主要基于在实验室培养的细胞(通常来自上皮组织的癌细胞系或来自结缔组织的正常细胞)。在光学显微镜下观察培养的细胞,可以看到大多数细胞贴附于培养皿底部表面,有各种伪足样的突起,这些都是间期细胞;少量细胞的形状变圆,暂时离开贴附面,这些是 M 期细胞。如果用荧光物质标记 DNA,就可以看到染色质或染色体在细胞周期中的变化。如果要对处于特定周期阶段的细胞进行生化分析,可以采用微管装配或解聚的抑制剂,人为造成周期进展停滞,然后在撤除抑制剂后的特定时间收获细胞,这些细胞就被同步化在周期中的特定阶段。

要在体内观察和分析细胞分裂,则首先需要认识到细胞分裂发生的时空特点,即细胞分裂发生在哪里和在什么时候发生。机体通过细胞分裂达到增殖的目的。正常生理条件下,细胞增殖发生在胚胎和幼体的生长发育中,也发生在成体的组织更新中。当机体受到外部和内部的损伤时,细胞增殖也发生在组织的修复中。

一、细胞增殖贯穿于胚胎和生后的发育过程

人体胚胎的形成和发育过程包含着细胞增殖、分化和死亡,其中细胞增殖的数目是惊人的,从一个细胞(即受精卵)增加到成熟胚胎所拥有的上百万亿个细胞。

出生后的人体仍然处于生长发育中,直至青春期结束后。以显著可见的身高发育为例,身高的增长主要由长骨的加长造成,而长骨的生长是基于骨骺端的骺板中软骨细胞不断增殖分裂的。

在胚胎和出生后的发育过程中,细胞数目的增加伴随着细胞种类的增加。因此,除了前文所述产生两个完全相同的子代细胞的细胞分裂形式,还存在另外一种细胞分裂的形式。一般把产生两个相同子代细胞的分裂叫作对称分裂(symmetric division),把产生两个不同子代细胞的分裂叫作不对称分裂(asymmetric division)。不对称分裂产生的子代细胞的差异可以体现在细胞形状、细胞器组分甚至基因组。

二、成体组织的更新和自稳有赖于组织干细胞的定期分裂

机体在整个生命期中不断经历各种环境压力,这使得分化成熟的各种组织细胞实际上是有着一定"寿命"的,在存活一段时间后走向死亡,而组织中细胞的数目和种类必须维持稳定。这样的自稳和更替就依赖细胞定期发生增殖和分化。

成体组织中存在着一些具有持续增殖和分化能力的细胞,叫作组织干细胞(详见第十四章),它们处于未分化状态,分布于组织特殊的微环境中,间隔一段时间发生增殖,即从 G_0 期进入 G_1 期并经历若干个细胞周期。干细胞的不对称分裂能产生一个最终走向分化的细胞和一个维持未分化状态的干细胞,后者用以维持干细胞数量。

每种组织细胞的寿命受其特定基因表达谱和特定环境的双重影响。细胞死亡引起的细胞减少会促使存活细胞分泌信号分子,启动细胞增殖周期,因此,每种组织干细胞的 G_0 期长短不同,可以是几天,也可以是几个月。发生更替最频繁的组织是肠上皮细胞,一般认为仅为 3 天。血液中的白细胞一般寿命为 2 周,这意味着骨髓的造血干细胞或祖细胞每半个月就要发生分裂。神经元被认为是寿命与机体同长的细胞,意味着终生不增殖。

三、细胞增殖在组织和器官的损伤修复中不可或缺

机体在整个生命期中不断经历着各种损伤,当组织和器官的完整性遭到破坏时,细胞增殖和分化就是修复过程中不可或缺的活动。原处于 G_0 期的细胞重新进入细胞周期开始分裂,同时细胞周期的进程加快,从而在短时间内产生大量的新生细胞。

在骨折和严重烧伤情况下,伤者需要补充营养物质,这也是在为细胞分裂提供合适的条件。损伤伴随的缺血缺氧和炎症会引起局部的生长因子和细胞因子释放,刺激组织干细胞或其他细胞发生增殖。

临床上常用劈裂式手术实现肝移植,供者的肝脏在该种手术中被切下一部分,但会在几个月里修复生长到接近原来的大小,可见肝细胞在损伤刺激下有强大的增殖能力。

目前认为,少数组织的细胞增殖是不依赖干细胞的,而是已分化细胞自身进入增殖周期。胰岛细胞和肝细胞就被认为是这类细胞。

第四节　细胞增殖与相关疾病

细胞分裂发生在从生殖细胞形成至胚胎发育到成体的各个阶段,是人体中最普遍最频繁发生的生命现象,因此一旦出现差错就可能导致疾病。减数分裂是生殖细胞形成的方式,

出现差错会导致自然流产或出生缺陷。由于减数分裂需要经过两次染色体分离,因此更容易出现分离错误导致的子代细胞染色体数目异常,如卵子形成时在减数分裂Ⅰ若有同源染色体不能完全分离,则会导致胚胎死亡或者唐氏综合征这类的遗传疾病。有丝分裂是胚胎发育和保持成体稳态的基础,以下主要叙述成体当中有丝分裂与组织再生和肿瘤的关系。成体组织器官中细胞数目的恒定对维持机体正常的生理功能是至关重要的,衰老的细胞消亡后,新的细胞通过增殖补充进来,器官才能保持原来的体积和功能。另一方面,细胞如果无节制地增殖也会带来致命的后果,那就是肿瘤的形成。生物为了保持机体稳态和防止细胞恶性转化,经过长期进化发展出复杂的细胞增殖调控系统,能对细胞内外各种信号做出及时反应,来调整细胞增殖的速度,使细胞严格按照一定的程序生长和分裂。细胞增殖周期的正常运转是维持机体健康的关键,因此,了解细胞周期的规律和调控机制对医学研究及临床治疗有着重要的意义。

一、促进细胞增殖有利于组织再生

机体组织的细胞由于生理或病理因素死亡,就必须产生新的细胞来补充,这就是组织再生。组织再生分为生理性再生和补偿性再生两种类型。人体的一些组织,如血液、消化道黏膜、体表上皮等,常常需要产生新细胞去补充衰老、死亡的细胞,这一过程就是组织的生理性再生,与干细胞的分裂有关。例如,红细胞的寿命约120天,成年人每天约更新 2×10^{11} 个红细胞,这些红细胞是由仅占骨髓细胞0.25%的造血干细胞分裂、分化而来的。高度分化的组织细胞在一般情况下不增殖,但组织受到损伤后可恢复增殖能力,这一过程称为补偿性再生。补偿性再生发生时,原处于 G_0 期的细胞重新进入细胞周期开始分裂,同时细胞周期的进程加快,从而在短时间内产生大量的新生细胞。例如,切除大鼠70%的肝脏后,存留的肝细胞在24小时后分裂指数可提高近200倍。此外,终末分化的神经细胞及肌肉细胞本身无再生能力,不能增殖,这类组织的修复是靠未分化的间质细胞或组织干细胞的增殖来完成的。如果细胞增殖不足会引发相关疾病,如再生障碍性贫血和化学治疗后骨髓造血抑制等类型疾病就是病毒感染、化学药物、电离辐射或免疫异常因素导致造血干细胞增殖障碍引发的;生殖细胞增殖抑制会引起不育;成骨细胞增殖缓慢会导致老年性骨不愈合等。

组织再生的基础是细胞增殖,因此,在相关疾病和创伤的治疗中促进细胞增殖是关键。例如,利用生长因子能促进一系列 cyclin-Cdk 复合物表达和活化,从而推动 G_0 期细胞回到细胞周期中来推动 G_1 期细胞向S期转换以促进细胞分裂的特点,可将生长因子用来促进所有类型的伤口愈合及治疗各种增殖不足导致的疾病。目前,红细胞生成素、表皮生长因子、成纤维细胞生长因子等已被广泛用于临床治疗贫血、褥疮、烧伤等,取得了良好的效果。

二、抑制细胞增殖可以治疗肿瘤

增殖过度和细胞周期事件紊乱是肿瘤细胞的显著特征。肿瘤细胞会自分泌大量生长因子,生长因子受体也表达过多,使得促增殖信号持续不断地刺激细胞,导致肿瘤细胞不断地增殖;所以,虽然肿瘤细胞增殖时间比正常细胞长,但肿瘤组织仍能迅速增长。肿瘤细胞在形成和增殖的过程中常有染色体与纺锤体不能准确连接、姐妹染色单体不能均等地分配到两个子代细胞中、DNA 复制不完全或有损伤时细胞仍继续增殖等现象,导致肿瘤细胞的染色体出现数目、结构和形态异常。肿瘤细胞的这些表现源于癌基因与抑癌基因的功能失去平衡。癌基因和抑癌基因是调控细胞增殖的两股相反的力量,这些基因的产物直接或间接地影响到细胞周期相关蛋白质的表达和活性,从而决定细胞周期能否正常运转,不论是哪一方面的基因突变或功能失调都会提高细胞癌变的风险。癌基因(oncogene)的作用是促进细胞增殖,在正常情况下是维持物种生存和繁殖的必需力量,如 *myc*、*fos*、*ras* 等癌基因编码的蛋白质都是生长因子信号转导途径中的组分或者是促进 cyclin、Cdk 等表达的转录因子,因此癌基因发生突变而功能过强会使 cyclin 过度表达、Cdk 过度活化、生长因子过量等,从而引起细胞过度增殖而恶性转化。抑癌基因(tumor suppressor gene)的作用是抑制细胞增殖,正常情况下与癌基因相拮抗,这些基因编码的蛋白质是正常细胞增殖过程中的负调控因子,往往在细胞周期检查点机制中起到阻止周期进程的作用,如 *p53*、*Rb*、*p21*、*p16* 等,因此这类基因失去功能也可引起细胞癌变。例如,有一半的癌症患者都存在 *p53* 基因突变的现象。共济失调毛细血管扩张症患者的 p21 蛋白失活,使得 G_1/S 期检查点不能发挥作用,带有损伤 DNA 的细胞持续增殖,因此微量的电离辐射都会使患者罹患肿瘤。肿瘤细胞中常见基因组不稳定的细胞得以增殖的现象,也表明肿瘤细胞的检查点机制已经失效,失去了对 DNA 损伤进行修复的能力,也不能阻滞细胞周期进程或使突变细胞死亡。

对肿瘤细胞周期特点和分子机制的研究为肿瘤的诊断、治疗和新药的研制提供了重要的理论依据。在治疗时可根据肿瘤细胞周期比正常细胞周期长的特点决定用药时间,如食管癌细胞的增殖周期为 250 小时,正常食管上皮细胞的增殖周期为 144 小时,用药时间间隔定为 200 小时,这样既能阻止肿瘤细胞增殖又能让正常细胞有恢复的时间。G_0 期细胞对药物不敏感,但又是肿瘤复发的根源,因此治疗时可先用生长因子诱导 G_0 期细胞进入细胞周期,再使用药物杀灭,可降低肿瘤的复发率。在研制抗肿瘤药物时,常以调节细胞周期的蛋白质作为靶点,如用于治疗乳腺癌的抗肿瘤药物曲妥珠单抗(Herceptin)的作用原理是抑制表皮生长因子受体功能,从而阻止肿瘤细胞的增殖。另外,细胞分裂过程依赖纺锤体和收缩环的形成,其间微管蛋白、肌动蛋白不断发生聚合和解聚,并与相应的微管结合蛋白和微丝结合蛋白相互作用。因此,抑制这些活动的化合物能阻止细胞分裂,成为一大类抗肿瘤药物,如长春碱、紫杉醇等。

本章小结

细胞增殖是细胞生命活动的基本特征,是生命繁衍、生长发育和保持机体稳态的基础。细胞的增殖过程是一个有规律的现象,一个细胞周期起始于上一次分裂结束,到下一次分裂结束为止,通常包括细胞生长、DNA 复制和细胞分裂几个事件。真核细胞增殖周期可以划分成 4 个时期:G_1 期、S 期、G_2 期和 M 期。其中 G_1 期、S 期、G_2 期一起被称为间期,是细胞分裂前重要的物质准备阶段,M 期即细胞分裂期。细胞在分裂前必须进行一次 DNA 复制及合成新的组蛋白,以使染色体数目增加一倍,这些事件发生的阶段即 S 期。在 G_1 期(即 DNA 合成前期)和 G_2 期(即 DNA 合成后期),细胞通过合成蛋白质、储备小膜泡、增加细胞器数量等为细胞分裂作准备。M 期包含了有丝分裂和细胞质分裂两个事件。有丝分裂为细胞核的分裂,分为 5 个阶段:前期、前中期、中期、后期和末期。有丝分裂过程中细胞形态变化剧烈,形成纺锤体等特殊的细胞结构,最终染色体被均等地分配到细胞的两极,形成两个细胞核。细胞质分裂则完成细胞质成分的分配,开始于有丝分裂后期,到有丝分裂结束后很快结束,最终形成两个细胞。有丝分裂是真核细胞最常见的细胞核分裂方式,成熟生殖细胞形成时则进行减数分裂。

细胞周期的运转受一套复杂的控制系统调节,其中 cyclin - Cdk 复合物是推动周期进程的核心。该复合物中 cyclin 是周期性合成与降解的调节亚基,Cdk 是一种激酶,依赖 cyclin 而周期性地活化与失活。cyclin - Cdk 复合物接受细胞内外环境的各种信号而周期性地使那些与细胞周期事件相关的蛋白质磷酸化,从而推动细胞周期有规律地演进。细胞周期控制系统中还有检查点机制在增殖周期的各个关键节点监控细胞内外的状况,一旦发现不利于细胞增殖的信号,就会抑制细胞周期的进程直到问题解决,以确保遗传物质能够完整地传递下去。由于细胞增殖与人类健康的关系密切,因此掌握其中的规律对于医学研究和临床治疗有着重要的意义。

(黄心智　易　静)

参考文献

[1] Alberts B, Johonson A, Lewis J, et al. Molecular biology of the cell[M]. 6th ed. New York: Garland Science, 2014.

[2] Karp G. Cell and molecular biology[M]. 5th ed. New York: John Wiley & Sons Inc, 2008.

[3] Lewin B, Cassimeris L, Lingappa VR, et al. Cells[M]. Sudbury: Jones & Bartlett Publishers, 2007.

[4] Lodish H, Berk A, Kaiser CA, et al. Molecular cell biology[M]. 8th ed. New York: W H Freeman, 2016.

[5] Rhind N, Russell P. Signaling pathways that regulate cell division[J]. Cold Spring Harb Perspect Biol, 2012, 4(10): a005942.

[6] 陈誉华. 医学细胞生物学[M]. 北京: 人民卫生出版社, 2008.

[7] 丁明孝, 王喜忠, 张传茂, 等. 细胞生物学[M]. 5 版. 北京: 高等教育出版社, 2020.

[8] 易静, 汤雪明. 医学细胞生物学[M]. 2 版. 上海: 上海科学技术出版社, 2013.

第十四章
细 胞 分 化

多细胞生物由许多类型不同的细胞构成,这些不同类型的细胞在结构和生化组成上都存在着明显的差异,而且执行各自不同的功能。以人为例,一个成年人约有 200 种细胞类型。其中,平滑肌细胞呈梭形,具收缩、运动之功能;神经细胞具有突起,并以突触与其他细胞发生联系,传导冲动和信息;红细胞呈双面略凹的小圆盘形,无核,具有输送氧和二氧化碳的功能等。不仅如此,这些细胞还都能合成各自特有的蛋白质,与功能相适应,像红细胞能合成血红蛋白、胰岛细胞合成胰岛素、淋巴细胞合成免疫球蛋白等。

一个多细胞生物中的每个细胞都有着相同的基因组,都起源于同一个细胞——受精卵。通过不断的分裂和变化,细胞之间逐渐产生了稳定的差异,通常包含形态结构、生理功能及生化特征三方面的差异。这种差异的产生过程就称为细胞分化(cell differentiation)。在细胞分化的过程中,不同类型的细胞分别构成不同的组织、器官和系统,个体也完成发育。除了胚胎发育外,细胞分化也是成体发育、组织更新和创伤愈合等生物体活动的基础。

第一节　细胞的分化能力

不同的细胞具有不同的分化能力,通常用分化潜能(differentiation potential)来表示。

一、细胞分化的潜能随分化进程逐渐受限

虽然多细胞动物种类繁多,但是它们的胚胎发育依然拥有相似的过程,即从单个细胞——受精卵开始,经历卵裂、桑葚胚、囊胚、原肠胚与器官形成等阶段的发育过程。受精卵经过数次快速的卵裂,形成 8～16 个细胞的卵裂球,称为桑葚胚(morula)。经过卵裂,卵的细胞质被分割成不同的部分,细胞核处于不同的细胞质影响下,各个细胞朝不同的方向分化,逐渐形成一个由单层细胞围成的、中间具有腔隙(胚泡腔)的囊胚(blastocyst)。其中,内细胞团(inner cell mass, ICM)位于胚泡腔的一端,以后主要分化发育成胚体;而排列在胚泡腔四周的单层细胞,称滋养层(trophoblast),将来分化发育成绒毛膜,与胚胎的营养有关。

在囊胚之后,胚胎细胞进一步分化,并通过复杂的细胞运动,形成具有 3 个胚层的原肠胚,并进一步进入器官形成阶段。

人们将细胞的分化能力分为全能性(totipotency)、多能性(pluripotency 或 multipotency)和单能性(unipotency)。在哺乳类动物的胚胎发育过程中,只有受精卵和早期卵裂球细胞(一般认为早于 16 个细胞阶段)是全能性细胞,可以产生机体的所有细胞类型,将它们放入子宫内均可发育成完整胚胎。随着发育的进程,细胞分化的潜能逐渐受限,发育到囊胚期时的内细胞团细胞可分化为原肠胚中三个胚层的细胞,但不能形成胚外组织的滋养外胚层。因此,即使将内细胞团放回子宫也不能发育成完整胚胎,但当其再与囊胚形成完整的嵌合体后可发育为个体。所以,它们不是全能性细胞,但具有分化为多种组织的多能性(pluripotency)。最后,经过器官发生,各种组织细胞的命运被最终确定,这些器官中的一些细胞仍具有多能性(multipotency),能够分化为若干类型细胞,也有研究者把这种分化能力称为专能性。在器官发生后,有一些细胞仅具有分化形成一种类型细胞的能力,称为单能性。同样,在成体的组织更新过程中,细胞的分化潜能也是逐渐降低的,如造血干细胞在形成各种类型血细胞的过程中,多能的造血干细胞逐渐分化为单能的细胞。这种逐渐由"全能"变为"多能",最后趋向于"单能"的分化趋势是细胞分化过程中的一个普遍规律。

二、成体中已分化细胞的分化状态仍可以改变

在高等生物中,细胞的分化一旦确立,其分化状态将十分稳定,也就是说,一个细胞一旦分化为一个稳定的类型后,一般不能再逆转到未分化状态,就像哺乳动物成熟的无核红细胞是无法再回到前体有核的网织红细胞的。然而,在一些特殊条件下,已分化细胞可失去已获得的特有的结构和功能,重新获得未分化细胞的特征,或者从一种分化程度较高的状态转入一种分化程度较低的状态,这一过程称为去分化(dedifferentiation)。体外研究表明,在哺乳动物骨骼肌细胞强制表达转录因子 MSX1 可以诱导细胞去分化,形成可分裂的单个核的肌前体细胞,更重要的是这些细胞还能产生脂肪细胞、软骨细胞和成骨细胞。但在哺乳动物体内,细胞的去分化是特殊条件下发生的小概率事件,其发生机制有待于进一步深入探讨。

一种类型的分化细胞可以转变成另一种类型的分化细胞,这一现象被称为转分化(transdifferentiation)。例如,切除蝾螈的肢体,已分化的软骨细胞会溶去基质,分化为间质细胞和神经鞘细胞,最后形成完整的新肢。细胞发生转分化的可能机制有两个:一是组织中存在由发育过程遗留下来的本身就具有多向分化能力的细胞;二是组织中原本不存在这样的细胞,但在机体需要时,组织细胞的基因组可以进行重新编程,先去分化后再重新分化为另一种类型的分化细胞。

细胞重编程可以通过不同途径实现,如体细胞核移植(somatic cell nuclear transfer, SCNT)和转录因子诱导的细胞重编程。体细胞核移植是将已分化细胞的细胞核移植到去核卵细胞中,实现细胞命运重编程,产生多潜能干细胞的过程。20 世纪 60 年代,John Gurdon将爪蟾囊胚期细胞的细胞核或蝌蚪肠上皮细胞的细胞核移植到一个去核的卵细胞中,形成的细胞可发育成完整个体,完成了动物的无性克隆(clone)。此后,类似的实验在牛、鼠、猫、狗、小鼠等多种动物中获得了成功。1997 年,人们将 6 岁母羊多罗黛乳腺细胞的细胞核植入

另一母羊去核的卵细胞中,成功地克隆了与多罗黛具有相同基因组的小羊多利。2018年,中国科学家利用食蟹猕猴胎儿皮肤成纤维细胞核移植技术成功获得了2只健康的克隆个体,并命名为"中中"和"华华",这是第一次获得的体细胞克隆非人灵长类动物,为人类疾病研究提供了良好的模型。

除了核移植的方法,山中伸弥(Shinya Yamanaka)研究组将4种基因($Oct4$、$Sox2$、$c-Myc$和$Klf4$,均为转录因子)导入小鼠胚胎成纤维细胞中并在特定条件下培养,这些细胞被发现具有类似胚胎干细胞的特征。用此种方法诱导获得的细胞被称为诱导性多能干细胞(induced pluripotent stem cell, iPS cell),这组转录因子也被称为山中因子(Yamanaka factor)。近几年,邓宏魁研究组利用化学小分子的组合相继将小鼠成纤维细胞和人成纤维细胞诱导成为iPS细胞,提示利用非转基因手段也能实现细胞重编程产生多潜能干细胞。

三、干细胞是能进行自我更新并具有分化潜能的一类细胞

"干"(stem)意为树干和起源,故干细胞意指它如同树的枝干是树叶和果实的起源一样,是各种细胞的起源。在机体中,干细胞在一定条件下进入分化程序,分化成一种、多种甚至全部的机体细胞类型。同时,干细胞通过细胞分裂,产生与亲本完全相同的子代细胞,进行自我更新(self-renewal),维持了自身的数量,在机体整个生命过程中发挥不可或缺的作用。

在胚胎发育的过程中,囊胚期的内细胞团将发育为个体。当把这些内细胞团的细胞分离出来,在体外合适的条件下培养,使它们保持自我更新和向三个胚层分化的潜能,这样建立的细胞系被称为胚胎干细胞(embryonic stem cell),简称ES细胞。从1981年到1998年,小鼠胚胎干细胞系和人胚胎干细胞系相继被成功建立。胚胎干细胞能够为理解干细胞自我更新特性的维持和定向分化的调控提供材料,也能为体外获得各种人体功能细胞提供细胞来源,在推进了发育生物学科进展的同时也开辟了再生医学领域。

除胚胎外,成体组织中依然存在干细胞。它们可自我更新,保持干细胞"池"的储备;同时分化产生某些类型的终末分化细胞,代替和补充衰老、死亡的细胞,这些细胞被称为组织干细胞(tissue stem cell)或成体干细胞(adult stem cell)。目前已知造血系统、皮肤、肠道、卵巢、睾丸和肌肉均存在干细胞,脑也被认为存在干细胞。成体干细胞是组织更新、创伤修复和组织再生的起源细胞。

第二节　细胞分化的调控

一个细胞分裂以后,两个子代细胞各自获得了一套与亲代细胞一样的基因组,但那些子代细胞却可以有不同的分化方向。基因组相同的两个细胞是如何出现差别的? 胚胎的发育过程中,细胞面临着很多的选择,每一次细胞的选择是如何作出的? 前一次的选择又是如何影响后面选项的呢?

一、细胞分化是基因差异性表达的结果

终末分化细胞的核在移植到去核后的卵细胞时仍然具有分化的全能性，表明分化过程中绝大多数的细胞均保持其完整的基因组和染色体不变。细胞分化的根本特征是新的、特异性蛋白质的合成，导致细胞在生化、结构和功能方面发生变化、出现差异。

1. 不同类型细胞的奢侈基因表达　把同一生物体中那些不同的细胞放在一起作比较，可以发现它们的很多过程和大多数的蛋白质都是一样的。这些共同的蛋白质包括染色体的结构蛋白、核糖体蛋白、细胞周期蛋白和多种酶蛋白等，是维持细胞最低限度功能所不可缺少的。为此，将编码该类蛋白质的基因称为管家基因（house-keeping gene），它们不参与细胞分化的定向。不同的细胞之间，除了相同的蛋白质外，还有一些不相同的蛋白质，它们各自只存在于某种类型的细胞中，如表皮细胞的角质蛋白、红细胞中的血红蛋白等。这些蛋白质和分化细胞的特殊性状密切相关，却不是细胞基本生命活动必不可少的。为此，将编码此类蛋白质的基因称为奢侈基因（luxury gene），它是与各种分化细胞的特殊性状有直接关系的基因群。实验证明，细胞分化是奢侈基因按一定时空顺序表达的结果。

哺乳动物骨骼肌细胞是一种高度特化的大细胞，它的分化经历三个阶段：先是体节中部分间充质细胞获得决定，发育为成肌细胞（myoblast）；然后，由许多成肌细胞融合而成多核的合胞体；最终分化为骨骼肌细胞。成熟的肌细胞含有大量其他细胞不具备的特征性蛋白质，如肌动蛋白、肌球蛋白、原肌球蛋白和肌钙蛋白等。人们在体外诱导成纤维细胞定向分化为肌细胞的实验中发现，用 5-氮胞苷刺激之后，细胞中 MyoD、Myf5、myogenin 和 Mrf4 等一些肌原蛋白（myogenic protein）被诱导表达。进一步研究发现，这些蛋白质实质上是一些基因表达调节蛋白，即转录因子，结合于许多肌特异基因的 DNA 调节序列上，激发肌分化的整个过程。直接强制表达这些基因也可诱导成纤维细胞分化为肌细胞。在这些蛋白质中，MyoD 和 Myf5 是形成成肌细胞所需要的。一旦外部信号使一部分细胞选择性地表达了这两种蛋白质，细胞的分化方向便被决定了。两者缺失后，小鼠成肌细胞缺失，当然也不存在骨骼肌细胞，小鼠出生后就死亡了；另一种 myogenin 基因调节蛋白是成肌细胞分化为骨骼肌细胞所必需的，该蛋白的表达受 MyoD 和 Myf5 的诱导，缺失后的小鼠有成肌细胞但没有成熟的骨骼肌细胞。由此看来，细胞分化应该是基因按一定规律表达的结果，这种在个体发育进程中不同的基因按照一定的时空顺序被激活的现象，称为基因的差异表达（differential expression of gene）。

成纤维细胞在引入肌原蛋白 MyoD 后会向肌细胞方向分化，但是，并不是所有的细胞在引入 MyoD 后都会发生类似的分化。那么，为什么一些细胞会发生而另外一些细胞不会呢？一种合理的解释是在成纤维细胞等细胞中已经积累了一定量的基因调节蛋白，它们能够和肌原蛋白协同打开肌特异基因。另外一些细胞由于没有积累所有需要的基因调控蛋白，因此也就无法被转化。换言之，决定肌分化的是基因调节蛋白的一种特定的组合，而不是单个基因调节蛋白。例如，MyoD 在调节骨骼肌特异基因表达时，既与促进转录活性的组蛋白乙酰基转移酶作用，又可与抑制转录活性的组蛋白去乙酰基转移酶作用。如果细胞中只有组蛋白去乙酰基转移酶表达，即使 MyoD 存在，靶基因也不表达。一旦组蛋白去乙酰基转移酶

在钙/钙调蛋白依赖的蛋白激酶途径或其他信号途径的作用下,从细胞核转移至细胞质,就可解除对肌分化的抑制。

2. **多种细胞类型的产生机制**　每一种类型的细胞都有特定的基因调节蛋白的调控,以保证只表达适合于该细胞类型的基因。一个基因可以受许多调节蛋白的调控,同样,一种调节蛋白也可调控许多不同的基因。在基因调节蛋白中,有些为转录激活因子,有些为转录抑制因子,它们通过一定的组合,形成一系列的调节模块,依次结合到调节序列上,在正确的时间和空间,表达正确的基因模式,这就是组合调控(combinational control)的机制(参见第十二章)。在这种组合调控中,某个基因调节蛋白更像是语言中的文字,经过精心选择和组合,在不同的上下文中具有不同的涵义,传递出特定的信息。

基因组合调控模式中,一个新调节蛋白加入后所产生的效应取决于该细胞过去的经历。在发育过程中,一个细胞积累的一系列基因调节蛋白也许一开始并没有改变基因的表达,但当组合所需要的最后一个成员加入后,调节的信息得以完成,基因表达发生改变。上述成纤维细胞转变为肌细胞的过程就属于这种情况,这也是细胞先有决定后出现分化的原因。组合调控可以使为数不多的基因调节蛋白产生众多的细胞类型。基因表达的不同造就了众多的细胞类型,许多特化的细胞可以将自己的特征维持很长的时间并传递给子代细胞。这意味着,与这些特征形成有关的基因调节模式一旦建立,一定是稳定的,也是可以遗传的。基因调节模式的遗传方式各不相同,DNA 的甲基化修饰是其中的一种(参见第十二章)。

此外,细胞还通过正反馈环激活调控蛋白自身转录、形成特定染色质结构等方式,维持所建立的基因表达模式,从而造成稳定的细胞群体。所建立的基因表达模式的维持机制被称作细胞记忆(cell memory)。

二、细胞质成分可影响细胞分化过程中基因组的选择性表达

细胞分化过程中,细胞核基因组有选择地表达与细胞质中的一些因素有着十分的密切的关系。1977 年,Robertis 和 Gurdon 将经过培养的爪蟾肾细胞核注入蝾螈的卵母细胞内,细胞内蛋白质合成的结果显示,原先在肾细胞中表达的基因在新的细胞中并未表达;相反,另外的一些正常卵细胞中表达的基因得到了表达。显然,在此过程中,卵母细胞胞质中的成分直接或间接地作用到了基因组,使得肾细胞核内特定的基因被选择性地表达了。

将体细胞核移植到卵细胞或受精卵的胞质中,可以重建胚胎发育的过程,说明了卵细胞的胞质对细胞分化的重要作用。实际上,供体核的基因组在这样的胞质中可能被重新编程,清除了原先细胞分化的记忆,重新获得了分化的潜能。

在体细胞核移植到卵细胞或受精卵的胞质时,胞质成分中需要什么关键因子才能启动核的重新编程,iPS 细胞的诱导研究充分证明了 Oct4、Sox2、c-Myc 和 Klf4 或 Oct4、Sox2、Nanog 和 Lin28 转录因子的组合是细胞质成分中激活体细胞核重新编程的关键因子。iPS 细胞的形成是细胞去分化的过程,这个过程仅仅通过基因导入的方法使体细胞内的 4 个基因重新打开便得以完成,而且导入的基因存在不止一种的组合,这无疑是一个极好的例证,证明基因组合调控机制在细胞分化或去分化过程中的重要作用。

　　细胞质对于细胞分化及分化过程中基因组的选择性表达是如此的重要，以至于一次不对称的分裂会造成两个子代细胞的不同。在此过程中，一些重要的分子在分裂时被不均等地分配到两个子代细胞中，直接或间接地改变所在子代细胞基因表达的格局，从而决定这个细胞的命运。不对称分裂在发育初期、受精卵发生卵裂时非常普遍，在组织更新中成体干细胞分裂也普遍存在。

三、细胞外的环境因素可调节核内特定基因的表达

　　除了细胞质这样的内环境因素外，来自细胞外的因素也可调节细胞核内特定基因的表达，使细胞合成组织特定的蛋白质，最终引发干细胞分化状态的改变。因此，暴露于不同的环境是造成细胞不同的另一个最常见的因素。实际上，这些环境因素中最主要是周围细胞分泌的生长因子、细胞因子和其他信号分子，它们通过细胞信号转导，改变了受调控细胞（靶细胞）的内部环境，其根本的改变就在于基因表达谱。

　　1. 来自相邻细胞的影响　在一个胚胎中，对细胞最重要的环境影响是来自相邻细胞的信号。这些信号可以起到诱导作用，也可以产生抑制作用。

　　（1）细胞间的诱导：在环境信号作用的方式当中，一种极为常见的情况是，来自群外细胞的一个信号使一群最初有着相同发育潜能的细胞进入不同的发育途径，出现性状上的差异。通常，这样的信号有时间和空间上的限制，往往只有靠近信号源的部分细胞能够被诱导。被诱导的细胞数量取决于信号的量及分布。一些诱导信号作用的范围很小，仅通过细胞间的相互接触实施作用，另一些则能长距离地传递。

　　诱导现象在动物胚胎发育的过程中是普遍存在的，如脊索可诱导其上方外胚层细胞分化形成神经管，神经管前部形成脑的部位向两侧长出视环，视环再诱导紧邻的外胚层细胞分化为晶状体，晶状体和视环诱导外表的上皮分化成透明的角膜。

　　动物发育中大多数已知的诱导都是由少数高度保守的信号蛋白实施的，它们被反复用于不同的场合。大多数诱导的最终结果是靶细胞的一些基因被打开，另一些被关闭。不同的信号分子能激活不同的基因调节蛋白。当然，这种激活的效果还取决于细胞中已存在的其他基因调节蛋白，体现了细胞对以往信号的记忆；也取决于细胞同时接收到的其他信号。结果，不同类型的细胞由于胞内不同的基因调节蛋白产生的组合调控不同，通常会对同一种信号刺激产生不同的反应。

　　（2）细胞间的侧向抑制：把发育中的蛙胚置于含成体蛙心碎片的培养液中时，胚胎就不能产生正常的心脏。同样，用成体蛙脑碎片培养蛙胚，也不能产生正常的脑。这说明已分化的细胞可以产生抑制邻近细胞朝相同方向分化的物质，以使发育的器官间相互区别而避免重复发生。这种现象称为侧向抑制（lateral inhibition）。以 Notch 信号通路介导细胞的侧向抑制为例。所有的细胞均表达膜蛋白 Notch 和它的配体蛋白 Delta。当群体中的某些细胞获得某种优势，*Delta* 基因被诱导表达，并通过 Delta 与 Notch 的相互作用，使邻侧细胞膜上的 Notch 活性提高，结果，Notch 蛋白的胞内片段水解断裂、入核，与 DNA 结合蛋白 Su(H) 结合成复合物，激活该细胞 *E(spl)* 基因的表达。*E(spl)* 所编码的蛋白质可特异性地结合到 *ac* 基因上游的启动子位置，抑制该基因表达，并进一步抑制 *Delta* 基因的表达，从而减弱了

通过 Delta 向邻近细胞发出的抑制信号。于是,在这样反复的相互作用中,最先获得强势的细胞最终脱颖而出,成为一个或一群与众不同的细胞。

2. 信号分子的梯度效应　　在很多情况下,信号分子对细胞的影响存在所谓的梯度效应。当信号分子从一个源头向外扩散时,往往形成一个信号的浓度梯度,使得距源头远近不同的细胞面临不同浓度信号分子的作用,产生不同的反应。以这种方式对细胞施加某种影响的信号分子被称为成形素(morphogen)。

信号分子浓度梯度调节的分子机制是由于不同浓度的信号分子结合的受体数目不同,从而对细胞产生不同强度的诱导效应。例如,不同浓度的活化素(activin)可诱导爪蟾早期胚胎细胞产生不同的反应。活化素是 TGF-β 家族的一个成员,爪蟾囊胚期的每个细胞表面均表达有活化素的受体,受体与活化素的结合表现出不同的浓度阈值。当活化素浓度低时,仅有少量的受体与之发生结合,结果细胞内 $Xbra$ 基因的表达升高;当活化素浓度升高时,细胞表面与之结合的受体数量也随之增加,在达到一定的阈值后,细胞内的 $Xgsc$ 基因表达升高,而 $Xbra$ 基因的表达被下调,细胞也因此产生不同的诱导反应。

3. 激素对细胞分化的调节　　胚胎发育早期,相邻细胞间的相互作用可诱导细胞的分化,这是一种短距离的作用。发育晚期,细胞分化还受到激素的调节。由于激素由血液循环输送到不同的部位,因此是一种远距离的作用。

激素可分为蛋白质(多肽类)和类固醇(甾类)两类,它们以不同的方式作用于不同的细胞。促肾上腺素和促甲状腺素都属于多肽类激素,它们的受体分布在靶细胞的表面。当与受体结合后,它们激活位于膜上的腺苷酸环化酶,提高胞内 cAMP 的水平,从而激活相应的激酶,使靶蛋白发生磷酸化而产生效应。甾类激素是脂溶性的,可扩散进入细胞,与位于胞内的受体结合并进入核内,选择性地激活靶基因的转录。若给未成熟的小鸡逐日注射甾类雌激素,4 天后,原先覆盖着输卵管的一层未分化的上皮细胞被诱导分化成管状腺细胞,并开始合成卵白蛋白。到第 10 天,上皮细胞分化成杯状细胞。此时若停止注射雌激素,卵白蛋白的合成便停止,胞内卵白蛋白的 mRNA 水平出现下降。一旦重新注射激素,卵白蛋白的 mRNA 在 1 小时内即可重新产生,卵白蛋白的合成也得以重新开始。

第三节　细胞分化的生物学意义

细胞分化是一个渐进的、长期变化的过程,存在于机体的整个生命过程中。胚胎发育中有最显著的细胞分化。个体出生后,从幼年到成年的生长发育过程中,各种组织中也必须发生细胞分化,如青少年个子长高伴随长骨骨骺端细胞的增殖和分化;性征出现伴随乳腺上皮细胞的增殖和分化等。在完全停止发育的成年人,一些组织和脏器,如血液、皮肤等,依然持续发生着组织的更新,也需要细胞分化。人体在创伤、炎症等状态下的组织修复,同样依赖细胞分化。

一、胚胎发育是受精卵细胞连续分化的结果

胚胎发育从受精卵卵裂开始,经历卵裂、桑葚胚、囊胚、原肠胚与器官形成等阶段,直到胚胎形成,是胚胎细胞不断发生分化的过程,也是胚胎细胞不断发生分化的结果。

在胚胎发育的早期,大多数哺乳动物的受精卵经过数次快速的卵裂,形成桑葚胚。卵裂是胚胎正常发育的基础。随着分裂不断地进行,卵裂球的细胞数量越来越多,细胞也开始出现分化。原肠胚中形成的三个胚层分别为外胚层(ectoderm)、中胚层(mesoderm)和内胚层(endoderm),其中外胚层细胞是表皮和神经系统的前体,中胚层细胞将来发育成肌肉、结缔组织及多种其他组分,内胚层细胞则是消化道、肺、肝等的前体。

胚层的建立是形态发生的结果,而形态发生的基础是细胞分化。三胚层形成后,早期胚胎各器官预定区已经确定。在随后的器官形成阶段,三胚层细胞进一步分化,形成各器官的原基,并在此基础上,最终形成具有不同形态和功能特征的各种组织和器官。

二、成体干细胞的分化是组织更新的基础

成体干细胞可以通过不对称分裂产生两个子代细胞,其中一个仍保持亲代干细胞的特性,具有无限增殖的能力,而另一个子代细胞开始分化并最终成为终末分化细胞。成体干细胞可以产生具有分化功能的子代细胞,但是不能执行终末分化细胞的功能。

下面以成体的表皮和小肠上皮的更新和血细胞的形成为例,介绍组织干细胞是如何产生分化细胞的。从中也可见细胞分化与细胞增殖和死亡相配合,完成组织更新。

1. 表皮细胞的更新和分化　表皮是与外界发生接触最直接、最经常的部位,也是最易受损伤的部位,因此,它的一项中心工作就是自身的修复和更新。

表皮是由大量角质细胞构成的多层结构(图 14 - 1),每层细胞的形态和功能各不相同,最内层是附着于基底膜的基底细胞(basal cell),通常只有这些细胞能够进行分裂。在基底

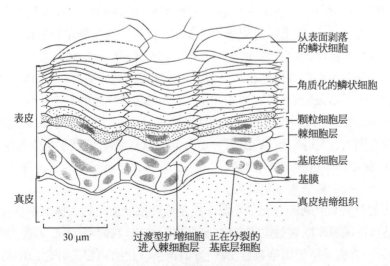

图 14 - 1　构成表皮的各种细胞

细胞上面是数层较大的棘细胞,这些细胞的表面四周在光镜下可见细细的针尖状结构,那是桥粒,也是角蛋白纤维束锚着的位点。在棘细胞的上面覆盖着一薄层染色较深的颗粒细胞层,形成不透水的屏障。因遗传缺陷无法形成这一屏障的小鼠,尽管皮肤的其他方面看上去都正常,但它们在出生后不久便会因水分快速丢失而死亡。颗粒层也是内外表皮的分界标志,其外侧是表皮的最外层,由那些细胞器消失的死细胞构成,这些细胞呈扁平状或鳞片状,充满密集的角质素,通常在光镜下难以确定其边界。鳞状细胞及外侧的颗粒细胞在质膜的胞质面一侧,有一薄而结实的内披蛋白(involucrin)层,使表皮变得更加牢固。

在表皮的更新过程中,随着一些基底细胞的分裂,基底层的细胞数量不断增加,其中一些细胞被挤到棘细胞层,迈出了向外分化的第一步。当它们到达颗粒层后,由于某种蜕变机制,细胞核及细胞质中的细胞器开始丢失,转变成表层角质化的鳞状细胞,并最终从皮肤表面脱落。人类的一个基底细胞从开始分化到最终的脱落,大概需要一个月的时间。

伴随这样一个细胞分化的过程,细胞内的一些分子也发生着明显的变化。研究表明,中间丝蛋白角蛋白是表皮细胞的分化特征。角蛋白分子在表皮各层细胞中都大量存在,但它们的类型却不尽相同。这些不同类型的角蛋白由一个大的同源基因家族成员编码,而 RNA 水平上选择性的剪接则使这些分子的类型更加丰富。在基底细胞逐渐分化成最外侧鳞状细胞的过程中,细胞内的角蛋白分子也经历了从一种类型向另一种类型的连续变化过程;与此同时,其他的特征性蛋白质如外皮蛋白,作为细胞终末分化的标志,也开始被合成。

人的一生中,表皮外层经历了成千上万次的更替,这个过程之所以得以维持,基底细胞群的自我更新是一个必不可少的前提条件。基底层内有一群维持不分化的细胞,即表皮干细胞,它们分裂产生子代细胞,子代细胞中的一部分能像亲代那样维持不分化的状态,另一部分则离开基底层,经历分化的过程。观察表明,表皮组织中干细胞特征的维持可能受细胞与基底层的接触调控,一旦失去与基底层的接触,将触发细胞终末分化的开始,而维持接触则有利于保持干细胞的潜能。

将基底层细胞从皮肤中分离出来,在体外加以培养增殖,可形成新的基底细胞和终末分化细胞。但即使在一群似乎完全不分化的基底细胞中,增殖的能力也大相径庭:一些细胞似乎根本不能分裂;一些只能进行有限的几次分裂;而另一些则能足够长时间地分裂,形成大的集落。在这些细胞中,细胞增殖的潜能直接与整合素 $\beta1$ 亚基的表达相关。整合素表达高的细胞由于增加了细胞外基质的受体,能更好地与基膜成分结合,增殖潜能大,它们被认为就是干细胞。这一结果表明,基底细胞并不相同,与基膜接触的并不一定是干细胞,在所有的基底细胞中,只有约 10% 是干细胞。那些整合素 $\beta1$ 表达较低的基底细胞也能分裂,只是分裂的次数有限,它们在离开基底层后开始分裂。这些细胞正处于从干细胞到分化细胞的过渡时期,因而被称为过渡型扩增细胞(transient amplifying cell),通过这些细胞的分裂,一个干细胞可产生很多的子代分化细胞。

2. 小肠上皮细胞的更新和分化　小肠上皮是更新速度最快的人体组织。在小肠肠腔面突起的绒毛结构根部叫作隐窝的位置,存在肠上皮干细胞,它们每 4~5 天进入细胞周期,开始不对称分裂,一方面维持干细胞数量,另一方面产生分化的细胞。分化的细胞主要是具有微绒毛结构的吸收细胞、分泌黏液的杯状细胞、各种内分泌细胞和潘氏细胞。这些分化细胞大多迁移到绒毛的茎部和顶端,执行各自功能,然后在一定的生命期后死亡。

潘氏细胞(Paneth cell)是一种已分化的肠上皮细胞,具有分泌抗菌蛋白质保护肠上皮的功能,分布于绒毛结构底部即隐窝内。近年研究发现,这些细胞是隐窝处肠干细胞生存的微环境的主要组成细胞。干细胞生存微环境被称为干细胞巢(stem cell niche),存在维持干细胞存活和调控干细胞活动的信号分子。潘氏细胞既是肠干细胞分化的结果,又是干细胞存活的环境组分。干细胞巢的另一组成细胞是上皮下的间质细胞。

维持肠干细胞存活和调控其活动的信号蛋白主要是 Wnt。Wnt 是一类分泌型信号蛋白,因共价结合着一个脂肪酸分子而具有疏水性质,易于与质膜相互作用,短程作用于邻近细胞,结合在靶细胞的膜受体 Frz 和/或 Lrp5/6 上,激活下游信号通路(详见第十一章)。下游的 β 连环蛋白(β-catenin)进入细胞核激活一系列 Wnt 靶基因的转录,促使干细胞增殖和分化。

潘氏细胞表达 Wnt3 及 EGF、TGF-α 和 Notch 配体等信号蛋白。在体外干细胞培养时,这些蛋白质都与干细胞存活相关。用潘氏细胞和干细胞共培养,干细胞分化发育形成类器官的效率得到促进,而这些效应可以通过施用外源性 Wnt 蛋白来取代。说明潘氏细胞在肠干细胞巢里可能主要通过分泌 Wnt 信号分子,发挥维持干细胞存活和调控其分化的作用。

Lgr5 是 Wnt 靶基因之一。隐窝有一种细胞被称为"隐窝基底柱状细胞"[crypt base columnar (CBC) cell],特异性表达 Lgr5。用实验手段给小鼠 CBC 细胞标记带有荧光的 Lgr5,结果显示 CBC 细胞可以长期存活并分化成肠上皮的所有细胞,从而证实 CBC 是肠干细胞,受 Wnt 调控,Lgr5 是其标志物蛋白质。研究也表明肠干细胞自身可以分泌 Wnt 以调控自我更新。

3. 血细胞的更新和分化　血液中存在各种功能不相同的细胞,它们主要被分为红细胞和白细胞两大类。红细胞在血管中传递与血红蛋白结合的氧和二氧化碳;白细胞在抗感染方面起作用,有时还能吞噬和消化一些碎片。白细胞又被分成 3 大类:粒细胞、单核细胞和淋巴细胞。粒细胞和单核细胞统称为髓系细胞;淋巴细胞包括 T 淋巴细胞和 B 淋巴细胞,统称为淋系细胞。与红细胞不同的是,白细胞需要穿过毛细血管壁,迁移到组织中工作。此外,血液中还含有大量的血小板,这些来自巨核细胞的小细胞特异地黏附到受损血管壁的内皮细胞上,帮助修补伤口和完成凝血过程。

依据发育阶段的不同,人类造血可分为胚胎造血和出生后造血。胚胎造血干细胞主要位于胎肝、脐血和胎髓。出生后造血干细胞主要存在于骨髓和动员后的外周血。

(1)多能造血干细胞逐步定向形成各种血液细胞:所有血细胞的寿命都很有限,需要在机体整个生命过程中被不断地更新和补充。新生的血细胞均来源于骨髓中的造血干细胞。

造血干细胞在形成各种类型的血细胞过程中,经历了一系列累进的限制过程。首先是髓系和淋系之间的定向选择,相应地产生两种祖细胞(progenitor cell):一种能够产生大量各种不同类型的髓系细胞,或者是髓系细胞加上 B 淋巴细胞;另一种能够产生大量各种不同类型的淋巴细胞,或者至少是 T 淋巴细胞。然后,再由这种定向的祖细胞朝单能祖细胞演化,并通过单能祖细胞定向产生某一特定类型的终末分化细胞。这一定向过程与一些特殊的基因调节蛋白的表达相关,以满足不同亚类血细胞形成的需要。逐步定向的特点使得造血系统就像是细胞的一棵分级树(图 14 - 2)。

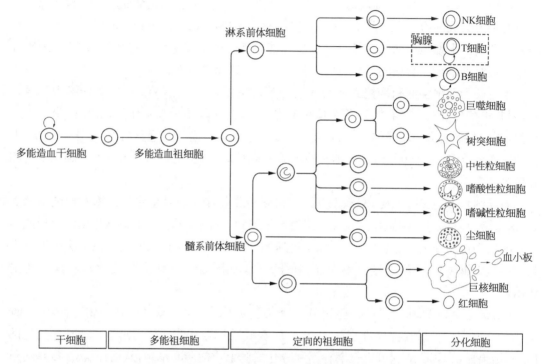

图 14 - 2　造血干细胞的造血过程

关于"定向"的分子涵义目前尚不清楚,但它至少包括两个方面: 第一,与分化方向相关的基因表达开始被开启;第二,通往其他发育途径的基因表达被关闭。例如,当动物体内 *Pax5* 基因调节蛋白表达缺失后,成熟 B 淋巴细胞的形成受阻。其体内祖细胞虽然可以朝 B 淋巴细胞方向有限发育,但却无法最终完成发育。在合适的条件下,它们可以产生其他类型的血细胞,包括 T 淋巴细胞、巨噬细胞和粒细胞。相反,正常的祖细胞在 *Pax5* 基因表达后,除了完成 B 淋巴细胞的分化外,不能被诱导朝任何其他方向分化。这是因为 Pax5 蛋白不仅能激活 B 淋巴细胞发育所需要的基因,也关闭了其他类型血细胞发育所需要的基因。

将骨髓造血细胞体外培养在骨髓间质细胞上层,模拟骨髓中的环境,可维持造血过程数月甚至数年之久,而且能生成各种类型的髓系细胞。这意味着造血干细胞也需要一种接触信号来维持自己的状态,而这些信号产生于和间质细胞的接触当中。一旦失去这种接触,它们就会失去干细胞的潜能。研究表明,骨髓的造血前体细胞,在质膜上都存在一种跨膜受体 Notch1,而骨髓间质细胞表达的是 Notch1 的配体;有证据表明,Notch1 的活化有助于维持干细胞或祖细胞的不分化状态。

尽管造血干细胞分裂的不多,但依然可以维持血细胞的高产出。它们主要通过定向祖细胞的细胞分裂,使成为某种特定类型细胞的数量得到增加。定向祖细胞分裂迅速,分裂次数有限,属于过渡型扩增细胞。以这样的方式,一个干细胞的分裂可以产生成千上万个可分化的子代细胞。干细胞分裂次数的减少,也相应地减少了复制性衰老和有害突变的风险。

(2)集落刺激因子调节造血细胞的分化:将分散的骨髓造血细胞培养在半固体培养基中,只要给予特定的信号蛋白,造血细胞就能够在培养条件下存活、扩增和分化。一旦剥夺这些蛋白质,细胞就会死去。由于在这样的培养体系中细胞不能迁移,每个前体细胞所产生的子代细胞都聚在一起,形成显而易见的集落(colony)。因此,这种培养体系可检验各种信号蛋白对造血细胞分化的影响。这些信号蛋白就被称为集落刺激因子(colony stimulating factor,CSF)。CSF 均为糖蛋白,有的像激素一样随血液循环,有的存在于骨髓中。它们或者作为一个局部的分泌介质,或者作为一种膜结合信号分子,低浓度地作用于细胞表面特定的受体。它们作用的受体大多为细胞因子受体家族的成员,也有少数跨膜的酪氨酸激酶受体。CSF 不仅作用于前体细胞,促进产生可分化的子代细胞,也激活终末分化细胞的一些特殊功能,如吞噬、杀死靶细胞。利用基因克隆技术产生的这些蛋白质可以明显刺激受试动物的造血过程,现在 CSF 已被广泛用于临床治疗。

红细胞是血液中最普通的细胞类型。哺乳动物成熟的红细胞充满了血红蛋白,其中的核、内质网、线粒体和核糖体等细胞器都在发育的过程中消失了,因此,不再能生长和分裂。要产生更多的红细胞,只能通过干细胞途径。另外,红细胞寿命有限,人的红细胞一般存活120 天左右,然后在肝脏和脾脏内被巨噬细胞吞噬和消化。新生的红细胞由于表面存在一种蛋白质,能和巨噬细胞表面的抑制性受体结合,从而免于被吞噬。红细胞生成素(erythropoietin)及白细胞介素-3(interleukin 3,IL-3)是两种刺激红细胞生成的 CSF。机体缺氧或红细胞减少可刺激肾脏中的细胞增加红细胞生成素的合成和分泌,1~2 天后,血液中就可看到红细胞的增加。根据时间判断,红细胞生成素一定是作用于那些非常接近成熟红细胞的前体细胞。IL-3 可促进较早的红系祖细胞的生存和增殖。

粒细胞和巨噬细胞源于一个共同的祖细胞——粒细胞/巨噬细胞祖细胞(GM progenitor cell)。粒细胞(中性、嗜酸性、嗜碱性)生成后,在血液循环中仅逗留几小时,随后迁移到结缔组织和其他特定的位置,数天后发生凋亡,被巨噬细胞吞噬。至少已知有 7 种不同的 CSF 刺激中性粒细胞和巨噬细胞集落的形成。这些 CSF 由内皮细胞、成纤维细胞、淋巴细胞及巨噬细胞等多种细胞产生,以各种不同的组合调节粒细胞、巨噬细胞在体内的产生,使机体快速地对组织中的细菌感染作出反应。

在血细胞的形成过程中,CSF 除了调节细胞的分裂和分化外,也是维持细胞存活的必要条件,在没有 CSF 存在的培养情况下,细胞将会凋亡。CSF 完全能通过选择性调控细胞的生存,来调节各种血细胞的数量,这种细胞生存的调节和细胞增殖的调节一样重要。脊椎动物的造血系统中,凋亡的细胞数量是相当大的,成人的身体中每天都有千百万个粒细胞以这种方式死去,其中的绝大多数还没发挥过作用。这种产出、破坏之间无效的循环可能是为了应付一些如感染等突发的事件所作的细胞储备,毕竟和机体的生命相比,细胞的生命代价要小得多。

除了组织更新,组织的再生或损伤修复也需要细胞分化。产生新的分化细胞方式有两种:① 已存在的细胞通过分裂、增殖,形成相同类型的子代细胞,如肝脏切除后的再生修复以及胰岛 β 细胞的更新。② 通过成体干细胞产生新的分化。组织和器官损伤后,缺血缺氧、炎症或其他信号刺激成体干细胞增殖和分化。需注意的是，少数器官组织的损伤修复可能以细胞的"去分化"或"转分化"或其他尚不清楚的机制产生新的组织细胞，如极端情况下的肝脏损伤后修复。

第四节　细胞分化与疾病

细胞分化及干细胞是一个飞速发展的研究领域，涉及细胞生物学、遗传学和临床医学等多门学科，相关技术有望成为治疗多种疾病的新手段。

一、细胞分化与肿瘤发生和治疗相关

在多数情况下，终末分化的细胞不再具有增殖能力。但是，肿瘤细胞在不同程度上缺乏成熟的形态和完整的功能，丧失某些终末分化细胞的性状，并对正常的分化调节机制缺乏反应。因此，有人认为肿瘤本身是一种分化障碍，是细胞分化过程中的一种异常表现。这一见解对于理解肿瘤细胞起源和本质特征有着重要意义。

1. 分化异常与肿瘤发生　和正常体细胞相比，肿瘤细胞的许多生物学行为，包括增殖过程、代谢规律、形态学特征等，都有非常明显的变化，而且这些差异是可以在细胞水平遗传的。肿瘤细胞除了具有其来源细胞的部分特性外，主要表现出低分化和高增殖的细胞特征。大量证据表明，肿瘤起源于一些未分化或微分化的干细胞。在正常的组织更新过程中，射线、化学致癌物等可作用于任何能合成 DNA 的正常细胞，而受累细胞所处的分化状态可能决定了肿瘤细胞的恶性程度。一般认为，受累细胞分化程度越低，所产生的肿瘤恶性程度越高；反之，受累细胞分化程度越高，所产生肿瘤的恶性程度越低。

在细胞分化异常方面，白血病无疑是最典型的例子。它们是多能造血干细胞在某一阶段的分化发育受阻的结果。其中，某些特异性的细胞遗传学异常，如染色体易位、缺失、倒位等，导致了一些分化相关基因的异常，对白细胞的发生发展起到了极其重要的作用。

急性早幼粒细胞白血病（acute promyelocytic leukemia, APL）是一种急性髓系白血病，由具有早幼粒细胞形态特征的肿瘤细胞在体内克隆性的扩增引起。APL 患者各器官中早幼粒细胞的集聚是髓系细胞分化受阻的结果。APL 患者中，90% 存在着 17 号染色体上视黄酸受体 α（retinoid acid receptorα，RARα）基因和 15 号染色体早幼粒细胞白血病（promyelocytic leukemia，PML）基因的交互易位，即 t(15；17)，形成 PML/RARα 融合基因。

视黄酸是一种可以直接透过质膜的小分子信号分子，在脊椎动物的胚胎发育、细胞分化以及维持机体正常生理状态等过程中起着重要的作用。RARα 是一种视黄酸受体，作为转录因子，它调控靶基因表达，促进粒细胞分化。生理情况下，当视黄酸缺乏时，RARα/RXR异二聚体与一些共抑制因子（corepressor）形成复合物，再结合组蛋白去乙酰化酶，使核小体组蛋白去乙酰化，从而抑制基因转录。当生理浓度的视黄酸存在时，视黄酸与 RARα 结合，改变其构象，导致共抑制因子复合物从 RARα 上解离，同时使共激活因子复合物与 RARα结合，激活转录。早幼粒细胞白血病的细胞中，PML/RARα 融合基因的形成取消了正常

RARα 基因编码的视黄酸受体对视黄酸的反应。

t(15；17)易位的另一个同时受累的基因为 *PML*，该基因编码的是一种与核基质相关的磷酸化蛋白。正常细胞中，PML 在核中与多种蛋白质结合，形成核体(nuclear body，NB)，通过募集多种重要的核内调节蛋白而影响细胞分化和成熟。PML 具有转录抑制和转录活化双重效应，近来的研究表明，PML 与抑癌基因相似，具有抑制细胞生长和诱导细胞凋亡等多重作用。当 *PML* 和 *RARα* 因染色体易位而发生融合后，由于 PML/RARα 融合蛋白不仅彼此间可以形成同二聚体，还可以和 PML、RXR 形成异二聚体，因而抑制或干扰野生型 RARα 和 PML 的正常功能，阻断粒细胞的分化。

2. **诱导分化与肿瘤治疗** 既然分化障碍是肿瘤细胞的成因之一，那么，能否通过诱导使肿瘤细胞朝正常的方向分化，从而达到治疗甚至治愈肿瘤的目的呢？在肿瘤组织中，尽管未分化或微分化的原始细胞占优势，但也存在着一定比例的部分分化乃至完全分化的子代细胞，这提示肿瘤并非一成不变，在一定条件下也能分化成正常细胞或接近正常的细胞。1987年，我国首先报道了应用全反式视黄酸(ATRA)治疗 APL 获得成功，为该种肿瘤的治疗提供了新的途径，也成为诱导分化治疗肿瘤理论的创新实践。

研究发现，ATRA 与 PML/RARα 的亲和力与其同野生型 RARα 的亲和力相近，但是，ATRA 与 PML/RARα 结合后可特异性地引起 PML/RARα 降解，与这一降解同时发生的是野生型 PML 的亚细胞定位恢复正常。如果说 PML/RARα 阻抑了细胞的正常分化途径，那么 ATRA 处理后，这一阻抑被去除，野生型 RARα 及 PML 的两条通路重新得到贯通。

大量的事实表明，不同类型的白血病和实体肿瘤均有特异的基因异常，若能针对这些基因筛选或设计出相应的药物，就有可能像 ATRA 治疗 APL 那样，实现"一把钥匙开一把锁"的特异靶向治疗。虽然，ATRA 能够成功诱导 APL 细胞的分化，但在临床治疗上却难以克服视黄酸耐药等障碍。为此，人们正试图挖掘更多更新的诱导分化剂，将诱导分化的治疗成果进一步扩展。

二、干细胞及其分化细胞可被用于治疗

再生医学(regenerative medicine)是近年来发展起来的一门新兴学科，以研究人体组织器官自身构建、更新和修复潜能，并使用多种修复手段使器官或组织功能得以改善或修复为主要目的。细胞治疗和组织工程是其中的主要策略。干细胞生物学的理论技术对再生医学的发展功不可没。利用干细胞及其分化细胞对受损细胞进行替代治疗，是干细胞在临床上最重要的应用，它是把细胞克隆技术、iPS 细胞技术和人类干细胞体外培养、诱导分化结合起来的一种新型临床治疗路线。目前，干细胞在临床治疗上的应用主要集中于再生医学领域的组织工程和细胞治疗。

1. **细胞治疗** 细胞治疗(cell therapy)是指将正常或遗传信息改造过的人体细胞直接移植或输入患者体内，以达到替代受损细胞治愈疾病的目的。目前，最常见、最成功的干细胞治疗是临床上广泛使用的造血干细胞移植，通过收集骨髓或外周血中的干细胞并输入患者体内来治疗血液疾病。近年来，胚胎干细胞和其他组织干细胞的替代治疗也已在动物实验中取得成功。将经视黄酸处理的小鼠类胚体植入手术损伤的大鼠脊索中，5 周可分化为星

形胶质细胞、少突胶质细胞和神经元,并且神经元迁移了 8 mm。功能实验表明,受体小鼠的后肢持重及运动协调能力得到了很大程度的改善。

在溶酶体酶缺陷的遗传性疾病溶酶体贮积症的治疗中,采用异体造血干细胞移植代替早先的酶替代治疗已取得成效。移植的细胞一方面分泌溶酶体酶,酶被血管内皮细胞摄入,另一方面分化定植到相应组织,成为正常制造溶酶体酶的细胞,弥补原有组织的酶缺陷。与酶替代疗法相比,造血干细胞移植疗法的优越性恰好在于克服了输入的酶不能进入中枢神经系统和需要终生反复给药的缺点,引发移植物免疫反应的风险则通过供者配型的完善及免疫抑制剂的使用来降低。

为了避免因异体移植造成的免疫排斥,可以对干细胞进行 MHC 基因改造或用体细胞核移植来建立与患者组织相容的干细胞系。另外,将某些功能基因导入干细胞系,待基因稳定表达后进行移植,可达到治疗某些基因缺陷疾病的目的,也就是所谓的基因治疗。例如,胰岛素的蛋白质及基因构成情况已明确,将小鼠的 ES 细胞进行遗传信息改造,使其特异表达胰岛素,然后移入糖尿病模型小鼠的脾脏,结果可使受体小鼠的血糖达到正常水平。基因治疗可以是体内的和离体的,分别构成体内基因治疗和回体基因治疗。体内基因治疗直接把遗传物质导入人体,难以接近靶组织,故转移效率低。而回体基因治疗通过在体外将基因导入细胞,引起细胞的遗传信息改变后再将其移入活体组织。回体基因治疗中细胞是基因的载体,基因是细胞遗传信息改造的靶标。干细胞由于在体外经遗传信息改造后能稳定增殖传代并保持正常分化能力,使得后代均带有目的基因,成为基因治疗的理想载体。提取患者自身的组织干细胞经体外培养或定向诱导后再移回患者体内,则可有效地避免免疫排斥反应,这是组织干细胞特有的优点之一。

除造血干细胞外,神经干细胞、骨髓间质干细胞、肌肉干细胞、胰腺干细胞等均可对神经系统疾病、骨和软骨疾病、肌营养不良、糖尿病、肝炎甚至肿瘤等棘手的疾病的治疗发挥重要作用。

2. 组织工程 组织工程(tissue engineering)是指通过细胞和生物相容的材料在体外构建组织器官以替代人体受损或失去的组织器官的治疗方法。现在组织工程领域的专家利用细胞和合成聚合物制造替代器官已完全可行。传统的组织工程需要将组织特异的细胞种植在生物材料的支架上,让其在体外培养条件下稳定地生长扩增,从而构建新的组织器官。干细胞的应用使组织工程领域获得重要的突破。它可以在待构建的组织中通过定向分化源源不断地产生组织特定的细胞,可在体内长期发挥作用。如果这些干细胞是经遗传信息改造的或经体细胞核移植获得的,则还能克服免疫排斥的问题。此外,由干细胞介导的组织移植,其自我修复能力远超过传统的组织移植。

本章小结

由一个受精卵发育成一个个体,是通过细胞分裂和细胞分化来实现的。细胞分化就是一种细胞类型经细胞分裂后逐渐产生形态、结构和功能上具有稳定差异的不同的细胞类群的过程。细胞分化的能力被称为分化潜能。在个体的发育过程中,细胞的分化均经历由"全能"变为"多能",最后趋向于"单能"的一系列累进的分化过程。

细胞表型的差异是分化的结果,是由于在个体发育进程中不同的基因按照一定的时空顺序被激活,形成基因的差异表达,从而导致特异蛋白的合成。细胞质分化的基因表达的调控是多水平的。在细胞分化过程中,细胞核基因组有选择的表达取决于细胞内外因素。细胞质对细胞的分化有着重要作用,胞外由相邻细胞本身或其释放的信号分子所构建的环境对细胞的分化起到诱导或抑制的作用。

细胞分化是一个渐进的、长期变化的过程,存在于机体的整个生命过程中,对胚胎发育、成体组织更新、再生和修复都特别重要。

干细胞是存在于人和动物发育各阶段(包括早期胚胎和成熟组织)的一类具有自我更新和分化潜能的细胞。胚胎干细胞来源于囊胚期的内细胞团,组织干细胞(成体干细胞)广泛存在于多种组织中。目前干细胞相关研究和技术正在对再生医学领域的组织工程和细胞治疗产生积极的影响。

（孙岳平　易　静）

参考文献

[1] Alberts B, Johonson A, Lewis J, et al. Molecular biology of the cell[M]. 6th ed. New York: Garland Science, 2014.

[2] Clevers H, Loh KM, Nusse R. Stem cell signaling. An integral program for tissue renewal and regeneration: Wnt signaling and stem cell control[J].Science, 2014, 346(6205): 1248012.

[3] Goodman SR. Medical cell biology[M]. 3rd Ed. Academic Press, 2008.

[4] Lodish H, Berk A, Kaiser CA, et al. Molecular cell biology[M]. 8th ed. New York: W H Freeman, 2016.

[5] Melnick A, Licht JD. Deconstructing a disease: RARα, its fusion partners, and their roles in the pathogenesis of acute promyelocytic leukemia[J]. Blood, 1999, 93(10): 3167 - 3215.

[6] Metzger RJ, Krasnow MA. Genetic control of branching morphogenesis [J]. Science, 1999, 284(5420): 1635 - 1639.

[7] Pandolfi PP. Oncogenes and tumor suppressors in the molecular pathogenesis of acute promyelocytic leukemia[J]. Human Molecular Genetics, 2001, 10(7): 769 - 775.

[8] Parenti G, Andria G, Ballabio A. Lysosomal storage diseases: from pathophysiology to therapy[J]. Annu Rev Med, 2015, 66: 471 - 486.

[9] Sato T, van Es JH, Snippert HJ, et al. Paneth cells constitute the niche for Lgr5 stem cells in intestinal crypts[J]. Nature, 2011, 469(7330): 415 - 418.

[10] Teleman AA, Strigini M, Cohen SM. Shaping morphogen gradients[J]. Cell, 2001, 105(5): 559 - 562.

[11] Weissman IL, Anderson DJ, Gage F. Stem and progenitor cells: origins, phenotypes, lineage commitments, and transdifferentiations[J]. Annu Rev Cell Dev Biol, 2001, 17: 387 - 403.

[12] Yamanaka S. Induced pluripotent stem cells: past, present, and future[J]. Cell Stem Cell, 2012, 10(6): 678 - 684.

[13] 丁明孝,王喜忠,张传茂,等. 细胞生物学[M]. 5 版. 北京: 高等教育出版社,2020.

[14] 易静,汤雪明. 医学细胞生物学[M]. 2 版. 上海: 上海科学技术出版社,2013.

第十五章
细 胞 死 亡

细胞死亡(cell death)是指维持细胞生命的功能活动的不可逆丢失、永久性的质膜通透性改变及细胞的碎片化。与细胞增殖、细胞分化一样,细胞死亡是生物界普遍存在的现象,是细胞最基本的生物学行为。在机体组织中,有的细胞增殖、有的细胞分化,而有的细胞死亡。从受精卵发育到个体,特定的细胞群不断增殖、分化,细胞增殖使得细胞群体数目不断增加,细胞分化使得细胞具有特定的生物学功能。但随着分化程度的加深,细胞增殖能力逐渐减弱,分化至终末阶段的细胞或者说分化成熟的细胞则完全失去了增殖能力。那么,分化成熟的细胞的命运是什么呢? 这正是细胞群体调节的另一个重要方面——细胞衰老和细胞死亡。多细胞生物的个体发育、组织更新、创伤修复均依赖细胞分化增殖和细胞死亡之间的平衡,一旦平衡被打破,就会发生胚胎发育异常、退行性疾病及肿瘤等。

过去的一个多世纪中,不同类型的细胞死亡通常由形态改变而定义,主要分为细胞坏死(necrosis)和细胞凋亡(apoptosis)。最近几十年来,大量研究发现了一系列有着特异分子机制的细胞死亡,极大地丰富了人们对细胞死亡的认识。从 2005 年开始,细胞死亡命名委员会(the Nomenclature Committee on Cell Death, NCCD)将细胞死亡分类为意外性细胞死亡(accidental cell death, ACD)和调节性细胞死亡(regulated cell death, RCD),调节性细胞死亡又从独特的分子机制上分为细胞凋亡、程序性细胞死亡(programmed cell death, PCD)、细胞焦亡(pyroptosis)、铁死亡(ferroptosis)等。本章将主要介绍研究最为细致的细胞凋亡,也将简略介绍其他几种调节性细胞死亡方式。

第一节　细胞凋亡

在 20 世纪 50 年代以前,细胞死亡的研究基本上是病理情况下的细胞坏死,但从那时起,发育生物学家提出,在动物的胚胎发育过程中,一些过渡性组织如鼠趾间连接的消失,实际上是一种生理性的程序性细胞死亡(PCD)。此后的分子机制研究中陆续发现这种死亡是基因调控的、依据一定时空顺序发生的死亡。由此,细胞死亡的概念由病理性死亡扩展到了生理性死亡。

1965 年澳大利亚科学家发现，结扎鼠门静脉后，电镜观察到肝实质组织中有一些散在的死亡细胞，这些细胞并没有出现通常发生在细胞坏死中的溶酶体损坏，显然是不同于坏死的细胞死亡。这些细胞体积收缩，染色质凝集，从其周围的组织中脱落并被吞噬，组织并无炎症反应。同年，英国的病理学家 Kerr 等在研究肝供血与肝组织结构时，发现了一种新型的肝细胞死亡形态，且这种细胞死亡也存于正常的肝组织中。与缺血性坏死的细胞肿胀不同，这些死亡细胞的核染色质浓缩、致密，胞内含有增多的圆形小体，电镜下观察到圆形小体为膜性结构，可由肝细胞收缩或出芽产生，内部包含完整的细胞碎片、细胞器及浓缩的染色质等。Kerr 将这种细胞死亡命名为"固缩性坏死"。

随着研究的深入，固缩性坏死与经典的细胞坏死区分开来，其特征是一种受细胞自身调控的主动过程。生理性胚胎程序性细胞死亡也是这种形式，并且在正常胚胎形成过程中扮演了重要角色。以"固缩性坏死"来描述在生理状况下的细胞主动死亡并不合适，因此，Kerr 等三位科学家于 1972 年首次提出了细胞凋亡（apoptosis）的概念。在希腊语中"apo"的意思是脱离，"ptosis"的意思为落下，将这两者组合为"apoptosis"用以描述与秋叶凋落却不影响树干的现象类似的细胞死亡，突出了这种死亡方式的主动性，并强调细胞的死亡与组织和个体的关系，提示细胞凋亡在调控组织体积大小及细胞群数目方面具有与细胞分裂相反的重要作用。到 20 世纪 90 年代，细胞凋亡的研究获得了里程碑式的重大进展：发现了主动参与细胞凋亡的一系列调控基因和相关的信号转导。

本节将分别介绍细胞凋亡的特征性形态学改变、生物化学特征及其对个体发育、组织更新和创伤修复的生理学意义。

一、细胞凋亡具有显著的形态学特征

细胞凋亡时，细胞的形态变化是分阶段的。首先，细胞连接消失、细胞皱缩，与周围的细胞脱离。细胞内的染色质高度紧缩并贴附于核周边（称为"边聚"）或形成新月形结构，核膜、核仁可以破碎，浓缩的细胞核还常常裂解为几个大的碎片，分散于细胞的不同部位。随后，质膜通过内陷或发泡、出芽等方式，将凋亡细胞遗骸分割包裹为几个凋亡小体。这些凋亡小体具有完整的膜，其中可含有细胞器或其碎片，如线粒体、核碎片等（图 15 - 1）。凋亡小体可迅速被周围吞噬细胞所吞噬，进行吞噬的一般是巨噬细胞，有时是上皮细胞或血管内皮细胞。由于在这一过程中始终没有细胞内容物的释放，因此不会引发组织局部炎症反应。

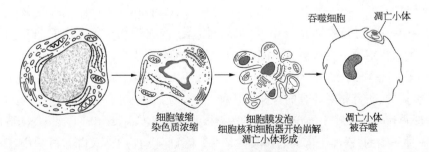

细胞皱缩　　　　细胞膜发泡　　　　凋亡小体
染色质浓缩　　细胞核和细胞器开始崩解　　被吞噬
　　　　　　　凋亡小体形成

吞噬细胞　　凋亡小体

图 15 - 1　细胞凋亡形态学变化模式

根据对凋亡细胞核和染色质变化的认识,可以采用很多简易的方法检测细胞凋亡。例如,典型的细胞核形态和凋亡小体可用 HE 染色、吉姆萨染色、甲基绿派诺宁染色后在普通光镜下观察;也可用 DNA 染色的荧光染料如吖啶橙、Hoechst33258 染色后在荧光显微镜下观察;或用电子显微镜观察超微结构改变,凋亡细胞的染色质浓缩、边缘化、核膜裂解、染色质分割成块状和凋亡小体等典型的凋亡形态。

二、细胞凋亡具有 Caspase 激活等生物化学特征

在过去的几十年里,大量的研究揭示了细胞凋亡中精细的分子机制,包括一系列半胱氨酸依赖的天冬氨酸特异蛋白酶(cysteine aspartic acid-specific protease,Caspases)的激活、核小体 DNA 的剪切、磷脂酰丝氨酸(PS)外翻到细胞膜的外表面等。

Caspase 是一类蛋白水解酶,可译为胱冬肽酶或胱天蛋白酶,酶的活性位点为特定的半胱氨酸残基(Cys),而底物被水解的位点为特定的天冬氨酸(Asp)与其后氨基酸残基间的肽键。迄今为止,已发现哺乳动物 Caspase 家族成员十余种,分子间的同源性很高、结构相似。

Caspase 家族成员根据功能可分为两大类:一类是参与炎症反应的 Caspase,包括 Caspase-1、-4、-5、-11、-12,主要参与细胞因子介导的炎症反应并在死亡受体介导的细胞凋亡途径中起辅助作用,如参与 IL-1 和肿瘤坏死因子(tumor necrosis factor,TNF)介导的炎症反应;另一类为参与细胞凋亡的 Caspase,包括 Caspase-2、-3、-6、-7、-8、-9、-10,这类 Caspase 的级联活化和对底物水解剪切的级联反应是细胞凋亡的核心分子机制。

新合成的 Caspase 以无活性的酶原形式存在,其活化是多步水解的过程,在酶原的 N-端,前域和大亚基之间首先被剪切,前域被去除;之后酶的大、小亚基之间被剪切,释放大亚基和小亚基组成二聚体,再由两个二聚体形成有活性的四聚体(图 15-2a)。Caspase 的活化可以是同源 Caspase 之间的剪切,抑或是不同 Caspase 之间的切割。

同源活化是细胞凋亡过程中最早发生的 Caspase 水解活化事件,这类 Caspase 又被称为起始 Caspase(initiator caspase)或上游 Caspase,包括 Caspase-2、-8、-9、-10。这类蛋白酶的 N-端具有一段特殊的结构域,如 Caspase-2、-9 上的 CARD 结构域和 Caspase-8、-10 上的 DED 结构域,在细胞凋亡信号的诱导下,无活性的 Caspase 酶原通过这些结构域与具备同源结构的接头蛋白结合并发生聚集,形成大的复合物后触发互相剪切的激活并进而引发自身激活(图 15-2a)。这些 Caspase 一旦活化即开启细胞内的死亡程序,通过水解下游另一类 Caspase,使下游 Caspase 发生活化,这类活化可称为异源活化。异源活化的 Caspase 包括 Caspase-3、-6、-7,又称为执行 Caspase(executioner caspase)或效应 Caspase(effector caspase),它们被起始 Caspase 切割而活化,同时作用于细胞内的非 Caspase 靶蛋白,水解靶蛋白特定天冬氨酸后的肽键,最终介导各种凋亡事件。

起始 Caspase 酶的底物是效应 Caspase,而效应 Caspase 水解的底物已发现有几千种,其中较为重要的、研究相对清楚的有如下几种。

1. *核酸内切酶抑制剂*　Caspase 激活的脱氧核糖核酸酶(Caspase-activated deoxyribonuclease,CAD)是一种基本的、镁离子依赖的核酸内切酶。在哺乳动物 DNA 降解过程中,CAD 作用于核小体 DNA,可促进 DNA 从核小体连接处断裂;而核酸内切酶抑制剂 iCAD 通常与 CAD

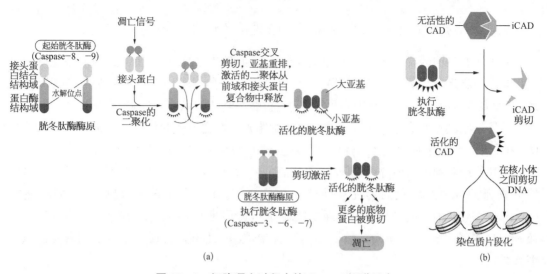

图15-2 细胞凋亡过程中的Caspase级联反应

(a) Caspase酶原的水解激活;(b) Caspase激活的底物介导DNA片段化

结合并抑制其水解核酸的活性。因此,在细胞凋亡信号通路启动后,效应Caspase的激活造成其对底物iCAD的剪切和降解,激活了CAD并促进了CAD对核小体DNA的片段化断裂,从而导致出现180~200 bp及其倍数的特征性片段(图15-2b)。

2. Bcl2 Bcl2为作用于线粒体上的细胞凋亡抑制蛋白,效应Caspase对其水解,Bcl2失去了对凋亡的抑制作用,促进了细胞凋亡的发生。

3. 细胞结构蛋白 核纤层蛋白可被效应Caspase水解,核纤层崩解,导致染色质的浓缩。同时,Caspase可识别并水解几种参与细胞骨架调节的蛋白质和细胞连接相关蛋白质,造成细胞出泡、失去与细胞外基质或相邻细胞的连接而脱离所在的上皮层。

4. PARP-1 聚腺苷二磷酸核糖聚合酶-1(poly ADP-ribose polymerase, PARP-1)也是Caspase的重要作用底物。PARP-1是维持基因组完整性的关键因素,参与DNA复制、DNA修复和转录调节,所以PARP-1对于细胞的稳定和存活非常重要。PARP-1被Caspase剪切后,其C-端的催化结构域和N-端的DNA结合结构域分离,导致PARP-1失去DNA修复活性。因此,PARP-1的剪切被认为是细胞凋亡的一个重要标志,也是Caspase-3激活的标志。

Caspase的活化导致其各种底物被水解,可破坏细胞的结构成分,抑制蛋白质的合成或DNA的修复能力,最终导致DNA断裂、染色质浓缩、细胞骨架分离、细胞核破碎等,细胞将出现一系列细胞凋亡特有的形态学改变。细胞凋亡过程可分为诱导期和效应期,而Caspase的激活是效应期的标志。虽然诱发凋亡的信号及其途径不同,但是凋亡的执行者总是Caspase,因此凋亡的细胞也呈现相同的形态和生物化学特征。

染色体DNA的片段化降解是细胞凋亡的明显特征。正如上文描述,这种降解特异且有规律,所产生的DNA片段为180~200 bp的整倍数,表现在DNA凝胶电泳时形成了特征性的"梯状"条带。与此形成对比的是细胞坏死时DNA随机降解形成的大小不等的碎片,在电泳时呈现"涂片"式分布,因此可用来分析细胞死亡类型。

三、细胞凋亡可通过死亡受体途径或线粒体途径而触发

几乎所有细胞的凋亡形态特征和生物化学特征都是类似的,这使得人们清楚地认识到凋亡是多细胞生命体的一种普遍现象。但细胞凋亡可在不同环境或不同刺激的情况下触发,这种多样性使得人们也认识到凋亡的发生机制是复杂的和受到精确调控的。

诱导细胞凋亡的信号可来源于细胞内或细胞外:细胞内部的信号可能来自 DNA、线粒体、内质网等是否受损;细胞外的信号可以是药物、射线、其他细胞分泌释放的信号分子,也可以是其他细胞的膜表面分子,甚至失去细胞的黏附,均可成为诱导细胞凋亡的信号。这些信号或刺激可通过膜表面的死亡受体而介导,称为死亡受体途径,也称为外源性途径(extrinsic pathway);有的信号则是通过线粒体释放促进凋亡的物质而起始,称为线粒体途径,也称为内源性途径(intrinsic pathway)。在细胞中,也有部分诱因经内质网改变而诱导细胞凋亡。

(一)细胞凋亡的死亡受体途径

可触发细胞凋亡的细胞外信号分子包括 TNF-α 和 Fas 配体(Fas ligand,FasL),它们通过结合膜受体触发细胞凋亡信号转导途径,因此也被称为死亡信号。其中 TNF-α 是可溶性蛋白质,主要由免疫细胞分泌;FasL 则是膜蛋白,位于免疫细胞膜表面。

死亡信号结合膜表面的死亡受体(death receptor)是介导细胞凋亡的起点,这些受体属于 TNF 受体超家族,包括 TNF-α 受体和 Fas 等。该家族成员的共同特点是胞内段都有转导细胞死亡信号所必需的高度同源的氨基酸序列,称为"死亡结构域"(death domain,DD)。杀伤性淋巴细胞表面的三聚体 Fas 配体与靶细胞膜表面的三聚体 Fas 死亡受体相互作用,导致配体结合的几个受体三聚体聚集(图 15-3 仅显示了一个三聚体)。受体的聚集激活了死亡受体胞内段的 DD;DD 与细胞内的衔接蛋白即 Fas 相关死亡结构域(Fas-associated protein with death domain,FADD)上的类似结构域相互作用。然后,每个 FADD 通过其与 Caspase 上的死亡效应子结构域(death effector domain,DED)募集起始 Caspase-8 或 Caspase-10 酶原,形成死亡诱导信号复合物(death inducing signaling complex,DISC)。在 DISC 中,两个相邻的起始 Caspase 相互作用并相互裂解形成活化的 Caspase 二聚体,随之激活下游的效应 Caspase,引发 Caspase 级联反应,并通过对下游底物的水解作用最终诱导细胞凋亡(图 15-3a)。

死亡受体激活所诱导的细胞凋亡可以发生在免疫细胞的阴性选择和杀伤中,其他细胞(包括肿瘤细胞)也可以通过这条途径发生凋亡。

(二)细胞凋亡的线粒体途径

激活这一途径的信号因素十分广泛,既包括细胞内活性氧浓度升高、Ca^{2+} 超载等细胞内源的因素,也包括可以进入细胞内的药物和损伤细胞的毒物、射线等因素。这些信号往往通过各种机制引发线粒体的变化,导致广泛的、不可逆的线粒体外膜通透(mitochondrial outer membrane permeabilization,MOMP)改变。MOMP 直接由促凋亡蛋白 Bcl2 家族的一个亚群控制,该家族诱导线粒体外膜的破坏并造成 MOMP,而 MOMP 使线粒体膜间腔中的促凋亡蛋白释放到细胞质,最终激活 Caspase 而导致细胞凋亡。

因 MOMP 而释放到细胞质的蛋白质包括细胞色素 C、凋亡诱导因子（apoptosis inducing factor，AIF）和 Smac 等。释放的细胞色素 C 与细胞质的凋亡激活因子 1（apoptosis activating factor 1，Apaf1）及 dATP 结合，并进一步结合 Caspase‑9 酶原，装配为大的复合体，称为凋亡复合体（apoptosome）。凋亡复合体的重要作用是搭建 Caspase‑9 互相靠近的平台，触发 Caspase‑9 的同源活化。当 Caspase‑3 被进一步激活，触发 Caspase 级联反应和细胞凋亡。这条途径从 MOMP 和细胞色素 C 的释放开始，被称为细胞凋亡的"线粒体途径"（图 15‑3b）。

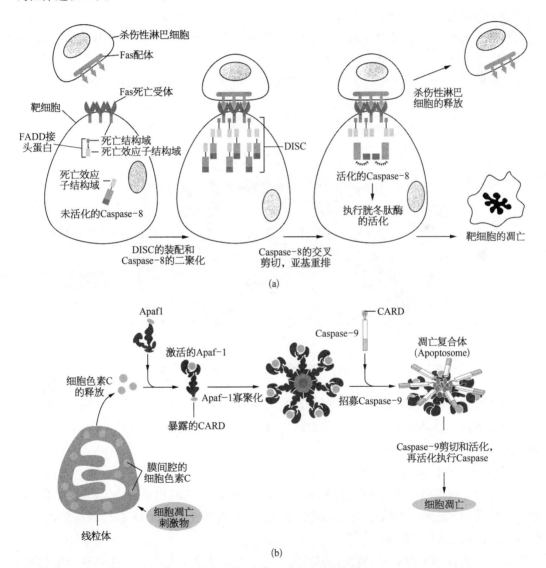

图 15‑3　两种经典的细胞凋亡途径

(a) 死亡受体途径；(b) 线粒体途径

MOMP 受到多种因素的调控，其中 Bcl2 蛋白家族对 MOMP 的调节与凋亡发生密切相关。Bcl2 蛋白家族通过存在的多达四个不同 Bcl2 同源结构域（Bcl2 homology domain，BH domain;标示为 BH1～BH4)分为抗凋亡成员和促凋亡成员。一般来说,包含所有四个 BH 结构域的 Bcl2、Bcl-xL、Mcl-1 和 Bcl-w 是抗凋亡成员。促凋亡成员可进一步分为两组:多结构域或称 BH123 成员如 Bax、Bak;只有 BH3 的蛋白质如 Bid、Bim 和 Puma 等。多数 Bcl2 家族蛋白的 C-端含有一个疏水性的结构域,可引导其插入到某些细胞器的脂双层中。在无死亡信号刺激时,大部分抗凋亡成员 Bcl2、Bcl-xL、Bcl-w 定位于线粒体膜;大部分促凋亡成员如 Bid、Bax 和 Bak 是组成性表达的,以非活性的形式位于细胞质中,仅在受到凋亡信号刺激后才能诱导 MOMP。而在凋亡诱导过程中,促凋亡的多结构域蛋白质 Bax 和 Bak 必须被某些只有 BH3 的蛋白质激活,才能寡聚化后发生构象改变,从细胞质中移位、积累并稳定地插入 OMM 而形成 Bax 孔,引起 MOMP 并从而介导细胞色素 C 和其他凋亡因子的释放(图 15-4)。

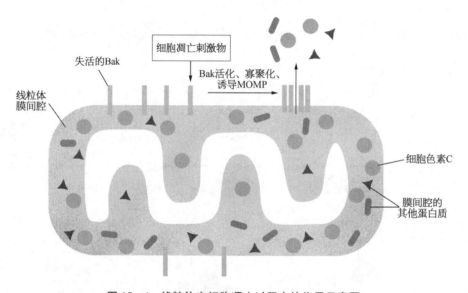

图 15-4　线粒体在细胞凋亡过程中的作用示意图

前述死亡受体途径最后也可以通过线粒体途径诱导凋亡。死亡信号激活的 Caspase-8 可以通过剪切激活 Bcl2 家族蛋白促凋亡成员如 Bid、Bax 等,引发 MOMP。因此,MOMP 常常作为凋亡发生的标志。

(三) 内质网相关的细胞凋亡

内质网是细胞内一些蛋白质合成、修饰和折叠的场所,同时也是胞内 Ca^{2+} 的主要储存库。内质网与细胞凋亡的联系表现在两个方面:一是内质网通过调控 Ca^{2+} 参与凋亡,二是 Caspase 在内质网上的激活。

Ca^{2+} 是真核细胞内重要的信号转导因子,它的稳态平衡在细胞正常生理活动中起着举足轻重的作用。内质网作为细胞内重要的钙库,对细胞质中 Ca^{2+} 浓度的精确调控可以影响细胞凋亡的发生。大量研究表明,很多细胞在凋亡早期出现细胞质内 Ca^{2+} 浓度迅速、持续的升高,这种升高既来源于细胞外 Ca^{2+} 的内流,也来源于细胞内钙库(如内质网)的钙释放。相对高浓度的 Ca^{2+} 一方面可以激活细胞质中的钙依赖性蛋白酶(如 Calpain),另一方面可以作用于线粒体并影响其通透性改变,进而促进凋亡。位于内质网上的抗凋亡蛋白 Bcl2 也可以调节内质网腔中的游离 Ca^{2+} 浓度,使细胞质中的 Ca^{2+} 维持在合适的中等浓度水平,从而起到抑制凋亡的作用。

当新合成的蛋白质 N-端糖基化、二硫键形成及蛋白质由内质网向高尔基体转运等过程受阻时,非折叠或错误折叠的新合成蛋白质在内质网中大量堆积,或者是 Ca^{2+} 稳态平衡被打破,都会损伤内质网的正常生理功能,称为内质网应激。内质网应激引起的凋亡也是通过激活 Caspase 来实现的。Caspase-12 酶原定位于内质网膜,在 Ca^{2+} 等作用于内质网的应激因子的影响下可以被激活;另外,Caspase-12 的激活也可能是通过内质网应激诱导的 Calpain 或 Caspase-7 对 Caspase-12 的裂解而发生。Caspase-12 的活化可能反馈到 Caspase-9 依赖的级联反应中并最终执行凋亡。

内质网应激相关的细胞凋亡与糖尿病、神经退行性变、肿瘤的发生和发展相关。

四、细胞凋亡的生物学意义体现在个体发育、组织更新和损伤修复中

在机体的整体水平上(即组织、器官和系统的层面上)认识细胞凋亡,才能够理解细胞凋亡的生物学意义。其中的问题包括细胞凋亡发生在什么生理情况下、发生在组织中的哪类细胞、对维持组织和器官乃至机体的功能有什么作用等。从秀丽隐杆线虫等低等动物,到两栖类动物、鸟类、哺乳动物等高等动植物,细胞凋亡现象普遍存在,不仅是胚胎发育和出生后发育中不可或缺的关键事件,也贯穿多细胞生物体全部的生命活动中,维持机体组织更新和稳态,对生物个体正常结构和功能发挥着重要作用。

(一) 细胞凋亡在进化上的保守性

秀丽隐杆线虫是人们最早认识细胞凋亡的模式生物,也是分子机制得以发现的研究模型。主要原因是发育过程中透明的虫体使研究者观察到 1 090 个细胞中的 131 个细胞发生了凋亡,同时应用遗传手段也筛选到 3 000 个基因中与发育过程的凋亡发生相关的基因。

研究发现,控制细胞凋亡的基因在各种生物中也是高度保守的,提示这一细胞活动对于生物体的形成和生命活动不可或缺。一些基因,如 *ced3*、*ced4*、*ced9*、*elg1* 编码的蛋白质分子参与调控线虫的细胞凋亡,*ced1*、*ced2*、*ced5*、*ced6*、*ced7*、*ced10*、*ced11* 还参与调节对凋亡细胞的吞噬。在哺乳动物中发现的大量细胞凋亡相关基因如 *Bcl2* 等,和线虫调控凋亡的基因高度同源,说明和细胞分裂一样,细胞凋亡也是生物进化过程中一种高度保守的行为。

蝌蚪变成青蛙时尾部的消失、鸟类指/趾间细胞凋亡形成的一定形状的翅或爪、哺乳类动物胚胎肢体原基末端蹼状指/趾间的细胞凋亡而形成的彼此分开的形状,提示了细胞凋亡对发育的作用在进化上的保守性。

(二) 细胞凋亡与个体发育

在胚胎发育过程中,受精卵分裂逐步形成大量的功能不同的细胞,发育成大脑、躯干、四肢等。其间,细胞不但要恰当地诞生,也要恰当地死亡。为适应器官发生和组织构建的需要,机体中的细胞会在某些特定的时刻发生凋亡。人在胚胎阶段是有尾巴的,正因为组成尾巴的细胞恰当地死亡,才使得我们在出生时没有尾巴。在胚胎和成体发育过程中,通过细胞凋亡可达到除去器官形成所需要清除的细胞或发育不正常的细胞的目的。

哺乳动物的生殖道发生中,胚胎从无性别时期发育到性别分化时期,起初同时具有雌性的苗勒管(Mullerian duct)和雄性的中肾管(Mesonephric duct)。随着进一步的发育,雌性淘汰中肾管而雄性淘汰苗勒管。这个淘汰过程实际上就是相应细胞凋亡的过程。在人胚第7~8周及鼠胚第13~14天时消化管的形成中,肠上皮细胞大量分裂增殖,上皮变为复层,肠腔变小或"闭塞";但随后肠腔扩大、肠绒毛形成及复层上皮向单层上皮转变,均依赖细胞凋亡。人脑在发育过程中有多至95%的细胞凋亡,这种细胞死亡保持了神经细胞数目与它们接触的靶细胞数目的匹配。淋巴细胞的分化成熟,即克隆选择过程与细胞凋亡关系极为密切。淋巴细胞通过阴性选择去除识别自身抗原的T淋巴细胞,而选择的主要机制就是识别自身抗原的T淋巴细胞克隆通过细胞凋亡被清除,从而形成机体对自身抗原的耐受。

不难想象,如果发育过程中细胞凋亡过程发生异常,个体就不能正常发育,要么无法存活,要么发生畸形。例如,由于应该凋亡的细胞没有凋亡而造成先天性肠狭窄或肠闭锁,而不应该凋亡的细胞出现凋亡则导致气管食管瘘。

（三）细胞凋亡与组织更新

在机体的组织中,一些细胞会衰老,而这些细胞走向凋亡并最终被清除,同时组织中的其他细胞增殖和分化代之以新生细胞,这个过程称为组织更新。除非组织或器官处于增大或萎缩过程,细胞诞生和死亡通常都处于动态平衡阶段。一个成年人体内每天都有上万亿细胞诞生,同时又有上万亿细胞"程序性死亡",每小时在肠腔中凋亡的上皮细胞可多达百万。每天有10^{11}数量级的血细胞发生细胞凋亡,红细胞的平均寿命约120天,有粒白细胞的生存期限一般不超过10天。

（四）细胞凋亡与免疫系统稳态和功能的维持

免疫细胞作为血细胞有正常的更新,伴随着细胞凋亡。同时,淋巴细胞发育分化成熟和执行功能过程中,也始终伴随着细胞的凋亡。淋巴细胞通过阳性选择保留具有识别外来抗原与自身MHC分子复合物的细胞,通过阴性选择去除识别自身抗原的T淋巴细胞,其主要机制就是识别自身抗原的T淋巴细胞克隆后通过细胞凋亡而将它们清除。T淋巴细胞在受到入侵的抗原刺激而被激活并诱导出一系列免疫应答反应的过程中,参与反应的淋巴细胞和靶细胞在一定条件下均需发生凋亡。免疫活性细胞,特别是淋巴因子激活的杀伤细胞(lymphokine activated killer, LAK)在攻击肿瘤细胞、病毒感染细胞时,可有效诱导靶细胞发生凋亡;而分化成熟的淋巴细胞,包括其他成熟的白细胞,也通过细胞凋亡严格地实现新旧交替。当机体受获得性免疫缺陷综合征病毒的攻击时,淋巴细胞大批凋亡,会破坏人体的免疫能力,导致获得性免疫缺陷综合征(艾滋病)发生。

（五）细胞凋亡与应激应答

机体和组织细胞常常面对各种外部刺激如电离辐射、紫外线、毒物等,细胞也常常面对各种内部损伤和应激因素如内质网应激、DNA复制和分配错误、端粒缩短、活性氧水平升高等,均可导致细胞损伤。这些细胞不仅是机体的负担,还可能变为有害细胞,对机体造成威胁,细胞凋亡也是机体清除这些细胞的重要手段,用以维持器官中功能细胞的质量及生理功能的正常进行,达到组织的稳态(homeostasis)。当细胞凋亡被破坏,稳态被破坏,可能造成机体疾病。

DNA 损伤的发生和积累是较为严重的细胞应激，而细胞通过重要而复杂的应答机制来维持稳定的遗传性状。一般情况下，弱的 DNA 损伤刺激会引起 p53 激活，促进细胞周期蛋白依赖性激酶抑制蛋白的基因转录，引起细胞周期停滞，从而促进细胞对损伤 DNA 进行修复；而在强刺激、强损伤下，细胞则会激活 p53 转录促凋亡基因，从而引起细胞凋亡，移除损伤细胞，保护机体。

第二节　几种调节性细胞死亡

在对细胞死亡的认识中，新的细胞死亡方式正在不断发现中。

经典的细胞死亡从形态上分为细胞坏死和细胞凋亡。细胞坏死表现为细胞器的肿胀、质膜的破坏等，细胞器完整性受损，全细胞裂解，细胞内容物外溢，核固缩、碎裂、溶解，核 DNA 降解成随机的大小片段，HE 染色时嗜碱性减弱、嗜酸性增强，坏死细胞和崩解的间质融合成一片模糊的颗粒状、无结构的红染物质。细胞凋亡则与此肿胀性改变不同，呈现为皱缩性改变，正如上文所描述的那样，染色质凝集并边缘化、核碎裂，细胞膜皱缩，膜包围片段化碎片的凋亡小体形成，邻近的吞噬细胞内可能含有凋亡小体。随着研究的深入，细胞死亡时呈现的形态改变被发现更多种多样。无论如何，以形态区分细胞死亡方式，让我们认识了它们的不同，但因不能显示不同死亡方式中独特的分子机制而有一定的局限，故目前开始用分子机制命名各类细胞死亡。

细胞死亡也可以根据是否能够被调控而分类为意外性细胞死亡（accidental cell death，ACD）和调节性细胞死亡（regulated cell death，RCD）。ACD 是指细胞暴露在强烈的、急剧的或严重损伤条件下，如物理（高压、高温或高渗）、化学（极端 pH 变化）或机械（剪切力）等因素改变造成的猝发的、灾难性的细胞死亡。一般不能通过药物或基因干预手段对意外性细胞死亡进行预防、延迟或加速等调控。与 ACD 形成鲜明对比的是，在温和的损伤、生理或病理因素下引发的有独特分子机制的、可控的、主动的细胞死亡形式即为 RCD。RCD 的重要特征是刺激因素通过信号转导途径激活了特异的蛋白质复合物，它们就像核心的分子机器一样触发下游信号转导和效应蛋白，引起膜打孔、膜破裂、膜脂过氧化等改变，最终造成细胞死亡。这些核心分子和信号通路可以通过药物或遗传手段来干预，从而延迟或加速细胞死亡进程。RCD 并非多细胞生命所独有，从低等的原核生物如大肠埃希菌、单细胞真核生物如酵母，到多细胞生命体中均可见，又因具有可调控性和可干预的特点而具有重要的生理或病理意义。

迄今为止发现的 RCD 主要包括细胞凋亡、程序性坏死、细胞焦亡、铁死亡等。这些细胞死亡方式有的是在体外的研究系统中发现的，其独特的分子机制也较为清楚，但它们在机体中发生的条件和在发育、生理功能和疾病中是否扮演重要角色尚不清楚。

本节简要介绍程序性坏死、细胞焦亡和铁死亡的分子机制，可帮助理解细胞在各自发生 RCD 时特有的分子机器（core machinery）和干预细胞死亡的方法。

一、程序性坏死是以 RIPK3 和 MLKL 磷酸化为特征的调节性细胞死亡

长期以来,细胞坏死一直被认为是在严重物理、化学损伤下发生的一种被动、没有规律、不能被调控的细胞死亡过程,是与凋亡和自噬等截然不同的细胞死亡过程,形态上的典型特征为细胞体积增大、细胞器肿胀和细胞质膜破裂。然而,自 20 世纪 90 年代开始,这一观点相继受到一些研究的挑战。经典的细胞凋亡诱导剂 TNF 处理细胞,但同时应用 Caspase 抑制剂后,TNF 不再引起细胞凋亡,转而引起细胞坏死。在猪肾细胞中表达细胞因子反应调节剂 A(cytokine response modifier A,CrmA),同时应用 Caspase-1 和 Caspase-8 抑制剂,细胞感染牛痘病毒后观察到程序性坏死,这是 1996 年研究者首次观察到的程序性坏死。2000 年,研究者观察到在受体相互作用蛋白激酶 1(RIPK1)激活的情况下,死亡受体 Fas 引起不依赖 caspase 的非凋亡性细胞死亡。RIPK1 作为一种多功能激酶,站在了炎症、免疫、细胞应激、细胞存活和细胞死亡的十字路口。随后,RIPK3 被发现是 TNF 诱导的程序性坏死过程中 RIPK1 下游的重要中介分子。这些研究表明,至少一部分坏死可能和凋亡一样,可以按某种程序发生,并且是可以被调控的。2005 年,Degterev 等发现用一种合成的小分子药物 necrostatin-1(Nec-1)可特异性抑制 TNF 诱导的细胞坏死,并将这种不同于一般细胞坏死的特殊形式的 RCD 称为程序性坏死(necroptosis,或 programmed necrosis)。自此以后,程序性坏死就被用来描述这类由受体介导、不依赖 Caspase、可调控的、具有典型坏死性形态特征的细胞死亡过程。

随着研究的深入,程序性坏死被发现参与了许多疾病的病理生理过程,并日渐被人们所关注。下文将概述细胞程序性坏死的特征、分子机制、与凋亡的联系及其在机体生理和病理中的意义。

(一) 程序性坏死的形态学特征和生物化学特征

程序性坏死是一种程序化的细胞坏死形式,显微镜下呈现坏死样细胞的典型形态学特征:细胞膜的完整性被破坏,细胞体积增大、肿胀,细胞膜破裂导致细胞质内物质流出;核膜肿胀、染色质碎裂成小块。组织中坏死细胞周围出现炎症细胞浸润等炎性反应。在程序性坏死过程中,当细胞形态还没有发生很大改变时,细胞出现活性氧升高,线粒体通透性发生改变,内质网功能异常,溶酶体膜异常。因此,程序性坏死普遍的表现包括线粒体膜电势的缺失、自噬性溶酶体的增加和内质网应激。

程序性坏死的生物化学特征包括:① 能特异性地被小分子化合物 necrostatin-1 所抑制;② RIPK1 和 RIPK3 的相互作用和相互磷酸化活化及 RIPK1-RIPK3 特异性复合体[也称为坏死复合体或坏死体(necrosome)]的形成;③ 混合谱系激酶结构域样蛋白(mixed lineage kinase domain like protein,MLKL)的磷酸化激活。

程序性坏死与一般细胞坏死的不同之处在于其具有可调控的特点;它与细胞凋亡的不同之处在于程序性坏死是 Caspase 非依赖性细胞死亡,也无线粒体细胞色素 C 的释放。一般情况下,在 Caspase 活性被抑制而不能发生细胞凋亡的情况下,程序性坏死可能启动。

(二) 介导程序性坏死的信号途径

MLKL 被认为是程序性坏死的执行者,而上游的 RIPK3 对其的磷酸化修饰使其激活是

核心步骤。在经典的"死亡受体-RIPK1-RIPK3"途径中,TNF、FasL 激活了 TNFR、Fas、TRAIL、DR3 受体,并进一步激活 RIPK1;但在 Caspase 抑制剂存在时,RIPK1 不能形成 Caspase 激活复合物,而是转为与 RIPK3 相互作用。RIPK1 和 RIPK3 通过 RIP 同型相互作用模体(RIP-homotypic interaction motif, RHIM)形成 RIPK1-RIPK3 复合体并发生 RIPK1 与 RIPK3 的相互磷酸化而活化。除了这条信号通路外,多种信号刺激可以促进 RIPK3 的激活,包括 IFNR-PKR-RIPK1-RIPK3 途径、Toll 样受体(TLR)-TRIF-RIPK3 途径、病毒-ZBP1-RIPK3 途径等。RIPK3 激活后使 MLKL 丝氨酸或苏氨酸(人 MLKL 的 T357/S358)磷酸化,而磷酸化的 MLKL 引起的构象改变使其从细胞质移位到细胞膜并发生寡聚化而插入质膜,导致膜破裂,内容物释放直至细胞裂解死亡。

(三) 程序性坏死的生理意义

在机体发育过程中,程序性坏死可能参与保护,确保在分娩前消除潜在缺陷的生物个体。生理状态下,机体通过基因调控启动程序性坏死,执行自杀保护措施,参与机体内稳态的维持、正常的新陈代谢,并能去除机体内非必需细胞或病态的细胞,以便清除潜在的疾病隐患。

二、细胞焦亡是以 GSDMD 剪切和膜打孔为特征的调节性细胞死亡

细胞焦亡(pyroptosis)是炎性小体(inflammasome)激活驱动的、Gasdermin 家族蛋白 GSDMD(Gasdermin D)介导的一种新的 RCD 形式。近年对其分子机制和生物学意义进行了细致探索,增加了对它的认识。

在早期研究中,因感染引起的细胞炎症性死亡曾一度被误认为是细胞凋亡。直到 2001 年,研究人员才关注到由感染等引起的细胞死亡存在明显的促进炎症进展的特征,且形态学上与传统的凋亡具有明显区别。后将这一类"依赖炎症性 Caspase-1 激活、由 Caspase-1 下游炎性小体组装并由 GSDMD 执行的炎症性细胞死亡"命名为"细胞焦亡"。"pyroptosis"一词是由 Brad Cookson 及其同事创造的,用来描述巨噬细胞中依赖 Caspase-1 的程序性细胞死亡,应用了和 apoptosis、necroptosis 一样的"ptosis";这种死亡与沙门菌或志贺菌感染时炎症因子 IL-1 的释放有关,而 IL-1 在历史上曾被称为白细胞发热原(leukocytic pyrogen),因而启发了"pyroptosis"的命名。所以,细胞焦亡又称为细胞炎性坏死。

(一) 细胞焦亡的形态学特征和生物化学特征

细胞焦亡的形态学特征兼具凋亡和坏死的部分特点。在光学显微镜下,焦亡早期的细胞表现为细胞膜上有许多气泡状突出物,细胞肿胀、膨大。在电子显微镜下可以清楚看到,在细胞膜破裂前,焦亡细胞膜凸起大量小泡,之后细胞膜上会出现孔隙、破裂,细胞内容物流出。在焦亡后期,细胞肿胀达到质膜渗透峰值,肿胀细胞最终崩解,释放出大量细胞内容物。焦亡的细胞核变化与凋亡类似,如轻度染色质凝集、皱缩,染色质 DNA 断裂但在细胞外并无 DNA 碎片。

细胞焦亡的主要生物化学特征是炎性小体的组装及其对 Caspase-1、Caspase-4/5、Caspase-11 的激活;激活的 Caspase 对 GSDMD 进行剪切,释放的 GSDMD-N 端片段结合细胞膜内侧脂质分子并诱导细胞膜成孔;激活的 Caspase 对 IL-1β 的前体和 IL-18 的前体

进行剪切及释放。

（二）介导细胞焦亡的信号途径

细胞焦亡由 Gasdermin 家族蛋白被剪切而触发。激活这个过程的信号途径有经典途径和非经典途径。

经典途径依赖于 Caspase-1 的激活。巨噬细胞等固有免疫细胞依靠模式识别受体发挥功能，其中含热蛋白结构域的 NOD 样受体（NOD-like receptor family pyrin domain containing，NLRP）与细胞焦亡相关。它们可感知细菌、病毒等微生物的刺激，招募与凋亡相关的含有 CARD 的凋亡相关斑点状蛋白（apoptosis-associated speck-like protein containing a CARD，ASC）后与 Caspase-1 酶原结合，形成胞质内 Caspase-1 酶原激活的蛋白质平台，促进 Caspase-1 同源激活，这个复合体称为炎性小体（inflammasome）。GSDMD 的 C-端结构域能够招募活化的 Caspase-1，GSDMD 也因而被 Caspase-1 剪切产生 30 kDa 的 N-端肽段和 22 kDa 的 C-端肽段。GSDMD 的 N-端肽段（GSDMD-N）具有亲脂性，能够寡聚并与细胞膜内侧的脂质分子结合，在细胞膜上形成 10～20 nm 的孔洞。活化的 Caspase-1 也可以剪切炎症因子 IL-1β 的前体和 IL-18 的前体，形成成熟的 IL-1β 和 IL-18，并通过 GSDMD-N 形成的膜孔释放至细胞外，因而招募炎症细胞，扩大炎性反应。

非经典途径与上述途径类似，但是是依赖 Caspase-11（小鼠）和 Caspase-4/5（人类）的途径。因此，细胞焦亡也被称为"由炎症性 Caspase 引起的炎症性细胞死亡"。Caspase-3 也被报道剪切 Gasdermin 家族蛋白 GSDME，使细胞膜穿孔，发生细胞焦亡。

（三）细胞凋亡、程序性坏死和细胞焦亡三者之间的联系

细胞凋亡、程序性坏死和细胞焦亡这三大 RCD 各自具有特定的形态变化和分子机制，它们之间的信号转导也具有一定的联系。

细胞焦亡和细胞凋亡存在信号通路的交叉。细胞凋亡的执行胱冬肽酶 Caspase-3 能够在 Asp 87 位切割 GSDMD，形成的短 N-末端片段没有成孔能力，阻止了细胞焦亡的发生，但 GSDMD 缺失情况下，焦亡的刺激信号能够引发 Caspase-1 介导的细胞凋亡。化学治疗药物能够激活某些肿瘤细胞的 Caspase-3 继而活化 GSDME 引发细胞焦亡。活化的 Caspase-8 能够抑制 RIPK3 介导的细胞程序性坏死途径从而促进细胞凋亡；但当 Caspase-8 活性受到抑制时，RIPK1、RIPK3 和 MLKL 发生磷酸化级联反应，触发了程序性坏死。因此，Caspase 在细胞凋亡、程序性坏死和细胞焦亡这三种细胞死亡方式中起到分子开关的作用。

三、铁死亡是依赖铁离子和脂质过氧化的调节性细胞死亡

2003 年，Dolma S 等在高通量筛选抗肿瘤药物时发现了一种能够引起癌细胞死亡的新化合物 Erastin。这种新化合物诱导一种独特的、铁依赖的细胞死亡，与当时已知的细胞死亡方式都不相同。在这种细胞死亡中，可以观察到活性氧的积累，但未观察到凋亡小体的形成、DNA 的断裂和 Caspase 家族的激活，也无法被凋亡、自噬和其他细胞死亡形式的抑制剂所阻断；反过来，使用铁螯合剂、亲脂性抗氧化剂和脂质过氧化抑制剂等，可以显著抑制这种铁依赖的细胞死亡。经过数年深入研究，Dixon SJ 等在 2012 年进一步提出了"铁依赖性的

程序性细胞死亡"的概念,并因其对铁的需求而被正式命名为铁死亡(ferroptosis)。

（一）铁死亡的形态学特征和生物化学特征

铁死亡的形态学特征以线粒体的改变为主,主要表现为线粒体双层膜的密度增高、内膜上的嵴显著减少或消失,线粒体萎缩。细胞核大小正常且保持完整,染色质未见凝集;细胞膜未见起泡,但膜密度增加;膜磷脂双分子层结构和细胞膜的流动性均发生改变。

铁死亡具有的生物化学特征包括：细胞内因 Fe^{2+} 累积导致铁离子流紊乱;过量的铁通过芬顿反应(Fenton reaction)产生大量活性氧;抗氧化体系谷胱甘肽(GSH)系统的核心酶谷胱甘肽过氧化物酶 4 (glutathione peroxidase 4，GPX4) 活性下降;磷脂过氧化物(phospholipid hydroperoxide，PLOOH) 水平显著性升高;生物膜中多不饱和脂肪酸(polyunsaturated fatty acid，PUFA)发生脂质过氧化(lipid peroxidation)。膜脂质的过氧化使其失去完整性或破损,细胞膜崩解导致死亡。因此,过度的脂质过氧化是铁死亡的重要标志。

（二）介导铁死亡的信号途径和调控因素

前文述及,在高通量抗肿瘤化合物筛选中发现,Erastin 诱导铁死亡,铁螯合剂和抗氧化剂抑制铁死亡,确认对 Fe^{3+} 代谢途径的依赖。通过对半胱氨酸摄入-谷胱甘肽合成- GPX4 参与铁死亡的抑制,确认了铁死亡的 GPX4 依赖途径。此外,新近也确定了 GPX4 非依赖的铁死亡途径。

1. 细胞中的铁含量 铁元素是生物体必需的营养元素之一。当细胞内积累大量含有氧化性的游离铁(Fe^{2+}),会经 Fenton 反应产生大量活性氧,对 DNA、蛋白质和膜脂质分子造成氧化损伤,尤其是膜脂质的过氧化作用。铁的吸收、输出、利用和储存维持了铁的平衡,相关蛋白质包括转铁蛋白受体(transferrin receptor)、转铁蛋白(transferrin)、储铁蛋白(ferrtin)及其相关的信号通路,均与铁死亡有关。

2. 脂质过氧化作用 脂质过氧化反应是指脂质分子在活性氧或脂质过氧化酶的作用下失去氢原子,导致脂质碳链的氧化、断裂及缩短,并产生脂质自由基、磷脂过氧化和活性醛,后者进一步造成对细胞膜损伤的脂质氧化降解。脂质过氧化改变了多不饱和脂肪酸和磷脂酰乙醇胺这两种重要的生物膜组分的分子构型,这样的过氧化脂质使得细胞膜变薄,而曲率的增加又使氧化剂进入细胞,形成恶性循环,破坏了细胞膜结构的完整性和流动性,增加了通透性,最终因细胞器膜和细胞膜破裂而死亡。显然多不饱和脂肪酸含量较高的神经细胞膜结构特别容易受到过氧化作用的影响,也更容易发生铁死亡。

3. 经典的 GPX4 调控的铁死亡途径 半胱氨酸/谷氨酸反向转运体体系和 GPX4 分别被 Erastin 和 RSL3 抑制后铁死亡发生,证实了这两类分子对铁死亡的调控,也发现了半胱氨酸摄入 GPX4 的信号通路。GPX4 是一种含硒的蛋白质,是催化过氧化磷脂还原的主要酶。Conrad 小组对 *Gpx4* 敲除小鼠模型的深入研究提供了早期证据,*Gpx4* 的缺失导致小鼠胚胎成纤维细胞的脂质过氧化依赖和非凋亡的细胞死亡。半胱氨酸是细胞内重要的抗氧化分子谷胱甘肽的组成部分,而谷胱甘肽和 GPX4 一方面抑制脂质氧化酶的活性,同时组成 GPX4 还原过氧化脂质的系统。因此,GSH、GPX4 和负责半胱氨酸摄入细胞的转运体都是铁死亡的负调节器或主要的内源性抑制剂。

迄今为止，参与调节铁死亡的关键细胞因子已被发现有数十种，除了上述蛋白质，调控半胱氨酸利用率、多不饱和脂肪酸代谢和磷脂代谢均是铁死亡途径的关键调控因素。

第三节 调节性细胞死亡与疾病

正如细胞分裂和分化一样，细胞死亡也是机体组织和器官中频繁发生的生命现象。除了严重创伤时的意外性细胞死亡，调节性细胞死亡在生理状态下也会发生，在个体发育、组织更新和对异常细胞的清除中均会出现细胞死亡，但过多或过少的调节性细胞死亡均可能导致疾病。

一、细胞凋亡过多或过少均导致疾病

细胞凋亡与细胞增殖的动态平衡在胚胎发育中确保了器官形成和组织构建的准确进行，凋亡过度造成器官缺损，凋亡不能发生则胚胎不能存活。在出生后，细胞凋亡维持着组织更新和稳态，当细胞凋亡减少时可能造成肿瘤和感染性疾病，而细胞凋亡过度又引起自身免疫性疾病和神经退行性疾病。

（一）细胞凋亡与肿瘤的发生、发展和治疗

肿瘤的发生和发展除了与细胞增殖失控和分化受阻有关外，与细胞凋亡异常失调密切相关。实际上，肿瘤的形成原因之一是抑癌基因的突变阻止了细胞凋亡，使得应该让细胞死亡的"程序"封闭了，导致细胞无限制地生长和分裂，获得"永生不死"的能力。

与肿瘤细胞凋亡有关的基因主要有 $Bcl2$ 基因家族、$p53$ 和 $c-myc$ 等。促凋亡过程包括细胞色素 C 的释放、p53 蛋白的稳定、抗凋亡蛋白 Bcl2 或 Bcl-XL 的失活及 c-myc 的激活，它们可能单独起作用，也可能共同诱导肿瘤细胞凋亡。一些肿瘤细胞中促凋亡蛋白 Bax 水平的升高与体内化学治疗的良好反应有关。研究发现，缺乏 Bax 基因的人结直肠癌细胞对化疗药物的凋亡作用具有部分抗性；反之亦然。在一些研究中发现，对化学治疗的耐药性与抗凋亡的 $Bcl-2$ 和 $Bcl-xL$ 的表达水平升高有关。

诱导肿瘤细胞凋亡是肿瘤治疗的策略。目前发现许多传统的肿瘤治疗方法如化学治疗和放射治疗的作用机制，均涉及细胞凋亡。例如，已经报道的可诱导细胞凋亡的化学治疗药物包括：① 以 DNA 为靶点的药物，包括顺铂、环磷酰胺、氮芥、丝裂霉素、氟尿嘧啶、阿糖胞苷；② 以拓扑异构酶为靶点的药物，如多柔比星、依托泊苷（VP16）、替尼泊苷（Vm26）、羟喜树碱11；③ 以 RNA 为靶点的药物，如羟基脲、巯嘌呤；④ 以微管为靶点的药物，如长春碱、紫杉醇、秋水仙碱。许多有抗肿瘤作用的中药也被证明有促进细胞凋亡等的作用，如刺五加皂苷、人参皂苷、莪术提取物榄香烯等。以诱发细胞凋亡为目的的抗体疗法和细胞因子疗法有些也已运用于临床，如受体拮抗剂治疗乳腺癌及作用于 Fas 抗原为目标的单克隆抗体诱导细胞凋亡的治疗方法。

近年来急性早幼粒细胞白血病的治疗缓解率大大提高，这与三氧化二砷诱导细胞凋亡的成功分不开，三氧化二砷也被美国食品与药物管理局批准为临床用药。三氧化二砷是传统中药砒霜中的主要成分,20 世纪 70 年代首先被我国医生应用于急性早幼粒细胞白血病(M3 型)的患者,之后又拓展到经视黄酸(又称维甲酸)治疗复发的 M3 型病例上,其完全缓解率达 90% 以上。在此基础上,上海交通大学医学院的研究人员首次揭示了三氧化二砷能够诱导白血病细胞凋亡,后续研究也揭示了其中的分子机制是三氧化二砷与致病蛋白"锌指"结构中的半胱氨酸结合,该蛋白质构象变化导致了其快速降解和失去致病作用。

（二）过度的细胞凋亡与免疫相关疾病

机体某些细胞类型具有"免疫豁免"特征,如角膜上皮细胞和睾丸滋养细胞。它们在生理状况下有大量 FasL 表达,触发携带有 Fas 分子的免疫细胞发生死亡受体途径的细胞凋亡,保证这些组织器官免于免疫细胞的攻击。许多恶性程度高的肿瘤细胞有大量 FasL 表达,这是肿瘤细胞杀伤免疫细胞从而逃避免疫攻击的一种机制。

过度的细胞凋亡可能导致自身免疫性疾病的发生,如系统性红斑狼疮、甲状腺的自身免疫病 Graves 病。1 型糖尿病中 90% 的胰岛 β 细胞遭到自身 T 淋巴细胞免疫攻击,发生过度的细胞凋亡,分泌胰岛素不足而导致高血糖。

人类免疫缺陷病毒 1 型(human immunodeficiency virus 1, HIV1)感染可使被感染者体内 $CD4^+$ T 淋巴细胞数量减少,最终导致获得性免疫缺陷综合征即艾滋病(acquired immune deficiency syndrome, AIDS)。HIV 直接攻击 $CD4^+$ T 淋巴细胞,触发细胞周期检查点机制而诱导细胞凋亡,也通过直接作用于线粒体而诱导细胞凋亡,使这类 T 淋巴细胞数量迅速下降。

（三）细胞凋亡与缺血性心血管疾病和神经退行性疾病

心血管疾病与细胞凋亡相关的研究有较多报道。心肌细胞坏死是急性心肌梗死引起细胞损伤的主要方式,凋亡则是缺血-再灌注时细胞损伤的主要方式,且心肌细胞中同时也有凋亡相关基因 Fas 和 Bcl2 表达的增加。

阿尔茨海默病(Alzheimer disease, AD)是一种神经退行性疾病,大脑的神经元丢失是其最基本的病理改变。研究表明,β 淀粉样蛋白(amyloid protein β, Aβ)的水平与该病严重程度明显相关,而其毒性作用表现为神经元凋亡,患者脑中 Caspase 活性增高,且有 DNA 片段等凋亡特征。增强细胞对凋亡的耐受是治疗这类疾病的手段,如应用神经营养因子促进神经元存活或应用 Caspase 抑制剂。

帕金森病(Parkinson disease, PD)也是常见的神经退行性疾病。细胞凋亡可能参与 PD 神经元死亡的第一个迹象来自神经毒素 MPP^+ 的体外研究,然而 PD 患者的多巴胺神经元是否死于细胞凋亡一直是颇有争议的话题。目前,在 PD 患者病理组织中发现凋亡的经典检测方法(TUNEL 染色)阳性、细胞中出现染色质凝集和 DNA 切割,同时 Caspase - 3、- 8、- 9 的含量增加,Caspase - 1、- 3 活性升高,证实 PD 确实与细胞凋亡有关。另外,考虑到 PD 神经退行性变的慢性病程和多因素病因,其他 RCD 方式可能也参与整个疾病过程中的神经元死亡。

（四）细胞凋亡与瘢痕形成

组织细胞受损后,在修复过程中形成肉芽组织和瘢痕组织。肉芽组织来自围绕损伤部位的结缔组织,含有小血管、炎性细胞、成纤维细胞、成肌纤维细胞等。当肉芽组织转为瘢痕时,细胞成分显著减少,研究显示细胞凋亡在其中起到了重要的作用。

二、程序性坏死在疾病的发生和发展中扮演复杂的角色

在病理状态下,程序性坏死参与了多种具有细胞坏死表型的疾病的发生、发展过程,其作用也非常复杂。在疾病的不同阶段,程序性坏死可能对机体起到了保护或者加重损伤的截然不同的作用。程序性坏死的调控机制也较复杂,涉及多种信号转导分子的表达与活化。程序性坏死和其他细胞死亡方式如凋亡等还有复杂的联系,在一定条件下可以共存和相互转化。因此,进一步阐明程序性坏死在不同疾病中的作用特点及其调控机制,不仅有助于继续深化对细胞死亡方式的认识,并且对以细胞坏死为主要表型的疾病治疗靶点的选择及分子靶向药物的研发也具有非常重要的意义。

三、细胞焦亡与炎症和肿瘤密切相关

微生物感染、组织损伤或代谢失衡时,细胞内外各种物质释放,包括病原相关分子模式(pathogen-associated molecular pattern,PAMP)、损伤相关的分子模式(damage associated molecular pattern,DAMP),可被巨噬细胞和单核细胞感受,激活炎性小体并启动细胞焦亡。其中物质的种类不同,细胞中激活的炎性小体可能不同。研究较为深入的是 NLRP3 炎性小体,它可被细菌肽聚糖、细胞外 ATP 和尿酸晶体激活。另外,细菌或宿主细胞的胞质双链 DNA 可结合并激活黑色素瘤缺失因子 2(absent in melanoma 2,AIM2)炎性小体;胞内革兰阴性菌脂多糖(LPS)激活依赖 Caspase-11 的非经典炎性小体因细胞焦亡样死亡的细胞可能防止了微生物的进一步传播,故这种死亡方式可作为一种重要的天然免疫反应,扮演抵御病原体、抗击感染的重要角色。除了感染性疾病,神经系统相关疾病和动脉粥样硬化性疾病等的发生、发展也与焦亡有关。一系列肿瘤细胞的 GSDME 的表达水平被分析,具有高水平 GSDME 的细胞在化学治疗后发生的细胞焦亡增强了化学治疗的效果,另外对其结构的解析及据此开发的激活剂或抑制剂也成为疾病干预的可能策略。

四、铁死亡具有广泛的病理意义

铁死亡与神经退行性疾病、肿瘤、心脑血管疾病和急性肾损伤等多种疾病的发生发展存在密切关系。铁死亡可抑制肿瘤生长并增加多种肿瘤对化学治疗和免疫治疗的敏感性;在心脑血管疾病和神经退行性疾病中,铁死亡会引发正常组织器官的损伤,抑制铁死亡则可延缓这些疾病的发生。目前,针对铁死亡的研究主要集中在其作为癌症药物的治疗机制及神经退行性变等病理机制。

阿尔茨海默病已被发现具有 Fe^{2+} 含量升高、过氧化磷脂积累的病理特征,*GPX4* 基因敲除小鼠同时具有铁死亡的生物化学特征和神经元死亡,且该小鼠模型的阿尔茨海默病的临床症状可被铁死亡抑制剂缓解。临床研究表明,铁螯合剂可以通过降低患者体内的铁含量来缓解早期帕金森病患者的运动症状。

缺血性脑卒中的研究发现,患者神经元内 Fe^{3+} 聚集,细胞膜上铁输出蛋白表达减少,出现细胞内的铁超载,而铁螯合剂可改善疾病预后。小鼠模型中也显示谷胱甘肽水平显著降

低,脂质过氧化增加,铁调蛋白抑制剂通过抑制脑神经元的铁死亡而发挥对脑缺血损伤的保护作用。

铁死亡在缺血再灌注损伤中也发挥了重要的调节作用。目前,多种铁死亡相关治疗剂已被用于治疗缺血再灌注引起的肠道损伤和横纹肌溶解症(rhabdomyolysis)等疾病。铁死亡抑制剂可改善缺血再灌注导致的小鼠肝损伤和急性肾损伤。

在肿瘤中,人们发现促进铁死亡可以抑制肿瘤细胞迁移和耐药等。抗肿瘤药物酪氨酸激酶抑制剂索拉非尼则可能通过消耗谷胱甘肽或抑制 GPX4 而激活细胞铁死亡。

尽管目前已有许多研究成果证实了铁死亡与多种疾病密切相关,但是铁死亡在人类疾病中的功能研究尚处于开始阶段,仍有许多未知问题有待探究。深入研究铁死亡在人类疾病中的作用,对寻求更有效的疾病治疗药物具有深远的意义。

本章小结

细胞死亡是指细胞重要功能的不可逆退化并最终导致细胞结构完整性的丧失。

细胞死亡的形式多种多样,以形态可分为细胞凋亡和细胞坏死,以诱因可分为意外性细胞死亡和调节性细胞死亡,调节性细胞死亡又分为细胞凋亡、程序性坏死、细胞焦亡、铁死亡等。

细胞凋亡是生物体生命活动中频繁发生的、目前研究得最透彻的细胞死亡形式。它是指细胞在一定的生理或病理条件下,遵循自身程序,通过启动内部死亡信号通路,以一种可调控的方式自己结束生命的过程。凋亡细胞具有特征性的形态学和生物化学表现,主要是细胞核固缩、染色质边集、DNA 规则性断裂、Caspase 活化级联反应。诱发细胞凋亡的主要途径是死亡受体途径、线粒体途径和内质网途径。细胞凋亡是胚胎和成体发育、组织更新、损伤应答、免疫反应等生理活动必需的。凋亡发生过度或不足都与多种人类疾病相关,包括肿瘤、免疫性疾病、神经退行性疾病等。

程序性坏死是由死亡受体介导、不依赖 Caspase、具有典型坏死样细胞形态的一种调节性细胞死亡形式。典型形态学特征包括细胞膜的完整性被破坏,细胞体积增大、肿胀,细胞膜破裂;核膜肿胀、染色质中度凝集并碎裂成小块。主要的生物化学特征包括胞质中 RIPK1 - RIPK3 复合物即坏死体形成、RIPK1 和 RIPK3 相互磷酸化活化并磷酸化激活 MLKL。程序性坏死不仅能参与发育保护,也在炎症、免疫防御、缺血性心脑血管病、神经退行性疾病等多种疾病的发生发展及肿瘤细胞耐药中均扮演了非常重要的角色。

细胞焦亡是一种依赖炎性小体形成、炎症性 Caspase 激活和剪切 GSDMD 的炎症性细胞死亡形式。典型的形态学特征兼具凋亡和坏死的部分特点,细胞核变化与凋亡类似,细胞器肿胀,细胞肿胀变大,爆破样质膜破裂,细胞内容物外溢,细胞裂解死亡。主要的生物化学特征是:炎性小体的组装及其对 Caspase - 1、- 4/5、- 11 的激活;Caspase 剪切 GSDMD 并释放 GSDMD - N 末端片段后诱导细胞膜成孔;Caspase 激活促进 IL - 1β 和 IL - 18 释放,激活强烈的炎症反应。微生物感染、组织损伤或代谢失衡或其他免疫应激后,巨噬细胞、单核细胞出现的细胞焦亡实施了天然免疫防御功能;细胞焦亡也参与肿瘤治疗反应。

　　铁死亡是铁依赖的脂质过氧化造成的调节性细胞死亡。形态学特征以线粒体的改变为主，内膜的嵴显著减少或消失，线粒体萎缩。主要的生物化学特征是：Fe^{2+} 累积，大量活性氧产生；线粒体膜电位显著下降；GPX4 活性下降；过度的脂质过氧化。铁死亡可抑制肿瘤生长并增加多种肿瘤对于化学治疗和免疫治疗的敏感性；在心脑血管疾病和神经退行性疾病中，抑制铁死亡可延缓这些疾病的发生。

（王　英　易　静　杨　洁）

参考文献

［1］ Alberts B, Heald R, Johnson A, et al. Molecular biology of the cell[M]. 7th ed. New York：W. W. Norton & Company, 2022.

［2］ Bertheloot D, Latz E, Franklin BS. Necroptosis, pyroptosis and apoptosis：an intricate game of cell death[J]. Cell Mol Immunol, 2021, 18(5)：1106 - 1121.

［3］ Bock FJ, Tait SWG. Mitochondria as multifaceted regulators of cell death[J]. Nat Rev Mol Cell Biol, 2020, 21(2)：85 - 100.

［4］ Degterev, A, Huang Z, Yuan J, et al. Chemical inhibitor of nonapoptotic cell death with therapeutic potential for ischemic brain injury[J]. Nat Chem Biol, 2005, (1)：112 - 119.

［5］ Dionísio PA, Amaral JD, Rodrigues CMP. Oxidative stress and regulated cell death in Parkinson's disease[J]. Ageing Res Rev, 2021, 67：101 - 263.

［6］ Dolma S, Lessnick SL, Hahn WC, et al. Identification of genotype-selective antitumor agents using synthetic lethal chemical screening in engineered human tumor cells [J]. Cancer Cell, 2003, 3：285 - 296.

［7］ Galluzzi L, Vitale I, Kroemer G, et al. Molecular mechanisms of cell death：recommendations of the Nomenclature Committee on Cell Death 2018[J]. Cell Death Differ, 2018, 25：486 - 541.

［8］ Gao W, Wang X, Zhou Y, et al. Autophagy, ferroptosis, pyroptosis and necroptosis in tumor immunotherapy[J]. Signal Transduct Target Ther, 2022, 7(1)：196.

［9］ Goodman SR. Medical cell biology[M]. 3rd ed. Burlington：Academic Press, 2008.

［10］ Hengartner MO. The biochemistry of apoptosis[J]. Nature, 2000, 407(6805)：770 - 776.

［11］ Herr I, Debatin KM. Cellular stress response and apoptosis in cancer therapy[J]. Blood, 2001, 98(9)：2603 - 2614.

［12］ Heusch G. Myocardial ischaemia-reperfusion injury and cardioprotection in perspective[J]. Nat Rev Cardiol, 2020, 17(12)：773 - 789.

［13］ Jiang X, Stockwell BR, Conrad M. Ferroptosis：mechanisms, biology, and role in disease[J]. Nat Rev Mol Cell Biol, 2021, 22(4)：266 - 282.

［14］ Kerr JF, Wyllie AH, Curne AR, et al. Apoptosis：a basic biological phenomenon with wide ranger implication in tissue kineties[J]. Br J Cancer, 1972, 26(4)：239 - 257.

［15］ Li J, McQuade T, Wu H, et al. The RIP1/RIP3 necrosome forms a functional amyloid signaling complex required for programmed necrosis[J]. Cell, 2012, 150(2)：339 - 350.

［16］ Lodish H, Berk A, Kaiser CA, et al. Molecular cell biology[M]. 8th ed. New York：WH Freeman and company, 2016.

［17］ Rao RV, Ellerby HM, Bredesen DE. Coupling endoplasmic reticulum stress to the cell death program [J]. Cell Death Differ, 2004, (11)：372 - 380.

［18］Riley JS，Malik A，Longley DB，et al. DED or alive：assembly and regulation of the death effector domain complexes［J］. Cell Death Dis，2015，6(8)：e1866.

［19］Tang D，Kang R，Berghe TV，et al. The molecular machinery of regulated cell death［J］. Cell Res，2019，29(5)：347－364.

［20］Van Opdenbosch N，Lamkanfi M. Caspases in cell death，inflammation，and disease［J］. Immunity，2019，50(6)：1352－1364.

［21］丁明孝，王喜忠，张传茂，等. 细胞生物学［M］. 5 版. 北京：高等教育出版社出版，2020.

［22］易静，汤雪明. 医学细胞生物学［M］. 2 版. 上海科学技术出版社，2013.

术语汉英对照与索引

E

J

其 他